徒手的理学療法

Manual Physical Therapy

藤縄 理
Fujinawa Osamu

DVD付 85分

三輪書店

序

　徒手的理学療法（manual physical therapy）とは，理学療法（physical therapy；physiothrapy）の一部として行われている徒手療法（manual therapy；manipulative therapy）をいいます．徒手療法は文字どおり徒手を用いた治療方法で，神経筋骨格系の機能異常（nuromusculoskeletal dysfunction）を評価し治療する体系的な方法です．

　徒手的理学療法を筆者が系統的に学び始めたのは1984年からで，それは理学療法士（PT）になって5年目でした．当時の厚生省（現厚生労働省）の留学制度により同年8月から2年間アメリカ合衆国ペンシルバニア州のピッツバーグ大学大学院修士課程でスポーツ理学療法（sports physical therapy）と整形理学療法（orthopedic physical therapy）を専攻した時でした．そこで，徒手療法の基礎理論と概念，四肢の基礎，脊柱の基礎を学びました．配付資料はアウトラインを書いたレジメだけで，OHPを使った早口の英語での講義，口頭試問，実技試験とつたない英語力ではとてもたいへんでした．そこでJames Cyriax, Maitland, Kaltenborn, McKenzie, Osteopathy, Muscle Energyなど，さまざまな体系について紹介されました．当初講義でactive motion test, passive motion test, resisted test, selective tension, endfeel, capsular pattern, resistance with movement, oscillation technique, osteokinematics, arthrokinematics, などについて早口の英語で説明されてもまったく理解できませんでした．アメリカ人の学生もOHPをみながら必死でノートをとり，なかにはテープレコーダーで録音している学生もいました．講師に授業終了後質問しても説明がわからず，挙げ句の果てはCyriaxのテキストやどこそこの本に詳しく書いてあるとさじを投げられてしまいました．もちろんテープレコーダーを買って録音しましたが，後から聞いてもやはりわかりませんでした．さらに，アメリカ人のノートをみせてもらいましたが判読不明でした．幸い，同級生に台湾からの女性PTが2名留学していて，質問したら「簡単よ」の一言．いろいろ教えてくれて（もちろん英語）ノートもかしてもらえました．ちなみにそれでわかったことは英語力がなかったことに加えて，講義の内容がそれまでの日本では卒後教育も含めてまったく教えられていないものだったということです．その後，アメリカ人の友人もでき実技や口頭試問，レポートの英文チェックなどではたいへんお世話になり，なんとか修士課程を修了できました．

　1986年に帰国後，国立病院附属リハビリテーション学院で教えながら親病院の外来で徒手的理学療法の臨床を行ってきました．最初は医師の理解を得ることから始め，指名の処方箋を出してもらいました．リハビリテーション部の医師は神経内科医でしたが，徐々に患者が増え，「"整形内科"もうちの病院でやろう」といってもらえました．その間，日本や外国でKaltenborn-Evjenth Concept, Paris Concept, McKenzie Concept, Maitland Concept, Mulligan Concept, Neuromobilisation Course, Dian LeeのPelvic Courseなどを学んできました．どんな専門職や職人の世界でも，ある程度の熟練者（エキスパート）の域に達するには一生懸命研鑽（あるいは修行）して10年かかるとよくいわれます．筆者の場合はPTになって30年，徒手的理学療法の勉強をはじめて25年経ちますが，いまだに修行中の身です．というのはコースで概念や手技を学んでも，実践場面での指導者がいなかったため，試行錯誤の連続だったからです．医療環境も徒手的理学療法は理解されておらず，医師に受け入れてもらえるような状況をつくっていくことから始めました．このような環境は現在でも基本的には変わっていないと思います．幸い，昨年（2008年）と今年，以前から研修しているKaltenborn-Evjenth Conceptコースの一環でSupervisionを各1週間ずつ受ける機会がありました．ヨーロッパから来たSupervisorにはじめて徒手療法の臨床指導を受け英語でディスカッションし

て，自分が今まで実践していたことがおおむね間違っていなかったことが確認できました．

　本書は，徒手的理学療法の基本理論と概念，評価・治療手技のために必要な最低限の解剖学・骨運動学・関節運動学，運動器障害の病態生理学などを紹介し，評価・治療手技を解説しています．また，解剖学用語，徒手的理学療法用語については初出箇所にできるだけ英語を掲載しました．徒手療法関係の日本語は，まだ定訳語がなく，同じ英語をさまざまな日本語に訳している例が多いためです．まだ日本語の徒手療法関係の書籍は少ないので，英語の用語にも親しんでいると英語文献を読む時や外国人講師の研修会に出る時に役立つと思います．手技については特定の学派によらず，今までの実践を通じて初学者が使いやすいと考えているものを紹介しています．手技に関する多くの写真やDVDの映像を提供していますが，写真や映像で手技を学ぶことはできません．読者にはぜひ実技講習会で研修し，指導者をみつけ，共に学ぶ仲間をつくって効率よく学習して10年でエキスパートの域に達することを望んでおります．

　本書を制作するに当たっては多くの方々にご協力をいただきました．写真撮影では酒井和彦氏，DVD制作では梶房和洋氏，大田武氏，撮影で多くの助言をいただいた同僚の伊藤俊一教授，快くモデルになってくださり現在はPTとして活躍している埼玉県立大学理学療法学科卒業生，そして企画から完成まで2年以上にわたってご理解，ご協力をしていただいた三輪書店と緻密な編集作業をしていただいた編集室の濱田亮宏氏に深謝いたします．本書が徒手的理学療法を学び実践する皆様のお役に少しでもたてれば幸甚です．

　　　2009年8月吉日

　　　　　　　　　　　　　　　　　　　　　　　　　　　　　　　　　　　　藤縄　理

徒手的理学療法 Manual Physical Therapy

第1章
徒手的理学療法の基本理念

- Ⅰ．徒手的理学療法とその治療対象 1
- Ⅱ．徒手療法の歴史と現在の体系 2
- Ⅲ．基礎理論 6
  - 1．骨運動学と関節運動学 6
  - 2．神経筋骨格系の機能異常 10

第2章
評価の原理

- Ⅰ．病歴の聴取 21
- Ⅱ．観察と姿勢の評価 22
  - 1．全体像の観察 23
  - 2．姿勢の観察 23
- Ⅲ．スクリーニング検査 24
  - 1．上部四半分のスクリーニング検査 24
  - 2．下部四半分のスクリーニング検査 31
- Ⅳ．運動検査 40
  - 1．自動運動検査 40
  - 2．他動運動検査 40
  - 3．等尺性抵抗運動検査 41
  - 4．関節副運動検査 44
- Ⅴ．神経学的検査 45
  - 1．反射検査 45
  - 2．感覚検査 45
  - 3．神経ダイナミック検査 47
- Ⅵ．触　診 62
  - 1．状態の触診 62
  - 2．骨や関節の位置の触診 64
  - 3．関節運動の触診 65

第3章
徒手的理学療法における治療の原理

- Ⅰ．徒手的理学療法における治療手技 ...67
  - 1．関節モビライゼーションとマニピュレーション 67
  - 2．関節モビライゼーションにおける治療の原則 72
  - 3．軟部組織モビライゼーション 74
  - 4．神経モビライゼーション 76
- Ⅱ．徒手的理学療法における治療の原則と進め方 76
  - 1．理学療法における評価・治療と臨床的推論 76
  - 2．理学療法を実施する際の原則 77
  - 3．鑑別的評価と治療手技の選択 79
- Ⅲ．徒手的理学療法で評価・治療を行う時の注意点 80

第4章
脊柱の評価と治療

- Ⅰ．脊柱の機能解剖 83
  - 1．脊柱の構造と機能 83
  - 2．脊柱と骨盤における運動の特性 ...90
- Ⅱ．脊柱と骨盤の機能異常 98
  - 1．椎間板の機能異常 98
  - 2．関節の機能異常 98
  - 3．筋・筋膜の機能異常 99
  - 4．神経組織の機能異常 99
  - 5．血管の機能異常 99
  - 6．骨の機能異常 100
- Ⅲ．頸椎と上部胸椎 101
  - 1．病態生理 101
  - 2．機能障害と評価 101
  - 3．評価・治療手技の実際 108
  - 4．姿勢指導と自己治療 115
- Ⅳ．下部胸椎と腰椎骨盤 122
  - 1．病態生理 122
  - 2．機能障害と評価 130
  - 3．評価・治療手技の実際 141
  - 4．姿勢指導と自己治療 148

第5章
上肢の評価と治療

- I．肩 157
  - 1．機能解剖 157
  - 2．病態生理 160
  - 3．機能障害と評価 163
  - 4．評価・治療手技の実際 170
  - 5．姿勢指導と自己治療 182
- II．肘と前腕 186
  - 1．機能解剖 186
  - 2．病態生理 190
  - 3．機能障害と評価 194
  - 4．評価・治療手技の実際 196
  - 5．自己治療 200
- III．手根と手 204
  - 1．機能解剖 204
  - 2．病態生理 210
  - 3．機能障害と評価 213
  - 4．評価・治療手技の実際 214
  - 5．自己治療 224

第6章
下肢の評価と治療

- I．股関節 227
  - 1．機能解剖 227
  - 2．病態生理 229
  - 3．機能障害と評価 232
  - 4．評価・治療手技の実際 235
  - 5．自己治療 238
- II．膝 239
  - 1．機能解剖 239
  - 2．病態生理 241
  - 3．機能障害と評価 244
  - 4．評価・治療手技の実際 246
  - 5．自己治療 254
- II．下腿・足根・足部 255
  - 1．機能解剖 255
  - 2．病態生理 266
  - 3．機能障害と評価 268
  - 4．評価・治療手技の実際 271
  - 5．自己治療 283

索引 287

本書の使い方

◎DVDを御覧ください◎

3．評価・治療手技の実際

1）頸椎棘突起（C1～7）を介した後方-前方（PA）運動（図4-17）

対　象　者：腹臥位．関節位置は中間位．
治　療　者：対象者の頭側に立つ．
手　　　技：両母指背側を合わせ，両母指先端を対象者の棘突起上に置き，棘突起を後方から前方へ押す．
適　　　用：両側の椎間関節に離開力を加える．

第1章
徒手的理学療法の基本理念

I 徒手的理学療法とその治療対象

　理学療法（physical therapy；physiotherapy）の一部として行われている徒手療法（manual therapy；manipulative therapy）を徒手的理学療法（manual physical therapy）という．徒手療法は文字どおり徒手を用いた治療方法で，神経筋骨格系の機能異常（neuromusculoskeletal dysfunction）を評価し，治療する体系的な方法である．その目的は痛みを減少させたり，運動性を増したり，あるいは減らしたりして，最終的には機能を正常化することである．

　徒手的理学療法は，あくまでも医学の一分野であり，その基礎理論は，解剖学，生理学，生体力学，行動科学，臨床医学などからなっている（表1-1）．その対象となる組織には，①骨・関節・関節周囲の組織，②筋・筋膜，③神経，④血管などがあげられる．しかし，治療対象となるのはこれら神経筋骨格系や循環器系組織の外傷（injury）および疾病（disease）そのものではなく，それらによって生じる正常な機能の障害，すなわち機能異常（dysfunction）である．徒手的理学療法では，機能異常を評価によって見出し治療するものであり，決して疾病そのものを診断し治療するわけではない[1,2]．

　障害や疼痛の原因となっている機能異常は，一つの組織にのみ生じていることは少なく，複数の組織に混在していることが多い．また，神経筋骨格系の機能異常に対して徒手的理学療法を行う場合，疾病や外傷の診断名だけからでは対象者の機能異常は判断できない．同じ診断名でもその疾病によって生じている機能異常は個々の対象者によって違ってくるので，評価によってその機能が変化している原因を見出し治療しなくてはならない．したがって，評価の過程で臨床的な推論（clinical reasoning）を行って機能異常を起こしている組織を同定し，その原因と間接的に影響を及ぼしている因子，すなわち関連因子（contributing factor）を見出し，効果的で効率的な治療を行う必要がある．徒手的理学療法における主たる治療方法の一つにモビライゼーション（mobilization）がある．

表 1-1　徒手的理学療法の基礎理論

1．神経筋骨格系組織の解剖学：骨学，筋学，神経学，関節学
2．神経筋骨格系組織の発生学：骨節，筋節，皮膚節
3．神経筋骨格系組織の組織学：正常機能，異常機能，機能を変える能力
4．神経筋骨格系組織の生体力学的特性：力の方向と運動
5．理学的診断の原理：一般的原理，選択的組織へのストレス，関節の副運動
6．神経筋骨格系障害に対する内科的・外科的治療の原理
7．指導・学習過程の原理
8．研究方法の原理

評価により関節機能異常（joint dysfunction）による痛みや可動域の減少が明らかになった場合〔低可動性（hypomobility）〕，関節モビライゼーションの手技がしばしば利用される．軟部組織モビライゼーション（soft tissue mobilization）は，筋やその他の軟部組織の機能異常を改善する時に用いられる手技で，それには横断的摩擦マッサージ（transverse friction massage），機能的マッサージ（functional massage），筋の自動的弛緩法（active relaxation），他動的伸張（passive stretch）などの手技がある[3〜9]．また，神経組織の可動性が制限を受けている場合，神経組織のモビライゼーション（mobilisation of nervous system）を行う必要がある[10]．

このような治療により効果があった場合，対象者に評価と治療結果を理解してもらい，対象者自ら治療に参加し再発を予防するように指導しなければならない[11,12]．治療者が行うことはあくまでも機能異常を改善することであり，その結果としてヒトが本来もっている自然治癒力を引き出して回復の過程にのせる援助をすることである．そのために治療者は高い水準の臨床的能力を発揮できるよう心がけるとともに，医療界の関連職種との密接で最適な連携を維持しなければならない．さらに治療方法の効果を検証するために臨床研究を行い，その技術の高さを証明し，医療の分野に貢献する必要がある（表1-2）．

Ⅱ　徒手療法の歴史と現在の体系

軟部組織のマニピュレーションは古代の医学記録の中にも記載されており，理学療法の最も古い形態の一つである[11,13]．タイの古代からの医療を伝えている石像に，明らかに徒手療法を行っているものがある（図1-1）[5,11]．Hippocrates（460〜380 BC）は，彼の著書「ヒポクラテス全集（Corpus Hippocrates）」の中で，今日用いられているモビライゼーションの手技に相当する治療方法について記録している．彼は関節について述べ，牽引とモビライゼーションを用いた骨折の整復方法，すなわち患部の緊張を取り除き，手掌でそこを整復する方法について記述している．Hippocratesは，外科についての章の中で運動には体を強くする効果があり，逆に動かないと筋が弱くなるとも述べている[11,13]．また，痛みを起こすことなく段階的に行うモビライゼーションについて最初に言及した．彼は脱臼した肩の治療は痛みを起こさないように「こすった」後，穏やかに動かすように提案した．彼は「緩み」すぎた関節は治さなければならないし，硬い関節は緩めなければならないだろうと述べた[1,11,14,15]．Galen C（131〜202）の骨折や脱臼に関する手技はヒポクラテスより優れていた．彼は障害部位を動かす時は，温めた後で慎重に行うことを推奨した．彼は，また外側に脱臼した脊柱の治療方法についても述べている[11,13]．彼の理論は16世紀まで異議を唱えられることなく残ってきた．

中世のヨーロッパでは医学知識が全体的に衰退していった．そして，カトリックの協会がすべての治療の責任を負っていたが，手術は禁じていた[1,15]．

ルネッサンスの時代には，有名な医師であるAmbroise Pare（1510〜1590）はマニピュレーションによる脱臼の治療方法について詳細を述べた．彼は患者に板の上で腹臥位をとらせ，ロープで腋窩と手根と大腿を固定する方法を勧めた．そして患者を「引っ張り伸張」し，脊柱後弯に対して下方への圧迫を加えた[1,11,14,15]．

表 1-2 徒手的理学療法の視点と過程

Ⅰ．理学的診断
　・生体力学的および機能的評価
Ⅱ．治　療
　A．痛みの除去
　　1．固　定
　　　・全体的：安静臥位（ベッド上での安静）
　　　・局所的：コルセット，副子，キャスティング，テーピング
　　2．温熱-水-電気療法（T-H-E 療法：thermo-hydro-electro therapy）
　　3．特別な手技
　　　・徒手牽引：全肢位で三次元的に
　　　・振動，振動法〔オッシレーション（oscillations）〕，その他
　B．運動性の増大
　　1．軟部組織モビライゼーション
　　　・マッサージ：伝統的手技，結合織マッサージ，機能的マッサージ，横断的摩擦
　　　・筋の自動的弛緩，例：保持-弛緩，相反抑制，その他
　　　・他動的伸張：短縮した筋とそれに関連した結合組織に対して
　　2．関節モビライゼーション
　　　・関節の安静肢位における基本的な徒手的モビライゼーション
　　　・関節の可動域中でのあらゆる肢位における，より高度な徒手的モビライゼーション
　　　・並進的に押す手技〔スラスト・テクニック（thrust technique）〕：速い速度で短い振幅の直線運動
　　3．神経組織モビライゼーション
　　　・硬膜，神経根，末梢神経の可動性を増加させる
　　4．運　動
　　　・関節や軟部組織の可動性を増加させたり維持させる
　C．運動を制限する
　　1．他動的：コルセット，副子，キャスティング，テーピング
　　2．自動的：固定訓練
　D．情報の提供，指導，そして訓練
　　　機能を増したり，障害を補ったり，障害を予防するための運動と教育．適切な人間工学や自己管理の技術について情報を与える．例えば，医学的な運動療法，自動モビライゼーション，自動ストレッチング，腰痛教室など
Ⅲ．研　究
　　さまざまな治療方法，一つの治療方法，そして組み合わせた治療方法の効果を測定するための臨床的な試行

　17世紀になるとイギリスでは，整骨（bone-setting）が広く行われるようになった．整骨師（bone-setters）の手技は家系の中で秘密にされ，代々伝えられていた．彼らは四肢や脊柱のマニピュレーションによって正常の位置からずれた骨を元に戻すと信じていた．

　イギリスの医師の中に，徐々にではあるが結核になった脊柱に対して従来の治療から離れ，整骨の方法を吸収し使用するものが出てきた[15]．実際に，古くから19世紀に至るまで首尾一貫してマッサージやマニピュレーションについて医学書の中で唱えられてきたが，これら2つの違いに関しては必ずしも明確ではなかった．ボストンの Graham（1884〜1918）は，マッサージは手で行ういかなる手段をも含み摩擦やマニピュレーションはその例だと述べた．ロンドンの William Merrell（1853〜1912）は，マッサージを科学的なマニピュレーションによって疾病による特定の症状を治療する科学的方法と定義した．「マッサージ」という用語は，医学の歴史をとおして他動的可動域運

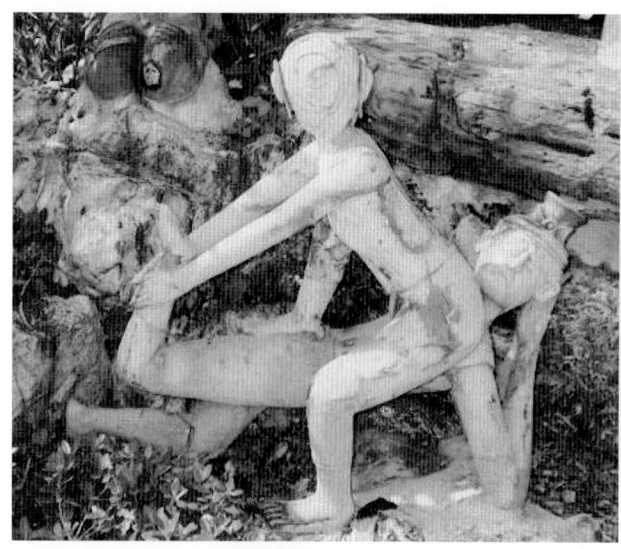 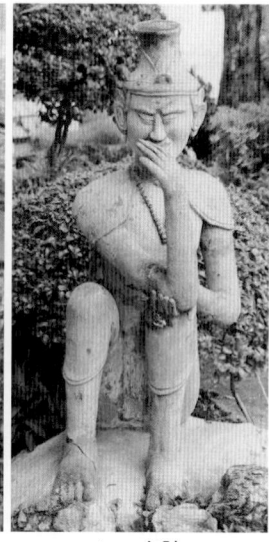

a．下肢・脊柱　　　　　　　　　　　　　b．上肢

図 1-1　タイの徒手療法を行っている石像

動，モビライゼーション，そしてマニピュレーションを含む多くの意味をもつようになったのは明らかである．いかなる場合においても用語の意味はどうであれ，ヨーロッパでは多くの者がマニピュレーションや他動的運動について唱えていたが，従来の医学はこの考えを受け入れなかった[11,14]．

　アメリカ合衆国では2つの治療者の領域，すなわちオステオパス（othteopaths）とカイロプラクター（chiropractor）が発達した．彼らは競い合い，今日ではそれぞれ完全に独立している．初期には両者ともマニピュレーションにより，すべての疾病を治療すると主張した．このことは医師を激怒させ，マニピュレーションは存続できるような治療手技ではないと軽視される原因となった[11,14]．

　Andrew Taylor Still（1828〜1917）は，1874年にはじめてオステオパシー哲学と実践について紹介した[11]．彼は主たる教義として，体はすべての疾病を克服する能力をもった一つの単位であり，すべての疾病の原因は脊柱の骨の脱臼や異常な靱帯，収縮した筋により血管や神経に機械的な圧迫が加わるためであると述べた．Still ATはこれを整骨性の障害（osteopathic lesion）と呼び，治療体系の基本とした[5,11,14,15]．

　Daniel David Palmer（1845〜1914）は，1895年にカイロプラクティックを創設した．カイロプラクティックの最初の概念は，体の機能に影響を及ぼしているずれた椎骨を本来の位置に戻すことであった[1,11,15]．そして，「直系（straights）」と「混合系（mixers）」という2つのグループに発展した．「直系」は彼の息子，Bartlett Joshua Palmer（1882〜1961）が発展させた体系で，最初の信念，すなわち乱された神経機能が多くの病気の原因になっており，神経機能を正常化するには構造的な修正をする必要があり，それによって健康が快復し，維持できるということを今も固守している．この体系では脊柱の治療しか行わない．「混合系」はPalmer DD自身が発展させた体系で，脊柱と四肢の両方を治療する．「混合系」は，マニピュレーションによるヒトの病気の治療に関する従来からの基礎概念を継承し，人体の脊柱や他の構成体を修正するということを同様に信じているが，薬物や大きな外科的手術を除く他の機械的，理学療法的，栄養学的，保健衛生学的手段も使用す

る[11,14,15]．

　20世紀になると徒手医学の臨床医や，より重要な役割を果たすようになった理学療法士によって，徒手的な実践が科学として発展してきた[11,15]．20世紀初頭から1934年までの間に，医学界では徒手療法に関するいくつかの文献が出版された．Sutherlandの「頭蓋のモビライゼーション（Cranial mobilization）」，Goldthwaitの「椎間板ヘルニアと仙腸関節の亜脱臼（Disc herniation and subluxation of the lumbo sacral segment）」，Romerの「整骨と運動（Bone-setting and exercise）」，Edgar Cyriaxの「頸部交感神経と徒手療法（Cervical sympathetics and manual therapy）」や「骨盤の変位（Pelvic displacement）」，Puttiの「神経根の痛みと椎間関節炎（Nerve root irritation and facet arthritis）」，Ghomleyの「椎間症候群（The facet syndrome）」，そしてMarlinの「臨床医のための徒手療法（Manipulative Treatment for Medical Practitioner）」などである[1,11]．この時期には脊柱の手術手技の進歩もあった．1934年にMixterとBarrは椎間板ヘルニアの外科的摘出術による坐骨神経痛の治療について発表した．この後，医学的関心がすべて外科に移り，椎間板が腰痛の主たる原因と考えられるようになった．そして，マニピュレーションはオステオパスやカイロプラクター，ほんのわずかな臨床医が行うだけとなった[1]．1950年代に入ると，徒手療法にも新たな進歩が現れた．1952年に医師James Mennelは「関節マニピュレーションの科学と芸術（The Science and Art of Joint Manipulation）」を著し，腰痛の原因として椎間関節，組織の癒着，軟部組織の外傷性挫傷が関連していることを示した[1]．

　イギリスの整形内科医であるJames Cyriaxは，1957年に「整形医学教本 第3版（Text book of Orthopaedic Medicine 3rd ed）」を著し，軟部組織が原因の痛みと機能障害の診断および治療手技について述べた（なお，初版は「リウマチ学と軟部組織損傷（Rheumatism and Soft Tissue Injuries）」という書名で1947年に出版された）．彼は，ほとんどすべての脊柱の痛みは椎間板の破裂により起こり，これはマニピュレーションと牽引によって改善できると信じていた．また彼は，訓練され筋骨格系に関する専門的な知識・技術があると認められた理学療法士がマニピュレーションを使用することの熱烈な支持者であった[1,11,14]．彼の教科書は，徒手療法を行う多くの理学療法士に影響を与え，彼が述べている評価体系は徒手的理学療法の基本概念の一つになっている．

　1960年には医師John Mennelは「関節痛（Joint Pain）」を出版し，科学的な関節マニピュレーションを推進し，世界中に教えた[1,11]．医師Alan Stoddardは理学療法士にオステオパシーの手技を教え，彼の2冊の本「オステオパシーの実践（Osteopathic Practice）」と「オステオパシーの手技（Osteopathic Technique）」は，徒手療法士の重要な参考文献となっている[11]．

　理学療法の世界では，オーストラリアのGeoff D Maitland，ノルウェーのFreddy M KaltenbornとOlaf Evjenth，英国のGregory Grieve，ニュージーランドのRobin McKenzie，Brian Mulligan，そしてStanley Parisなどが徒手療法の発展に貢献して，徒手療法の世界的なスタンダードの作成を目指した．1974年にParisが学会長となった徒手療法の世界学会で，世界整形徒手療法士連盟（IFOMT：International Federation of Orthopaedic Manipulative Therapists）が設立され，徒手療法の国際的スタンダードが承認された[1,15]．その後，IFOMTは1978年に世界理学療法士連盟（WCPT：The World Confederation of Physical Therapists）の下部組織として承認されている[1,15]．

　Maitlandの体系（Australian approach）は，段階的な振動法による治療を通じて対象者の主観的な

所見である症候(symptom)と客観的な所見である徴候(sign)に対処する体系を発展させてきた．それに対して，Kaltenborn は筋骨格系の機能異常に対する治療として関節運動学の原理に基づいたモビライゼーションの体系(Nordic system)を発展させてきた[14]．Kaltenborn は後に Olaf Evjenth の筋のストレッチング，筋力強化，協調性トレーニングなども取り入れ，その後 Kaltenborn-Evjenth system といっている[5,16]．

McKenzie はニュージーランドの理学療法士で，腰痛の分類方法と治療体系を開発した．彼は，頸部や腰部の痛みに対する治療において他動的に伸展や屈曲を行うことが有効であると提案している．加えて，彼は対象者に自らが治療に参加し，そして将来症状が悪化するのを対象者自身が責任をもって予防する必要があると教えることを強調している[11,14]．

Paris[1]はニュージーランドの理学療法士で，1960 年代にニュージーランドの理学療法士の学校でマニピュレーションを教え始めた．彼は Maitland GD や Kaltenborn FM と異なり，脊柱の機能異常の主たる原因は椎間関節の機能異常だという概念を主張してきた．1970 年代初頭に彼は米国で理学療法士を対象にモビライゼーションとマニピュレーションのコースを始めた．彼の努力により理学療法士の考え方に，従来の処方されて理学療法を行う様式から，理学療法士自らが完全な評価と適切な治療を行う様式へと劇的な変化をもたらさせた[1,14]．

Mulligan は関節機能異常に対する治療体系として，他動的な関節モビライゼーションに加えて自動運動を併用したモビライゼーションを開発し，1970 年代以降，世界中で指導を行ってきた．治療肢位も従来の治療手技が臥位で行うものが多かったのに対し，対象者が症状を訴えている座位や立位でも行うのが特徴である．

1980 年以降，オーストラリアの Robert Elvey[10]，David Butler[17]らが神経系の検査とモビライゼーションについて体系づけてきた．1990 年代に入ると徒手的な治療手技だけでなく，運動療法との併用と自己治療，そして臨床的推論による評価治療における問題解決手法とその教育方法の体系化が進められてきた．オーストラリアの Carolyn Richardson ら[18]は臨床と基礎研究の両面から，脊柱の分節レベルでの安定化のための運動療法を開発してきた．また，オーストラリアの Joy Higgs ら[19]は，熟練したセラピストが行っている対象者との対応を通じた問題解決過程，治療と指導過程を分析し体系化している．

III 基礎理論

1．骨運動学と関節運動学

運動機能を評価するには，骨運動学(osteokinematics)と関節運動学(arthrokinematics)の視点から機能を分析する必要がある．そして，関節機能異常(joint dysfunction)がある場合，どの機能に問題があるかを評価し，適切な理学療法を実施しなければならない．

1）骨運動学

骨運動学とは通常，屈曲・伸展，外転・内転，外旋・内旋などの用語で表現される運動，すなわ

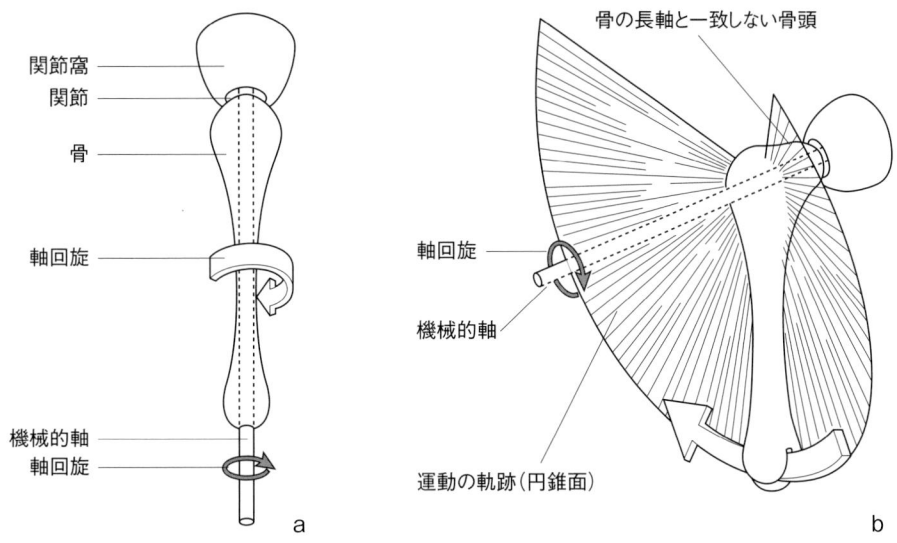

図 1-2 骨運動における機械的軸（mechanical axis）と軸回旋（spin）（文献 21）より引用）
 a．理論上対称的な骨がその長軸の中心を通る軸上で回旋する
 b．軸回旋の軸と骨の運動が一致せず、骨は円錐表面上を移動する
 注意：bの運動は骨頭と機械的軸の関係をみると軸回旋だが、骨幹の運動をみると弯曲振り子運動になっている（図 1-3 参照）

ち生理学的運動（physiological movement）を分析する領域であり、体が動く時に骨がどのように動いているかという視点からみる．この場合、三次元空間の中で骨がどの面（矢状面、前額面、水平面）上で、どの軸（前額水平軸、矢状水平軸、垂直軸）を中心に運動しているかを表している．骨運動は振り子運動（swing）と軸回旋（spin）に大別でき（**図 1-2**），さらに振り子運動には蝶番振り子運動（cardinal swing）と弯曲振り子運動（arcuate swing）がある（**図 1-3**）[20,21]．実際の検査では、自動運動（active movements），他動運動（passive movements），等尺性抵抗運動（resisted isometric movements）を用いる．

2）関節運動学

関節運動学とは関節の副運動（accessory movements），すなわち関節包内の転がり（roll），滑り（slide），軸回旋（spin），圧迫（compression）と離開（distraction）などの運動をみる分野をいう（**図 1-4**）[20〜22]．実際の関節包内では、転がりと滑りは同時に起こっている（**図 1-5**）．凸の関節面が動く時には転がりと滑りの方向は逆になり（凸の法則），凹の関節面が動く時には転がりと滑りの方向は同じになる（凹の法則）．これらを凹凸の法則という（**図 1-6**）[22]．圧迫は２つの関節面が筋の収縮力や重力、徒手的な力によって押しつけられる状態であり、離開は関節面が互いに引き離され関節腔が広がった状態である．そして、これらの運動を検査するのが関節副運動検査〔関節モビリティー検査（joint mobility tests）〕である．

副運動は随意的にできない関節包内運動であり、構成運動（component motion）と関節の遊び（joint play）に分けることがある[1,20,22]．構成運動とは自動運動に伴って生じる関節包内の運動をい

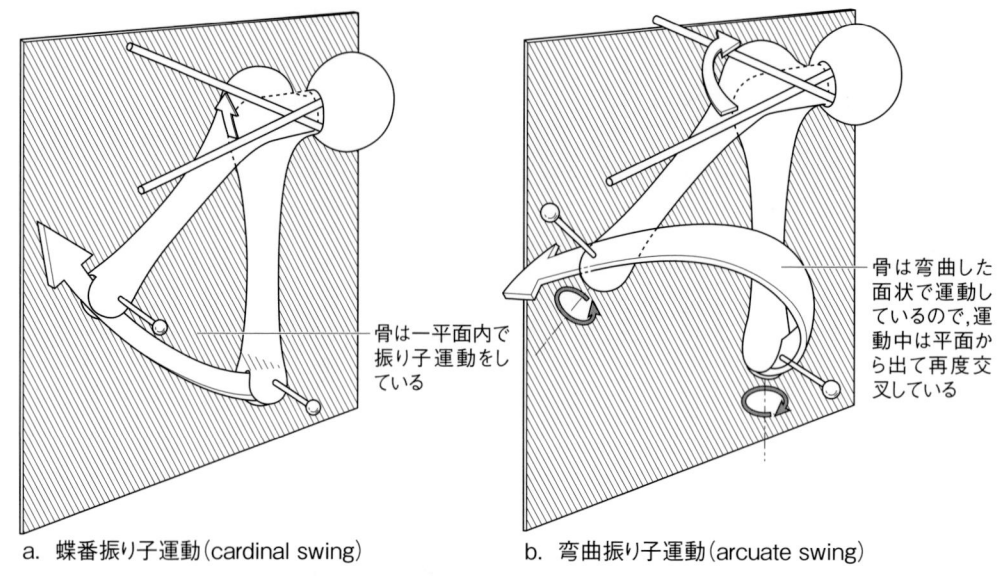

a. 蝶番振り子運動（cardinal swing）　　b. 弯曲振り子運動（arcuate swing）

図 1-3　骨運動における振り子運動（文献 21）より引用）

う．例えば，自動運動で上腕を体側で外旋する時，肩関節では上腕骨頭が関節窩に対して後方へ転がると同時に前方へ滑る運動や，膝関節を伸展する際には大腿骨に対して脛骨が前方へ滑ると同時に外旋する運動である[23]．ただし，副運動と同意語として用いることもある[20]．関節の遊びは関節のゆるみの肢位（loose-packed position）で生じ，随意的に動かすことはできない関節包内の運動であり，離開，圧迫，滑り，転がり，軸回旋を含んでいる[20,23]．

関節副運動を治療に用いる時，関節面の形状と治療面（treating plane）を常に考える．治療面とは凹の関節面中央に接する面で，これに対して直角に力を加えて 2 つの関節面を離すことを離開といい，平行に滑らすことを平行滑り（glide）という（図 1-7）．関節副運動を改善させる治療手技を関節モビライゼーション（joint mobilization）といい，通常離開と平行滑りを用いる[20,22]．ただし，痛みを制御する時などには圧迫を用いることがある[24]．

3）骨運動と副運動

骨運動で振り子運動が起こっている時，骨は角運動（angular movement）し，関節包内の転がりは骨運動と同じ方向に生じる．この時，滑りが起こる方向は運動する面が凹面か凸面かによって異なり，凹凸の法則に従う．正常な関節運動では，骨運動に伴って関節包内の転がり，滑り，軸回旋が組み合わさって起こっている．これらの副運動が起こるためには関節の遊びが必要である．関節の遊びがないために関節可動域制限が生じている時，骨を他動的に動かすと関節副運動は転がりが主となり，関節面に過度な圧迫力が加わる（図 1-8）．したがって，関節可動域制限の治療を行う時には，必ず関節の遊びの程度を評価（関節副運動検査）しなければならない．そしてこれが制限されている場合は，関節モビライゼーションを実施してから他動運動による関節可動域治療を行う必要がある．

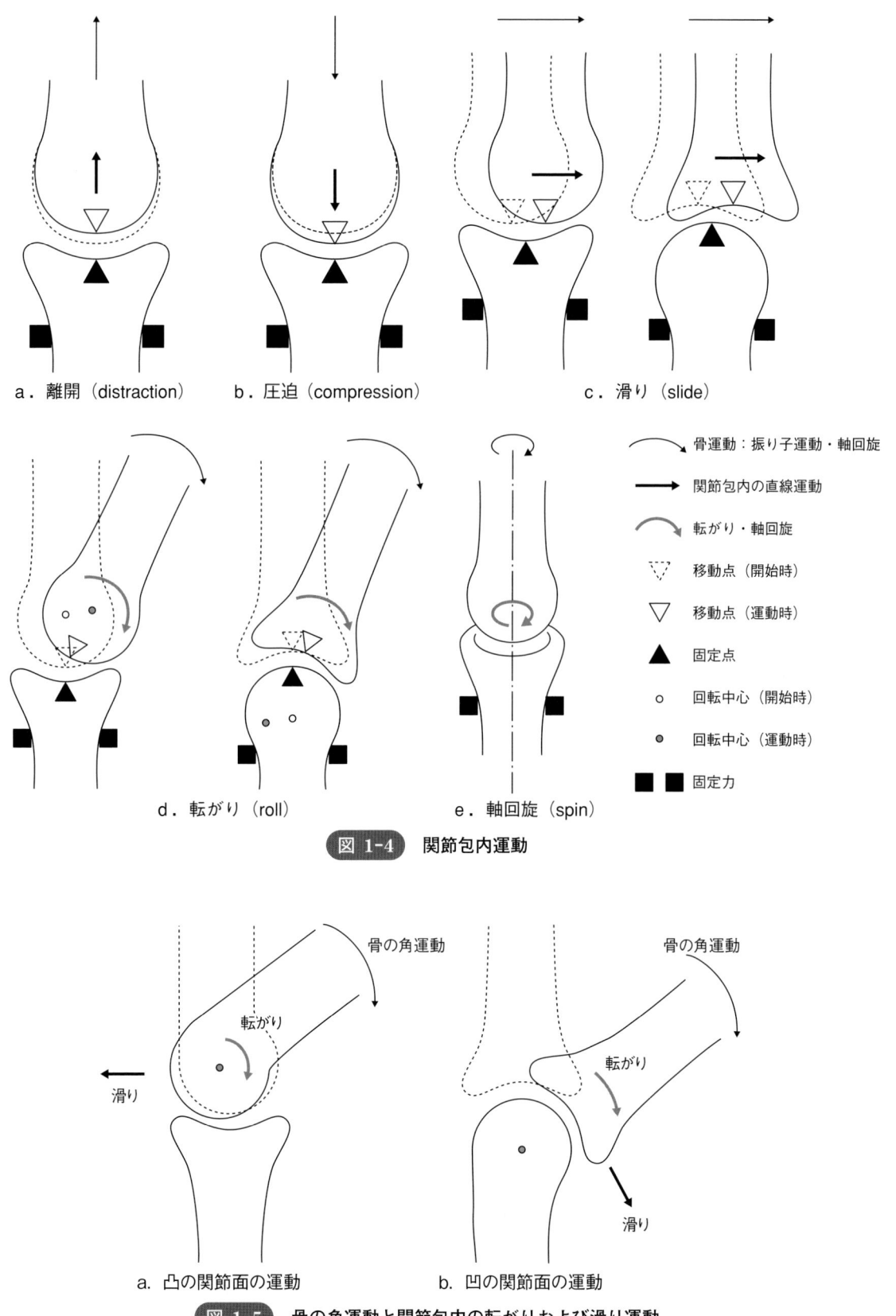

図 1-4　関節包内運動

図 1-5　骨の角運動と関節包内の転がりおよび滑り運動

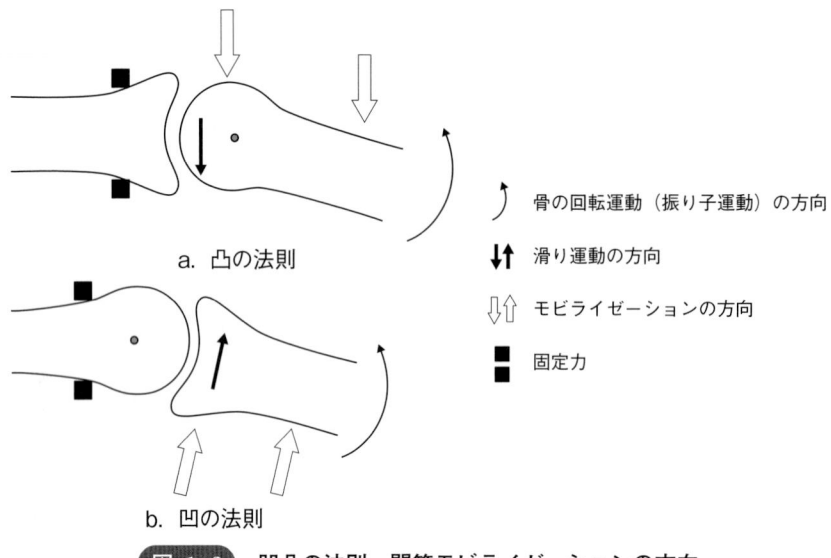

図 1-6　凹凸の法則—関節モビライゼーションの方向

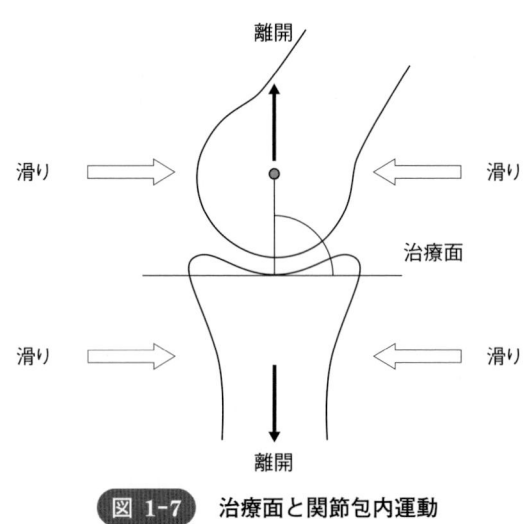

図 1-7　治療面と関節包内運動

2．神経筋骨格系の機能異常

1）機能異常と疼痛

　神経筋骨格系組織の機能異常を評価する場合，痛みの質（訴え方）と原因組織との関連を考慮する．疼痛を引き起こす原因となる組織には，①筋，②神経，③骨・関節，④血管などがあり，それぞれ訴え方に特徴がある（表 1-3）．

　筋による痛みは，部位を限局するのが困難で「鈍く」「疼き」，しばしば外傷によって悪化し，他の部位に関連痛（referred pain）を生じさせる[25]．

　神経の痛みは，「鋭く」「光るような」「焼けるような」感じで，特定の神経支配領域に「走る」傾向がある．神経根が圧迫されると硬膜に圧力が加わるため，放散痛（radicular pain）が起こる．神

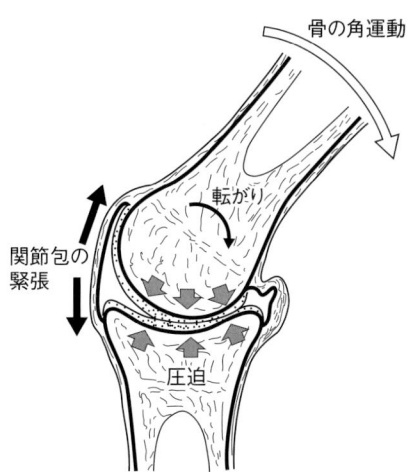

図 1-8　関節可動域制限がある時の関節包内運動

骨の角運動と転がりだけが起こり，正常な滑りがない．そのため，関節面に過度な圧迫が加わり，関節包は強く緊張する

表 1-3　痛みの訴え方と関係する組織

痛みの種類	関係する組織
締めつける，鈍い，疼く	筋
鋭い，ズキズキして弾かれるように走る	神経根
鋭い，光が走るような，火がつくような	神経
焼ける，圧迫されるような，ズキズキする，疼く	交感神経
深い，しつこく苦しい，鈍い	骨
鋭い，激しい，耐えられない	骨折
脈打つ，広がる	血管

経幹が圧迫された場合，痛みは起こらないが知覚異常，あるいはピンや縫い針で刺すような異常感覚が起こる[25]．

血管の痛みは「拡散し」「疼き」，そして部位を限定するのが困難で，しばしば体の他の部分に関連痛が生じる[25]．

骨の痛みは，「深く」「えぐられるよう」で，非常に限局している．通常，あまり放散しない[25]．

また，筋，靱帯，滑液包の痛みは，区別するのが困難である[25,26]．

2) 痛みのメカニズム

痛みのメカニズムは，入力機構（input mechanism）と中枢神経系による処理過程（processing），そして出力機構（output mechanism）からなる成熟した生体モデルで捉えることができる（図1-9）[17,27〜29]．入力機構では損傷組織とその周辺の環境から情報が神経系を通じて入力される[28]．例えば，疼痛刺激は末端の受容器から末梢神経，脊髄，視床を経由する伝導路を介して大脳皮質に至る（外側脊髄視床路）．入力機構から入った刺激は，中枢神経系による処理過程で経験，信念，知識，身体図式，文

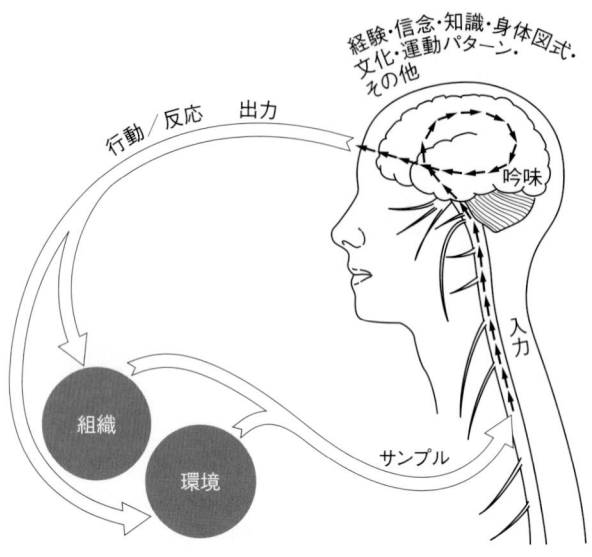

図 1-9 成熟した生態モデル（文献 29）より改変引用）

化，運動パターンなどを基に情報が吟味され，疼痛として認知される．そして出力機構，すなわち自律神経系，運動神経系，神経内分泌系，神経免疫系などの反応と痛みを制御する遠心性機構が作用する（**表 1-4**）[27,28]．

3）筋・筋膜性機能異常と疼痛

治療対象となる神経筋骨格系の機能異常の中でも，筋・筋膜性疼痛の割合は多い．筋肉が原因となっている疼痛には，①筋スパズム（muscle spasm），②緊張（tension），③硬直（stiffness）や筋力低下（weakness）などの筋不全（muscle deficiency），④筋・筋膜性トリガーポイント（trigger points）によるものなどがある[30]．

a．筋スパズム

筋スパズムは，急性発症で運動を制限し，たいへん強い疼痛を伴う不随意収縮である．損傷した筋は触ると敏感に反応しやすいが，必ずしも限局した部位が敏感になっているわけでもない．動かそうとすれば痛みが増強し，固定（安静）によって痛みは少なくとも一時的には減少する[29]．また，筋スパズムは筋そのものや筋膜の損傷によっても起こるし，他の組織の損傷や機能異常の結果によっても起こる．そのため，特に急性期では一次的な原因を同定するのを困難にさせる．また，慢性化すると損傷組織は瘢痕治癒しても，筋スパズムや筋組織の短縮などの筋そのものの機能異常が残存し，痛みの悪循環を生じさせる原因となる[30,31]．

b．緊 張

現代のストレスの多い生活では，筋肉はすぐ行動に移せるよう本能的に緊張状態になっているが，実際には戦ったり逃げたりという反応が抑制されている．特に座位仕事が中心の人々は，反応するはけ口がないため，潰瘍や高血圧，肥満などの運動不足による疾患を引き起こす[30]．このような状態で起こる緊張性の疼痛，例えば，緊張性頭痛や頸部痛，背部痛は，精神安定剤に直ちに反応する．

表 1-4 痛みのメカニズム（文献 27, 28）より改変引用）

1. 入力に関連した痛みのメカニズム
   ① 侵害受容器性疼痛
      損傷した組織に分布している神経系から起こる症状．関節，筋，神経鞘など神経以外の組織に分布している機械的受容器や化学的受容器が興奮し，Aδ線維やC線維を介してインパルスが伝わって起こる痛み
   ② 末梢神経原性症候
      脊髄後角より遠位，あるいは顔面痛であれば三叉神経主知覚核・脊髄路核より遠位の末梢神経が絞扼されたり，神経根が圧迫されて起こる神経原性の疼痛
2. 処理過程に関連した痛みのメカニズム
   ① 中枢神経原性症候
      中枢神経系の感受性や興奮性が変化したため起こる症状で，侵害受容器や末梢神経の興奮によらない疼痛．予測可能で典型的な刺激-反応様式をとらない
   ② 認知あるいは情動への影響
      痛みや活動あるいは参加への制限が認知の次元（例えば，痛みや障害への理解，信念，原因についての考え）や情動の次元（例えば，恐れ，不安，怒りなど情緒面への衝撃によるもの）へ及ぼす影響．対象者のこのような考えや感情は，問題が持続していくのに間接的に作用し，回復速度に影響を及ぼす
3. 出力に関連した痛みのメカニズム
   ① 自律神経系への影響
      自律神経系（特に交感神経系）の機能が変化し，腫脹，発汗，皮膚の色調の変化，あるいは持続的な疼痛が生じる．これらは痛みや情緒，感情によっても影響される
   ② 運動神経系への影響
      運動神経の亢進によって筋スパズムまたは筋性防御が生じている状態や痛みによって運動性が低下している状態．運動パターンが病的に変化したり，運動学習に関連する異常などが現れる
   ③ 神経内分泌系への影響
      痛みや情緒，感情により生体の恒常性維持機能．例えば代謝，水分や塩基平衡，血圧，生殖機能などが影響を受ける．また，ストレスは下垂体-副腎皮質系機能の変化も引き起こす．したがって，多くの慢性疼痛のようにストレスが持続する状態は，神経内分泌系の不適合を起こして組織に有害な影響を与えたり組織の回復を遅らせたりする
   ④ 神経免疫系への影響
      慢性疼痛やコンディショニング不良，心理的障害により正常な免疫機能が障害され，組織の治癒機能が低下する

これに対して，筋スパズムは精神安定剤などの薬物療法には反応しない[30]．ストレスによる筋の緊張ではリラクセーション訓練によって十分緊張をとってから運動する必要がある．運動する前に十分なリラクセーションを行わないでストレッチングなどの運動を行うと，かえって筋の損傷を起こしてしまう．その結果，筋スパズムを起こし得る．

c．筋不全

筋は収縮と弛緩という2つの機能をもっている．このうち収縮機能に問題が生じると筋力低下をきたし，弛緩機能が低下すると筋は柔軟性を失い硬直してくる[30]．これら筋の弱化や，硬くなった状態が筋不全である[30]．長期にわたって同一肢位に固定していると拘縮（contracture）や筋の永久的な短縮が生じる[30]．また，筋は疼痛性肢位や習慣性肢位をとっていても，すぐに短縮してしまう（適合性短縮）．すると筋だけでなく，その部分にある関節の運動も制限される[30]．弱くなった筋に過剰な負荷が加わったり，硬い筋が過剰に伸張されたりすれば，痛みを引き起こす．そして，これらがまた新たな障害や痛みを引き起こす原因となる．筋は生理学的な弛緩する機能があってはじめて他

動的に伸張できるのであり，もし筋が最初に十分弛緩しなければ，伸張しても効果がなく，損傷さえ起こし得る[30]．

d．筋・筋膜性トリガーポイント

筋・筋膜性トリガーポイントは非常に過敏な点であり，骨格筋や筋膜内で硬いバンド状を成している．ここを圧迫すると痛みが生じると同時に，そこから離れた部位に特徴的な関連痛が生じ過敏になり，そして交感神経症状が起こる（図1-10～12）[32,33]．このような筋・筋膜性トリガーポイントが原因となって痛みを生じさせるものを筋・筋膜性疼痛症候群（myofascial pain syndrome）という[32～34]．筋・筋膜性トリガーポイントは，初期には筋への過剰な負荷による神経筋の機能不全によって起こる．活性化した筋・筋膜性トリガーポイントは，それに伴う病理学的変化を予測できず，徐々にさまざまな程度の筋ジストロフィー相へと進行する[32,33]．

4）関節機能異常

a．関節機能異常の原因

関節機能異常とは関節の機能が変化して，予測される正常な可動域より増加していたり，減少していたりすること，あるいは正常な運動から逸脱している状態である[1]．関節機能異常の原因には，拘縮，腫脹，靱帯の弛緩，関節支持組織の低可動性，筋の弱化がある[35]．

b．関節可動域制限の原因

関節可動域制限が起こる原因には，関節強直（ankylosis）と関節拘縮がある．強直は，関節面が結合組織で癒着している線維性強直（fibrous ankylosis）と，骨組織で連結している骨性強直（osseus ankylosis）とがあるが，いずれも理学療法の対象とはならない．拘縮の原因には関節性拘縮，軟部組織性拘縮，筋性拘縮がある．関節性拘縮は，炎症や損傷によって関節包とその周囲の靱帯などの関節構成体が，二次的なコラーゲン線維の短縮により柔軟性が低下した状態である[36]．軟部組織性拘縮は関節周囲または表皮，腱膜などのコラーゲン線維が短縮したり，配列が乱れたり，架橋が増殖したりして生じる[36]．筋性拘縮には内因性拘縮と外因性拘縮があり，前者は筋の変性，炎症，虚血，外傷と出血によって生じ，後者は末梢神経麻痺，中枢神経障害，筋力の不均衡，不良姿勢や不動により筋が短縮して生じるものである[36]．理学療法の直接的な対象は，主に後者である．理学療法の対象となる関節拘縮には評価によってその原因を見出し，適切な療法を効率よく実施する必要がある[36]．

5）血管の機能異常

血管の痛みは拡散し，疼き，部位を限定するのが困難で，しばしば体の他の部分に関連痛が生じる[25]．血管が筋スパズムや短縮した組織により圧迫されて血流が制限されると疎血痛が生じる．血管が絞扼されるとしびれや痛みの原因となり，絞扼されている部位より遠位では脈拍が弱くなる．

6）関連因子

直接的な原因となっていることだけでなく，障害に間接的に影響を及ぼしている関連因子（contributing factors）にも注意を払う必要がある[37]．例えば，特定の筋の硬さや弱化だけでなく，それ

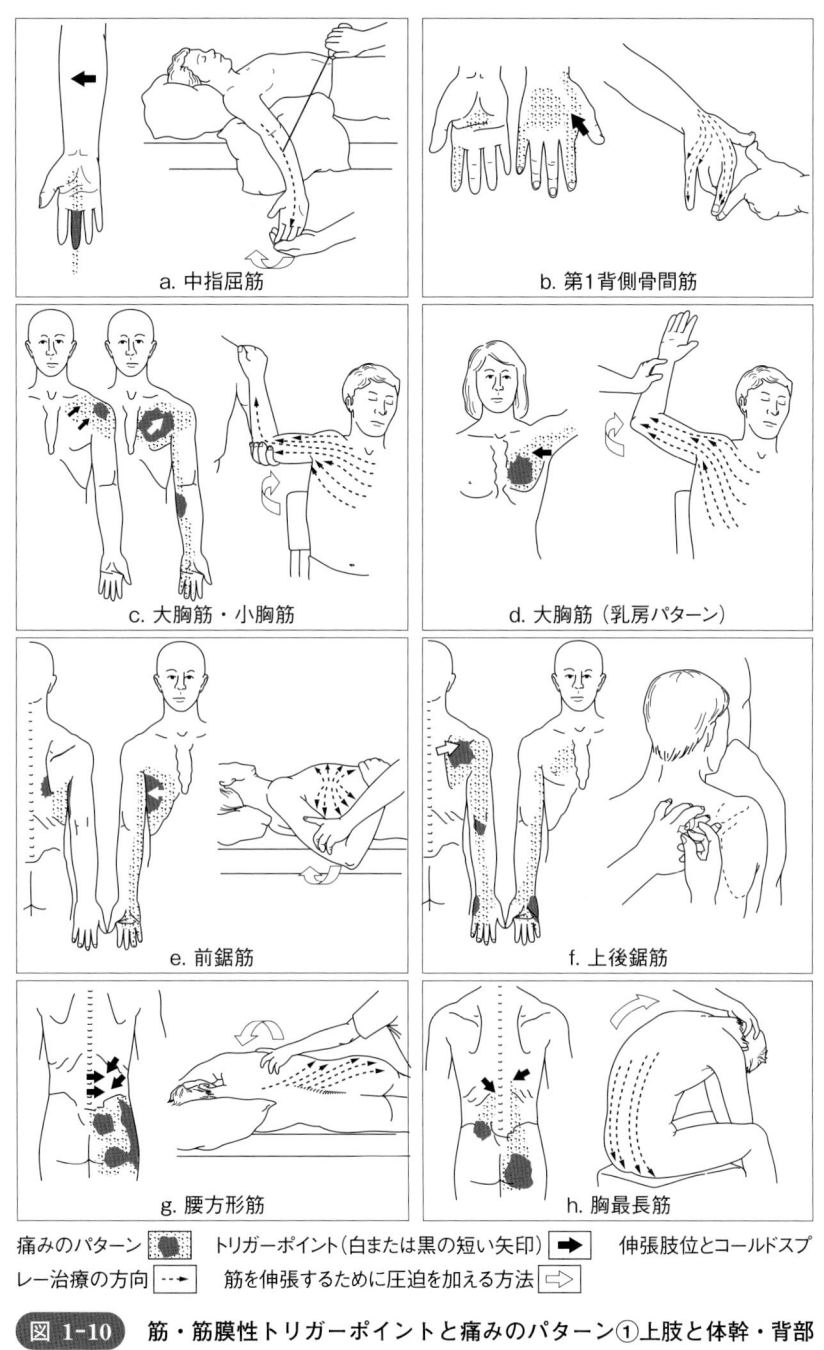

痛みのパターン ■　トリガーポイント（白または黒の短い矢印）→　伸張肢位とコールドスプレー治療の方向 ⇢　筋を伸張するために圧迫を加える方法 ⇨

図 1-10 筋・筋膜性トリガーポイントと痛みのパターン①上肢と体幹・背部
（文献 32）より引用）

に影響を及ぼしている筋機能のアンバランスや姿勢の異常，不適切な動作などがある．また，仕事や運動する時の機器の位置や用具の不適切さも関連因子となり得る．

7) 病　相

病相を示すのに，従来から急性期，亜急性期，慢性期という分類をしている[2]．しかし，徒手的

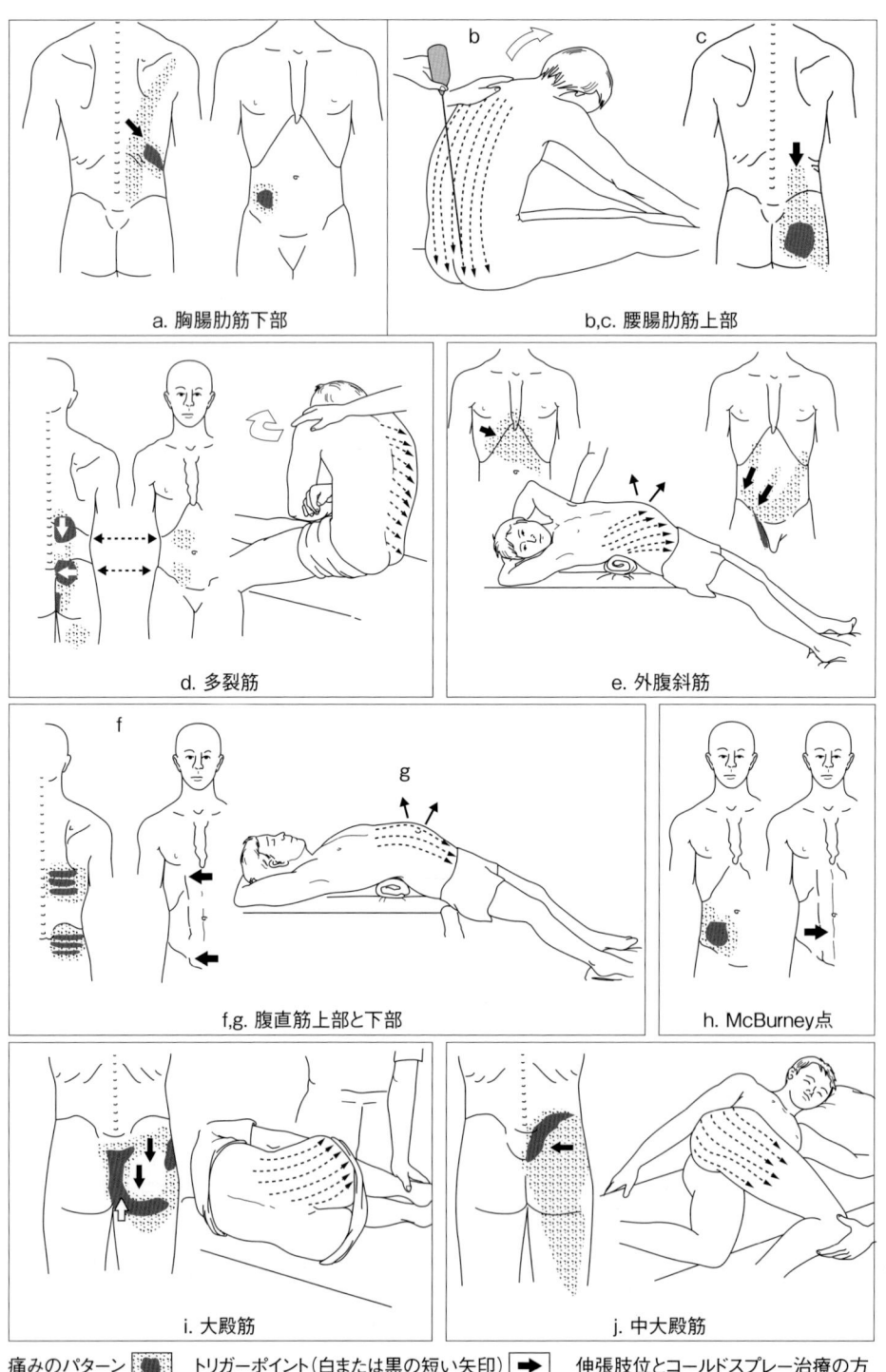

図 1-11 筋・筋膜性トリガーポイントと痛みのパターン②体幹・背部と下肢（文献32）より引用）

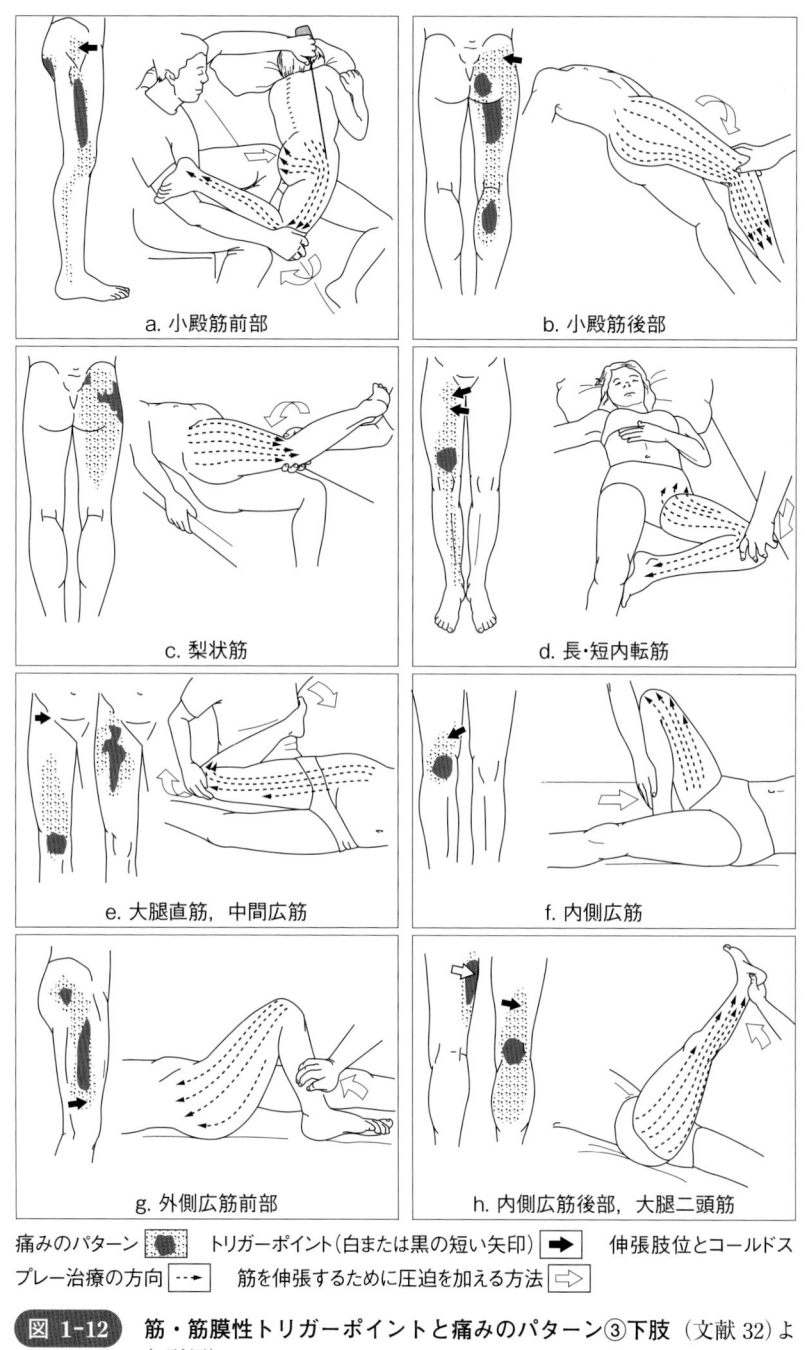

痛みのパターン ■　トリガーポイント（白または黒の短い矢印）→　伸張肢位とコールドスプレー治療の方向 --→　筋を伸張するために圧迫を加える方法 ⇨

図 1-12　筋・筋膜性トリガーポイントと痛みのパターン③下肢（文献 32 より引用）

理学療法を実施する場合，これだけでは不十分なので次のように受傷直後，急性期，亜急性期，安定期，慢性期に分類すると都合がよい[2]．

a．受傷直後

受傷直後とは外傷の直後から数分間をいう．この病相における「最適な処置」がその後の症状の推移に重要な影響を与える[2]．もちろん治療者がそのような現場にいることはまれである．しかし，

Ⅲ　基礎理論　17

表 1-5 経過と組織の治癒率

発症後の経過	治癒率
2 週	50%
6 週	80%
12 週	100%

外傷は再発することも多々あるので，対象者にそのような際にどう対処したらよいかを助言しておく必要がある．そのような助言は，徒手的理学療法をはじめとする理学療法終了時の指導に入れておかなければならない[2]．処置としては，直ちに適切な位置を保ち，損傷が広がるのを最小限に抑えなければならない．例えば，捻挫，打撲，肉離れのような軟部組織の損傷における処置としてPRICEがある．すなわち，protection（保護），rest（安静），ice（氷冷），compression（圧迫），elevation（高挙）することにより，できるだけ早く現場で局所の安静を保ち，止血と腫脹を抑えることで，治癒過程が短縮できる[2,38]．

b．急性期

急性期は，症候や徴候が進行している状態である[2]．自発痛あるいは安静時痛があり，患部が熱く，腫脹して，発赤があれば急性期の炎症を示している[25]．病相と損傷の程度を正しく把握することが重要であり，治療は治癒過程を助けることだけである．すなわち，基本的には安静であり，あるいは滑膜炎の時のように可動域を維持することである[2]．

c．亜急性期

亜急性期の特徴は，症候や徴候の進行が止まることである．この時に注意すべきことは治癒過程を妨げ，急性期に戻さないようにすることである．この病相では，まだ症候群の特徴を完全に見出そうとしてすべての評価をしようとしてはならないし，治療には十分な注意を払わなければならない．たとえ，対象者は症状が改善したと感じても，実際には徒手的理学療法が治癒過程を遅らせることもあり得る[2]．

d．安定期

安定期は症状が固定し，ある程度のストレスに耐えられ損傷が起こりにくい時期であり，症状の再現手技を含めたすべての評価ができる．筋性防御が最小限になっているので，徒手的理学療法や運動療法の効果を容易に評価することができる[2]．

e．慢性期

慢性期は少なくとも 3 カ月以上経過し，症状が変化しない状態である．この時期には初期の治癒過程は終わっており，対象者はライフスタイルに適応できるようになったか，うまくできていないかがはっきり感じられる[2]．

f．経過と組織の治癒率

軟部組織損傷後の治癒の比率を表 1-5 にまとめる．治癒過程の 6 カ月以降は初期の治癒が終わり，組織の再形成が起こっている．6 カ月以上経っても治癒しない場合は，慢性化した状態になり，行動様式が変化していることを考慮しなければならない[2]．

●文　献●

1) Paris SV, et al：Foundations of Clinical Orthopaedics St. Augustine, Florida：Institute of Physical Therapy. University of St. Augustine for Health Sciences, 1997
2) Paris SV：Principles of Management. Payton OD（ed）：Manual of Physical Therapy. Churchill Livingstone, New York, 1988, pp329-339
3) Barak T, et al：Basic concepts of orthopaedic manual therapy. Gould JA III（ed）：Orhtopaedic and Sports Physical Therapy 2nd ed. Mosby, St. Louis, 1990, pp195-211
4) Cyriax J, et al：Illustrated Manual of Orthopaedic Medicine. Butterworths, London, 1989
5) Evjenth O, et al：Muscle Stretching in Manual Therapy, A Clinical Manual, Volume I The Extremities. Alfta Rehab Forlag, Sweden, 1980
6) Evjenth O, et al：Muscle Stretching in Manual Therapy, A Clinical Manual, Volume II The Spinal Column and the TM-Joint. Alfta Rehab Forlag, Sweden, 1980
7) Evjenth O, et al：Autostretching The Complete Manual of Specific Stretching. Alfta Rehab Forlag, Sweden, 1989
8) Kaltenborn FM：Orthopedic manual therapy for physical therapists, Nordic system：OMT Kaltenborn-Evjenth concept. *J Manual Manipulative Therapy*　**1**：47-51, 1993
9) Kaltenborn FM：Manual Mobilization of the Extremity Joints-Bassic Examination and Treatment Techniques 4th ed. Olaf Norlis Bokhandel, Norway, 1989
10) Butler DS：Mobilisation of the nervous system. Churchill Livingstone, Melbourne, 1991
11) Greenman PE：Principles of Manual Medicine 2nd ed. Williams & Wilkins, Baltimore, 1996
12) Jones MA, et al：Clinica l reasoning in physiotherapy. Higgs J, et al（eds）：Clinical Reasoning in the Health Professions. Butterworth Heinemann Medical, Oxford 1995, pp 72-87
13) Harris JD：History and development of manipulation and mobilization. Basmajian JV, et al（eds）：Rational Manual Therapies. Williams & Wilkins, Baltimore, 1993, pp 7-19
14) Barak T, et al：Mobility：passive orthopaedic manual therapy. Gould JA III, et al（eds）：Orhtopaedic and Sports Physical Therapy. Mosby, St. Louis, 1985, pp212-227
15) Searle IE：The history and present circumstances of manual therapy in the world. 理学療法学　**21**：65-68，1994
16) Kaltenborn FM：Manual Mobilization of the Joints-The Kaltenborn Method of Joint Examination and Treatment, Volume II The Spine 4th ed. Norlis, Norway 2005
17) Butler DS：The Sensitive Nervous System. Noigroup Publications, Australia, 2000
18) Richardson C, et al：Therapeutic Exercise for Spinal Segmental Stabilization in Low Back Pain Scientivic Basis and Clinical Approach. Churchill Livingstone, Edinburgh, 1999
19) Higgs J, et al（eds）：Clinical Reasoning in the Health Professions 2nd ed . Butterworth Heinemann Medical, Oxford, 2000
20) Kisner C, et al：Therapeutic Exercise Foundations and Techniques 4th ed. FA Davis，Philadelphia, 2002
21) Williams PL, et al（eds）：Gray's Anatomy 36 ed. WB Saunders, Philadelphia, 1980
22) Kaltenborn FM：Manual Mobilization of the Joints-Joint Examination and Basic Treatment, Vol I The Extremities 6th ed. Norlis, Norway, 2006
23) 藤縄　理：関節系の解剖・生理学的基礎. 奈良　勲，他（編）：系統別・治療手技の展開 第2版．協同医書出版社, 2007, pp 281-299
24) Mulligan BR：Manual Therapy "NAGS", "SNAGS", "MWMS" etc 5th ed. Plane View Services Ltd, wellington, New Zealand, 2004
25) Magee DJ：Orhthopedic Physical Assessment 4th ed. Saunders, Philadelphia, 2002

26) Cyriax J：Textbook of Orthopaedic Medicine Vol 1, Diagnosis of Soft Tissue Lesions. Bailliere Tindall, London, 1984
27) Butler DS：Mobilisation of the nervous system, Advance Course. Course Textbook 1999, Gifu City, Japan
28) Jones MA, et al：Case study in manual therapy：An Australian Clinical Reasoning Approach. Course Textbook 2003, Osaka City, Japan
29) Gifford LS：Pain, the tissues and the nervous system：A conceptual model. *Physiotherapy* **84**：27-36, 1998
30) Kraus H：Muscle pain. Goodgold J（ed）：Rehabilitation Medicine. Mosby, St. Louis, 1988, pp 675-685
31) 岩倉博光, 他（編）：臨床リハビリテーション―痛みのマネージメント慢性疼痛症候群. 医歯薬出版, 1990
32) Simons DG：Myofascial pain syndrome due to trigger points. Goodgold J（ed）：Rehabilitation Medicine. Mosby, St. Louis, 1988, pp 686-723
33) Travel JG, et al：Myofascial Pain and Dysfunction, The Trigger Point Manual Vol 1, The Upper Extremities. Williams and Wilkins, Baltimore, 1983
34) Travel JG, et al：Myofascial Pain and Dysfunction, The Trigger Point Manual Vol 2, The Lower Extremities. Williams and Wilkins, Baltimore, 1992
35) Fabio RPD：Mobility Impairment：The Juncture of Neural Lesion and Biomechanics. Payton OD（ed）：Manual of Physical Therapy. Churchill Livingstone, New York, 1989, pp 3-13
36) 藤縄　理：むりやり動かすな！―拘縮に対する理学療法. 奈良　勲（編）：理学療法のとらえかた Clinical Reasoning. 文光堂, 2001, pp 16-25
37) Maitland GD：Vertebral Manipulation 5th ed. Butterworth, London, 1986
38) 守屋秀繁, 他：スポーツ整形外科図説. 診断と治療社, 1993

第2章

評価の原理

I 病歴の聴取

　病歴の聴取（主観的評価）では，疼痛についての病歴，現病歴，既往歴，社会的背景，家族歴などを系統立てて聞いていく（**表2-1**)[1]．特に疼痛についての病歴は重要である．疼痛部位が広がっていれば，状態は悪化しているし，減少していれば回復期と考えられる．部位が移動している場合は，複数の障害があるか，関連痛の可能性がある．最初に聴取した痛みや異常感覚の部位，放散したり移動したりする領域を全身図に記入する（**図2-1**）．発症の状況，影響を及ぼす因子や痛みの性質は，機能異常のある組織を推測する助けとなる．発症からの期間は急性期か，亜急性期か，回復期か，あるいは慢性期かを判断する情報となる．関連した症状がある場合は，複数の障害がそれぞれ影響しあっているのか，別の疾患からの関連症状として現れているのかなど，原因となっている組織を鑑別するうえでも重要である．

表 2-1 | 病歴（主観的評価）

1．疼痛についての病歴
　a．部　位
　　①広がっているか？/減退しているか？
　　②移動しているか？
　b．発症の状況
　　①外傷性か？
　　②潜在性か？
　　③ゆっくりか？/急激か？
　c．影響を及ぼす要素
　　①何が痛みを悪化させるか？
　　②何が痛みを楽にさせるか？
　d．性　質
　　①激しいか，鋭いか？/鈍いか？
　　②焼けるような痛みか？
　　③持続的か？/断続的か？
　　④増加しているか？/安定しているか（変化がないか）？/減少しているか？
　e．期　間
　　①どれくらい長く痛みが続いているか？
　f．関連症状の有無
2．現病歴
　a．以前，似たような症状はなかったか？
　b．以前，それに関連した症状はなかったか？
　c．治療の有無は？/治療を受けた場合，その結果は？
　d．体全体の機能はどうか？
3．既往歴
　a．外科手術は受けたことがあるか？
　b．全身性の（系統的な）病気にかかったことはあるか？
　c．頭部，頸部，胸部，腰部，骨盤，内臓，心肺機能などに問題はないか？
　d．精神機能は？
　e．以前事故にあわなかったか？/あったとすればどのような状況だったか？
4．社会的背景
　a．職業は？
　b．スポーツや趣味は？
　c．事故の有無とそれによる社会的影響はないか？
　d．家の環境は？
5．家族歴
　a．両親が死亡した時の年齢と原因
　b．両親の状況
　c．兄弟姉妹の状況
　d．子ども
　e．遺伝または家族の病気

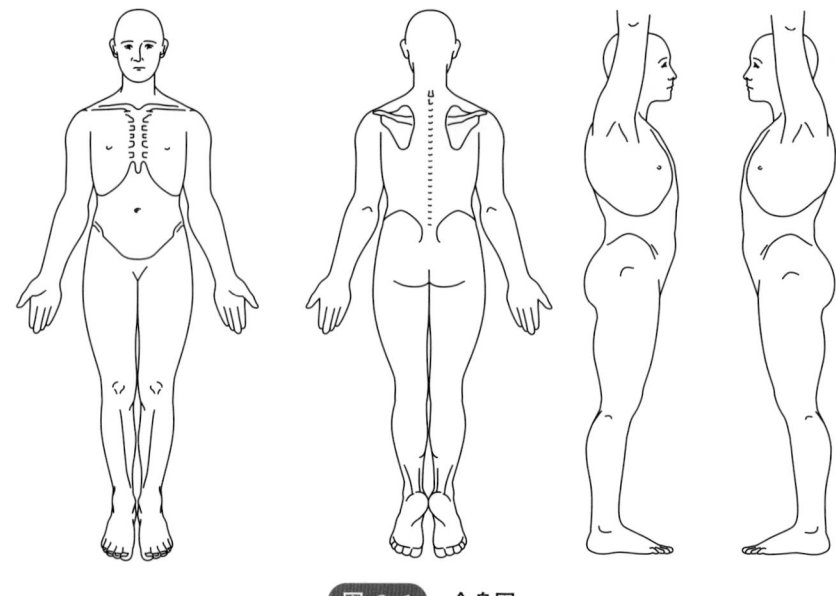

図 2-1 全身図

表 2-2 観 察

1．日常生活活動
 a．待合室での姿勢，動作，表情
 b．移動動作
2．姿 勢
 a．立位でのアライメント
 b．座位姿勢
3．形 態
 a．体型：外胚葉型，中胚葉型，内胚葉型
 b．変形と対称性
 c．四肢の位置と対称性
 d．動きの中での異常
4．軟部組織の輪郭と皮膚の状態
 a．軟部組織の輪郭：発達状態，対称性
 b．皮膚の状態
 c．傷の状態
5．補装具

Ⅱ 観察と姿勢の評価

　観察は対象者が待合室にいる時，そして治療者の所へ歩いてくる時から注意して行う．移動動作や態度，表情など，治療者が評価する前の姿勢や動作，行動も重要な情報である．次に，姿勢，形態，軟部組織や皮膚の状態，補装具の有無などを観察する（**表 2-2**）[1]．

表 2-3 | 体型と特徴

体　型	特　徴
外胚葉型 〔虚弱型（asthonic）〕	・筋と皮下組織は少なく，消化器系の発達がわずか ・身体特性：関節は小さく平坦，筋腹の発達が少なく相対的に体重は少ない
中胚葉型 〔闘士型（athletic）〕	・筋が隆起し，骨格，結合組織が発達している ・通常，輪郭が角張っていて重く硬い体格 ・身体特性：外胚葉型と内胚葉型の中間の特性をもつ
内胚葉型 〔肥満型（pyknic）〕	・体全体が丸く柔らかい感じで，消化器系が発達している ・脂肪が発達し，体幹と大腿が大きく，四肢は先細になっている ・通常，運動巧緻性が低い ・身体特性：関節は凹凸が大きく安定，筋腹は発達，外胚葉型より短い

1．全体像の観察

体型，身体的な健康状態，皮膚や筋の状態，筋の過緊張，筋肥大の有無，脊椎の段差などに注意する．体型は外胚葉型（ectomorph），中胚葉型（mesomorph），内胚葉型（endomorph）に分けられ，それぞれ神経筋骨格系に特徴がある（表 2-3）．典型的な体型の対象者だけではないが，参考となる情報の一つとして把握しておく[1,2]．身体の健康状態は表情や皮膚の色，筋の発達や緊張状態に現れる．筋の過緊張がある部位は，痛みや不安定性がある可能性がある．筋が肥大している場合は，運動などの活動によるものかもしれないが，関節の不安定性があるため常に防御的に活動しているのかもしれない．脊椎棘突起の配列に段差があれば，すべり症の可能性がある．

2．姿勢の観察

1）側方からの観察

頭の位置，頸椎前弯・胸椎後弯・腰椎前弯の程度，骨盤の傾斜，腹部の大きさ，肩・肩甲帯の位置と形状，腰椎棘突起の段差に注意する．例えば，頭部前方位の姿勢では，上部頸椎から下部頸椎の上位が過伸展位となり，下部頸椎下位から上部胸椎が過屈曲位になるため，頭・頸部痛の原因となることが多い．肩・肩甲帯が外転位（前方突出）になっている場合は，頭・頸部の位置と関連する時とそうでない時があるが，肩痛や肩甲骨周囲および背部痛の原因となる．このほか，胸腰椎の弯曲と骨盤傾斜の程度は腰痛の原因と密接に関連する．腰椎棘突起に段差が認められる時は，次に行う触診で段差の状態や回旋の有無を検査する必要がある．

2）前方からの観察

前方からは頭部の傾き，肩の高さと鎖骨位置の左右差，骨盤の高さ，下肢の状態とアライメントに注意する．

3）後方からの観察

後方からは下肢のアライメントと脚長差，骨盤の高さ，脊柱の側弯，肩甲骨の位置，肩の高さと

形状，頭部の位置に注意する．

4）立位での触診と対称性の検査

観察で所見があった場合は，触診を行い筋緊張の程度，弯曲の程度，棘突起の段差の状態，骨性指標の位置などを確認する．側方からは棘突起の位置，上前腸骨棘（ASIS：anterior superior iliac spine）と上後腸骨棘（PSIS：posterior superior iliac spine）を触診して骨盤の傾斜を確認する．前方からは両側の腸骨稜，ASIS の高さを比較する．後方からは両内果，腓骨頸，大転子，坐骨結節，PSIS，腸骨稜の高さを比較する．

Ⅲ　スクリーニング検査

スクリーニング検査（screening examination）の目的は，病変が存在する部位にすばやく焦点をあてることである．治療者はスクリーニング検査によって問題が何かはわからないが，病変のある部位が特定される[1]．

スクリーニング検査は，評価の過程を短縮するようにつくられており，自動運動検査，他動運動検査，等尺性抵抗運動検査からなっている．これらの検査は特定の部位にある機能障害をみつけるために用いられる[1]．

この検査では，痛みなどの対象者の訴え（主観的データ）と可動域（ROM：range of motion）や筋力などの治療者が得られる所見（客観的データ）の両方に着目する[1]．具体的には上部四半分のスクリーニング検査（upper quarter screening examination）と下部四半分のスクリーニング検査（lower quarter screening examination）からなり，それぞれ 5〜10 分以内で実施する．

1．上部四半分のスクリーニング検査

1）対象部位
頸椎，胸椎（T6 まで），肩複合体，肘，前腕，手根，手指．

【スクリーニング検査を行う状況について】

スクリーニング検査といえども，すべての対象者に行う必要はない．問診（主観的評価）の結果，何カ所にも症状が出ている場合，それぞれが局所の問題なのか，あるいは頸や腰などの中枢の問題と関連しているのかが明確でない時に用いる．

また，肩に障害がある時に肘に痛みが出たり，股関節に障害があるのに膝に痛みが出たりする時もあるが，これは関連痛（referred pain）として障害のある部位と別の所に症状が出る例である．

頸部に障害がある時に上肢痛が，腰部に障害がある時に下肢痛が起こることはよくある．この場合，神経根症状なのか，頸部または腰部の神経以外の組織からの関連痛なのかを鑑別しなければならない．このような時にはスクリーニング検査が有用である．

2）視　診

a．側　方（図 2-2a）

頭部と頸部の位置，肩甲骨・上腕骨の位置，上肢のアライメントをみる．

b．後　方（図 2-2b）

頭部と頸部の位置，肩甲骨の位置と輪郭，胸郭，頸椎・胸椎のアライメントをみる．

c．前　方（図 2-2c）

頭部と頸部の位置，鎖骨・肩甲骨の位置，上肢のアライメントをみる．

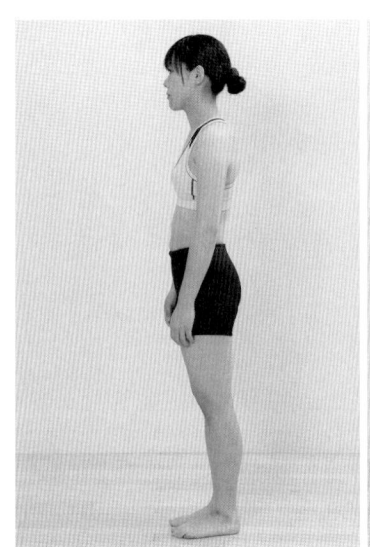 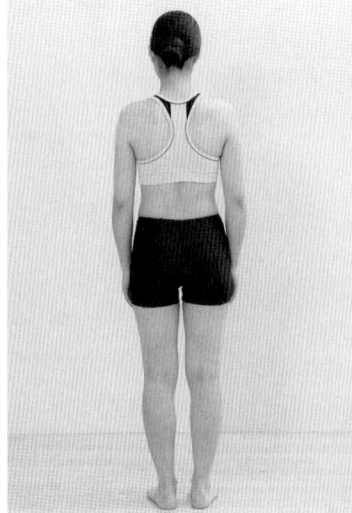 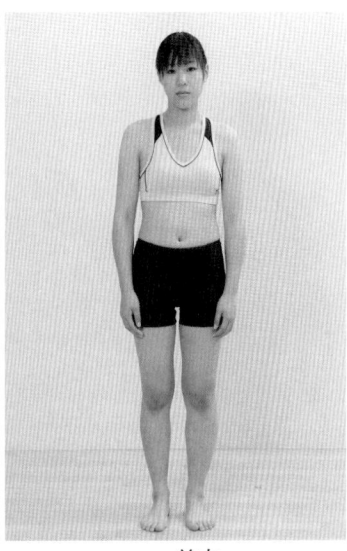

a．側方　　　　　　b．後方　　　　　　c．前方

図 2-2　姿勢の視診（上部四半分スクリーニング検査）

3）機能検査

a．肩関節の自動挙上（図 2-3）

前方挙上または側方挙上において，もし痛みがなく全可動域運動できれば，肩は傷害を受けていない．

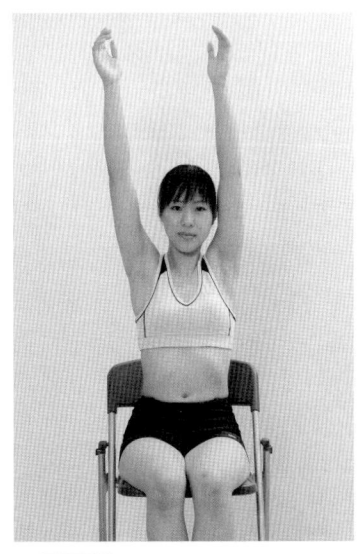

図 2-3　肩関節の自動挙上

b．頸椎の自動運動（図 2-4a〜f）

ROM と痛みの有無を確認する．まず，前屈，後屈，右側屈，左側屈，右回旋，左回旋の運動制限を観察し，運動が痛みを誘発するかをみる．必要に応じて最終可動域でわずかに加圧（over pressure）した時，自動運動での痛みの原因にならないかどうかをみる（図 2-5a〜f）．

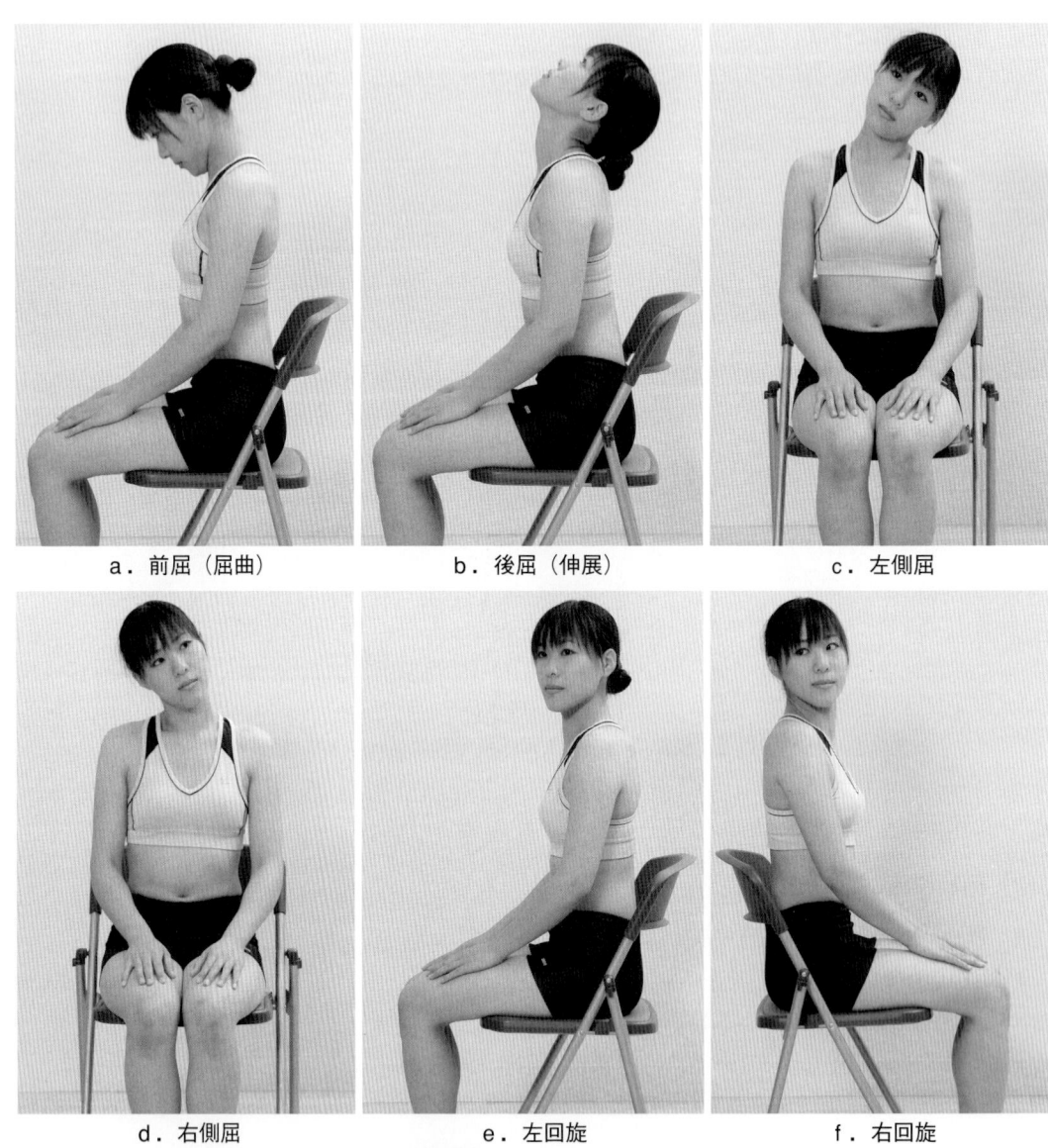

a．前屈（屈曲）　　　b．後屈（伸展）　　　c．左側屈

d．右側屈　　　e．左回旋　　　f．右回旋

図 2-4　頸椎の自動運動

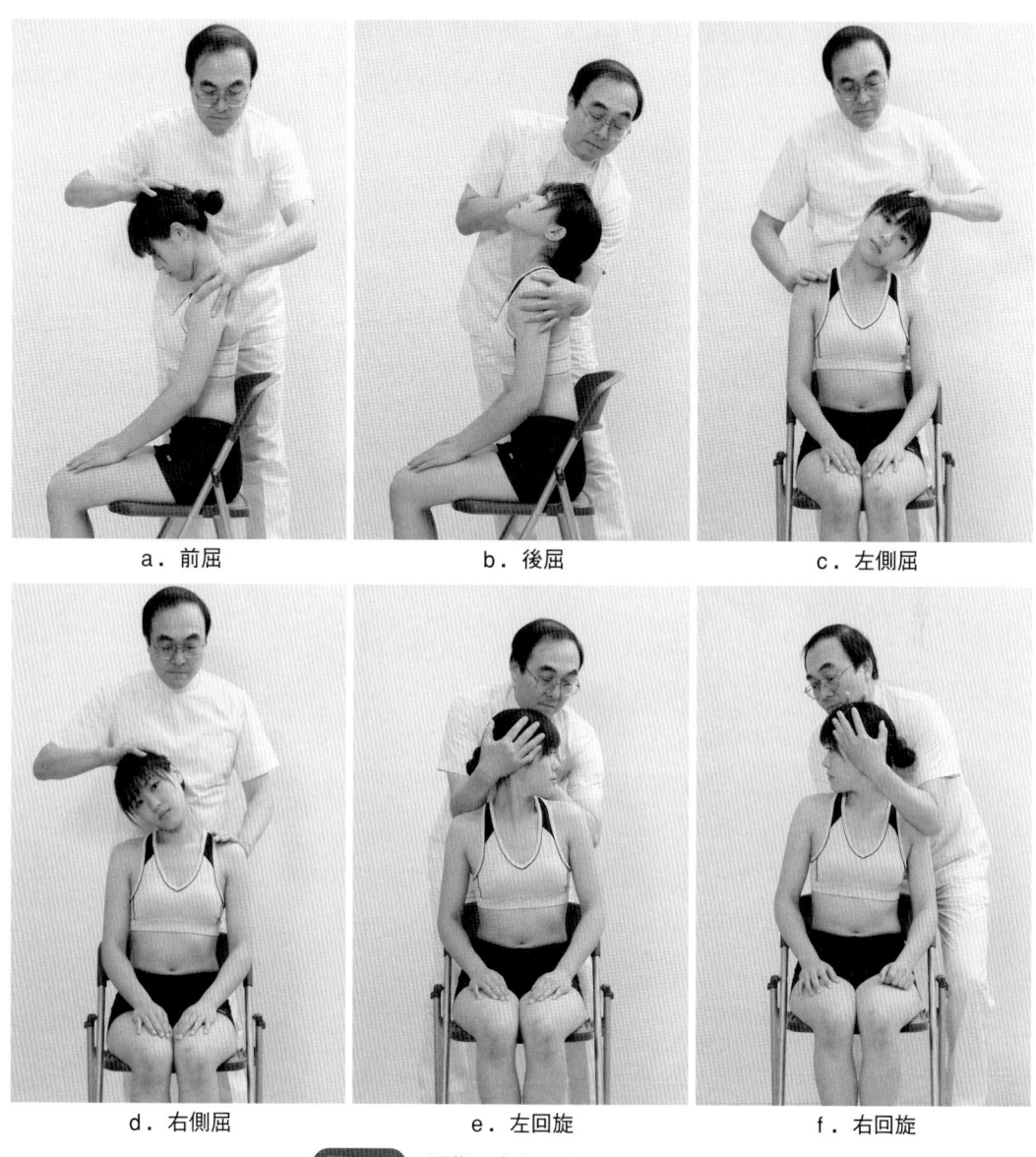

a．前屈　　　　　　　　b．後屈　　　　　　　　c．左側屈

d．右側屈　　　　　　　e．左回旋　　　　　　　f．右回旋

図 2-5　頸椎の自動運動最終域での加圧

> **【運動検査の順序を決めるのも評価のうち】**
>
> 　頸の痛みを訴えている対象者の評価を進めている際，痛みについての病歴を聞いたところ（主観的評価），常時頸の後面に鈍痛があり，頸を伸展すると右上肢に痛みが走ることがわかった．次に頸の自動運動検査を行う場合，どの方向から運動を進めたらよいだろうか．問診をしながら対象者の訴えを理解し，仮説を立ててそれを検証するために次の検査を進めていく．最初にどの方向の運動をしてもらったらよいか．そして，伸展運動はどの時点で実施したらよいか．

c．頸椎回旋の等尺性抵抗運動（図 2-6a，b）―髄節筋（key muscle）C1

上部頸椎（O/C1，C1/C2）回旋の抵抗に対する筋力と痛みの有無をみる．この時副神経支配の胸鎖乳突筋の収縮がでないように注意する．

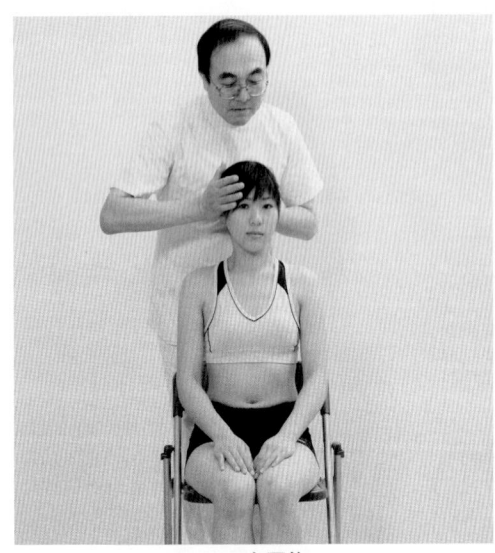

a．左回旋 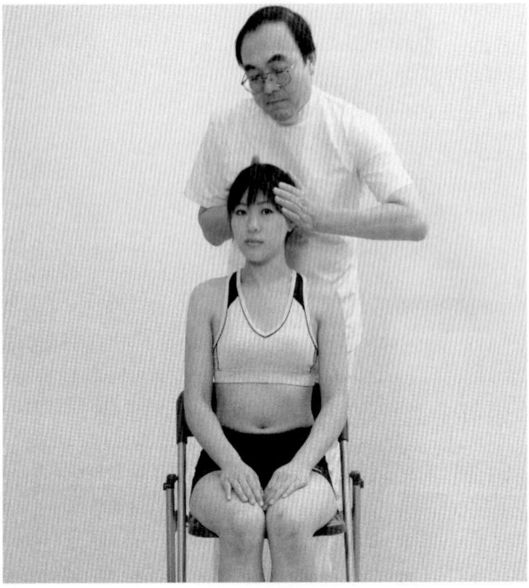　　　　　　　　　　　b．右回旋

図 2-6　頸椎回旋の等尺性抵抗運動―髄節筋（key muscle）C1

d．肩甲骨挙上の自動・等尺性抵抗運動（図 2-7a，b）―髄節筋（key muscle）C2〜4

ROM と筋力，痛みの有無をみる．

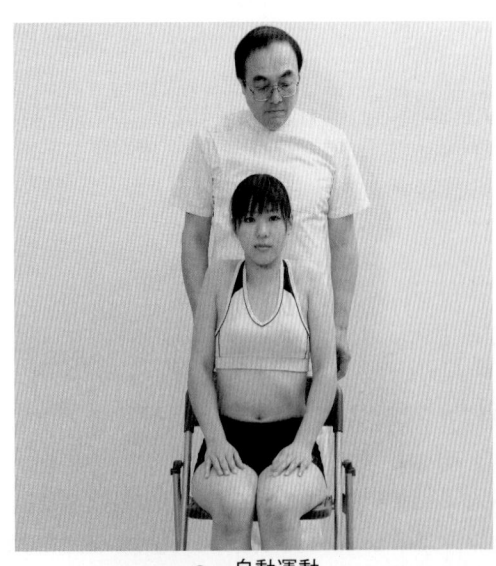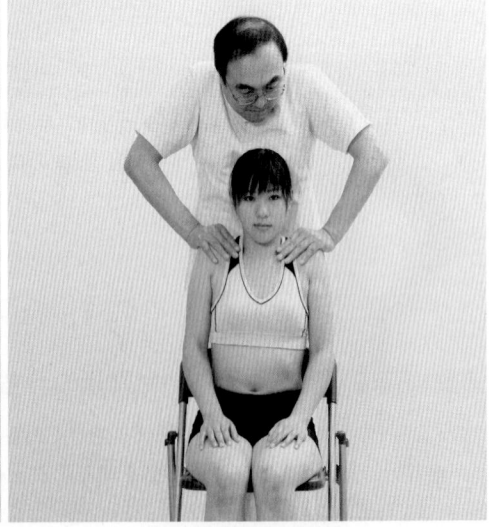

a．自動運動　　　　　　　　　　b．等尺性抵抗運動

図 2-7　肩甲骨挙上の自動運動と等尺性抵抗運動―髄節筋（key muscle）C2〜4

e．肩甲上腕関節外転の他動・等尺性抵抗運動（図2-8a～c）―髄節筋（key muscle）C5
ROMと筋力，痛みの有無をみる．

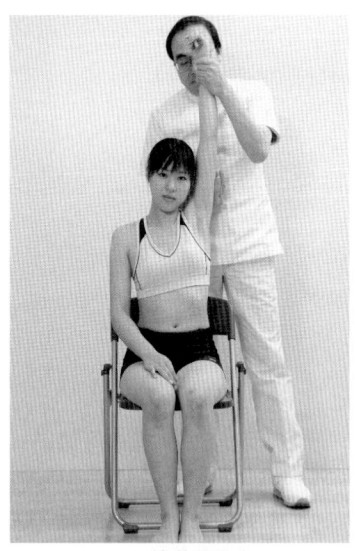

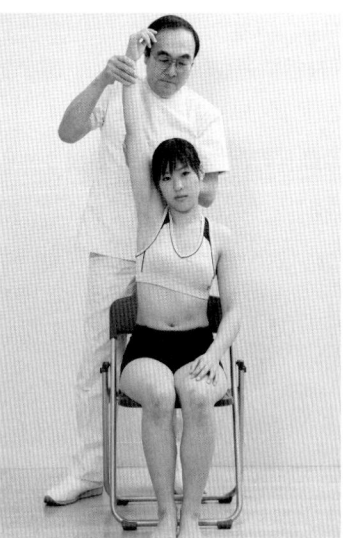

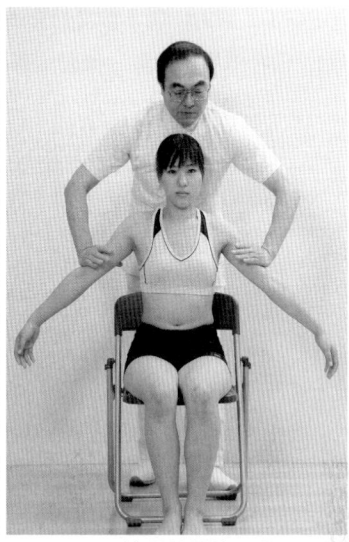

　　　a．他動運動左　　　　　　　b．他動運動右　　　　　　c．等尺性抵抗運動

図 2-8　肩甲上腕関節外転の他動・等尺性抵抗運動―髄節筋（key muscle）C5

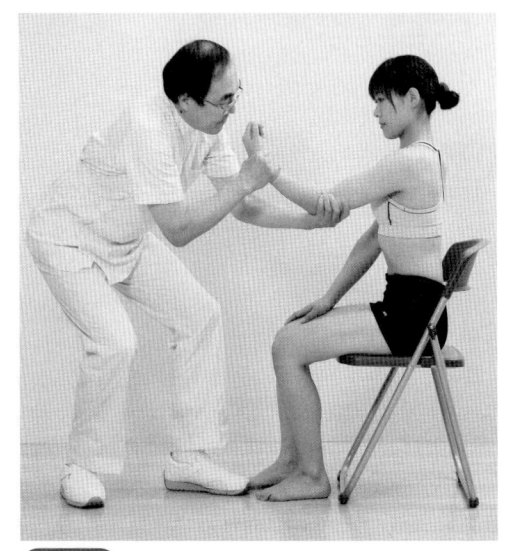

f．肘屈曲の自動・他動・等尺性抵抗運動（図2-9）―髄節筋（key muscle）C6
ROMと筋力，痛みの有無をみる．

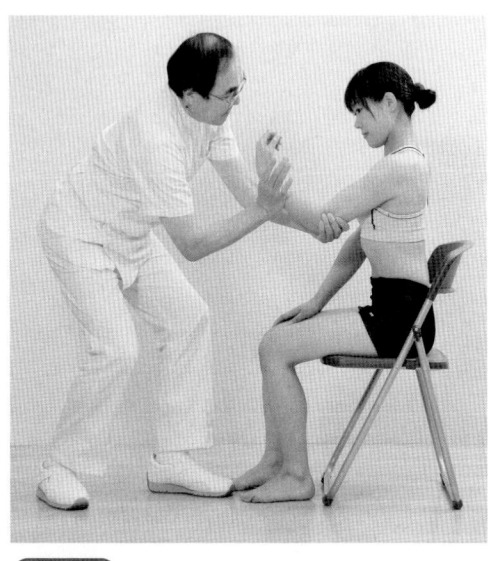

g．肘伸展の自動・他動・等尺性抵抗運動（図2-10）―髄節筋（key muscle）C7
ROMと筋力，痛みの有無をみる．

図 2-9　肘屈曲の自動・他動・等尺性抵抗運動―髄節筋（key muscle）C6

図 2-10　肘伸展の自動・他動・等尺性抵抗運動―髄節筋（key muscle）C7

Ⅲ　スクリーニング検査

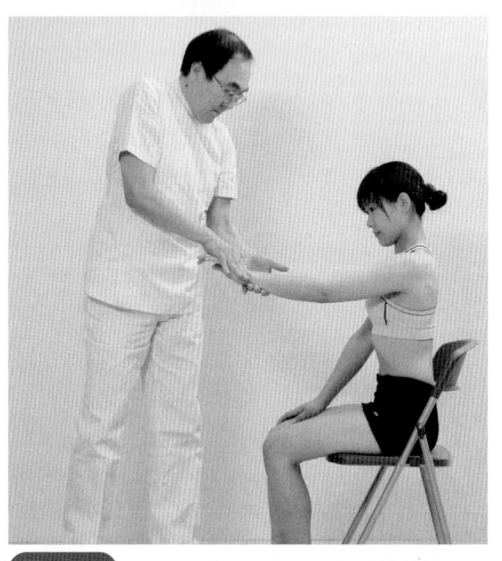

h．手根伸展の自動・他動・等尺性抵抗運動（図 2-11）―髄節筋（key muscle）C6
ROM と筋力，痛みの有無をみる．

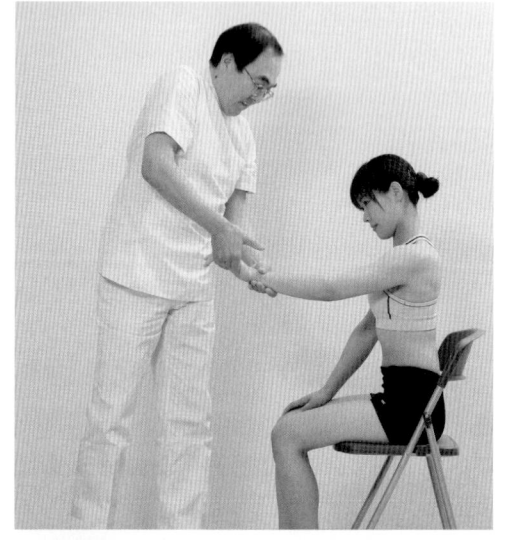

i．手根屈曲の自動・他動・等尺性抵抗運動（図 2-12）―髄節筋（key muscle）C7
ROM と筋力，痛みの有無をみる．

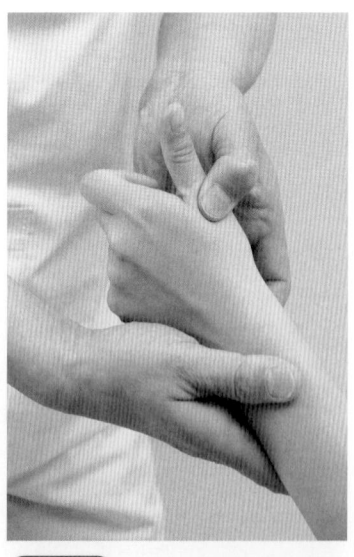

j．母指伸展の自動・他動・等尺性抵抗運動（図 2-13）―髄節筋（key muscle）C8
ROM と筋力，痛みの有無をみる．

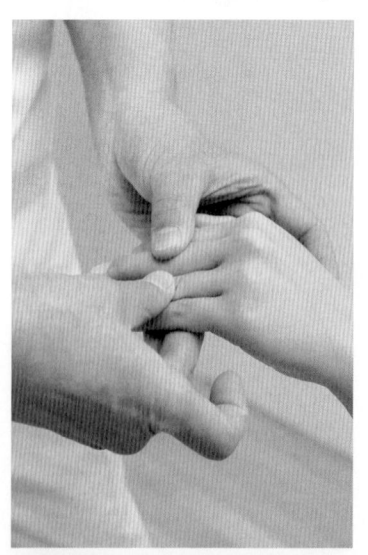

k．中手指節関節内転の自動・他動・等尺性抵抗運動（図 2-14）―髄節筋（key muscle）T1
ROM と筋力，痛みの有無をみる．

図 2-11　手根伸展の自動・他動・等尺性抵抗運動―髄節筋（key muscle）C6

図 2-12　手根屈曲の自動・他動・等尺性抵抗運動―髄節筋（key muscle）C7

図 2-13　母指伸展の自動・他動・等尺性抵抗運動―髄節筋（key muscle）C8

図 2-14　中手指節関節内転の自動・他動・等尺性抵抗運動―髄節筋（key muscle）T1

l. 胸椎のスプリングテスト（spring test；図 2-15）

関節の遊び（joint play）と最終域感（end feel），痛みの有無をみる．

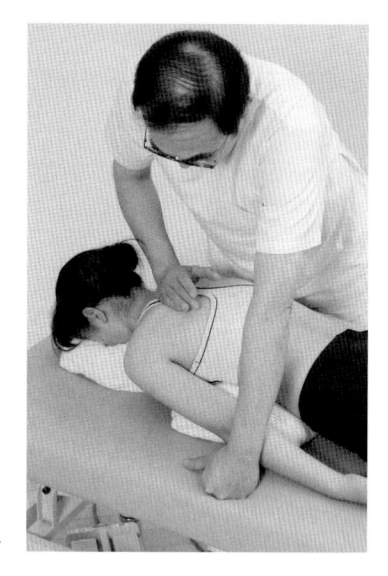

図 2-15　胸椎のスプリングテスト

2. 下部四半分のスクリーニング検査

1）対象部位
胸椎（T6〜12），腰椎，仙腸関節，恥骨結合，股，膝，足根，足部．

2）姿勢の視診
a．側　方（図 2-16a）

足，膝，骨盤傾斜，胸腰椎のアライメントをみる．

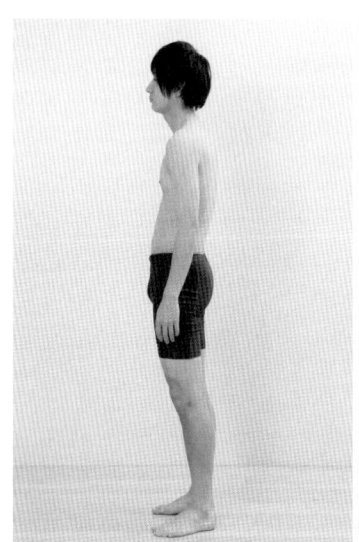

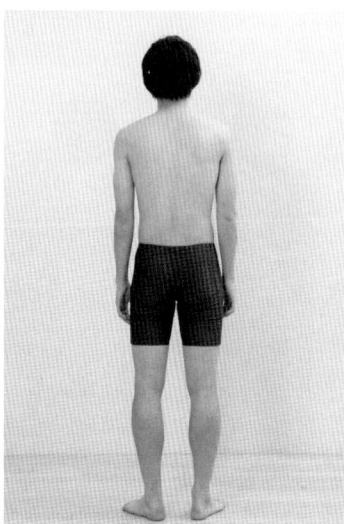

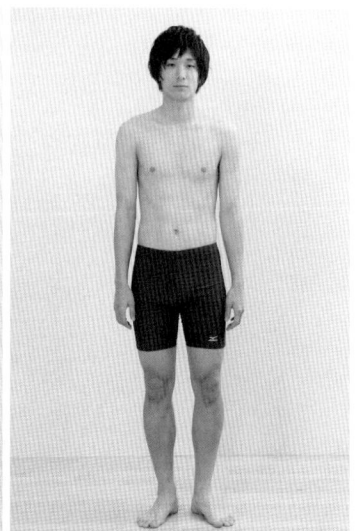

a．側方　　　　b．後方　　　　c．前方

図 2-16　姿勢の視診（下部四半分スクリーニング検査）

Ⅲ　スクリーニング検査

b．後　方（図 2-16b）

足，踵骨とアキレス腱の角度，膝，股関節，下肢・骨盤・胸腰椎のアライメントをみる．

c．前　方（図 2-16c）

足，膝，股関節，下肢・骨盤・胸腰椎のアライメントをみる．

3）機能検査

a．立　位

ⅰ）腰椎の自動運動（図 2-17a〜d）

ROM と痛みの有無を確認する．まず，前屈，後屈，右側屈，左側屈の運動制限を観察し，運動

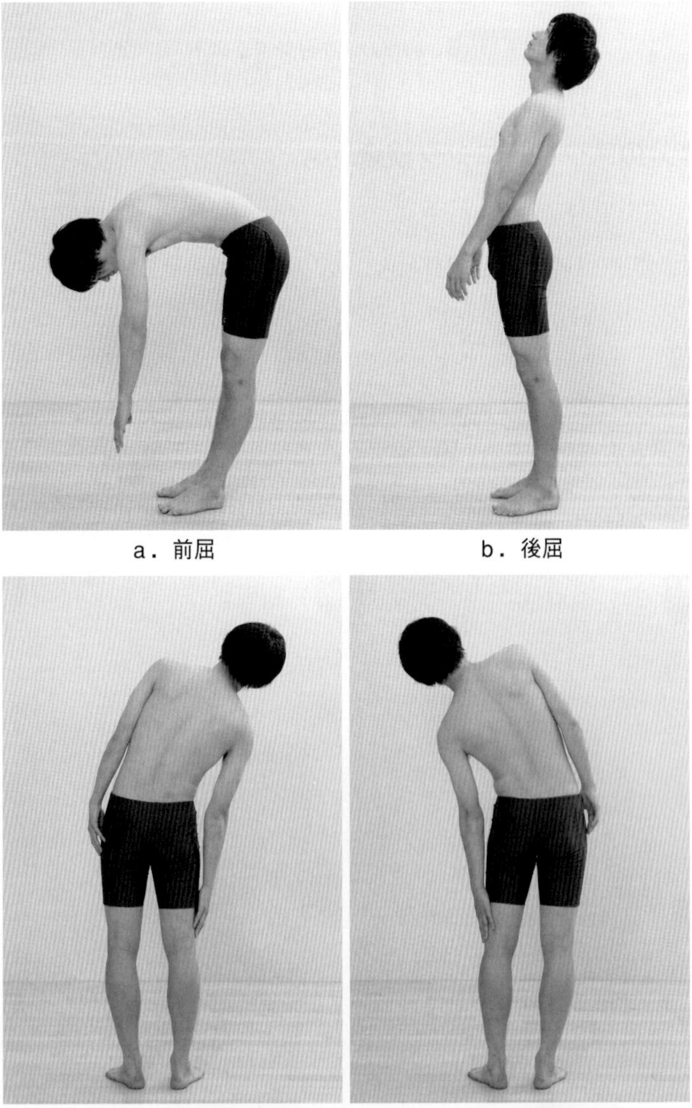

a．前屈　　b．後屈

c．右側屈　　d．左側屈

図 2-17　腰椎の自動運動

が痛みを誘発するかどうかをみる．次に，最終可動域でわずかに加圧した時，自動運動での痛みの原因にならないかどうかをみる（図 **2-18a～d**）．

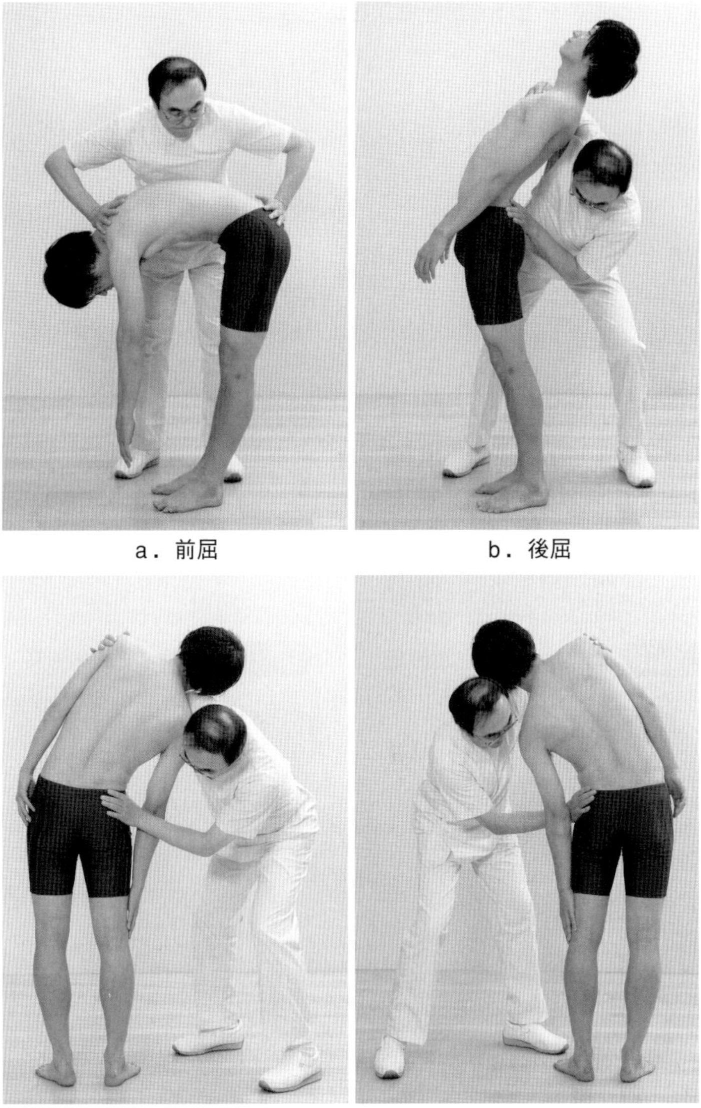

a．前屈　　　　　　　　　　　　　b．後屈

c．右側屈　　　　　　　　　　　　d．左側屈

図 2-18　腰椎の自動運動最終域での加圧

ⅱ）つま先歩き（図 2-19）―髄節筋（key muscle）S1，2
底屈最大可動域まで踵を上げて歩行できるかどうかをみる．

ⅲ）踵歩き（図 2-20）―髄節筋（key muscle）L4，5
背屈最大可動域までつま先を上げて歩行できるかをみる．

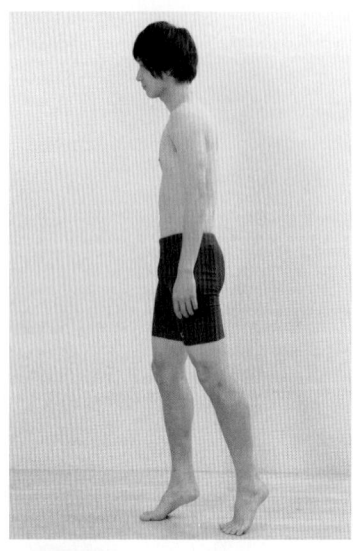

図 2-19　つま先歩き―髄節筋（key muscle）S1，2

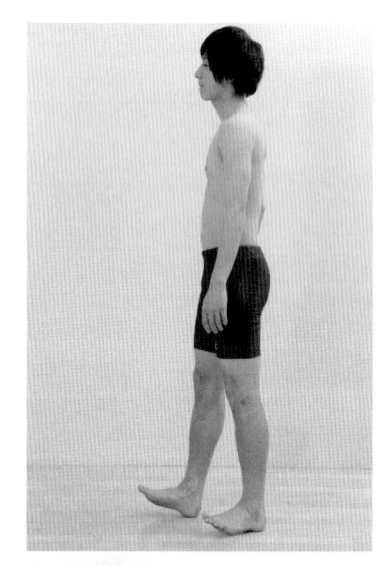

図 2-20　踵歩き―髄節筋（key muscle）L4，5

b．座　位

ⅰ）胸腰椎の自動回旋（図 2-21）
自動運動で痛みがない場合，加圧してみる（図 2-22）．

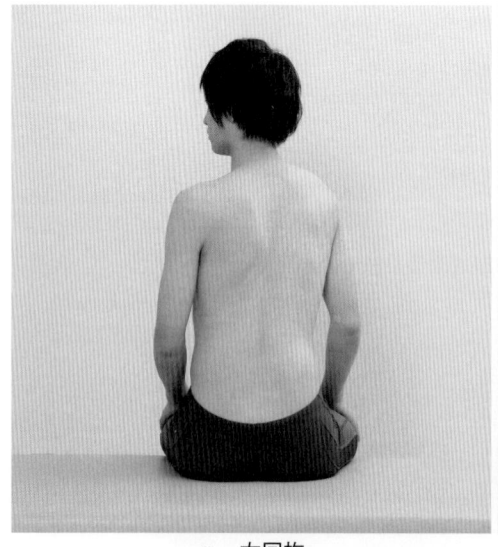

a．左回旋

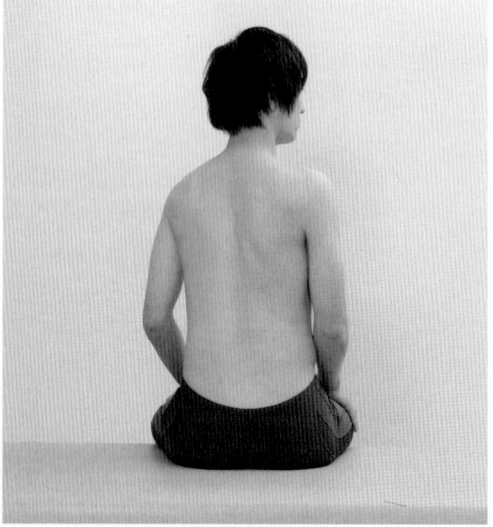

b．右回旋

図 2-21　胸腰椎の自動回旋

ⅱ）膝蓋腱反射（図 2-23）―髄節筋（key muscle）　L3，4

座位で検査し，左右を比較する．

c．背臥位

ⅰ）下肢伸展挙上テスト（SLR：straight leg raising；図 2-24）

SLR テストの角度，痛みの部位や種類に注意する．所見がある場合は鑑別テストや神経ダイナミックテストなどの詳細な検査をする必要がある．

鑑別テストおよび類似テスト：頸屈曲テスト（Kernig test），足根背屈テスト（Bragard test），弓状テスト（Bowstring test），膝窩圧迫テスト（poplitealcompression test），Thomsen's sign.

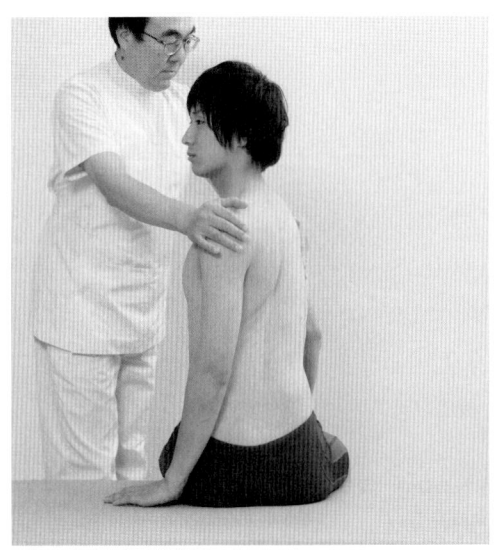

a．左回旋　　　　　　　　　　　　b．右回旋

図 2-22　胸腰椎の自動回旋最終可動域での加圧

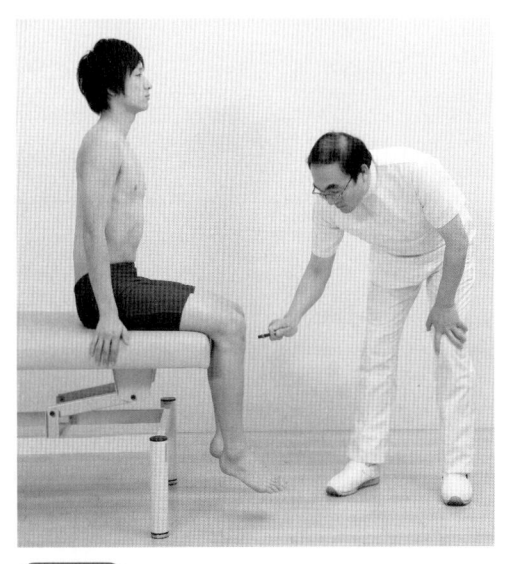

図 2-23　膝蓋腱反射―髄節筋（key muscle）L3，4

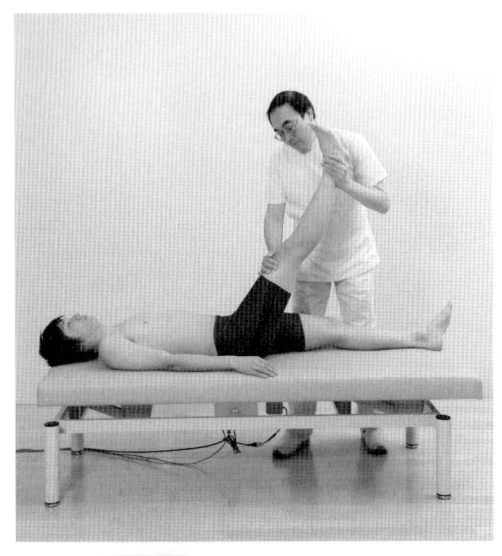

図 2-24　下肢伸展挙上テスト

Ⅲ　スクリーニング検査

ⅱ）長座位テスト（long sitting test）：仙腸関節のテスト（正常な SLR がなければならない；図 2-25）
背臥位と長座位で脚長差を比較することで左右寛骨の傾斜に差があるかどうかをみる（p134 を参照）．

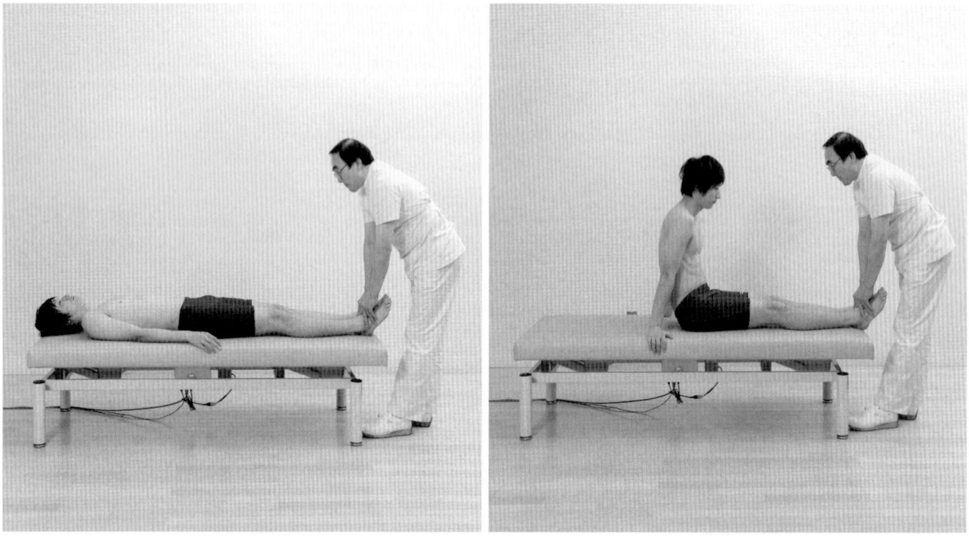

a．開始肢位　　　　　　　　　　b．最終肢位

図 2-25　長座位テスト

ⅲ）股関節および膝関節の自動・他動運動（図 2-26）
膝屈曲を伴う股関節屈曲をみる．必要に応じて，股・膝関節 90°屈曲位での内旋・外旋，股・膝関節伸展位での股関節外転・内転もみる．

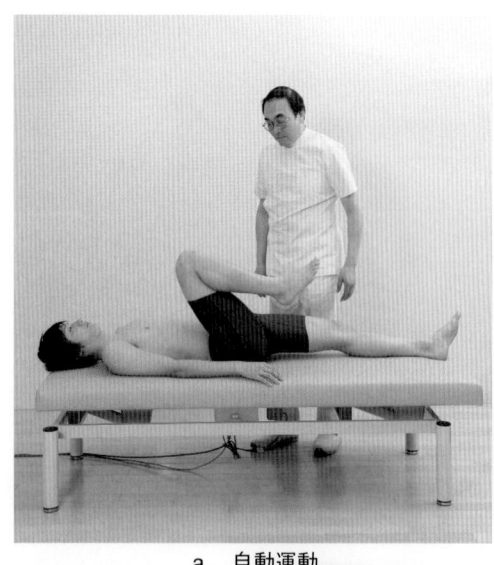

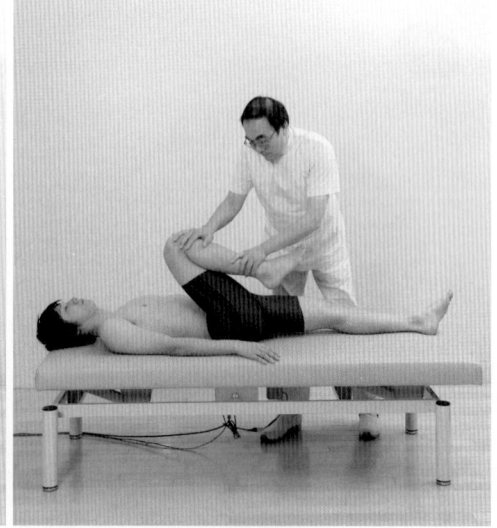

a．自動運動　　　　　　　　　　b．他動運動

図 2-26　股関節および膝関節の自動・他動運動

ⅳ）股関節屈曲の等尺性抵抗運動（図 2-27）―髄節筋（key muscle）L1，2

筋力と痛みの有無をみる．

ⅴ）膝関節伸展の等尺性抵抗運動（図 2-28）―髄節筋（key muscle）L3，4

筋力と痛みの有無をみる．

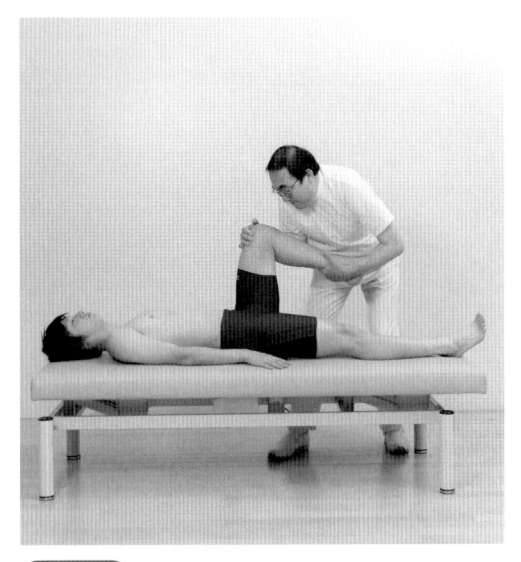

図 2-27　股関節屈曲の等尺性抵抗運動―髄節筋（key muscle）L1，2

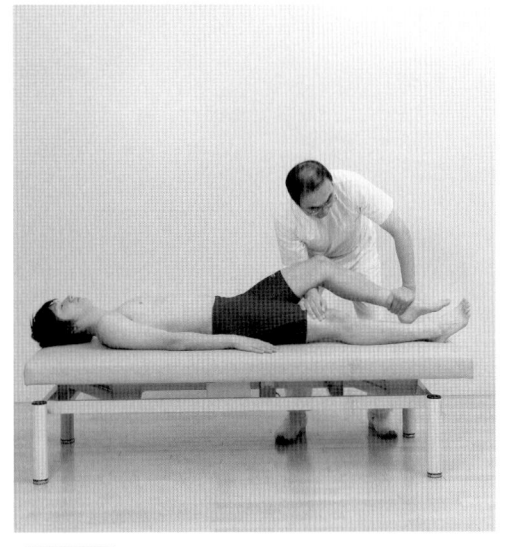

図 2-28　膝関節伸展の等尺性抵抗運動―髄節筋（key muscle）L3，4

ⅵ）足根背屈の自動・他動・等尺性抵抗運動（図 2-29）―髄節筋（key muscle）L4

筋力と痛みの有無をみる．

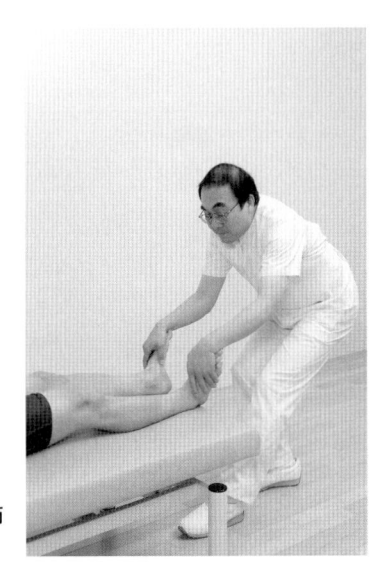

図 2-29　足根背屈の等尺性抵抗運動―髄節筋（key muscle）L4

ⅶ）足外返しの自動・他動・等尺性抵抗運動（図2-30）—腓骨筋（key muscle）L5，S1

筋力と痛みの有無をみる．

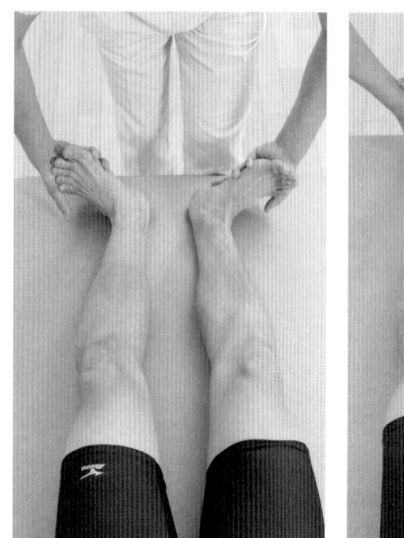

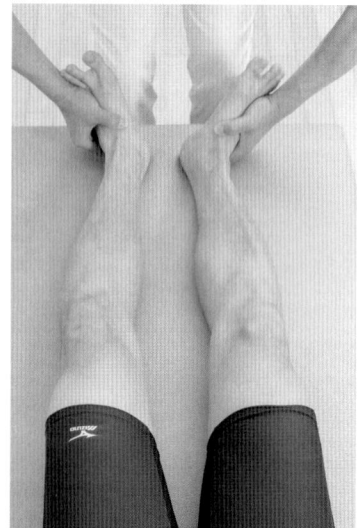

a．他動運動　　　b．等尺性抵抗運動

図 2-30　足外返しの他動・等尺性抵抗運動—腓骨筋（key muscle）L5，S1

d．腹臥位

ⅰ）大腿神経伸張検査（femoral nerve stretch test）（図2-31）

角度と痛みの部位や種類に注意する．

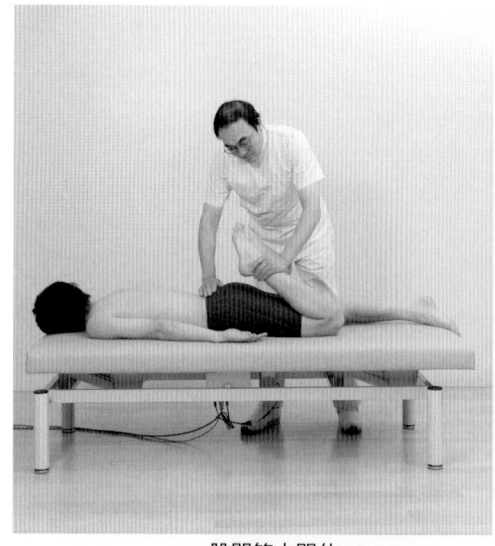

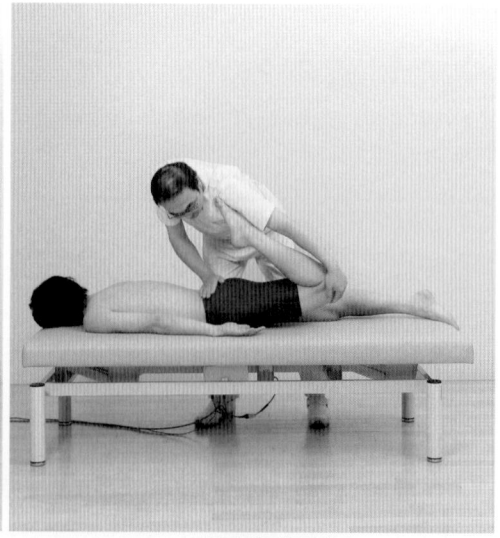

a．股関節中間位　　　b．股関節伸展位

図 2-31　大腿神経伸張検査

ⅱ）アキレス腱反射（図 2-32）―髄節筋（key muscle）S1
腹臥位で検査し，左右を比較する．

ⅲ）膝関節屈曲の自動・他動・等尺性抵抗運動（図 2-33）―髄節筋（key muscle）S1
筋力と痛みの有無をみる．

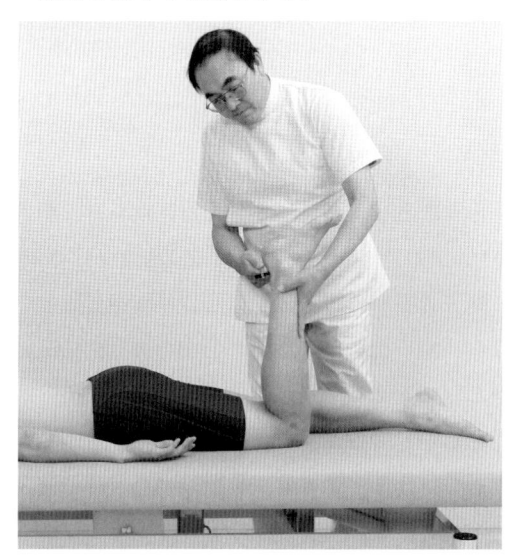

図 2-32 アキレス腱反射―髄節筋（key muscle）S1

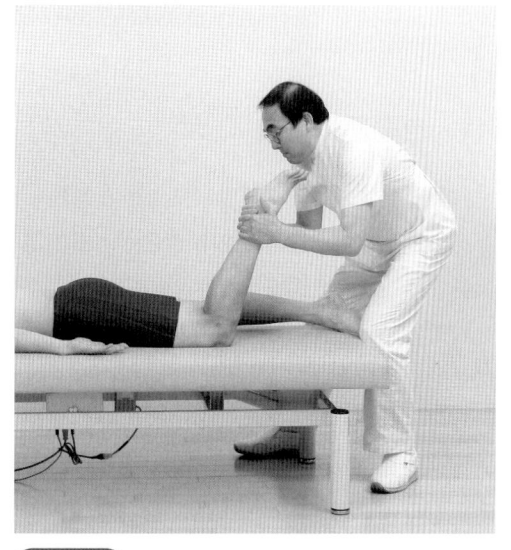

図 2-33 膝関節屈曲の等尺性抵抗運動―髄節筋（key muscle）S1

ⅳ）殿部の隆起を観察（図 2-34）
隆起の程度と左右差に注意する．

ⅴ）胸腰椎と仙骨のスプリングテスト（図 2-35）
関節の遊びと最終域感，痛みの有無をみる．

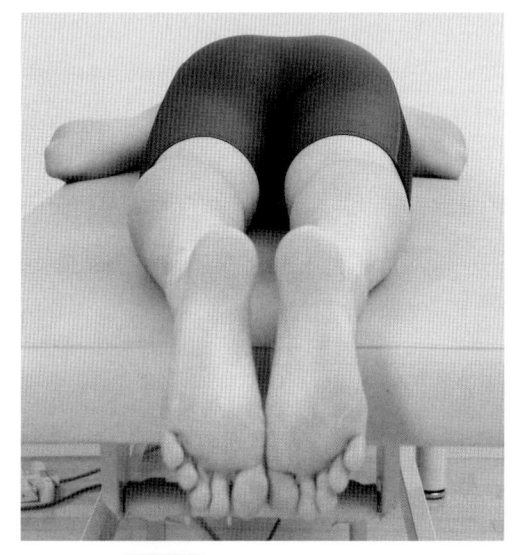

図 2-34 殿部の隆起を観察

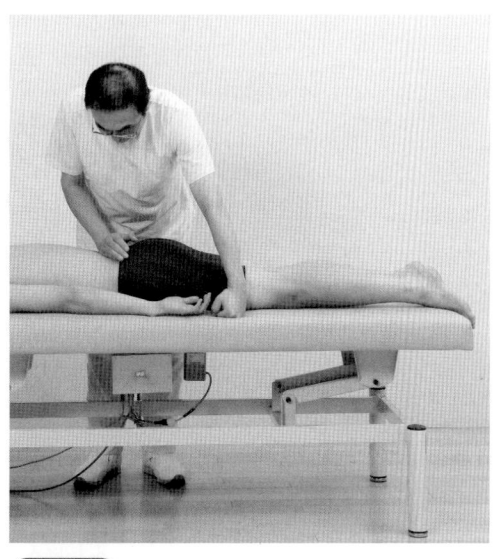

図 2-35 胸腰椎と仙骨のスプリングテスト

Ⅳ 運動検査

運動検査には骨運動学の視点から行う自動運動検査（active movement test），他動運動検査（passive movement test），等尺性抵抗運動検査（resisted isometric test）と，関節運動学の視点から行う関節副運動検査（accessory movement test）がある．

1．自動運動検査

自動運動検査は，対象者に随意的な運動を行ってもらうことにより，要求された運動を行う能力とその運動を行う意志があるかどうかを確認し，ROMおよび筋の収縮機能をみる（**表2-4**）．自動運動では，関節を構成する2つの組織，すなわち筋・腱・骨膜との接合部からなる収縮性組織とそれ以外の非収縮性組織の両方が機械的ストレスを受ける（**表2-5**）[3,4]．なお自動運動の間は，拮抗筋は他動的に伸張されるので，この場合は非収縮性組織として考える．もし対象者に器質的な損傷があれば，いくつかの運動方向で痛みや異常な所見が現れるが，他の運動方向においては異常所見がでないかもしれない．自動運動をすばやく数回繰り返して行うことにより，循環障害などによる問題点を除外することができる[2]．

2．他動運動検査

他動運動検査は，対象者がリラックスした状態で，治療者が関節の全可動域にわたって動かすこ

表2-4 自動運動テストの要点

- 運動中，いつ，どこで痛みが出現するか？
- 運動によって痛みの強さと質が変化するか？
- 対象者の痛みに対する反応はどうか？
- 顕著な運動制限の範囲はどうか？
- 運動パターン：異常な運動パターンはないか？
- 関連した関節の運動はどうか？
- 対象者が指示された部位を動かそうとする意志はあるか？
- 運動の質は？
- 運動制限とその特徴は？

表2-5 機能検査と機械的ストレスを受ける組織（文献1）より引用）

	自動運動	他動運動	等尺性抵抗運動
収縮性組織	＋	－	＋
非収縮性組織	＋	＋	－

＋：機械的ストレスを受ける組織，－：機械的ストレスを受けない組織

とである．他動運動では，主に非収縮性組織と拮抗筋へ機械的ストレスが加わる．他動運動検査を注意深くすることにより，非常に多くの情報を得ることができる．例えば，ROM 制限の有無と制限がある時の最終域感，過剰な ROM，痛みとその出現の仕方，痛みの質，痛みと ROM の関連などを評価することができる[2]．脊柱の場合，各椎骨間の他動的運動（PIVM：passive intervertebral motion）検査を行う．

1）関節可動域

正常可動域か，ROM 制限（hypomobility）があるか，過剰なROM（hypermobility）なのかをみる．ROM 制限がある場合，関節包パターン（capsular pattern）と非関節包パターン（non-capsular pattern）がある[3,4]．過剰な ROM がある場合，関節の支持組織の損傷（例：靱帯や腱の断裂）などが考えられる[3,4]．

a．関節包パターン

関節性拘縮により関節全体が障害されている時の運動制限で，すべての運動方向に制限は生じるが，制限の大きさが運動方向により異なる[2,3]．各関節に特有の制限パターンがあり（表 2-6）[2]，関節炎，関節拘縮，癒着性関節包炎などが考えられる[3]．

b．非関節包パターン

関節包パターン以外のすべての運動制限のパターンをいう．運動制限は 1 ないし 2 方向にみられ，他の運動方向には生じない[2,3]．関節外の障害による制限，例えば，靱帯の癒着，筋の短縮，滑液包炎，腱炎，腱の傷害などや，関節内の障害（例：関節内障，関節遊離体），関節包の一部だけの可動性低下などが考えられる[2,3]．

2）有痛弧

有痛弧（painful arc）とは自動運動や他動運動において全可動域の一部だけに痛みが出現する場合をいう（図 2-36）[3,4]．通常，運動範囲の中央に起こるが，ときには最終範囲で起こることもある．原因は痛みに敏感な組織が，2 つの硬い構造物（主に骨）に押しつぶされて起こる．対象者は運動の間，痛みを避けるために正常な運動から逸脱した運動を試みる．

3）抵抗感と痛みの関連

他動運動検査で ROM 制限がある場合，運動のどの時期に痛みが生じるかをみることが非常に重要である．すなわち，運動制限による抵抗が感じられる前に痛みが生じるか，抵抗感と同時に痛みが生じるか，あるいは抵抗を感じた後で痛みが生じるかを調べることにより，炎症がどの段階（stage）にあるかを評価することができる（図 2-37）[1]．

3．等尺性抵抗運動検査

この検査では収縮性組織に機械的なストレスを加える．方法は関節周囲の非収縮性組織へのストレスを最小限にするために関節の位置を可動域の中間位（緩みの肢位）にして，動作筋に最大抵抗

表 2-6 一般的な関節包パターン（文献2）より作成

関　節	運動制限（制限の大きい順からなる）
顎関節	開口制限
環椎後頭関節	伸展と側屈が等しく制限
頸　椎	側屈と回旋が等しく制限，伸展
肩甲上腕関節	外旋，外転，内旋
胸鎖関節	過剰な可動域で疼痛
肩鎖関節	過剰な可動域で疼痛
腕尺関節	屈曲，伸展
腕橈関節	屈曲，伸展，回外，回内
上橈尺関節	回外，回内
下橈尺関節	全可動域，過剰な回旋で疼痛
手根の関節	屈曲と伸展が等しく制限
大菱形骨と中手骨の関節	外転，伸展
中手指節関節	屈曲，伸展
指節間関節	屈曲，伸展
胸　椎	側屈と回旋が等しく制限，伸展
腰　椎	側屈と回旋が等しく制限，伸展
仙腸関節	関節にストレスがかかると疼痛
恥骨結合	関節にストレスがかかると疼痛
仙尾連結	関節にストレスがかかると疼痛
股関節*	屈曲，外転，内旋（これらの運動は常に最も制限されるが，制限をきたす運動の順序は変化する．また，ときには内旋が最も制限をきたす）
膝関節	屈曲，伸展
脛腓関節	関節にストレスがかかると疼痛
距腿関節	底屈，背屈
距骨下関節	内反制限
横足根関節	背屈，底屈，内転，内旋
第1中足趾節関節	伸展，屈曲
第2〜5中足趾節関節	変動
趾節間関節	屈曲，伸展

*股関節では，関節包パターンにより屈曲・外転・内旋が通常最も制限されるが，制限を生じる順番は変化することがある

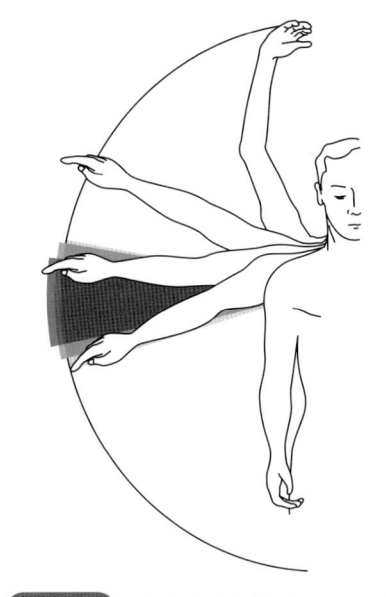

図 2-36 有痛弧（文献 4）より引用）

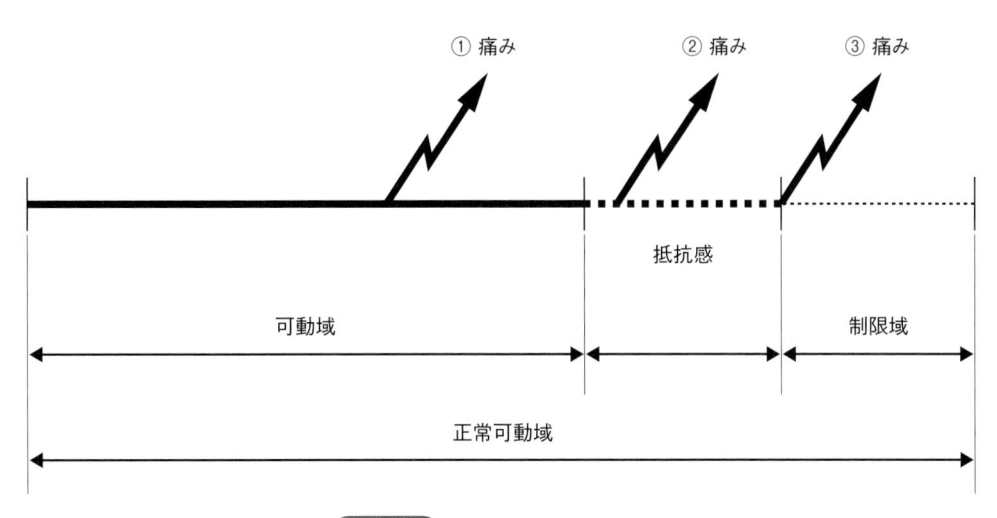

図 2-37 抵抗感と痛みの関係
①抵抗感が生じる前に痛みが起こる：炎症過程の初期
②抵抗感と同時に痛みが起こる：炎症過程の中期
③抵抗感の後に痛みが起こる：炎症過程の末期または回復期

をかけて等尺性収縮を行わせる．抵抗をかける時には，関節が動かないように対象者には「この位置で止めていてください」と指示しながら徐々に最大抵抗をかけていき，最大抵抗後，徐々に力を抜くようにする．検査の目的は抵抗をかけた時の痛みの有無と筋力をみることで，障害の可能性のある組織が筋系か神経系か，あるいはその両方かを鑑別する（表2-7）．ただし，この検査では自発痛はないが，ある動作や運動を繰り返していると痛くなるような軽度の障害では所見がでないこと

表 2-7 等尺性抵抗運動検査結果の解釈

テスト結果		障害の可能性のある組織	
筋力	痛み	神経系	筋系
強い	痛みなし	問題なし	問題なし
強い	痛みあり	問題なし	収縮性組織の病変
弱い	痛みなし	神経圧迫，神経病	断裂の陳旧例，腱摧裂
弱い	痛みあり	重篤な病変	重篤な病変
常時痛みあり		急性症状または心理的原因	

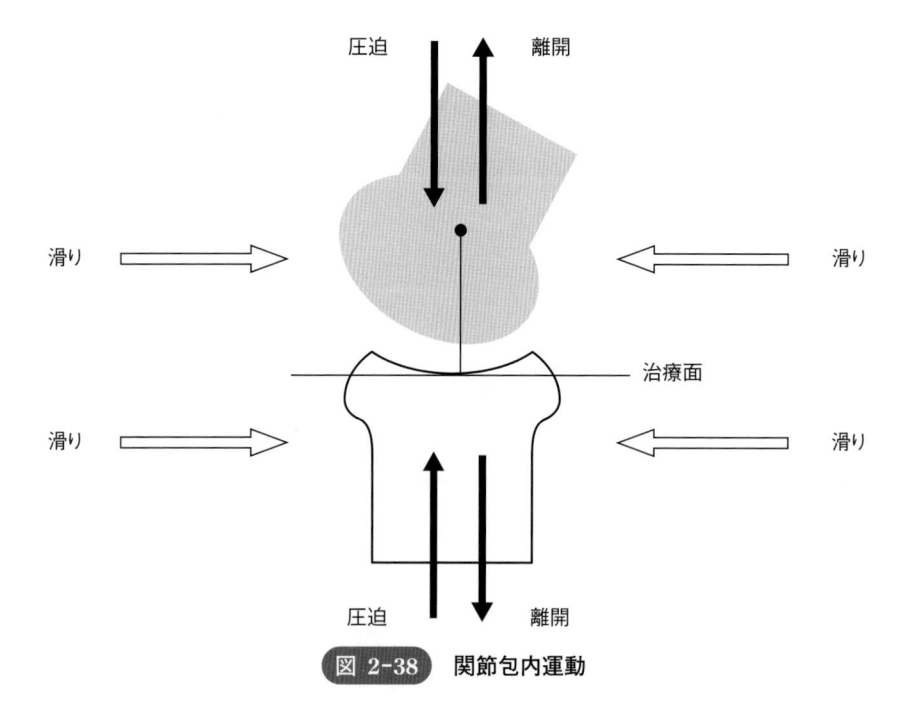

図 2-38 関節包内運動

がある．その時には，ふだんより強い負荷をかけてその動作を行ってもらうなどの工夫が必要となる．

4. 関節副運動検査

関節包内の離開(distraction)，圧迫(compression)，滑り(glide)などの副運動(accessory movements)をみて（図2-38)，可動域と痛みの状態を評価する（表2-8)．

1) 離　開

治療面（関節凹面の中心を通る回旋軸と直角な面）に対して直角方向に力を加え，関節面を引き離す．この運動では関節包全体に機械的ストレスが加わるので可動域と痛みに注意する．

表 2-8 | 関節副運動検査で注意する所見

1. 離　開
   ・過剰な運動範囲：支持組織の損傷を示す
   ・運動範囲の制限：支持組織の拘縮や滑り運動の制限がある
   ・痛みの増強：結合組織の損傷を意味する
   ・痛みの減少：関節面の損傷が考えられる
2. 圧　迫
   ・痛みの増強：関節面の損傷がある
   ・痛みの減少：関節の潤滑が改善した可能性がある
3. 滑　り
   ・過剰な滑り：支持組織の損傷や過度な緩みが考えられ，その方向への関節モビライゼーションは禁忌となる
   ・滑りの制限：凸側の関節面の滑りが制限されている場合，反対方向の骨運動制限の原因となる．凹側の関節面の滑りが制限されている時は，同側への骨運動が制限される

2）圧　迫

治療面に垂直な力を加えて，2つの関節面を近づけて痛みの有無とその変化に注意する．

3）滑　り

個々の関節特有の関節面に応じた治療面に平行な方向に力を加えて，関節モビライゼーションによる ROM 制限改善の可能性を検査する．この際，凹の関節面に対して凸の関節面の滑りを検査する時は，関節角度が変化しても治療面の方向は一定であるが，凸の関節面に対して凹の関節面の滑りを検査する時は，関節角度によって治療面の方向も変わるので注意しなければならない（図 2-39）．

V　神経学的検査

神経学的検査には反射検査，感覚検査，神経ダイナミック検査がある．

1．反射検査

反射検査により上位ニューロンの障害か，下位ニューロンの障害かを鑑別する．深部腱反射によって障害されている髄節を検査し（表 2-9），必要に応じて病的反射をみる（表 2-10）．

2．感覚検査

感覚障害の部位を検査することで，中枢神経障害か神経根の障害，あるいは末梢神経障害かを鑑別する．末梢神経の分布は髄節（皮膚節）の分布よりも個人差が大きいので注意する．

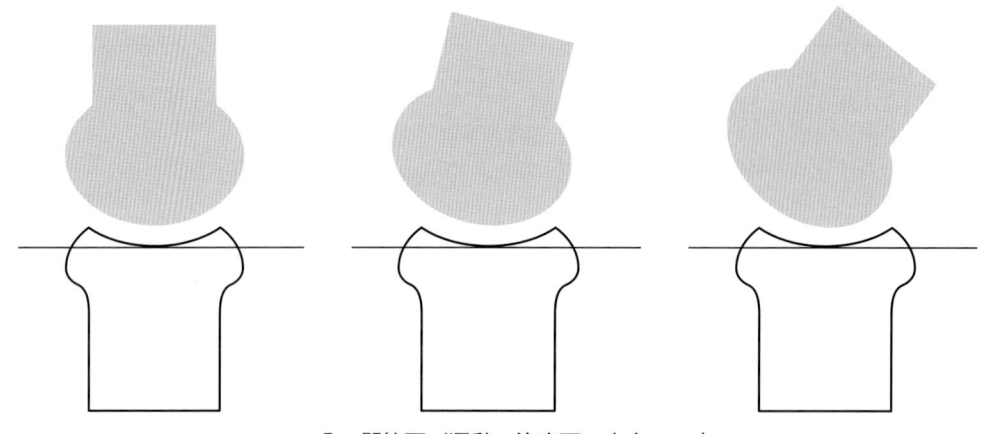

a．凸の関節面が運動：治療面の方向は一定

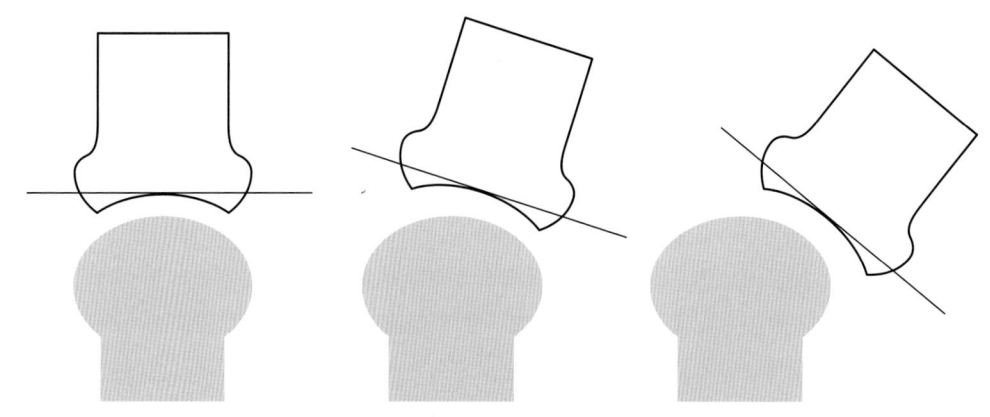

b．凹の関節面が運動：治療面の方向は変化

図 2-39　運動する関節面の形状と治療面

表 2-9　深部腱反射（文献2）より作成

反　射	刺激部位	正常反応	神経支配
顎	下　顎	閉　口	脳神経 V
上腕二頭筋	上腕二頭筋腱	上腕二頭筋収縮	C5〜6
腕橈骨筋	前腕または筋腱移行部遠位	肘屈曲・前腕回内，または前腕回内	C5〜6
上腕三頭筋	肘頭上の三頭筋腱	肘伸展または筋収縮	C7〜8
膝　蓋	膝蓋腱	膝伸展	L3〜4
内側ハムストリングス	半膜様筋腱	膝屈曲または筋収縮	L5〜S1
外側ハムストリングス	大腿二頭筋腱	膝屈曲または筋収縮	S1〜2
後脛骨筋	内果後側の後脛骨筋腱	内返しを伴う足底屈	L4〜5
アキレス	アキレス腱	足底屈	S1〜2

表 2-10 病的反射（文献2）より作成

反　射	刺　激	陽性反応	病　理
バビンスキー	足底外側をこする	母趾伸展，足趾開排，新生児では正常反応	錐体路障害，器質性片麻痺
チャドック	足外側で外果の下をこする	同上の反応	錐体路障害
オッペンハイム	脛骨前内側をこする	同上の反応	錐体路障害
ゴードン	腓腹部の筋を強くつかむ	同上の反応	錐体路障害
ピオトロフスキー	前脛骨筋を叩打する	足の背屈・回外	中枢神経の器質的疾患，髄膜炎
ブラジンスキー	一側の下肢を他動的に屈曲する	対側下肢に同様の運動が出現	錐体路障害，テタニーで
ホフマン（手指）	示指か中指または環指の末節を弾く	母指末節と（弾かない）示指または中指が反射的に屈曲	感覚神経の過敏性が増強
ロッソリモ	足趾の足底を軽くたたく	足趾底屈	錐体路障害
シェファー	アキレス腱の中1/3をつかむ	足底屈，足趾屈曲	器質性片麻痺

3．神経ダイナミック検査

　脊柱や四肢の関節に正常な可動域がなくなれば，神経組織の短縮と機能異常が起こる．神経ダイナミック検査（neuro dynamic test）で異常所見が見出され，それが機能障害によるものであれば，神経組織周囲の軟部組織の治療や神経組織の可動性を改善する神経モビライゼーションが適用となる[5,6]．また，対象者が上・下肢にしびれや痛みを訴えた場合は，関連痛のこともあるので，神経の絞扼症状か，関連痛かを神経ダイナミック検査で鑑別する．この検査には脊柱・下肢と上肢の検査があり，陽性所見は次のようになる[5]．

①症候が再現され，対側の検査肢位と異なった反応が生じ，可動域も異なる．
②検査での反応は，身体の他の部位を動かすことで増加したり減少したりする．

1）脊柱と下肢の神経ダイナミック検査

a．下肢伸展挙上（SLR：straight leg raise；図 2-40）

ⅰ）手　順

①対象者は背臥位となり，両下肢をそろえて中間位をとる．枕は通常用いない．必要な時は同じ枕を用いる．
②治療者は対象者の膝のところに立ち，一側の手は対象者の踵の下に入れ，他側の手は膝蓋骨の近位を持ち，膝伸展位を保持する．
③対象者の下肢を伸展したままで矢状面状を挙上させる（図 2-40a）．
④反対側と比較する．
⑤次の手技を加えて刺激する．

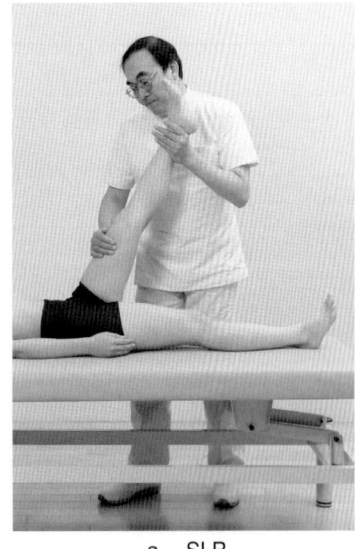

a．SLR 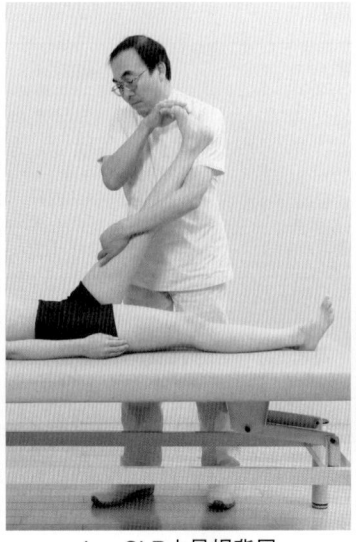　　　　　　b．SLR＋足根背屈 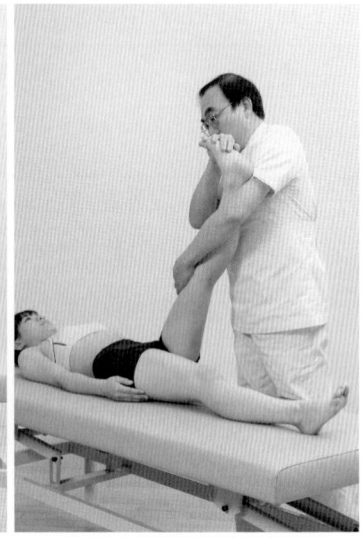　　　　c．SLR＋足根背屈＋足部外返し

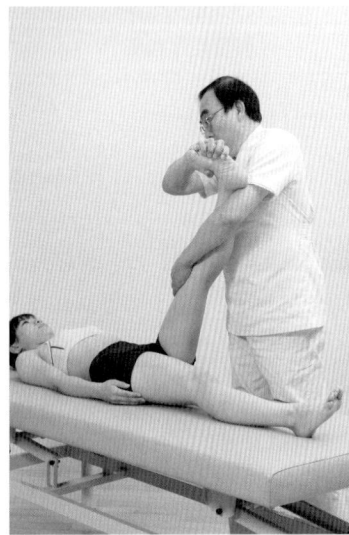

d．SLR＋足根底屈＋足部内返し 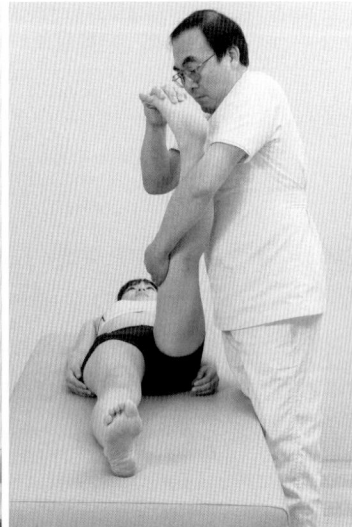　　e．SLR＋足根背屈＋股関節内旋　　f．SLR＋足根背屈＋股関節内転

図 2-40　下肢伸展挙上

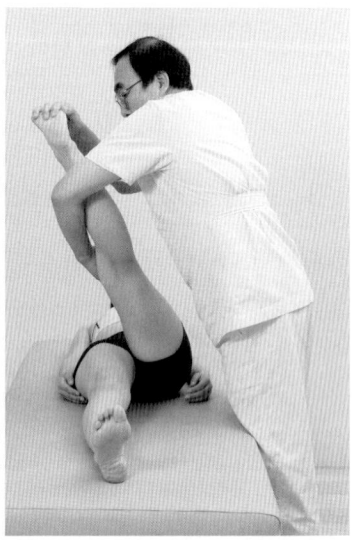

- 足根背屈（図2-40b）．
- 足根背屈＋足部外返し（図2-40c）．
- 足根底屈＋足部内返し（図2-40d）．
- 足根背屈＋股関節内旋（図2-40e）．
- 足根背屈＋股関節内転（図2-40f）．
- 足根背屈＋股関節内旋＋股関節内転（図2-40 g）．
- 足部底屈・内返し＋股関節内転（図2-40h）．
- 足部底屈・内返し＋股関節内旋＋股関節内転（図2-40i）．
- 脊柱の運動を加える〔例：他動的頸部屈曲（PNF：passive neck flexion），他動的頸部伸展（PNE：

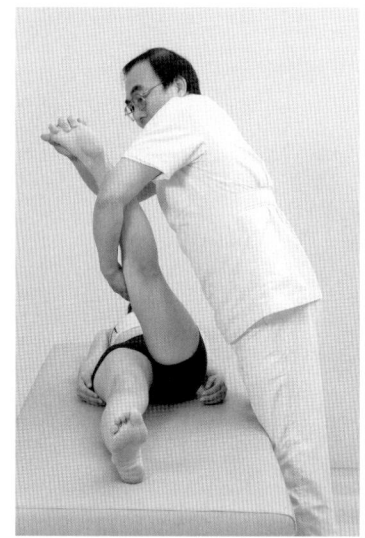

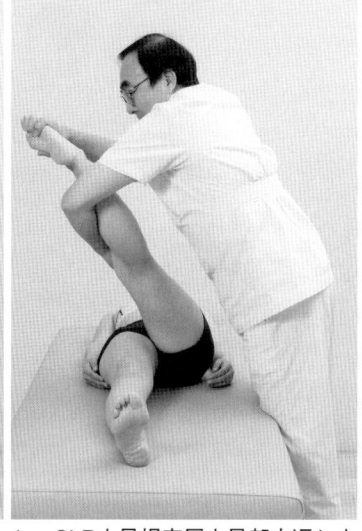

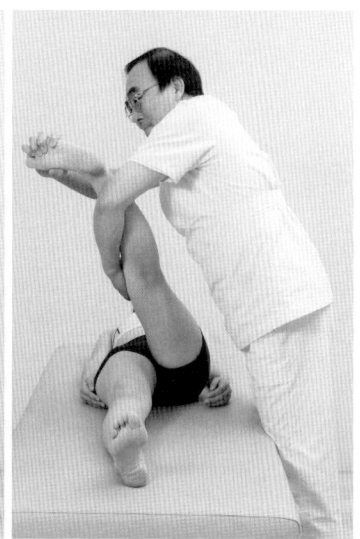

g．SLR＋足根背屈＋股関節内旋＋股関節内転　　h．SLR＋足根底屈＋足部内返し＋股関節内転　　i．SLR＋足根底屈＋足部内返し＋股関節内転＋股関節内旋

図 2-40 つづき

passive neck extension），他動的頸部側屈］．
- 下肢を他の位置に変える．
- 主観的評価からの情報を手がかりにして刺激する（例：ULNT）．
- 刺激する運動を行ってから SLR を加える．

ⅱ）正常反応
① 健康な対象者の可動域は 50～120° であるといわれている．
② SLR の角度を測定することだけではあまり臨床的に有益ではない．
③ 症候の現れ方や対側との SLR 可動域の比較，そして対象者の訴えのすべてを考慮しなければならない．
④ 正常での症候が現れる主な 3 つの部位：大腿後面，膝後面，腓腹部から足部．
⑤ SLR を実施中に生じるかもしれないなんらかの姿勢の変化は，評価するうえで有益である．例えば，対象者の中には頸部を伸展，屈曲，あるいは側屈して SLR の症候をなくすことがある．対側の股関節を伸展することもある．これらの反応は記録すべきである．

b．**他動的頸屈曲（PNF：passive neck flexion；図 2-41）**
ⅰ）手　順
① 対象者の両腕は体側におき，両下肢をそろえる．
② 対象者は背臥位となり，枕は用いないほうがよい．
③ 治療者は対象者に頭を少し上げるように指示し，次いで治療者が他動的に顎を胸につける方向へ頸部を屈曲させる（図 2-41）．
④ 一側の手は胸を固定するか，両側の手で対象者の頭部を支える．
⑤ すべてのダイナミック検査と同じように，症候の現れ方，可動域，運動をとおして生じる抵抗

Ⅴ　神経学的検査

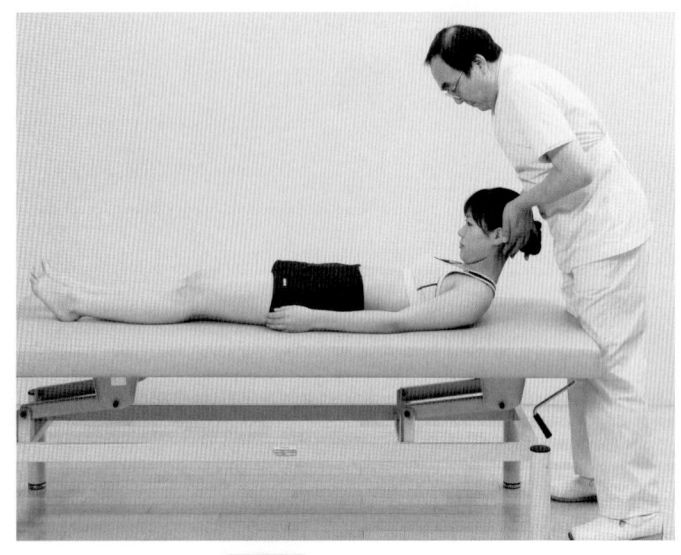

図 2-41　他動的頸屈曲

感を記録し分析する．
ⅱ）正常反応
①症候のない対象者でも頸胸椎移行部に牽引感を生じるが，PNF は疼痛を生じさせない検査である．
②これはおそらく神経叢や髄膜組織より，関節や筋と関連している．
③他動的な頸部屈曲を維持しながら SLR のような手技を加えることで鑑別は容易である．

c．スランプ検査（slump test；図 2-42）
スランプ検査は，下肢の神経を最大に伸張する手技である．
ⅰ）手　順
①対象者を端座位にさせ，脊柱を中間位に保持したままで両手を後方で組ませる（図 2-42a）．
②治療者は前方の手を対象者の前額において頭部を中間位に保持したまま，対象者に体幹をリラックスして屈曲位になってもらう．
③治療者の後方の手と前腕で，対象者の頸部を屈曲位にして痛みが出現するかをみる（図 2-42b）．
④痛みが出現しなかったら健側の下肢を伸展挙上してもらう（図 2-42c）．
⑤症状が出現しなかったら下肢をそのままの位置にして，足根を背屈してもらう．これで腰部痛や下肢痛が現れたら，対象者の頸部を伸展して症状の変化をみる（図 2-42d）．
⑥症状が出現しない場合は，反対側の下肢で同様の検査を行う（図 2-42e）．
⑦頭部と体幹を屈曲位に保持したまま両側下肢を挙上，足根背屈させてみる（図 2-42f）．
⑧頸部を伸展させる（図 2-42 g）．
ⅱ）検査の意義
この検査は，SLR と同様に各関節の肢位を変えて，どの部位で症状が出現するかを鑑別することができる．

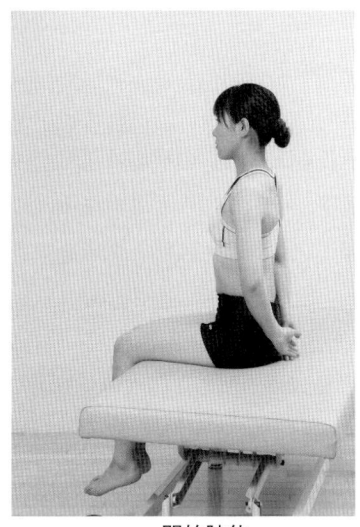

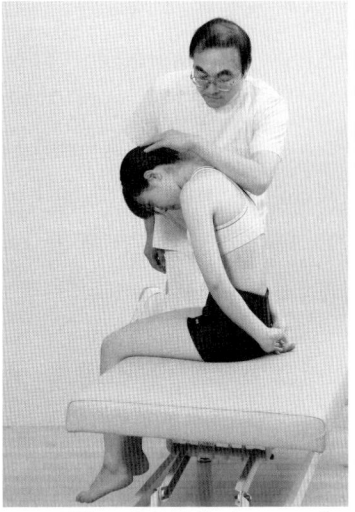

a．開始肢位　　　　　　　b．頸部・体幹屈曲（スランプ）　　c．健側下肢挙上

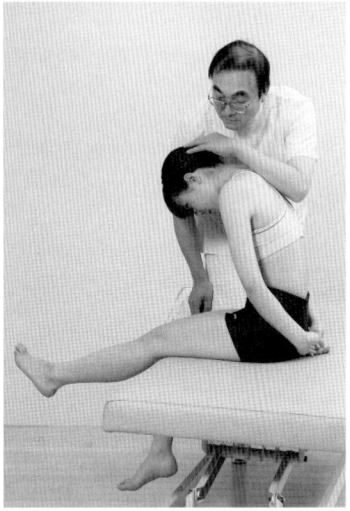

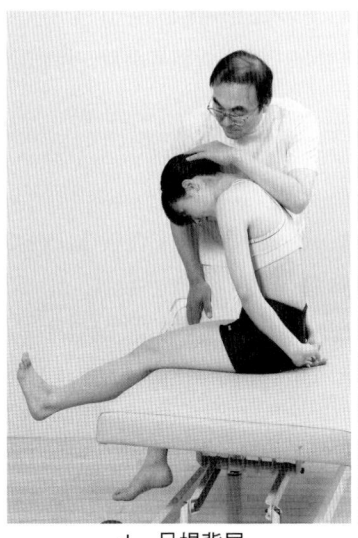

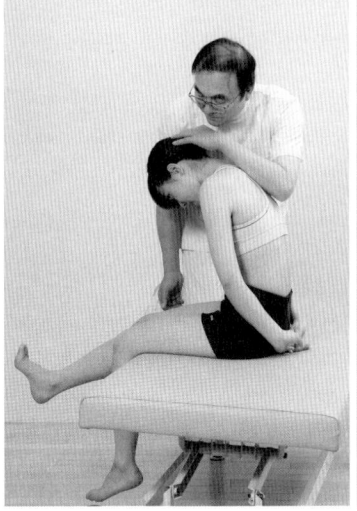

d．足根背屈　　　　　　　e．患側下肢挙上・足根背屈　　　　f．両側下肢挙上・足根背屈

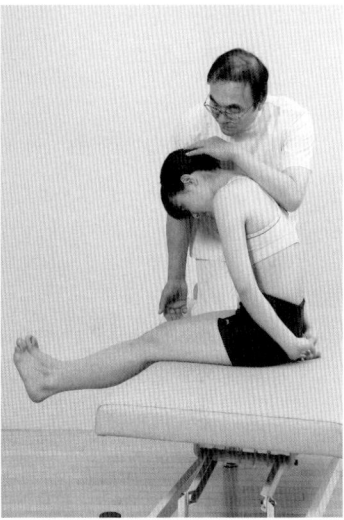

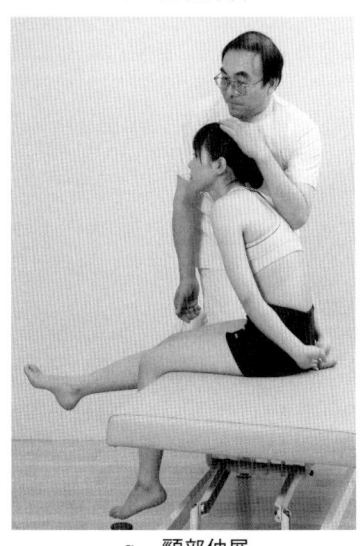

g．頸部伸展

図 2-42　スランプ検査

Ⅴ　神経学的検査

ⅲ）注意点

椎間板ヘルニアの疑いがある場合には，この検査を行ってはならない．

ⅳ）正常反応

ほとんどすべての対象者でスランプ検査により不快感や痛みが生じる．これらの反応は正常なのか，そうでないのかを分析し決定する必要がある．以下に示す反応は，正常な反応と思われる．これらの反応は，症候のない対象者約250名から得られた結果である[5]．以下に，スランプ検査の各段階における正常な反応を示す．

①スランプのみ：なし．
②スランプ/頸部屈曲：正常の50％にT8とT9領域に痛みが生じる．この反応は高齢者では，あまり一般的ではない．
③スランプ/頸部屈曲，膝関節伸展：伸展した膝後面とハムストリングス部の痛み，さらに膝関節伸展のいくらかの制限が生じる．この制限は対称的でなければならない．
④スランプ/頸部屈曲，膝関節伸展，足根背屈：足根背屈にいくらかの制限が生じる．
⑤頸部屈曲を解放：すべての領域の症候が減少し，膝関節伸展可動域，足根背屈可動域が増加する．

d．長座位スランプ検査（slump test in long sitting；図2-43）

ⅰ）手　順

①対象者は，治療台上で両側の膝・股関節を屈曲する．治療者は，膝を対象者の骨盤後方に当てて固定する．被検者には体幹をまっすぐにして前方をみるように指示する（図2-43a）．
②対象者に前方をみたまま体幹を丸くしてもらう．必要に応じて腹部を軽く圧迫して，誘導する．骨盤は後傾しないように，垂直位に保持したままにする．症状の変化や新たな症状が出現しないかどうかを確認する．
③注意しながら対象者に頸部を屈曲してもらう．この動作が簡単にできるか，難しいかを確認する．症状の変化や体のどこかに新たな症状が出現しないかどうかを確認する（図2-43b）．
④対象者に膝関節をゆっくり一側ずつ伸展してもらい，症状が出現するかどうかを確認し左右を比較する（図2-43c）．対象者によってはこの肢位をとれないこともあるので，必要に応じて膝の下に枕を置く．
⑤この肢位で足関節を背屈したり，底屈したりする（図2-43d）．

ⅱ）正常反応

標準的な正常反応については，まだ明確になっていない[6]．

e．腹臥位膝屈曲（PKB：prone knee bend；図2-44）

ⅰ）手　順

①対象者は腹臥位となり，検査側を治療者に向け，顔は反対側に向ける．この肢位をPKB検査の際にいつも維持するならば，再検査はより妥当なものとなる（図2-44a）．
②治療者は対象者の下腿を持ち，膝を症候の出現が予測できるところまで屈曲する（図2-44b）．
③すべての検査と同様に，可動域，症候の出現，運動をとおしての抵抗感を記録する．
④反応は対側のPKBと比較しなければならない．

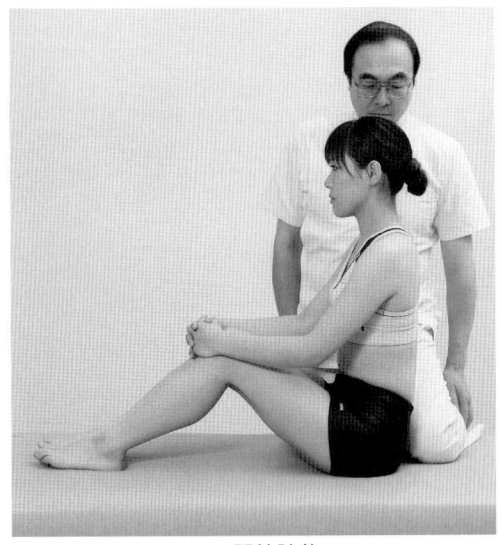

a．開始肢位 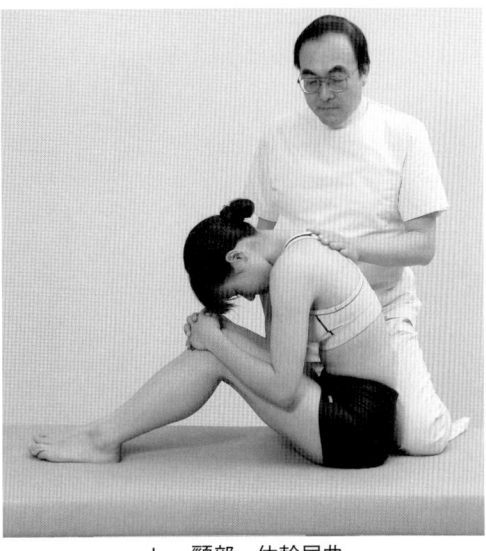　　　　　　　　　　b．頸部・体幹屈曲

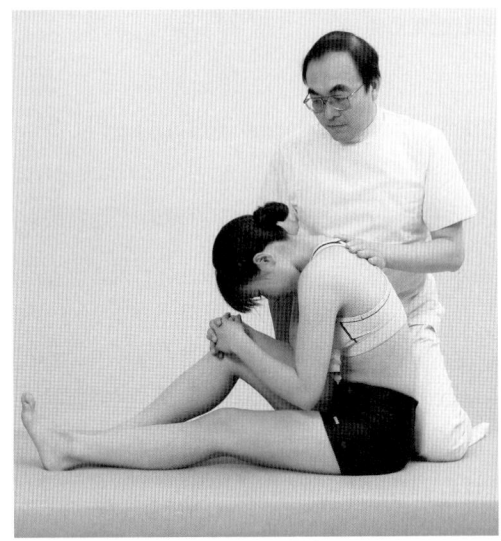

c．一側下肢伸展 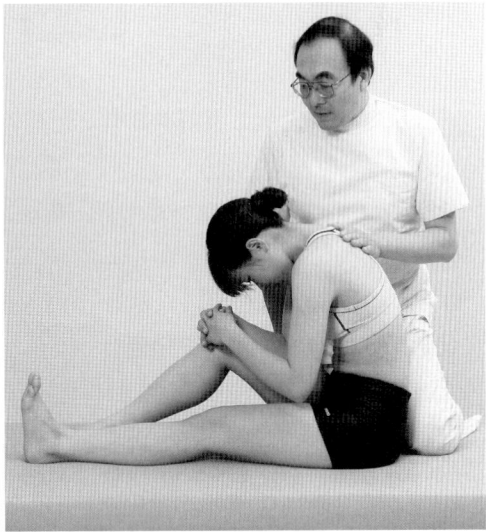　　　　　　　　d．足根背屈

図 2-43 長座位スランプ検査

ⅱ）正常反応

　PKB に関する正常人の反応について大規模研究の報告はまだない．しかし，臨床経験的に大部分の対象者は踵が殿部に触れるところまで屈曲できる．

　①大腿四頭筋領域の伸張感や痛みが出現することは正常な症候である．

　②姿勢変化も評価する価値がある．

　　・殿部の挙上，あるいは対象者が股関節を回旋しようとする．

　　・痛みの原因や痛みを避ける姿勢が神経系と直接に関連するとは限らない．筋，筋膜あるいは腰椎が強制的に伸展したことに原因があるかもしれない．

　③鑑別は SLR のように簡単ではない．スランプ肢位での PKB の手技は，構成する組織を鑑別す

V　神経学的検査

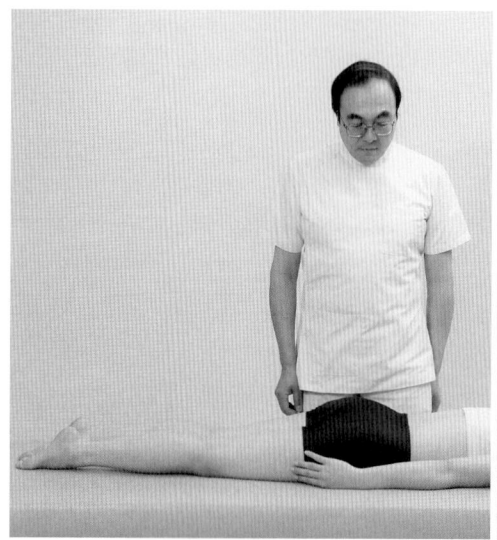

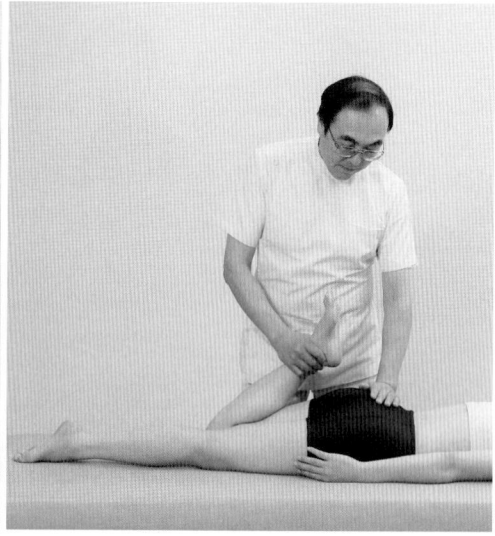

a．開始肢位　　　　　　　　　　　　b．最終肢位

図 2-44 腹臥位膝屈曲

る一つの方法であり，「伏在神経ダイナミック検査（saphenous neuro dynamic test）」として用いられる．

④主観的な情報も同様に信頼する必要があるし，制限因子として構成する組織の位置関係も考慮する必要がある．

2）上肢の神経ダイナミック検査

a．上肢神経ダイナミック検査 1（ULNT1：upper limb neurodynamic test 1）：正中神経（図 2-45）

腕神経叢緊張テストあるいは Elvey's test とも呼ばれる．

ⅰ）手　順

①対象者は，背臥位で脊柱を中間位にして検査する側を治療台端にくるようにする．枕は通常用いない．用いる必要のある時は，検査時には同じ枕を用いる．治療者は対象者に向かって脚を開いて立ち，外側手で対象者の手を母指と手指が下を向くように把持する．対象者の上腕は，治療者の大腿で休ませる（図 2-45a）．

②内側手は対象者の肩甲帯に常時下制する力を加えブロックする（図 2-45b）．

③対象者の上肢を前額面上で110°まで外転する（図 2-45b）．

④対象者の前腕を回外する．手根と手指を伸展する（図 2-45c）．

⑤対象者の肩関節を外旋する（図 2-45d）．

⑥対象者の肘関節を伸展する（図 2-45e）．

⑦対象者の頸部を最初に検者側へ側屈し，次に対側へ側屈する．

ⅱ）正常反応

ULNT 1 の正常反応としては 400 人の「正常」なボランティア対象者にみられた以下の所見が報

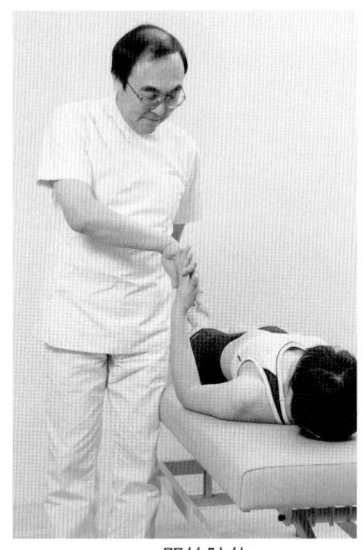

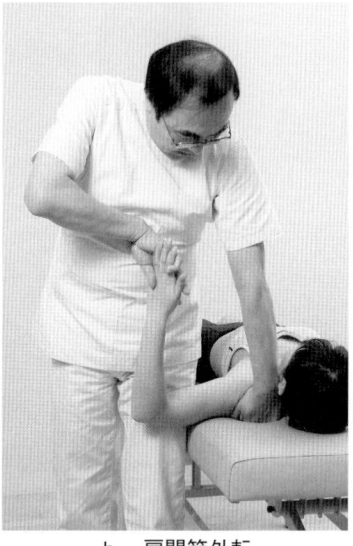

a．開始肢位　　　　　　　b．肩関節外転　　　　　c．前腕回外・手根手指伸展

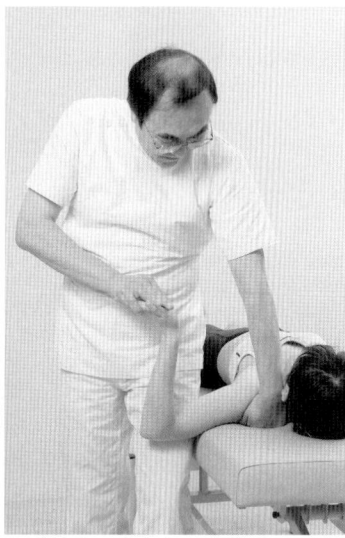

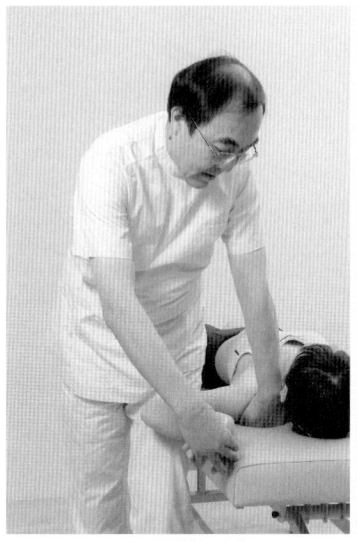

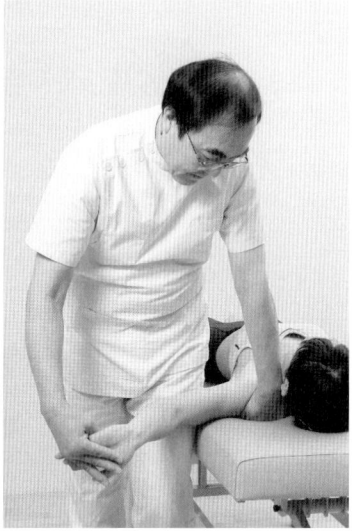

d．肩関節外旋　　　　　e．肘関節伸展

図 2-45 上肢神経ダイナミック検査1：正中神経

告されている[5]．
① 肘窩深部の伸張感あるいは痛みと，前腕前部と橈側への放散（対象者の99％）および手橈側への放散（80％）．
② 母指から中指までの限局したうずき感（tingling sensation）．
③ 対象者のうち数％に肩前面部の伸張感．
④ 検査側と反対側への頸部の側屈により，正常人の約90％で反応が増強．
⑤ 検査側と同側への頸部の側屈により，正常人の約70％で検査の反応が減少．

正常な対象者100人の検査結果では，肘関節伸展制限は16.5〜53.2°だったという報告がある[5]．

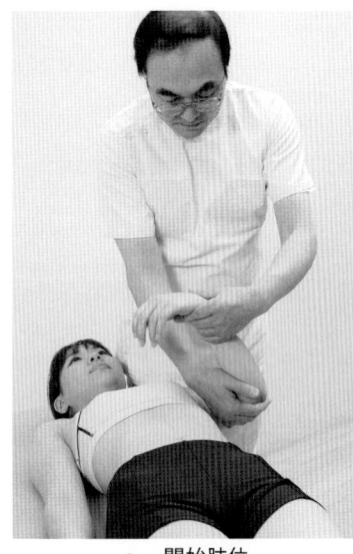

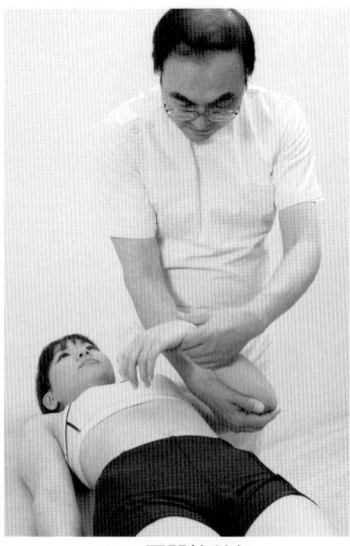

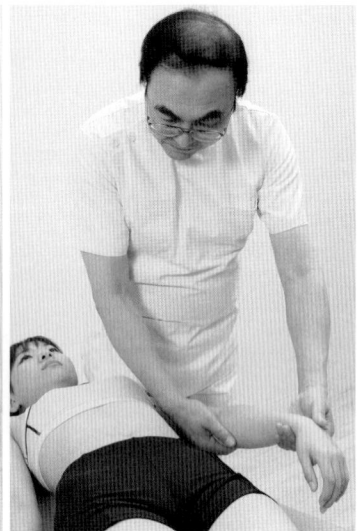

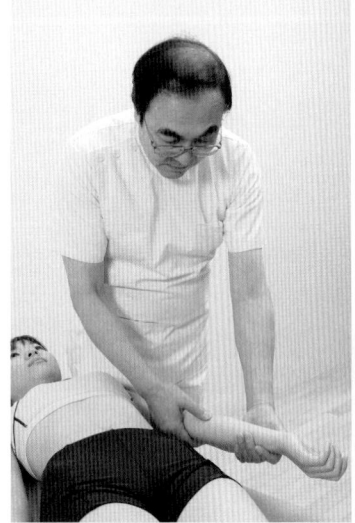

| a．開始肢位 | b．肩関節外転 | c．肘伸展 |
| d．前腕回外・肩外旋 | e．手根・手指・母指伸展 | f．肩関節外転 |

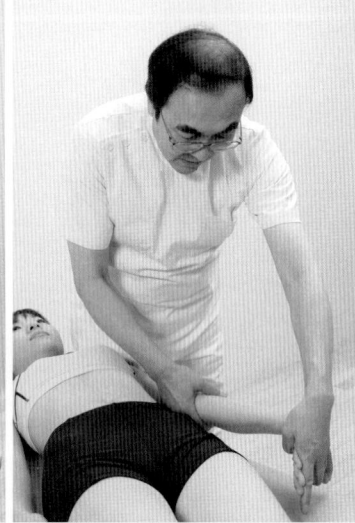

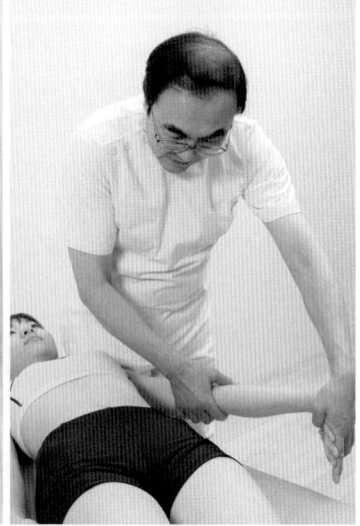

図 2-46 上肢神経ダイナミック検査 2a：正中神経

b．**上肢神経ダイナミック検査 2a（ULNT2a：upper limb neurodynamic test 2a）：正中神経（図 2-46）**

i）手 順

①対象者は検査側の頭を診療台の端に寄せ，肩甲骨を台から出すようにして少し斜めに横たわる．治療者の大腿内側で対象者の肩を支える．治療者の内側手は対象者の肘関節を保持して屈曲させ，外側手は対象者の手根を保持する（図 2-46a）．

②治療者の大腿で対象者の肩甲帯を注意深く下制（＋／－前方突出/後退）する．対象者の肩関節を約 10°外転し，上肢が台の端と平行になるようにする（図 2-46b）．

③対象者の肘関節を伸展する（図 2-46c）．

④対象者の上肢全体を外旋する．前腕は回外する（図2-46d）．

⑤治療者の外側手を回内しながら，対象者の手に滑らせる．治療者の母指を対象者の母指と示指との間の水かきの部分に滑り込ませる．治療者は対象者の手根，手指，母指を伸展させる（図2-46e）．

⑥対象者の肩関節を外転させる（図2-46f）．

⑦対象者の頸部を側屈する．

c．上肢神経ダイナミック検査2b（ULNT2b：upper limb neurodynamic test 2b）：橈骨神経（図2-47）▶MOVIE

ⅰ）手　順

①開始肢位は肩甲帯の運動と肘関節伸展は正中神経の検査と同じである．治療者は対象者の肩の位置に大腿内側がくるように立つ．対象者の肘を内側手で保持し，外側手は対象者の手根を保持する（図2-47a）．

②検者の大腿で対象者の肩甲帯を下制（＋／－前方突出／後退）する．そして，肘関節を伸展する（図2-47b）．

③対象者の上肢全体を内旋する．これがこの検査の要点である．すなわち肩関節を内旋し，前腕を回内する．肘関節は伸展位を保持する（図2-47c）．

④対象者の手根を屈曲・尺屈し（図2-47d），手指・母指を屈曲する（図2-47e）．

⑤対象者の肩関節を外転させる（図2-47f）．

⑥対象者の頸を側屈する．

ⅱ）正常反応

18～30歳の対象者50名に類似した検査を実施したところ，前腕近位橈側に「強い伸張痛」を感じ（84％），上腕外側（32％），あるいは上腕二頭筋（14％）や手背側（12％）にも伸張痛がしばしば出現した[6]．最終検査肢位での肩甲上腕関節外転角度は40°であり，左右差や性差は認められなかった[6]．

d．上肢神経ダイナミック検査3（ULNT3；upper limb neurodynamic test 3）：尺骨神経（図2-48）▶MOVIE

ⅰ）手　順

①対象者と治療者はULNT1と同様の開始肢位をとる（図2-48a）．

②対象者の手根を伸展，前腕を回内する（図2-48b）．

③対象者の肘関節を完全に屈曲する（図2-48c）．

④治療者の外側の腕をベッドに押しつけることで肩甲帯を下制する．この際，ベッドに「突き」下ろすようにして下制を保持する．次に肩関節を外旋する（図2-48d）．

⑤対象者の肩関節を外転し，対象者の手が対象者の耳の上にくるようにする（図2-48e）．

⑥対象者の頸部を反対側へ側屈する（図2-48f）．

ⅱ）正常反応

症候のない若年者の場合，一般的な反応は尺骨神経領域の手と肘内側で，ある程度の灼熱痛や疼きが生じる[5]．唯一の正常者の研究では，82％で小指球と小指・環指に所見が出現し，62％に同じ

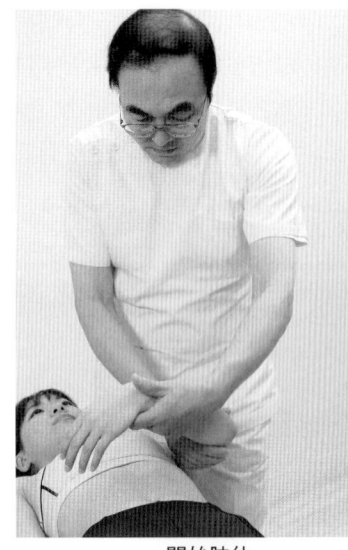

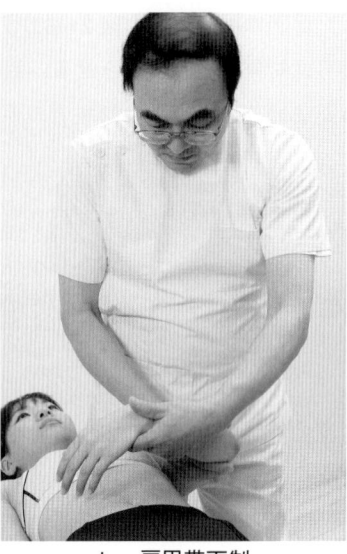

a．開始肢位　　　　　　　　b．肩甲帯下制　　　　　　c．肩関節内旋，前腕回内

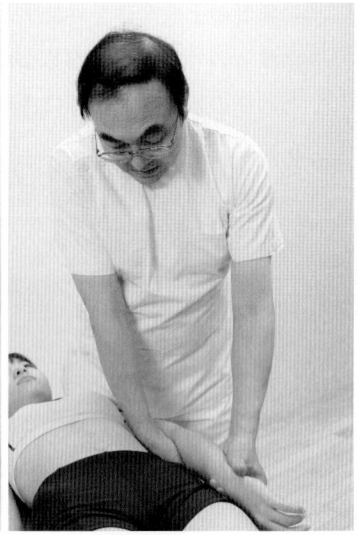

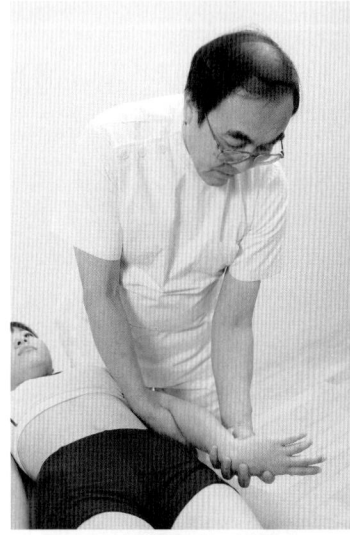

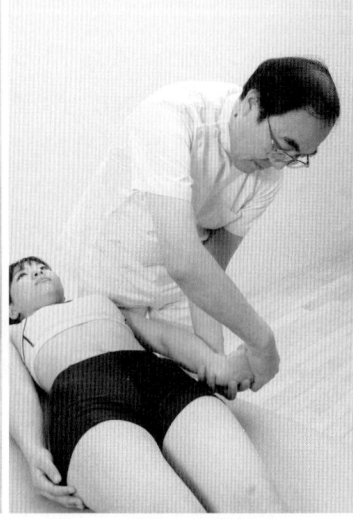

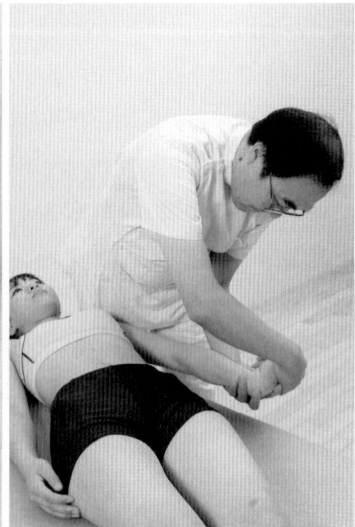

d．手根屈曲・尺屈　　　　　e．手指・母指屈曲　　　　　f．肩関節外転

図 2-47 上肢神経ダイナミック検査 2b：橈骨神経

部位にピリピリした感覚が生じた[6]．

e．筋皮神経検査（musculocutaneous nerve test；図 2-49）

ⅰ）手　順

①開始肢位は，ULNT2 とほぼ同じである．治療者の内側手で屈曲させた肘を保持し，外側手で手根を把持して対象者の手背を包み込む（図 2-49a）．

②治療者は大腿で注意深く対象者の肩甲帯を下制させる．運動を行う際は，組織の緊張を感じながら症状の変化に注意する（図 2-49b）．

③対象者の肩甲帯の下制を保持したまま，肘関節を伸展位にしていく（図 2-49c）．

④対象者の肩甲帯は上肢が伸展できるように治療台から出さなければならない．そして，注意深

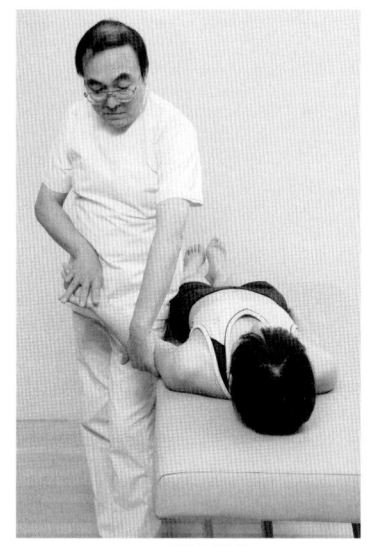

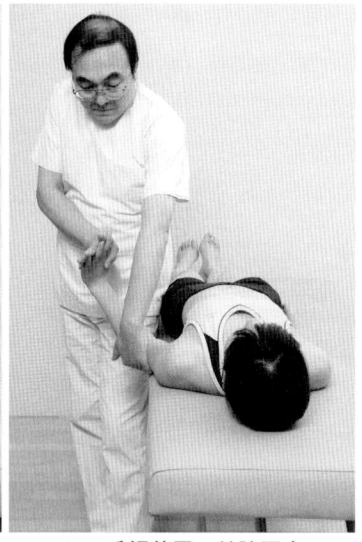

a．開始肢位　　　　　　b．手根伸展，前腕回内　　c．肘関節屈曲

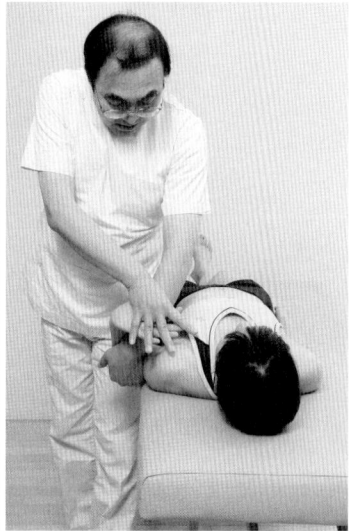

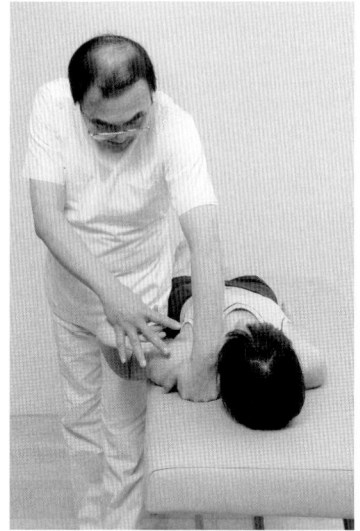

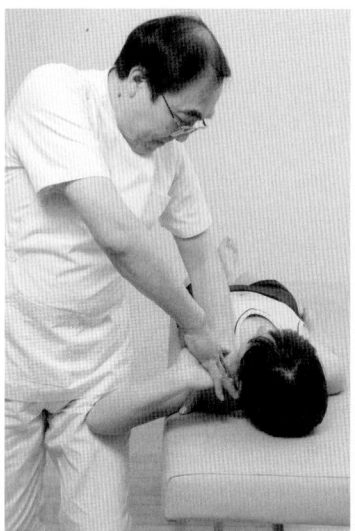

d．肩甲帯下制，肩関節外旋　e．肩関節外旋　　　　　f．頸部反対側へ側屈

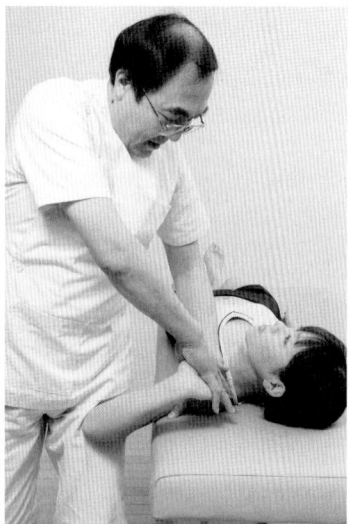

図 2-48 上肢神経ダイナミック検査3：尺骨神経

　く肩関節を伸展位にもっていく．約30°まで伸展するとよい（図 2-49d）．
　⑤対象者の手根を屈曲，尺側変位させる（図 2-49e，f）．
ⅱ）特徴と障害
　筋皮神経の神経ダイナミック検査についてはこれまで報告されていない．この神経は，それほど頻繁に損傷せず，ULNT2b（橈骨神経）でも筋皮神経損傷の症候が再現される可能性がある．
　手根を尺屈すると橈骨神経の感覚枝を緊張させ，外側前上腕皮神経（lateral antebrachial cutaneous nerve；筋皮神経枝）と橈骨神経の感覚枝とが重なるため，腱炎のFinkelsteinテストにより筋皮神経の終末枝にも負荷が加わる[6]．

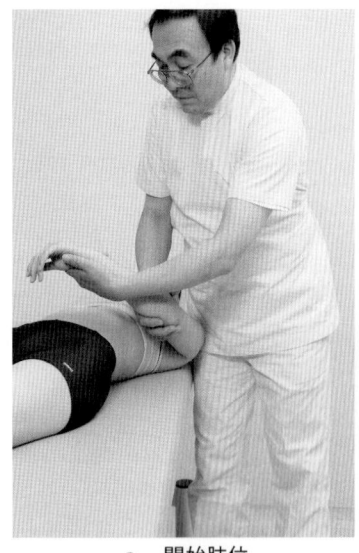

a．開始肢位 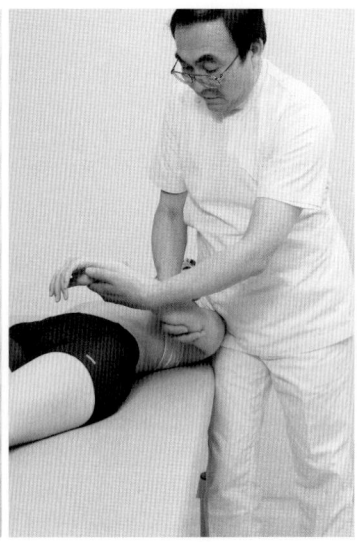　　　　　　　b．肩甲帯下制 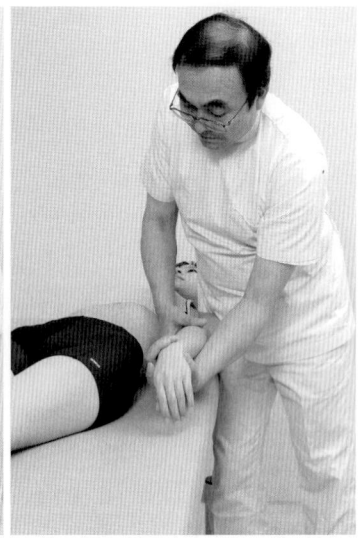　　　　　　c．肘関節伸展

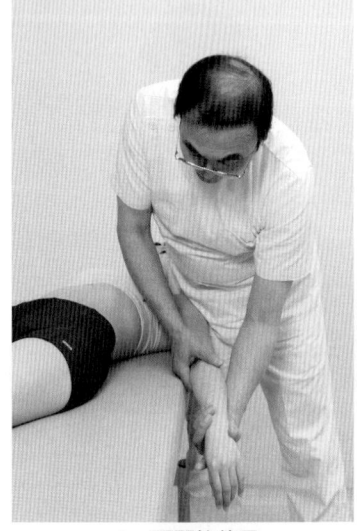

d．肩関節伸展 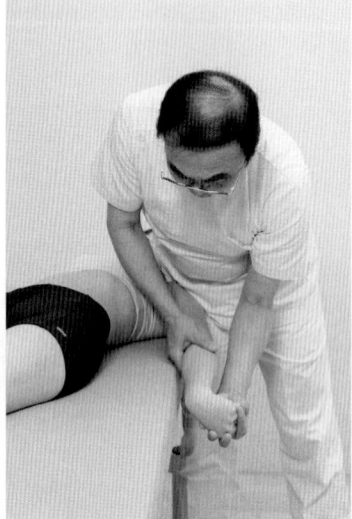　　　　　　e．手根屈曲 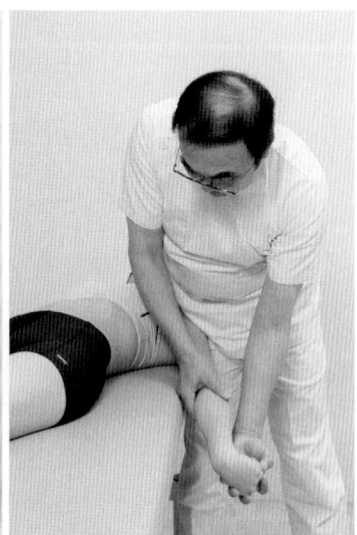　　　　　　　f．手根尺側変位

図 2-49 筋皮神経検査

f．腋窩神経検査（axillary nerve test；図 2-50）

ⅰ）手　順

①治療者は対象者の上肢と肘を把持し抱え込む．

②対象者の上肢を内旋して肩甲帯を下制し，次に頸部を側屈する．この際，頸部に対して頭部を側屈するのではなく，胸椎に対して頸部を側屈することで，下部の頸神経根から運動が起こる．

ⅱ）特徴と障害

　腋窩神経が損傷しやすいのは肩の脱臼，特に前方脱臼あるいは上腕骨外科頸骨折の時である．この神経は，人体で最も可動性のある肩関節に近接しているため，滑りかつ緊張する機能が大きく，外傷時や外傷後に損傷されやすい[6]．

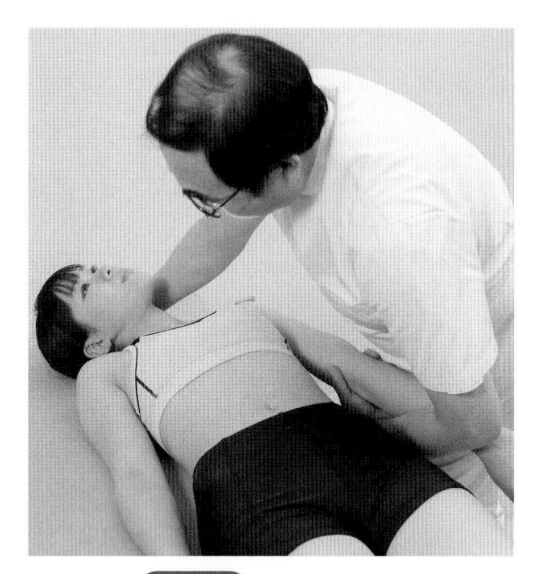

図 2-50　腋窩神経検査

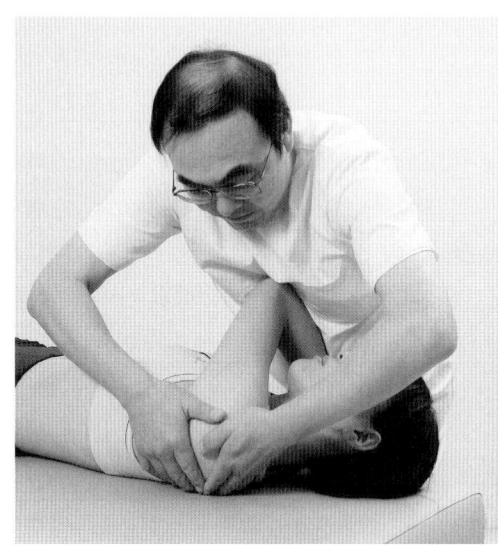

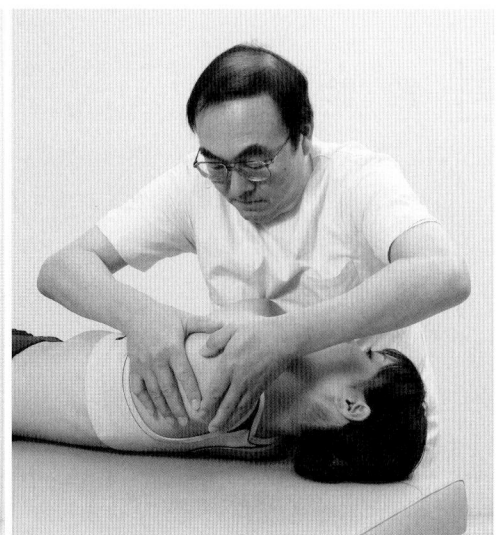

a．開始肢位　　　　　　　　　b．最終肢位

図 2-51　肩甲上神経検査

g．肩甲上神経検査（suprascapular nerve test；図 2-51）
ⅰ）手　順
①治療者は検査する側の対側に立つ．
②対象者の上肢を水平内転するように引いて，肘関節を検者の胸骨のところで休ませる（肘が尖っている時はパッドをあてる）（図 2-51a）．
③治療者は両手で肩甲骨全体を包み込んで操作する．
④対象者の頸部を胸椎に対して治療者側に側屈させ，治療者の胸を押し下げて上腕骨を介して肩甲帯を頸部から引き離し，肩甲帯を押しながら，治療者の両手で肩甲骨を回旋させる．内旋するこ

Ⅴ　神経学的検査

表 2-11 触診技術を高めるための留意点 (文献 2) より作成)

1. 組織の張力の差を識別する
2. 組織の手触りを識別する
3. 形状，構造，組織タイプを同定し，異常を見出す
4. 組織の厚さや手触りを識別し，それがしなやかで軟らかく弾力があるかどうかを識別する
5. 温度差を感知する
6. 脈拍，振戦，線維束攣縮を触知する
7. 関節周囲組織の状態を識別する
8. 皮膚の乾燥状態や過剰な湿気を触知する
9. 異常感覚を調べる

とでより過敏に反応を引き出す（図 2-51b）．

ⅱ）特徴と障害

肩甲上神経は，肩甲上切痕のところで伸張されるにもかかわらず，比較的保護されている．水平内転や前方突出・後退により肩甲上切痕のところでこの神経は引っ張られる．この時には痛みが生じる[6]．

Ⅵ 触 診

触診では，組織の状態や過敏性・熱感・腫脹，骨や関節の位置，関節を他動的に動かした時の可動性・痛みの有無と抵抗感，異音などを評価する[7〜9]．触診をする時の注意点を述べる．圧痛を触診する方法は，責任組織が同定されていてその組織が表在的で手指で容易に触れられる範囲にある時に，病変の広がりを正確に知るために用いられる．触診技術を高めるために留意すべき点を表 2-11 に示す[2]．最初は表在性のものから，ゆっくりと注意深く徐々に深部まで触診していく．

1．状態の触診

組織の過敏性と構成組織，すなわち皮膚，皮下組織，筋，靱帯などの状態を評価する．組織の過敏性を評価する際，触診で過敏な部分があってもその組織が機能異常の原因になっているとは必ずしもいえない．例えば関節機能異常がある時，同じ分節の筋にスパズムが生じたり，不快感や痛みの閾値が低下していたりして不快感を起こしやすい．さらにこのような状態が長い期間経過すると，代謝産物が蓄積して過敏になる．構成組織の状態を評価する時には，次のような点をみていく．

1）皮膚・皮下組織

皮膚の触診の際は，温度の上昇や低下，湿気・乾燥，傷や潰瘍に注意する．次に，スクラッチ検査をして Lewis の 3 段階反応，すなわち①発赤，②発赤の広がり，③みみず腫れ状に変化するかどうかをみる[9]．皮下組織の触診では，浮腫の有無と可動性をみる．浮腫がある場合，軟らかい状態と硬い状態の時がある．

交感神経反射があったり，筋スパズムが長く続いていたりすると皮膚の栄養状態が悪くなり，菲

表 2-12　軟部組織の検査

1. 皮膚の検査：ピンチテスト，スキンローリングテスト
2. 筋の触診：筋スパズム，筋硬結，トリガーポイント
3. 神経，靱帯などの触診

表 2-13　筋の触診時の所見

1. 筋スパズム（muscle spasm）
   ・制御できない不随意的収縮である
   ・促通された髄節を意味する
   ・一次的か一貫して生じていれば純粋な反応である
2. 廃用性変化や線維症（wasting and fibrosis）
   ・筋の膨隆がなくなる
   ・触った時に正常な弾力的な筋緊張がない
   ・線維質な感じがする
3. 肥大（hypertrophy）
   ・過剰に筋が発達した状態を呈している
   ・ウエイトトレーニングの結果で生じる
   ・不安定性のある部位に生じる
4. 不随意な持続的筋収縮（involuntary muscle holding）
   ・適切に保持すればなくなる
   ・筋緊張は強いが正常な感覚がある
   ・四肢はより重く感じる
5. 代謝物質が蓄積した持続的筋収縮（chemical muscle holding）
   ・保持しても収縮が続く
   ・パン生地のような感覚がある
   ・ROM 制限がある
6. 随意的な持続的筋収縮（voluntary muscle holding）
   ・保持するとなくなる
   ・随意運動は抑制される
   ・パン生地のような感覚はない
7. 適合性短縮（adaptive shorteninig）
   ・正常な筋緊張がある
   ・ROM 制限がある

薄化してくる．そこまでならなくても，皮膚や皮下組織の弾力性がなくなり，非常に敏感になってくる．そこで皮膚をつまんだり（ピンチテスト），母指と示指と中指の間で皮膚をつまみ回転させたりするスキンローリングテストにより皮膚の状態を検査する（**表 2-12**）．

2）筋・筋膜

　筋スパズム，筋・筋膜性トリガーポイント，廃用性変化や線維症，肥大，不随意な持続的筋収縮，代謝物質が蓄積した持続的筋収縮，随意的な持続的筋収縮，適合性短縮に注意する（**表 2-13**）[9]．

　筋・筋膜の異常を触診により確実に評価する必要がある．筋骨格系の機能障害の中でも理学療法の適用となるものに，筋や筋膜性の疼痛が多く含まれていると考えられる．筋性の疼痛にはスパズム，緊張，短縮・硬直・筋力低下などの筋不全症（muscle deficiency），そしてトリガーポイント（trigger points）に分けられる[10]．この中でもトリガーポイントは筋・筋膜性疼痛症候群（myofascial

表 2-14 骨と関節の触診の注意点と所見

1. 背臥位での触診
   ① 鎖骨，肩甲棘，胸鎖関節，肩鎖関節
   ② 頸椎の関節柱：輪郭，厚さ，側弯，過敏性
   ③ 第7頸椎：幅と鎖骨に対する位置
   ④ 第7頸椎横突起前外側：頸肋・線維束・軟骨の有無を確認
   ⑤ 第1肋骨：示指のMP関節を使って鎖骨・肩甲棘・第7頸椎横突起からできる三角のところで触診し，高さと下方への運動に注意する
2. 頸椎の触診：背臥位，腹臥位
   ① 第2～6頸椎の棘突起は二分していて不規則な形状をしている
   ② 横突起は小さく，通常過敏である
   ③ 環椎横突起は乳様突起の下前方に位置し，不規則な形状をしている
   ④ 通常，横突起の代わりに関節柱と椎間関節を触診する
3. 胸椎・腰椎：腹臥位
   ① 棘突起の位置
   ・第1胸椎は椎体のやや下方
   ・第2胸椎から上位の数個の胸椎棘突起先端は，下位の椎体間に位置する
   ・中位数個の胸椎棘突起先端は，1つ下位の椎体の位置にある
   ・下位数個の胸椎棘突起先端は，下位の椎体間に位置する
   ・第12胸椎と腰椎棘突起は，椎体のやや下方に位置する
   ② 棘突起はしばしば変異しているが，必ずしも位置の異常ではない
   ③ 上下の位置異常は，棘突起間の間隙でみる
   ④ 回旋の位置異常は，棘突起と左右の横突起の位置関係からみる：回旋しているほうの横突起がより突出している
   ⑤ 腰椎横突起の触診は，筋を圧迫して深部にある骨による硬さを触知する

pain syndrome）の原因となるもので[11]，単に筋の硬さや緊張が高まった他の症状と厳密に区別しなければならない．

　筋・筋膜性のトリガーポイントは，過剰に敏感な部分で，通常骨格筋または筋膜の中で硬いバンド状をなしており，関連痛や圧痛，そして交感神経症状を引き起こすのが特徴である[12]．したがってトリガーポイントを識別し，筋・筋膜性疼痛という決定を下すには，単に筋の緊張と圧痛を触知するだけでなく，関連痛の発現と交感神経症状を確認する必要がある．

3）靱帯および関節周囲

腫脹の有無，正常な体積の減少，過敏性などに注意して触診する．

2. 骨や関節の位置の触診

　骨性指標（bony landmark）や関節の位置と大きさに注意する．頸椎では棘突起，関節柱（articular pillars），椎間関節を触診し，胸腰椎では棘突起と横突起の位置を触診する．棘突起の触診では棘突起間の間隙と段差にも注意する．胸腰椎で段差があればすべり症を意味し，立位での観察で段差がみられて，腹臥位になってそれが減少していれば，すべっている部分が不安定であることを示している．骨や関節を触診する時の注意点と所見を表2-14に示す．

3. 関節運動の触診

　関節運動の触診は，関節副運動検査や脊柱の各分節の可動域を評価する時の基本になる．関節副運動検査や関節モビライゼーションの際には，関節内の離開や滑りなどの関節包内運動の可動性を評価しながら行う．また，脊柱の他動運動時に個々の椎骨レベルでの運動を棘突起間に指を当てて触知する．関節運動を触診する要点と手技については第4〜6章で述べる．

●文　献●

1) 藤縄　理：神経筋骨格系の評価と治療の原理．奈良　勲，他（編）：系統別・治療手技の展開 第2版．協同医書出版社，2007, pp 21-42
2) Magee DJ：Orthopedic Physical Assessment 4th ed. Saunders, Philadelphia, 2002
3) Cyriax J：Textbook of Orthopaedic Medicine Vol 1, Diagnosis of Soft Tissue Lesions. Bailliere Tindall, London, 1984
4) Cyriax J, et al：Illustrated Manual of Orthopaedic Medicine. Butterworths, London, 1989
5) Butler D：Mobilisation of the nervous system. Churchill Livingstone, Melbourne, 1991
6) Butler DS：The Sensitive Nervous System. Noigroup Publications, Adelaide, 2000
7) 藤縄　理，他：触診．内山　靖（編）：図解理学療法検査・測定ガイド．文光堂，2006, pp 71-86
8) Paris SV, et al：Foundations of Clinical Orthopaedics St. Augustine, Institute of Physical Therapy, University of St. Augustine for Health Sciences, Florida, 1997
9) 藤縄　理．疼痛に対する理学療法．居村茂幸（編）：系統理学療法学―筋骨格障害系理学療法学．医歯薬出版，2006, pp 221-246
10) Kraus H：Muscle pain. Goodgold J（ed）：Rehabilitation Medicine. Mosby, St. Louis, 1988, pp 675-685
11) Simons DG：Myofascial pain syndrome due to trigger points. Goodgold J（ed）：Rehabilitation Medicine. Mosby, St. Louis, 1988, pp 686-723
12) Travel JG, et al：Myofascial Pain and Dysfunction, The Trigger Point Manual Vol 1, The Upper Extremities. Williams and Wilkins, Baltimore, 1983

第3章
徒手的理学療法における治療の原理

I 徒手的理学療法における治療手技

　徒手的理学療法の具体的な手技を表す用語として，マニピュレーション（manipulation），モビライゼーション（mobilization），マッサージ（massage）などがある．歴史の項でも述べたように，これらの用語はすべて徒手による治療方法を表現してはいるが，しばしばさまざまな意味で使われており，現在においても完全に統一された用い方をされていない．例えば，マニピュレーションという用語は，「手による熟練した，あるいは器用に行われる治療．理学療法の分野では関節の自動運動制限のある可動域異常に対して他動的な力によって動かすこと」と定義されることがある．しかし，実際の治療場面ではマニピュレーションが必ずしも関節可動域制限のある場合にだけ用いられるわけではない．そのため Paris ら[1]は「熟練した関節の他動的運動」と定義し，モビライゼーションとマニピュレーションを同義語として用いている．ここでは徒手的理学療法で一般的に用いられる関節モビライゼーションとマニピュレーション，軟部組織モビライゼーション，神経モビライゼーションの体系と用語の定義について述べる．

1. 関節モビライゼーションとマニピュレーション

　関節機能異常のうち関節の副運動（accessory movement）あるいは関節の遊び（joint play）と呼ばれる関節包内運動が制限されている時に用いる治療手技として，関節モビライゼーション（joint mobilization），マニピュレーション，自動運動を伴う関節モビライゼーション（MWMs：mobilization with movements）[2]などがある．

　関節モビライゼーションは，関節包内運動に対する他動的な治療手技で，比較的遅い速度の運動を行う．1～2 Hz で振動運動（oscillatory movements）を繰り返す振動法（oscilation）や持続的伸張法（sustained stretch）などがある．関節機能異常が痛みや不快感の原因となっている場合は，振幅の小さい穏やかなモビライゼーションが適用となり（表3-1），関節の硬さ（関節包内運動制限）が問題になっている時は関節包を伸張するより強いモビライゼーションが適用となる（表3-2）．手技としては，Maitland[3,4]の振動運動や Kaltenborn[5,6]の持続的伸長法などがある．実施する時は凹凸の法則，治療面（treatment plane）と治療方向（離開と滑り運動の方向），関節のバイオメカニクス，適用と禁忌（表3-2～5）を考慮して行う．

　狭義のマニピュレーションは，スラスト（thrust；急に押す手技）と同じ意味で用いられる．すなわち関節包の緩みをとり，緊張を感じたところで小さい振幅の速い運動（thrust）を加える手技である．主に椎間関節や四肢の小関節（手根や足根）に用いる．いくつかの大きな四肢の関節に対

表 3-1 穏やかなモビライゼーションの適用

1. 病　歴
   ①相当の関節の不快感（joint irritability）がある
   ②大部分の運動あるいはすべての運動が強い痛みを引き起こす
   　（固定が必要と考えられる場合）
   ③特定の姿勢が強い痛みを引き起こす
   ④相当の四肢の痛みがある
   ⑤痛みのために睡眠が困難である
   ⑥咳やくしゃみが遠位部の痛みを引き起こす
   ⑦しばらくの間は痛みが続いている
   ⑧筋スパズム（muscle spasm）が関節を防御している
2. 臨床的評価結果
   ①痛みが顔を歪ませるほど強い
   ②脊柱の運動が四肢遠位部の痛みを引き起こす
   ③検査後に痛みや麻痺が増加した
   ④検査後に筋スパズムが増加した
   ⑤少しばかり検査で痛みが強くなった
   ⑥神経学的な欠損が存在する（前から存在した原因によるもの以外）

表 3-2 より強いモビライゼーションの適用

1. 病　歴
   ①しばらくの間は落ち着いた状態になる中等度の痛み
   ②関節運動を行っても痛みがさらに悪化しない
   ③痛みが悪化しても長く続かない
   ④睡眠が困難でなくなる
   ⑤強い遠位への痛みがない
   ⑥咳やくしゃみをしたり，体を揺すったりしても痛まない
   ⑦特定の姿勢をとっても悪化しない
   ⑧筋スパズムが関節を防御していない
2. 臨床的評価結果
   ①関節の不快感が最小限となり，運動時も筋性防御（muscle guarding）が起こらない
   ②関節副運動検査では制限はあるが，痛みは悪化しない
   ③運動制限は痛みによるものよりも組織の緊張が主な原因になっている
   ④神経学的欠損がない（以前から存在した原因による症状以外）

表 3-3 神経学的徴候がある時のモビライゼーションで遵守すべき一般的規則

①治療する側に1つ以上の頸神経根の損傷がない
②治療する側の隣接する2つ以上の髄節に腰神経根または仙骨神経根の損傷がない
③用いられる手技が椎管孔の大きさを狭めてはならない
④脊髄の圧迫を示す徴候はモビライゼーションの絶対的禁忌である

しても，最終域での数度の可動域を得るために用いることもある．初心者が用いるのは危険であり，熟練者であっても関節モビライゼーションで効果が出ない時に適用と禁忌（表3-6～8）を十分に考慮して用いる．

表 3-4 モビライゼーションの絶対的禁忌

①腫瘍性疾患
②脊髄や馬尾神経の損傷
③1つ以上の頸神経根が損傷を受けているか，2つ隣接した腰神経根が損傷を受けている時
④関節リウマチ：頸椎
⑤急性炎症性関節炎または腐敗性関節炎
⑥重度の老年性骨粗鬆症

表 3-5 モビライゼーションを適用する時に注意が必要な状態

①神経学的徴候が存在する時
②関節リウマチ：胸椎，腰椎
③(老年性) 骨粗鬆症
④脊椎すべり症*
⑤過可動性（hypermobility）*
⑥妊娠
⑦めまい
⑧腫瘍性疾患の明らかな既往がある場合

*脊椎すべり症，過可動性がある部位に用いることは禁忌．このような所見がある部位に近接した低可動性の関節に用いる場合は，細心の注意が必要である

表 3-6 マニピュレーションを適用する時の原則

①改善可能と考えられる徴候（sign）や症候（symptom）が強いモビライゼーションによっても最大限の改善が得られない場合，次の手段として用いる
②関節の損傷がなく（単に痛みだけが存在する），関節副運動検査により制限が認められた関節に対して一次的治療として用いる
③ごくわずかな痛みが可動域の最終部位のみに存在している関節に対して用いる

表 3-7 マニピュレーションの絶対的禁忌

①頸椎の上部と腰仙部の異常
②脊柱を構成している骨や軟部組織に腫瘍の既往がある場合：肺，乳房，前立腺，腎
③骨疾患：骨髄炎，結核，ページェット病，骨粗鬆症，骨軟化症，骨折
④炎症性関節疾患：関節リウマチ，強直性脊椎炎，腐敗性関節炎，最近の上気道感染や咽頭感染の既往がある場合
⑤脊髄と馬尾神経の損傷：多数の脊髄神経根の損傷，腸や膀胱障害の徴候，長経路徴候
⑥進行した糖尿病
⑦血管系の異常：脊椎動脈
⑧過可動性
⑨脊髄の異常についての古い病理学的所見
⑩進行した退行性変化
⑪重度の神経根痛あるいは神経学的徴候
⑫神経症（neurosis）
⑬妊娠：特に4カ月以降
⑭診断が下されていない痛み

表 3-8	マニピュレーションの適用を妨げる状態

①治すべき部分の可動域過剰
②相当な関節の不快感や痛みを伴う運動
③防御的筋スパズム
④隣接した部分に不快感がある場合
⑤対象者がリラックスできない状態の時
⑥治療手段が正しくないと治療者が感じる時

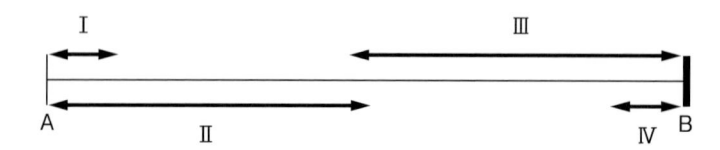

図 3-1 Maitland のグレード：硬い最終域感のある正常可動域のグレード

・グレードⅠ：可動域の開始位に近いところでの小さな振幅の運動
・グレードⅡ：可動域の中での大きな振幅の運動．関節の硬さや筋スパズムがまったくない可動域内にある
・グレードⅢ：可動域の中での大きな振幅の運動だが，関節の硬さや筋スパズムの抵抗感の中に入る
・グレードⅣ：関節の硬さや筋スパズムの抵抗感の中に入って，伸張する小さい振幅の運動

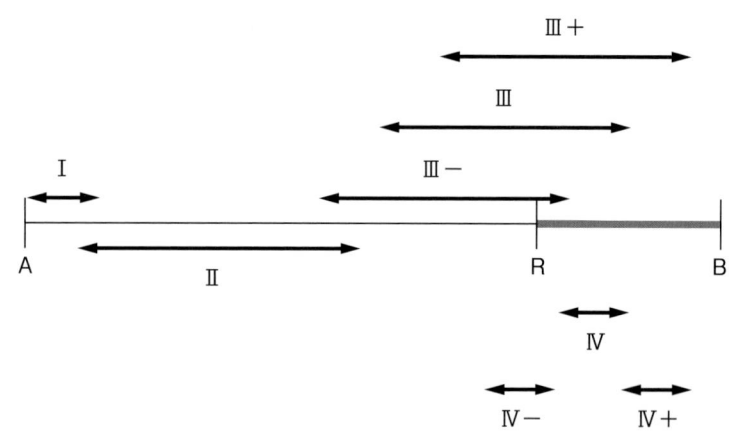

R：抵抗感が出現する位置

図 3-2 Maitland のグレード：軟らかい最終域感のある時の抵抗感とグレード

1）Maitland の体系

　Maitland[3,4]は振動運動を出す手技を開発し，モビライゼーションのグレードをⅠ～Ⅳに分け，スラストをグレードⅤとしている（**図 3-1〜2**）．適用として，グレードⅠとⅡは主に痛みが関節の運動制限になっている時に用いられ，グレードⅢとⅣは主に関節をストレッチする手段として用いられる．グレードⅤ（スラスト）は，防御的筋スパズム（protective muscle spasm）がなく，通常のモビライゼーションによって最大限の改善が得られない場合で，ごくわずかな痛みが可動域の最終部

表 3-9 Kaltenborn のグレード

グレードⅠ：緩み（loosening）
・関節の引き離しの増加が感知されずに引き起こされる，きわめて小さい牽引
・関節に作用している正常な圧迫力を無効にする
グレードⅡ：緊張（tightening）
・関節を囲む組織のたるみが最初にとれ，次に組織がピンと張る動き
・グレード最初のたるみ域（slack zone）において他動運動に対し，きわめて小さい抵抗の範囲がある
・移行域（TZ：transition zone）へのさらなる動きは組織をピンと張り，治療者はさらに抵抗を感じる
・最終に近づくと最初の停止（first stop）という顕著な抵抗を感じる
グレードⅢ：伸張（stretching）
・たるみがとれた後，すべての組織が TZ を越えてピンと張るようになる
・このポイントで関節を横切っている組織を十分安全に伸張することができる

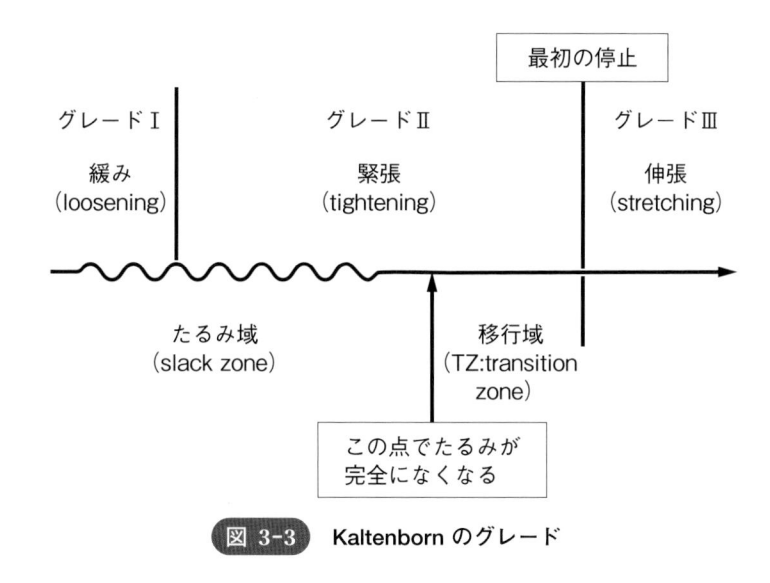

図 3-3 Kaltenborn のグレード

位のみに存在している関節に対して用いる．

2) Kaltenborn の体系

Kaltenborn[5,6]は関節モビライゼーションにおける関節面への離開力および滑り運動を引き出す力の強さによってグレードⅠ〜Ⅲを決めている（表 3-9，図 3-3）．グレードⅠとグレードⅡは関節の問題が主に痛みを特徴としている場合に用いられる．グレードⅢは関節の状態が主に硬さ（stiffness）を特徴とする場合，可動域を増やすためにストレッチする時に用いられる[5,6]．

3) 自動運動を伴う関節モビライゼーション

ニュージーランドの理学療法士 Mulligan[2]の開発した治療体系（Mulligan concept）で用いられる治療手技である．脊柱に対して用いる SNAGS（sustained natural apophyseal glide；持続的椎間関節自然滑走法）や四肢の関節に用いる MWMS（mobilization with movements；運動併用モビライゼーション）などがある．いずれも関節包内の滑り運動を引き出しながら，自動運動を行ってもらう．

この際，決して痛みや症状を出さないように自動運動を行ってもらうので安全に治療できる手技である．適用がある場合は，直ちに症状が改善し可動域が増加する[2]．もしそうでなければ，治療部位が違っているか，モビライゼーションを行う方向が不適切な可能性がある[2]．これらを考慮して再度実施しても効果が出なければ手技が正しく用いられていないか，その手技自体が適用ではないとMulliganは述べている[2]．この体系は彼の臨床経験の中から開発されたもので，実践的なので世界中から注目されており，その効果を検証する臨床研究も報告されてきている．痛みを伴う機能異常に対して安全で有効な治療手技といえる．

2．関節モビライゼーションにおける治療の原則

1）治療時の対象者と治療者の姿勢

①対象者を最高に快適な姿勢にすべきである．
②治療する関節の位置は，関節の障害の段階（stage）と治療者の技術に応じて最適にすべきである．
・安静肢位（resting position）：損傷の急性期，そして経験の少ない治療者が行う時に用いる．
・モビライゼーションを開始する時，安静肢位以外で行うのは，熟達した治療者が急性症状でない場合に限られる．
③治療者は適したボディーメカニクス（body mechanics）が用いられるような姿勢をとり，関節運動が可能な方向へ重力をうまく用いられるようにすべきである．

2）手の位置

①固定（fixation）：治療者の一側の手は固定すべき関節部位を固定する〔ベルトやテーブルによる固定（table fixation）も併用してよい〕．
②授動手（mobilizing hand）：できるかぎり関節裂隙（joint line）に近づける．
③一般的に両側の手と治療者の体は，最大限に対象者の体に接触すべきである．
　【理　由】
　・力を広い表面積に分散させる．
　・骨の突出部が接触することによる痛みを減少させる．
　・対象者の体をより強く固定する．
　・対象者に触れている部分を通じて信頼感を伝える．
④異性間で治療が行われる場合，もし手や体の接触が対象者と治療者の間で不快感を生じさせるならば，手や体の位置を変えてもよいし，望む結果を生み出す別の手技を用いてもよい．

3）手　技

a．手技の選択

振動法を用いるか，持続的伸長法を用いるかは，対象者の反応によって決める．図3-4に一般的に用いられている関節モビライゼーションとマニピュレーションのグレードをまとめる[7]．

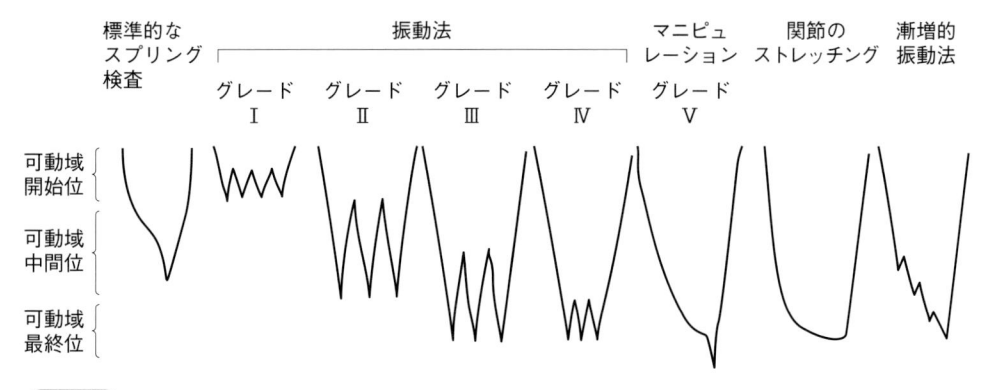

図 3-4 関節モビライゼーションとマニピュレーションの一般的分類とグレード（文献7）より引用）

①痛みの治療を目的とする場合は，振動法が適している．
②関節の遊びがなく，機能的可動域が減少している場合は持続的伸長法が適している．
③関節の遊びを引き出す手技によって必要な関節可動域を維持しようとする場合は，振動法のグレードⅡあるいは持続的伸長法のグレードⅡのいずれでもよい．

b．運動の方向

制限のある範囲や他の部位へ離開または滑りを加える．
①離開は治療面に対して直角の方向に力を加える．
②滑りは治療面に平行な力を加える．なお，治療面とは関節凹面の中心を通る回旋軸と直角になる面である．
③運動性を改善するためのモビライゼーションは凹凸の法則を考慮して行う．

c．振　幅

KaltenbornやMaitlandのグレードによる．対象者の状態に応じて最適なものを選ぶ．

d．速度と施術時間

①振動法
・2～3 Hzの滑らかで規則正しい振動を1～2分間行う．
②持続的伸長法
・痛みのある関節に対しては，10秒間の間欠的な離開を数秒間の休みをとりながら数回の周期で行う．反応に注意しながら続けるか終了するかを決める．
・制限のある関節には，最低6秒間の伸長力を加え，引き続きグレードⅠないしⅡまで緩める．そして3～4秒の間隔で繰り返す．

e．実施上の注意

すべて治療すべき関節の関節運動学（arthrokinematics）に従って行う．

4）注意事項

①モビライゼーションの途中で痛みを生じさせてはならない．
②選択された一連の手技が終了した後，対象者の再評価を行う．

表 3-10 横断的摩擦マッサージの適用と禁忌

【適　用】
　次にあげる軟部組織の外傷後，亜急性期以降とその後の退行性変化
　①筋，筋-腱移行部
　②腱，腱鞘
　③腱が骨の溝の間を通る部分
　④靱帯
【禁　忌】
　①細菌性の炎症を起こしている治療部
　②多発性関節炎とリウマチ性疾患に類似した炎症による腱の症状
　③滑液嚢炎
　④表層を通る神経
　⑤外傷性関節炎
　⑥体の柔軟性を出すような治療体操が禁忌となるすべての病変

・急性期：数種類の運動後に再評価を行う．
・亜急性期：再評価の前により多くの種類の運動が可能である．

3．軟部組織モビライゼーション

　軟部組織モビライゼーション（soft tissue mobilization）は，神経筋骨格系の機能異常のうち軟部組織の障害に対して用いられ，マッサージや古典的マッサージ，筋・筋膜リリース，ストレッチングなども含まれる．マッサージの手技の中でも深部マッサージ（deep massage），横断的摩擦マッサージ（TFM：transverse friction massage）や機能的マッサージ（functional massage）が筋や筋膜，腱，関節周囲の軟部組織に多く用いられる[8〜10]．

1）深部マッサージ，横断的摩擦マッサージ

　筋，腱，靱帯や関節包に用いるもので，隣接した組織に対して，構成する組織の動きを保ちながら病変部位に対しては縦方向のストレスを与えずに横方向の動きを用いて線維間の動きを増そうとするものである．その作用機序と原則を次に述べる[8〜10]．

a．作用機序
①線維間の癒着を引き離したり，癒着を防止したりする．
②新しくできた線維の正常な配列が形成されるのを促進する．
③固有受容器への刺激によって，正常な運動感覚と巧緻性を回復するように導く．
④機械的受容器からの刺激を介して疼痛を緩和させる．
⑤治療部やその周囲の筋を反射的に弛緩させる．
⑥治療部やその周囲の筋，軟部組織に機械的および反射的に充血を起こす．

b．適用と禁忌
　深部マッサージ，横断的摩擦マッサージの適用と禁忌を**表 3-10** に示す．

c. 深部マッサージの原則

深部マッサージを筋，腱，靱帯，そして関節包に実施する場合，「正しい部位」に「効果的なやり方」で行わなければならない．そのために，以下に述べる原則に基づいて行わなければならない．
①正しい部位をみつける．
②治療者の手指と対象者の皮膚は一体となって動かなければならない．
③摩擦（friction）は損傷を受けた組織を構成する線維と直角に加えられなくてはならない．
④摩擦は十分に擦られなければならない．
⑤摩擦は十分深部まで達しなければならない．
⑥対象者は適切な肢位をとっていなければならない．
⑦筋は摩擦を与えられている間はリラックスしていなければならない．
⑧腱鞘のある腱は緊張していなければならない．

d. 治療者の姿勢と手の位置
①低い椅子に腰かけ，手と前腕は水平にする．
②手は対象者の上に自然に置き，動かす時も同様に自然にする．
③上肢は手と一本の線になるようにする．
④一般的には手指と手と前腕が一直線になるようにしてから体の位置を合わせ，腕の線と運動が平行になるようにする．
⑤遠位指節間関節は軽度屈曲させる．
⑥実施中は手指を屈曲したり伸展したりせずに，手全体を動かさなくてはならない．

e. 適切な手の使い方
①示指を中指の上に重ねる．必要に応じて母指を重ねた2本の指の代わりに用いてもよい．
②中指を示指に重ねる．
③2本の指の腹を同時に用いる．示指と中指の指腹，中指と環指．
④手指と母指を対立位で用いる．広い筋腹や腱などをつかんで行う．

2）機能的マッサージ

機能的マッサージは，特に筋へ効果をもたらす線維方向に対して平行に行う揉捏法で，関節を運動させながら同時に筋を伸張して治療する．目的は過剰に活動している筋を全体的に弛緩させることである[10]．

a. 作用機序
①問題となっている構造にコントロールされたモビライゼーションと伸張を行う．
②治療部やその周囲の筋を反射的に弛緩させる．
③治療部やその周囲の筋ないしは軟部組織に機械的に，そして反射的に充血を起こす．
④固有受容器への刺激によって，正常な運動感覚を回復するように導き，抵抗力をつけて再受傷の危険性を減らす．
⑤機械的受容器からの刺激を介して疼痛を緩和させる．
⑥繰り返すことにより，長軸方向への引っ張り強度のある線維を形成するような引っ張り方向へ

表 3-11 機能的マッサージの適用と禁忌

【適用】
①筋における過剰な活動や局所的な筋スパズム
②筋内の(微細な)裂傷やその結果として生じた線維化,瘢痕形成した筋の外傷
③筋-腱-骨複合体の退行性変化
④機能的な伸張を加えると生じる痛みと機能不全

【禁忌】
①血腫を伴った筋の新鮮な腫脹した外傷
②軟部組織の石灰化した部分
③治療部位に感染や滑液囊炎のある時
④運動時,運動器官に不安定性や関節の過可動性がある場合

の刺激を加える.

b.適用と禁忌

機能的マッサージの適用と禁忌を表 3-11 に示す.

4.神経モビライゼーション

神経ダイナミック検査で陽性所見があり,それが神経あるいは神経の周辺組織の機能異常によるものであれば,神経系に対して治療を行う[11〜13].

1)神経周辺組織の機能異常による神経の運動制限

運動制限の原因となっている周辺組織を見出し,それに対して治療する.原因が筋・筋膜などの軟部組織であれば軟部組織モビライゼーションを行う.神経が関節可動性の低下している部分を通っている場合は,関節モビライゼーションを行う.これらの周辺組織の機能異常を治療した後に,神経ダイナミック検査の手技によって,神経組織自体の運動性を改善させる.

2)神経組織の機能異常

神経内の浮腫や線維症などによる機能異常がある場合,主として神経の伸張性が障害される.この時には神経ダイナミック検査の手技により神経系に張力を加えて治療する.しかし,この場合も神経周辺組織の機能異常も混在していることが多いので,どちらの機能異常が優位かを評価して治療する.初回に両者の治療を同時に行うと症状を悪化させる可能性もあるので,注意が必要である.

II 徒手的理学療法における治療の原則と進め方

1.理学療法における評価・治療と臨床的推論

理学療法を実施する場合,評価により対象者の問題点を把握し,それに対して効果的で効率的な治療を展開していく.その過程で重要なのが臨床的推論(clinical reasoning)である(図 3-5)[14].

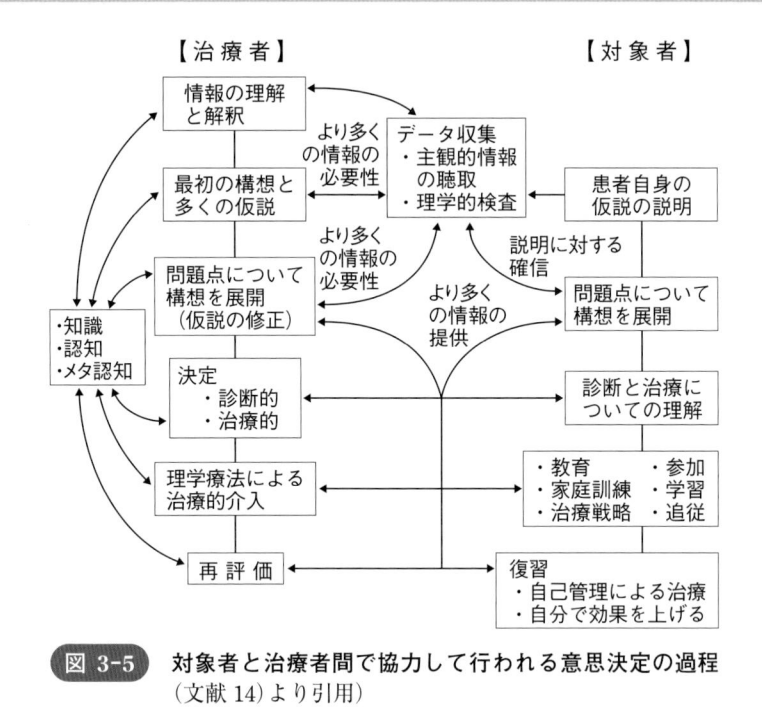

図 3-5 対象者と治療者間で協力して行われる意思決定の過程
（文献 14）より引用）

図 3-5 の左側は治療者の過程，右側は対象者の過程を表している．

　治療者は視診や問診によって得られた情報を解釈し，対象者の問題点に対する最初の仮説を立てる．それを基にさらに問診を続け，理学的検査を行い最初の仮説を証明し，あるいは修正していく．それを基に機能異常を診断し，治療プログラムを決定する．最初の理学療法を行い再評価して，仮説が承認されるかどうかを判定する．その結果を基に再度仮説，機能的診断そして治療プログラムを検討し，必要に応じて修正する．この過程で治療者は基礎医学的知識や臨床的知識を駆使して対象者の問題点を認知し，治療的に関わり，さらにその認知や治療の過程が適切に行われたかを検討する（メタ認知）必要がある[14]．

　対象者は評価・治療される過程で，まず治療者に症状（症候）について情報を提供する．この時，対象者は症状について自分自身の仮説をもっている．すなわち症状を訴え，評価される過程で治療者から説明を受け，自身の問題点に対する構想を展開する．治療者からの機能診断や治療プログラムについて説明を受け，問題点とその後の治療について理解を深める．その結果，治療に積極的に関わり，指導されたことを学習し自ら実施するようになる．さらに治療者から再評価について説明を受け，自己管理をし，自ら治療効果を上げるようになっていく[14]．このように対象者と治療者は常に協力関係を保ちながら，問題点を認知し，治療について両者で意思決定をして，最適な治療を進めなければならない．

2．理学療法を実施する際の原則

　徒手的理学療法はあくまでも理学療法の一部であり，それだけで神経筋骨格系の機能異常に対処

表 3-12 関節の反応性と治療（文献 15)より引用）

反応性	症状・疼痛反応	治療方針
重度	最終可動域到達前に疼痛出現	安静，運動時の可動域制限，冷却，振動法，経皮的電気刺激，指圧
中等度	最終可動域到達時に疼痛出現	温熱，段階的振動法，関節包の穏やかな伸長
軽度	最終可動域到達時に疼痛なし	機械的伸長，スラスト

できるわけではない．四肢や脊柱の症候群に理学療法を実施する場合，少なくとも次の4つの原則を考慮すべきである[15]．

①病相の把握．
②組織の反応性・重症度を把握．
③試行的治療の効果を認識．
④治療効果の検討．

1）病相の把握

問診や理学的検査を通じて，急性期から慢性期のどの状態なのかを把握する．

2）組織の反応性・重症度を把握

治療者は症候を効果的に治療し，悪化させるのを防ぐうえで組織の反応性・重症度を把握するのは非常に重要である（表 3-12）．

3）試行的治療

考えられる機能異常に対して試行的治療を実施し，その効果を評価することで対象者の問題点に対して推論し臨床的決定を行う．経験豊富な臨床家でも，対象者に不適切な反応を起こさずにすべての治療を確信して行うことは不可能である．したがって，最初の治療では対象者が耐えられると考えられるものよりも，強さや時間を短くして簡潔に行う[15]．そして対象者の反応を再評価し，その後の治療を進めていく．再度，最初の評価を行い，機能異常についての仮説を立て，試行的治療の効果を判定し仮説を検証することで，機能異常についての最終的な診断ができる．この過程は，臨床的推論を進めながら対象者にとって最適な治療を行うために非常に重要である．

4）治療効果の検討

治療の主たる効果が，症候を緩和させるのか，準備的に作用するのか，矯正的作用なのか，あるいは維持的なのかを考慮する必要がある．運動器疾患を治療する際の基本として，治療セッションごとにその客観的，主観的効果を評価できなければならない．一度に多くの治療をすると，どの治療様式や手順が効果的で，どれが妨げになったかを見出すのが不可能になる[15]．治療効果を再評価するために，治療様式や手順を表 3-13 のように分類してみるとわかりやすい．基本的には，緩和

表 3-13 運動器疾患の機能異常に対する治療様式・手順の分類（文献 15 より引用）

治療の分類	治療例
緩和的療法	安静，寒冷，温熱
準備的療法	マッサージ，振動法，経皮的電気刺激，指圧
矯正的療法	マニピュレーション，離開，運動療法，横断的摩擦，超音波
維持的療法	腰痛教室，姿勢指導，運動療法，家庭訓練

的療法（palliative modalities）は急性期で痛みが強い症状に用い，準備的療法（preparatory modalities）は亜急性期，やや遅い時期に行い，引き続いて関節の矯正的療法（corrective procedure）を用いる．最後に治療効果を持続させるための維持的治療（supportive treatment）を行う[15]．表 3-13 に示した分類と治療例はあくまでも便宜的なもので，例えば温熱は緩和的に用いることもあれば，徒手的矯正を行う前の準備的療法として用いることもある[15]．すなわち，治療を行う際には用いる療法や手技の目的と効果を考慮し，再評価する必要がある．

3. 鑑別的評価と治療手技の選択

実際の治療では治療者が対象者に対して治療手技を実施するだけでなく，対象者自身も問題点を理解し，自ら治療を進めていくことまでを含む総括的な，いわゆるマネージメントのプログラムをつくる必要がある．評価・治療およびマネージメントの過程の中で治療者が行わなければならないのは，対象者の機能異常について鑑別的評価を行い，効果があるだけでなく効率のよいマネージメントプランをつくり，実施することである．例えば，対象者の訴える可動域制限と痛みの評価と治療を考えてみる．この場合，原因となっている組織には関節，筋，神経，軟部組織など多くのものが考えられる．そして，その損傷組織と損傷の原因も一次的原因，二次的原因（関連因子），病相など，さまざまな因子がある．さらに，決して一つの組織の損傷とは限らない．治療者は体のどの系統・組織の機能異常なのかを判断し，治療者の対処できる治療手技が適用かどうかを判断しなければならない．同時に，不適用や禁忌事項の鑑別も重要である．たとえ症状が神経筋骨格系の機能異常を呈していても，その原疾患が，糖尿病や内分泌系疾患（下垂体腺腫による成長ホルモンの異常分泌など）のこともある．この時，治療手技はあくまでも対症療法にしかなりえない．

治療者は治療後，対象者の症状が一時的に改善しても，数時間後あるいは数日以内に症状が元に戻り，数回治療をしても機能異常の改善がみられない時は，いつまでもその治療手技を続けてはならない．その時点でプログラムが誤っているのか，それとも治療手技が適用とならない未知の病理学的所見があるのかを判断しなければならない．治療手技が適用とならない内科的疾患や重篤な病理学的所見，あるいは心理的な問題の可能性が少しでも考えられる時は，直ちに医師に報告しなければならない．

次章以降で取り上げる徒手的理学療法の手技は，主に神経筋骨格系の機能異常に適用となるものである．しかし，これらの機能異常は全身の機能，すなわち呼吸・循環器系，消化器系，内分泌系，

免疫系にまで影響を及ぼす．したがって，適用を判断し，もっている治療手技を適切に実施することで，対象者の自然治癒力を高め，結果として悩んでいる多くの人々を救うために役立たせることができる．

III 徒手的理学療法で評価・治療を行う時の注意点

　徒手的理学療法を行う場合の基本的な評価・治療手技を次章以降に示す．治療手技では関節モビライゼーションとそれに関連した軟部組織モビライゼーションのうち横断的摩擦マッサージと機能的マッサージを示す．

　ここで紹介する手技は主に関節の機能異常によって可動域が低下した場合や，筋や筋膜，腱，靱帯，皮膚と皮下組織などの軟部組織の機能異常に対する方法の一部である．すなわち，治療手技の適用は軟部組織損傷の亜急性期以降で，関節の可動域制限，筋の短縮や可動性低下，筋・筋膜性のトリガーポイントなどによって生じるさまざまな体性機能異常や慢性疼痛などである．

　各評価・治療手技には対象者の体位，治療者の立つ位置や手の当て方，手技と適用を次のような項目で示した．

- ・対　象　者：対象者が評価・治療される時の姿勢である．
- ・治　療　者：治療者の立つ位置，手の使い方を示す．治療者の位置が治療部位と同じ側にいる時は同側，反対側にいる時は対側と表す．治療者の左右の手が対象者の頭側と尾側になる時は頭側手・尾側手と表記する．同様に，対象者の内側と外側に位置する時は外側手・内側手，腹側（前方）と背側（後方）に位置する時は腹側手（前方手）・背側手（後方手）とする．手の位置関係よりも用い方を表現する必要がある時には，モビライゼーションを実施（授動）する手を授動手，固定する手を固定手と表す．
- ・手　　　技：固定の仕方，授動する方向などをできるだけ記載する．しかし，実際に体験しないとわからないので，講習会などの中で体験してほしい．
- ・適　　　用：治療手技がどのような生理学的運動制限（骨運動学での運動）に対して適用となるかを示す．

　椎骨間の他動運動検査（PIVM：passive intervertebral motion），脊柱や四肢のモビライゼーション（授動）を行う時の手の使い方について原則を以下に示す．

①授動の際は皮膚を引っ張らないように，まず動かす方向と反対側に皮膚を寄せる．
②皮下組織の緩みをとり，深部の骨を感じる．そして，一つの手技が終了するまで緩みをとった状態を保つために圧迫を維持している．
③手で骨の硬さを感じたら関節の動きを評価する．評価では関節包の緩みがとれる範囲でどのくらい可動性があるかを手で感じる．決して伸張力を加えない．
④問診や自動運動による評価の結果，痛みが問題となっている場合は，特に注意をする．この時，痛みが運動を制限しているか，組織の抵抗感が運動を制限しているかを感じる．

　徒手的理学療法を行う治療者は，自身の手の扱いに十分注意する必要がある．例えば，休日に野外でのレクリエーションなどを楽しむ時，素手で行い，傷をつくったりするとその部分が瘢痕化し，

手の感覚が鈍くなる．洗剤や塗料などを扱い，手が荒れたり角質層が厚くなったりしても同様に感覚が鈍くなるし，対象者に不快感を与える．文字どおり手を当てて対象者に安心感を与え，リラックスしてもらって評価・治療（手当て）するので，自らの手のケアには気を使うことも専門職として重要なことである．実際に評価・治療する際は，大きな指輪やアクセサリー類は外す．また，汗ばんだ手や冬季に冷たい手を当てたりすることのないように配慮する．

●文　献●

1) Paris SV, et al：Foundations of Clinical Orthopaedics. Physical Therapy University of St. Augustine for Health Sciences, Florida, 1997
2) Mulligan BR：Manual Therapy "NAGS", "SNAGS", "MWMS" etc 5th ed. Plane View Services Ltd, New Zealand, 2004
3) Maitland GD：Vertebral Manipulation 5th ed. Butterworth, London, 1986
4) Maitland GD：Peripheral Manipulation 3rd ed. Butterworth-Heinemann Ltd, Oxford, 1993
5) Kaltenborn FM：Manual Mobilization of the Joints-The Kaltenborn Method of Joint Examination and Treatment, Volume II The Spine 4th ed. Norlis, Norway, 2005
6) Kaltenborn FM：Manual Mobilization of the Joints-Joint Examination and Basic Treatment, Vol I The Extremities 6th ed. Norlis, Norway, 2006
7) Saunders HD：Evaluation, Treatment and Prevention of Musculoskeletal Disorders Minneapolis. Park-Nicollet Medical Center, Minnesota, 1985
8) Cyriax J：Textbook of Orthopaedic Medicine, Vol 1, Diagnosis of Soft Tissue Lesions 8th ed. England Bailliere Tindall, London, 1984
9) Cyriax J, et al：Illustrated Manual of Orthopaedic Medicine. Butterworths, London, 1989
10) Muhlemann KVD, et al：Einfuhrung in Die Manuelle Therapie, Band II, Wirbelsause und Temporomandibulargelenk：Daniel Muhlemann und Fritz Zahnd, 1988
11) Butler D：Mobilization of the nervous system. Churchill Livingstone, Melbourne, 1991
12) Butler DS：Mobilization of the Nervous System, Initial Course, 1997/98 Programme 8th ed. Japan, 1998
13) Butler DS：The Sensitive Nervous System. Noigroup Publications, Australia, 2000
14) Jones MA：Clinical reasoning in physical therapy. 理学療法学　**25**：147-164，1998
15) Paris SV：Principles of Management. Payton OD（ed）：Manual of Physical Therapy. Churchill Livingstone, New York, 1988, pp329-339

第4章
脊柱の評価と治療

I 脊柱の機能解剖

1. 脊柱の構造と機能

　脊柱は前方が椎間板，後方が2つの椎間関節で連結し，その周囲を多くの靱帯が支えている．脊柱の筋は運動に関わるとともに脊柱の安定性を高めている．表層の筋は主に脊柱の運動に関与し，多裂筋や回旋筋などの深部筋は脊柱の安定性を高めるのに重要な役割を担う．特に腰部では，前方は腹横筋，後方は多裂筋，下方は骨盤底筋，上方は横隔膜が腰部の安定に重要である[1]．

　脊柱は椎間板と椎間関節により連結しているため，三次元空間の中であらゆる方向に運動可能である．椎間板は髄核と線維輪からなり，髄核は重量を支え，線維輪は斜めの線維が交互に重なって，圧迫・引っ張り・回旋方向の力に対応できる構造になっている（図4-1）．さらに，椎骨の形状と椎間関節の関節面の方向が部位により異なっているため（図4-2, 4-3）[2,3]，脊柱の機能や運動に影響を与えている．

　脊柱は，ヒトが重い頭部を支え直立して活動する時に支持性を保つための重要な役割を担っている．脊柱には頸椎前弯，胸椎後弯，腰椎前弯と3つの弯曲があり，そのために垂直方向の強度がまっすぐな脊柱に比べて10倍（弯曲数$^2+1=3^2+1=10$）あると報告されている（図4-4）[4]．したがって，姿勢の変化によってこれらの弯曲が減少すれば，脊柱の強度は低下する．一方，弯曲が強くなりすぎても機能障害や痛みの原因となる．

　脊柱の下部である仙椎は成人では仙骨となり，腰部と連結している．腰椎前弯の結果として腰仙部は前傾し，常に剪断力にさらされる．その結果，若年者では腰椎分離すべり症の，そして成人では椎間板ヘルニアの好発部位となる．仙骨は左右の寛骨とともに骨盤帯（pelvic girdle）を形成し，寛骨は後方では左右の仙腸関節で，前方では恥骨結合により連結している．骨盤帯の機能は腰椎-骨盤-股関節と密接に関係している[5]．

1）環椎後頭関節（occipitoatlantal joint；O/A, O/C1）

a．関節の種類

　　滑膜性関節，卵形関節．

b．関節面の形状と方向

　・後頭骨後頭顆：凸，尾側を向く．
　・環椎上関節窩：凹，頭側を向く．

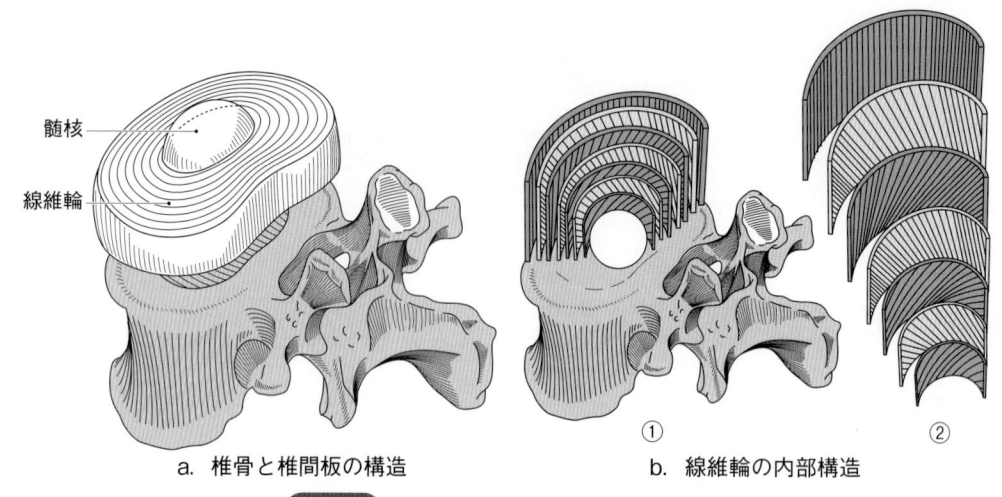

a. 椎骨と椎間板の構造　　　　b. 線維輪の内部構造

図 4-1 椎骨と椎間板（文献 4 より引用）

①線維輪最外層の線維は垂直方向で，次の層からは斜め方向の線維が交叉している．②交叉している線維の方向は，外側は垂直に近く内側ほど傾斜が強くなる

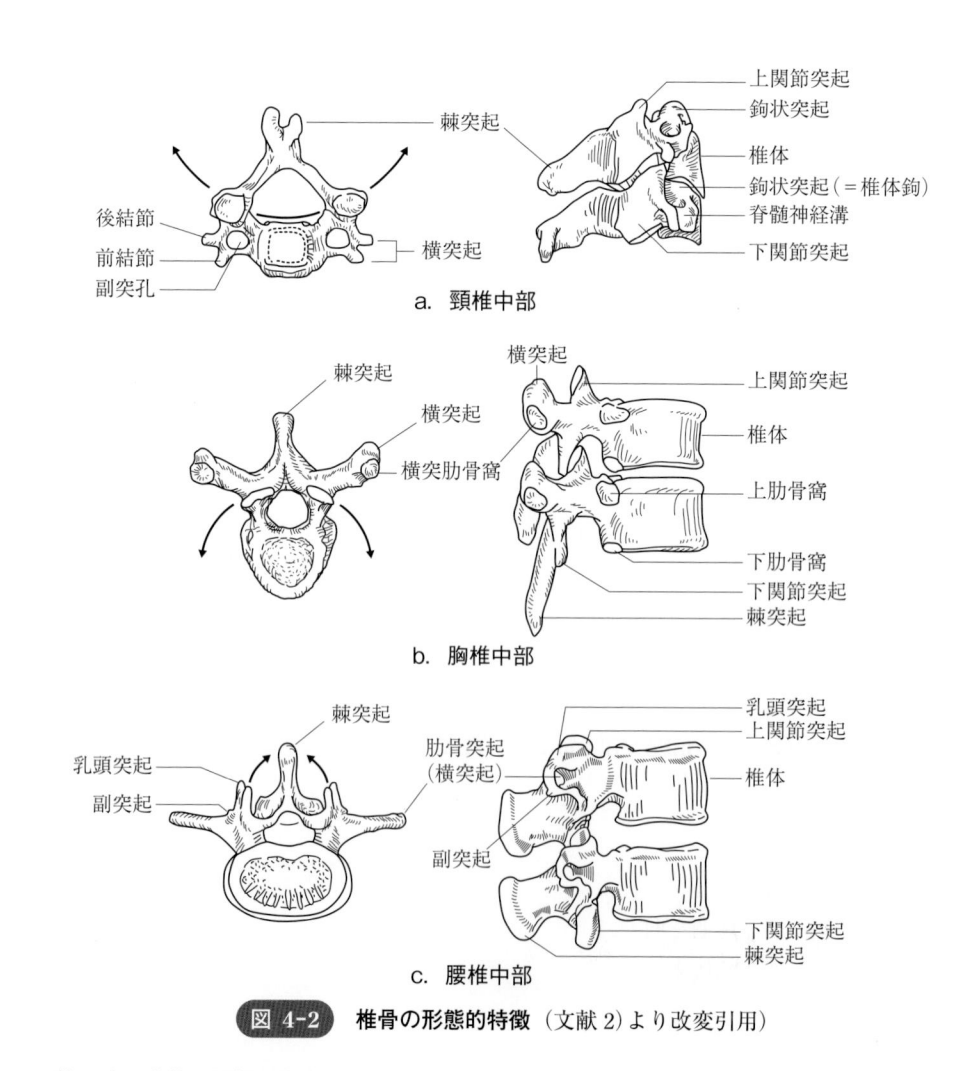

a. 頸椎中部

b. 胸椎中部

c. 腰椎中部

図 4-2 椎骨の形態的特徴（文献 2 より改変引用）

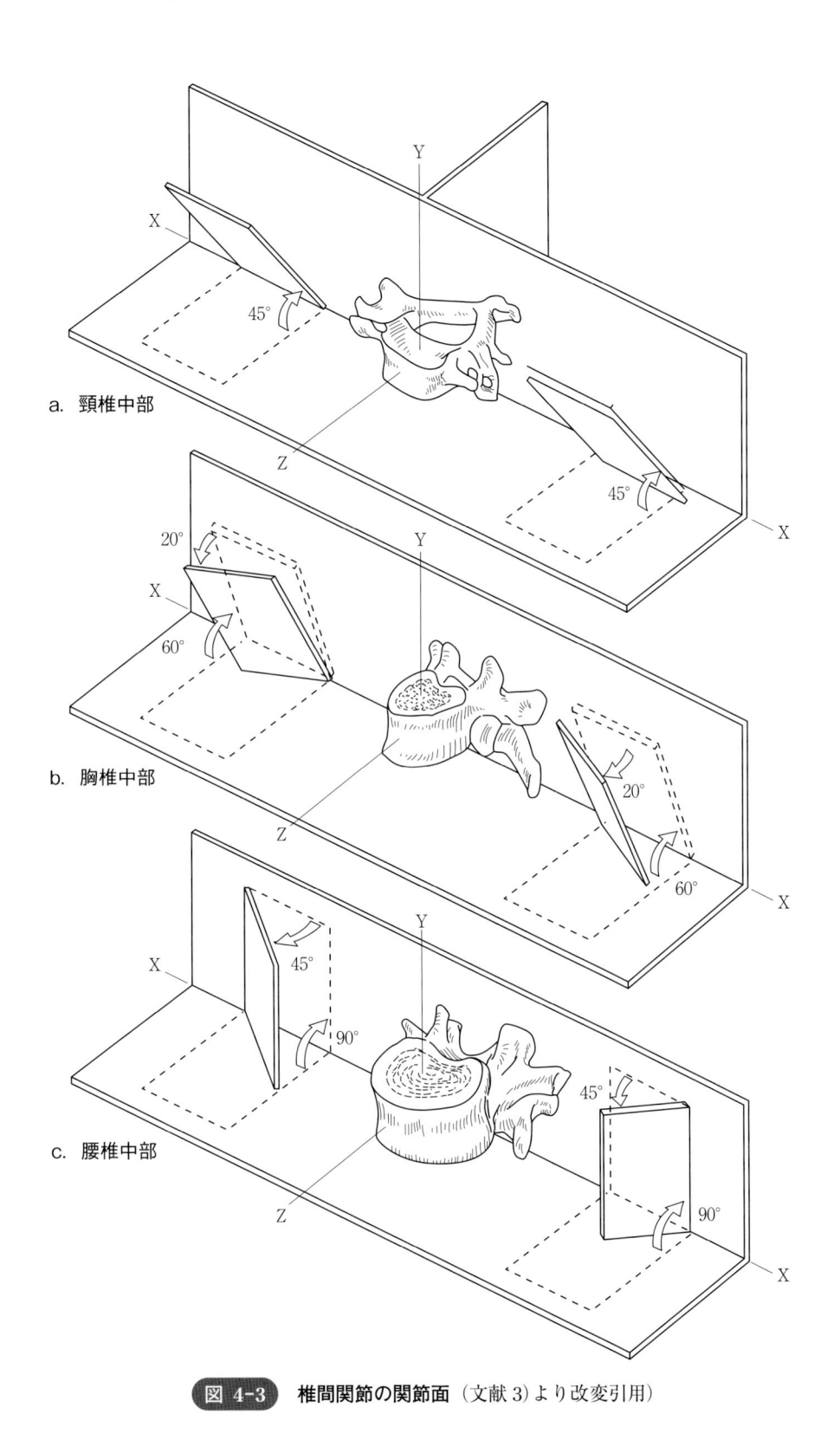

図 4-3　椎間関節の関節面（文献3）より改変引用）

I　脊柱の機能解剖

2）環軸関節（atlantoaxial joint；A/A, C1/2）

a．関節の種類
- 外側環軸関節：滑膜性関節，卵形関節．
- 正中環軸関節：滑膜性関節，車軸関節．

b．関節面の形状と方向
- 外側環軸関節：環椎下関節窩―凸または凹，尾内側を向く．
  軸椎上関節面―凸，頭外側を向く．
- 正中環軸関節：環椎歯突起窩―凹，後方（背側）を向く．
  軸椎前関節面―凸，前方（腹側）を向く．

c．**骨運動学と関節運動学：自由度 3**[*1]
- 屈曲：環椎下関節窩―軸椎関節面上を前方へ転がる．
  正中環軸関節―列隙上方が開く．
- 伸展：環椎下関節窩―軸椎関節面上を後方へ転がる．
  正中環軸関節―列隙下方が開く．
- 側屈：外側環軸関節，正中環軸関節ともにごくわずかな運動しか起こらない．
- 回旋：正中環軸関節―環椎歯突起窩が歯突起の周囲を同側に軸回旋する．
  外側環軸関節―環椎下関節窩が同側は後方滑走，対側は前方滑走する．

d．緩みの肢位
報告なし．

e．締まりの肢位
報告なし．

f．関節包パターンによる制限
回旋とともに制限．

3）下部頸椎椎間関節（C2/3〜T1/2）[*2]

a．関節の種類
滑膜性関節，卵形関節（平面関節）．

b．関節面の形状と方向
- 上位頸椎下関節面：凸，尾・腹・（外）側を向く．
- 下位頸椎上関節面：凹，頭・背・（内）側を向く．

c．靱　帯
前縦靱帯（anterior longitudinal ligament），後縦靱帯（posterior longitudinal ligament），棘上靱帯（supraspinous ligament），棘間靱帯（interspinous ligament），黄色靱帯（ligamentum flavum），横突

[*2] 上部胸椎（T1，T2）は下部頸椎と形状が類似していて頸椎の運動（屈曲・伸展，側屈，回旋）に関与するので関節運動学上 T2 までを下部頸椎と同様に扱うことがある．

間靱帯（intertransverse ligament）．

d．骨運動学と関節運動学：自由度 3[*1]
- 屈曲：上位頸椎下関節面—下位頸椎上関節面上を頭腹側（上前方）へ滑走する．
- 伸展：上位頸椎下関節面—下位頸椎上関節面上を尾背側（下後方）へ滑走する．
- 側屈：対側上位頸椎下関節面—下位頸椎上関節面上を頭腹側（上前方）へ滑走する．
  　　同側上位頸椎下関節面—下位頸椎上関節面上を尾背側（下後方）へ滑走する．
- 回旋：対側上位頸椎下関節面—下位頸椎上関節面上を頭腹側（上前方）へ滑走する．
  　　同側上位頸椎下関節面—下位頸椎上関節面上を尾背側（下後方）へ滑走する．

C2/3〜T1/2 では，側屈と回旋の関節包内運動はまったく同じ運動が起こっている．

e．緩みの肢位
軽度屈曲．

f．締まりの肢位
完全伸展．

g．関節包パターンによる制限
側屈＝回旋＞伸展．

4）胸椎椎間関節

a．関節の種類
滑膜性関節，卵形関節（平面関節）．

b．関節面の形状と方向
- 上位胸椎下関節面：凸，腹・尾・内側を向く．
- 下位胸椎上関節面：凹，背・頭・外側を向く．

c．靱　帯
前縦靱帯（anterior longitudinal ligament），後縦靱帯（posterior longitudinal ligament），棘上靱帯（supraspinous ligament），棘間靱帯（interspinous ligament），黄色靱帯（ligamentum flavum），横突間靱帯（intertransverse ligament）．

d．骨運動学と関節運動学：自由度 3[*1]
- 屈曲：上位胸椎下関節面—下位胸椎上関節面上を頭腹側へ滑走する．
- 伸展：上位胸椎下関節面—下位胸椎上関節面上を尾背側へ滑走する．
- 中間位での側屈・回旋：上位胸椎の対側下関節面—下位胸椎の対側上関節面上を頭腹側へ滑走する．

e．緩みの肢位
屈曲・伸展中間位．

f．締まりの肢位
完全伸展．

g．関節包パターンによる制限
側屈＝回旋＞伸展．

5）腰椎椎間関節

a．関節の種類
滑膜性関節，卵形関節（平面関節）．

b．関節面の形状と方向
- 上位腰椎下関節面（L4 まで）：凹，腹・外側を向く．
- 下位腰椎上関節面（L4 まで）：凸，背・内側を向く．
- L5 下関節面：凹，腹側を向く．
- S1 上関節面：凸，背側を向く．

c．靱帯
前縦靱帯（anterior longitudinal ligament），後縦靱帯（posterior longitudinal ligament），棘上靱帯（supraspinous ligament），棘間靱帯（interspinous ligament），黄色靱帯（ligamentum flavum），横突間靱帯（intertransverse ligament）．

d．骨運動学と関節運動学：自由度 3[*1]
- 屈曲：上位腰椎下関節面―下位腰椎上関節面上を頭側へ滑走する．
- 伸展：上位腰椎下関節面―下位腰椎上関節面上を尾側へ滑走する．
- 側屈：上位腰椎の対側下関節面―下位腰椎の対側上関節面上を頭側へ滑走する．
- 回旋：上位腰椎の同側下関節面―下位腰椎の同側上関節面上で離開する．
  上位腰椎の対側下関節面―下位腰椎の対側上関節面上で圧迫する．

e．緩みの肢位
屈曲・伸展中間位．

f．締まりの肢位
完全伸展．

g．関節包パターンによる制限
側屈＝回旋＞伸展．

6）仙腸関節（SIJ：sacroiliac joint）

a．関節の種類
一部滑膜性関節，卵形関節（平面関節）；一部靱帯結合．

b．関節面の形状と方向
- 仙骨耳状面：凹，背・頭側を向く．
- 腸骨耳状面：凸，腹・尾側を向く．

c．靱帯
後仙腸靱帯（posterior sacroiliac ligament），前仙腸靱帯（anterior sacroiliac ligament），腸腰靱帯（iliolumbar ligament），仙棘靱帯（sacrospinous ligament），仙結節靱帯（sacrotuberous ligament）．

d．骨運動学と関節運動学[*1]

i）腸骨：自由度 1
- 前傾（anterior tilt）．

・後傾（posterior tilt）．
ⅱ）仙骨：自由度3
・おじぎ運動〔nutation；屈曲（flexion）〕．
・反おじぎ運動〔counternutation；伸展（extension）〕．
・側屈．
・回旋．

関節運動学についての報告はない．

e．緩みの肢位

報告なし．

f．締まりの肢位

報告なし．

g．関節包パターンによる制限

関節にストレスが加わると痛みが生じる．

7）恥骨結合（pubic symphysis）

a．関節の種類

線維軟骨結合．

b．関節面の形状と方向

・恥骨結合面：凹凸不正，互いに内側を向く．

c．靱　帯

・恥骨弓靱帯（pubic arcuate ligament），上恥骨靱帯（superior pubic ligament）．

d．骨運動学と関節運動学[*1]

通常は互いに平面運動をすることはない[6]．仙腸関節における腸骨の運動に合わせて離開および圧迫が生じる．

e．緩みの肢位

報告なし．

f．締まりの肢位

報告なし．

g．関節包パターンによる制限

関節にストレスが加わると痛みが生じる．

2．脊柱と骨盤における運動の特性

1）脊柱の屈曲と伸展（前屈と後屈）

a．屈曲（前屈）

ⅰ）上部頸椎（後頭下；O/C1/2）

・後頭骨は環椎上関節窩上を前方へ転がる．

- 環椎は後頭骨の下を前方に滑る．
- 環椎は軸椎上を前方へ滑る．

ⅱ）下部頸椎（C2/3～C7/T1）
- 上位頸椎は下位頸椎上を上前方へ滑る．
- この運動が起こる理由は，①椎間関節面は上前方へ傾斜している，②外側の椎体間の連結（ルシュカの関節）がある，③椎間円板がある．
- 脊柱管は長くなる．
- 脊柱管は狭くなるが，体積は一定のままである．

ⅲ）胸　椎
- 椎間関節面は傾斜が急になり，肋骨の運動も関与する．
- 椎間関節では上方に滑り，肋骨は長軸上を回転する．

ⅳ）腰　椎
- 椎間関節面は上方に滑り，特に下部腰椎ではいくぶん前方へも滑る．

b．伸展（後屈）

ⅰ）上部頸椎
- 後頭骨が環椎上関節窩上を後方へ転がる．
- 環椎は後頭骨の下で後方へ滑る．
- 環椎は軸椎上を後方へ滑る．

ⅱ）下部頸椎
- 椎間関節は尾側の椎間関節面上を下後方へ滑る．
- 尾側の椎間関節面は上位（頭側）の椎骨椎弓に当たり，頭側の椎骨はこの接触によって後方へ滑る．
- 結果として椎間関節の上部は開く．
- 脊柱管は狭く，かつ短くなる．
- 完全伸展の時には椎間円板と黄色靱帯は脊柱管中へ膨隆する．

ⅲ）胸　椎
- 椎間関節は下方へ滑る．
- 肋骨は回旋する．

ⅳ）腰　椎
- 椎間関節は下方へ滑る．
- 椎間関節は椎弓上に当たり支点となる．
- 椎間関節の頭側は開く．

2）脊柱の側屈と回旋

可動域の中のわずかな運動を除いて，回旋を伴わない側屈は起こりえない．同様に側屈を伴わない回旋も起こりえない．すなわち，これらを対運動（coupled）または組み合わせ運動（combined）という．

a．組み合わせ運動の法則（rules of combined motion）
ⅰ）側屈の法則（side bending rules）
①腰椎・胸椎
・機能的（functional）：側屈と同側の回旋が起こる．すなわち椎間関節の滑りは，凹側（側屈側）では下後方，凸側（対側）では上前方に起こる．
・非機能的（non-functional）：側屈と回旋が反対方向に起こる（側弯の姿勢を観察すること）．
②上部頸椎（後頭下）
・非機能的（non-functional）：側屈は反対側の回旋を伴う．
③下部頸椎
・機能的（functional）：側屈は同側の回旋を起こす．
・非機能的（non-functional）：側屈は同側の回旋を起こす．

機能的肢位か非機能的肢位かを決定するのは頭の位置であり，非機能的の場合，頭は反対側に回旋する．

ⅱ）回旋の法則（rotation rules）
おおいに努力しなければ，回旋は常に機能的にしか起こらない．
①腰椎・胸椎
・回旋は反対方向の側屈を起こす．
②下部頸椎
・回旋は常に同側の側屈を起こす．
③上部頸椎（後頭下）
・回旋は反対側の側屈を引き起こす．

3）頭部・頸部の複合運動

a．上部頸椎と下部頸椎の運動

　頸部の運動を評価・治療する場合，環椎後頭関節（O/C1），環軸関節（C1/2）からなる上部頸椎と第2/3頸椎（C2/3）以下の下部頸椎に分けてみる必要がある[4]．上部頸椎の運動は頭部の運動ということもあり，屈曲・伸展，左右側屈，左右回旋がある．屈曲は顎先を引く（うなずく）運動で，伸展は顎先を突き出す運動である．側屈は大部分 O/C1 で起こり，C1/2 ではごくわずかである．一方，回旋は O/C1 ではごくわずかで，大部分は C1/2 で起こり，ここでの可動域は頸椎全体の約半分を占める．下部頸椎での屈曲・伸展，側屈，回旋の可動域は分節により異なるので，評価・治療では各分節の可動域を把握しておく必要がある（表 4-1，4-2）[4,7〜9]．

b．運動面上の運動と関節包内運動

　C2/3 以下の椎間関節関節面は，前額面に対して前上方に傾斜している．その傾斜角は中位の頸椎で約 45°[4]，上位の頸椎ではそれよりやや小さく，下位では大きくなる．下部頸椎での椎間関節の関節包内運動は，屈曲時は上位頸椎の下関節突起関節面（以下，上位関節面）が下位頸椎の上関節突起関節面に対して前上方へ滑る．伸展時は上位関節面が逆に下後方へ滑る．側屈と回旋では同側の上位関節面は下後方に滑り，対側の上位関節面は前上方に滑る．すなわち，側屈と回旋における椎

表 4-1 頸部の可動域（文献 1～5 より作成）

部　位	可動域			
	屈　曲	伸　展	側　屈	回　旋
上部頸椎	10～15°[1～5]	25°[1～5]	8～10°[5]，15°[3]	50°[3]
下部頸椎	35～45°[2]	24～30°[2]	49°[5]	
頸椎全体	45～55°[2]，最大 80～90°[3]	70°[3]	20～45°[3]	70～90°[3]

表 4-2 頸椎と上部胸椎の分節レベルの可動域（文献 3 より作成）

分　節	可動域		
	屈曲・伸展	側　屈	回　旋
O/C1	4～33°	4～14°	微　少
C1/2	2～21°	微　少	22～58°
C2/3	5～23°	11～20°	6～28°
C3/4	7～38°	9～15°	10～28°
C4/5	8～39°	0～16°	10～26°
C5/6	4～34°	0～16°	8～34°
C6/7	1～29°	0～17°	6～15°
C7/T1	4～17°	0～17°	5～13°
T1/2	3～5°	6°	14°

間関節での関節包内運動は可動域に多少の違いはあるものの，まったく同じ方向への滑り運動が生じている．したがって，対象者にただ頸部を側屈するように指示すると，自然に同側の回旋を伴い，逆に回旋を指示すると側屈を伴う．

　前額面上で頸部全体の側屈を行う場合，下部頸椎の運動では必ず同側の回旋が伴うので，上部頸椎が反対側に回旋している（図 4-5）[10]．同様に水平面上で回旋する場合，下部頸椎では同側の側屈が起こっているので，上部頸椎では反対側への側屈が起こっている（図 4-6）[10]．また，回旋側の後頭下筋群が短縮して反対側への上部頸椎の側屈が不十分だと，回旋の最終域で回旋側の目の高さが低く（同側へ側屈したままに）なる．

4）脊柱運動の特徴

a．正常な運動の特徴

・速度にかかわらずスムーズな運動ができる．

・拮抗筋が適切に弛緩する．

・全可動域の運動が可能である（体型による）．

・痛みがない．

・筋は正常に伸張される．

・他動的可動域は自動的可動域より大きい．

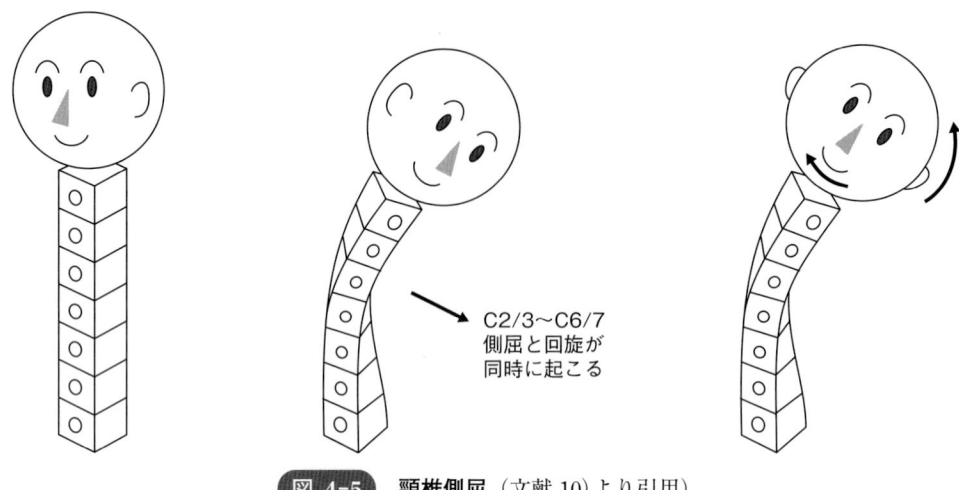

図 4-5 頸椎側屈（文献 10）より引用

顔が前面を向いたまま側屈するには O/C1 の反対側への側屈と O/C1 と C1/2 の反対側への回旋が必要

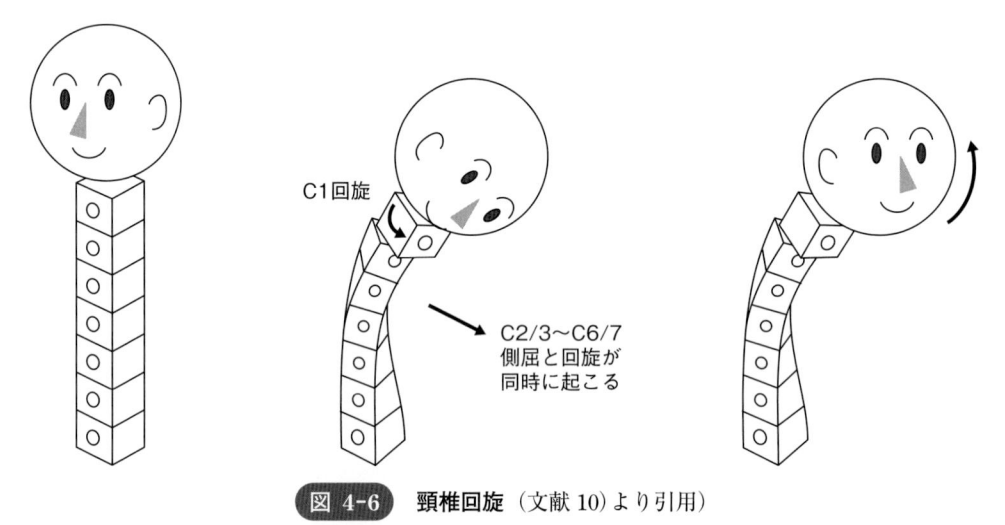

図 4-6 頸椎回旋（文献 10）より引用

顔が側面を向くためには頭部（O/C1）の反対側への側屈が必要

b．異常な運動の特徴

・可動域制限がある．
・動かすのをいやがる．
・運動中あるいは最終可動域で痛みがある．
・有痛弧がある．
・代償的（compensatory）あるいはごまかし（trick）運動がある．
・不安定性の徴候がある．

5）骨盤帯の運動

骨盤帯の運動を考える場合，常に腰椎・骨盤・股関節複合体の関連を考える（図 4-7）．腰椎・骨

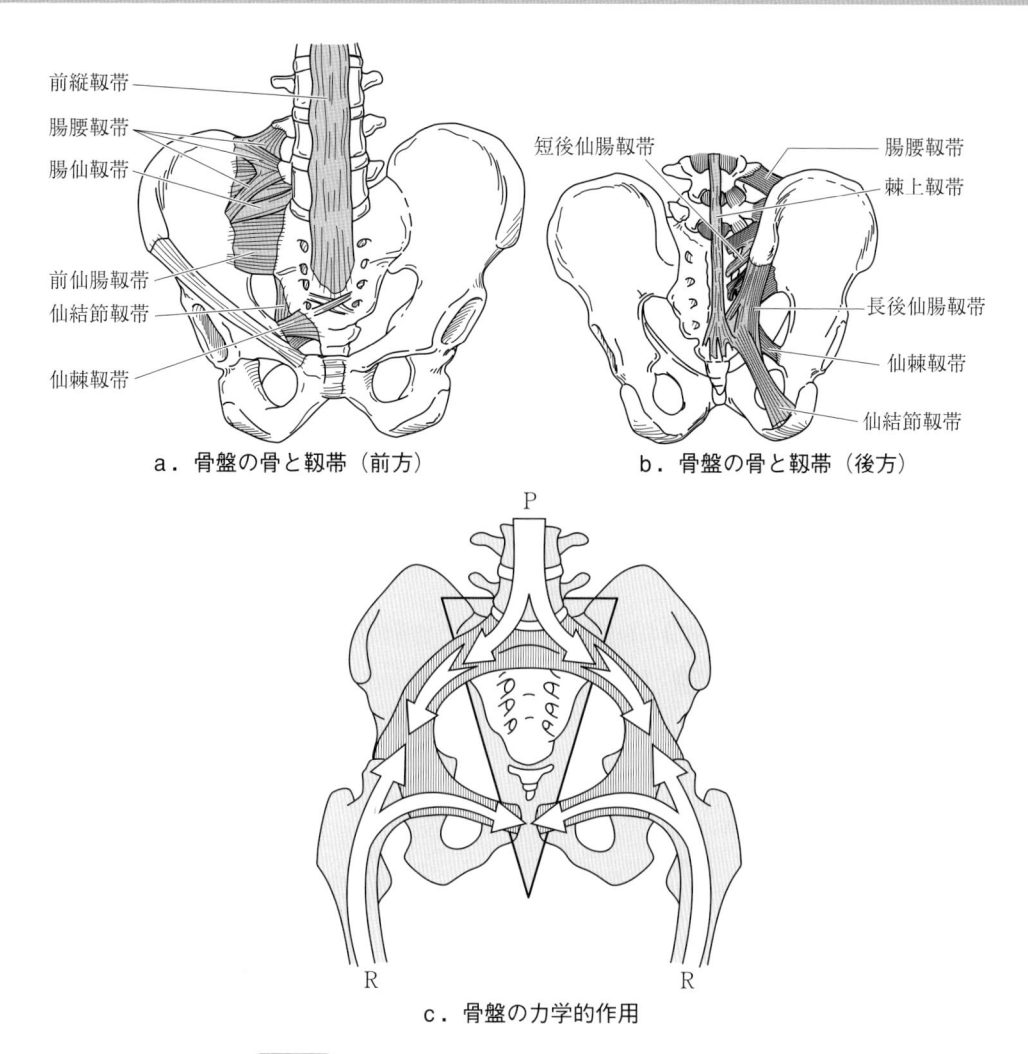

図 4-7　骨盤の構造と機能（文献 4, 8）より改変引用）
P：第 5 腰椎に加わる体重は仙骨の左右に等しく分散し，腸骨・坐骨を介して寛骨臼で支持される
R：床からの反力は大腿骨頸部・骨頭を介して寛骨臼で支持され，腸骨・坐骨そして恥骨へ伝わる

盤・股関節複合体の運動は，第 4 腰椎・第 5 腰椎・第 1 仙椎間の椎間関節（左右 4 つの滑膜性関節），仙腸関節（2 つの滑膜性関節），股関節（2 つの滑膜性関節），そして恥骨結合（1 つの線維軟骨結合）が一つの機械的単位（mechanical unit）となって行われる[5]．仙骨は腰椎の運動と関連し，寛骨は股関節の運動と関連する[5]．したがって，下肢長差や複合体のどこかの部分に機能異常があると，それぞれ機械的ストレスの影響を受けて，使いすぎによる症状を呈する[5]．

a．仙骨と腸骨の運動

仙骨と腸骨の運動をみる場合，腸骨に対する仙骨の運動と仙骨に対する腸骨の運動を考えることがある（図 4-8）．

ⅰ）腸骨に対する仙骨の運動

腸骨に対する仙骨の運動は，腰椎の運動に伴って仙骨が運動する時のように，相対的に停止している腸骨に対して仙骨の運動が起こる．腰椎屈曲に伴って仙骨はおじぎ運動し，伸展に伴って反お

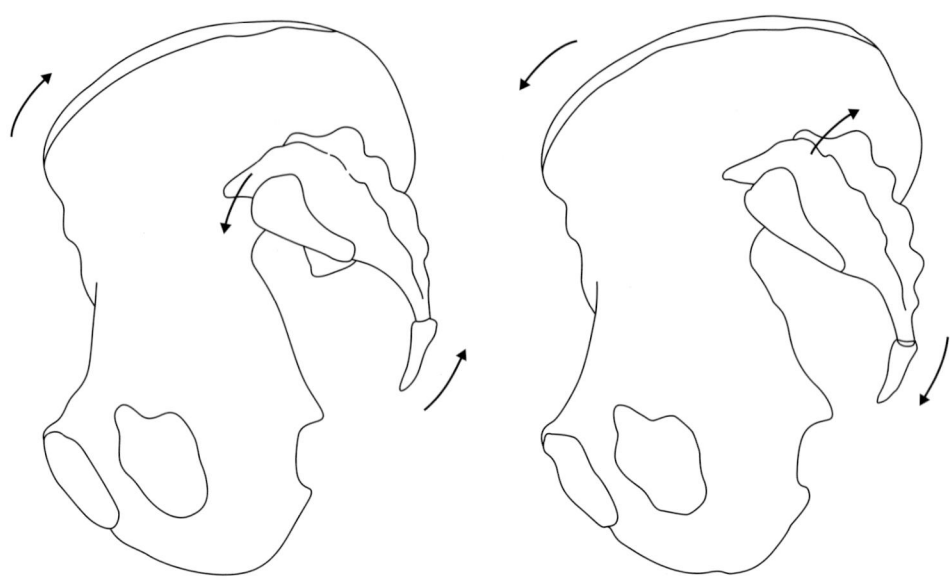

a．仙骨のおじぎ運動（寛骨の後傾）　　b．仙骨の反おじぎ運動（寛骨の前傾）

図 4-8　仙骨と腸骨の運動（文献 5）より引用）

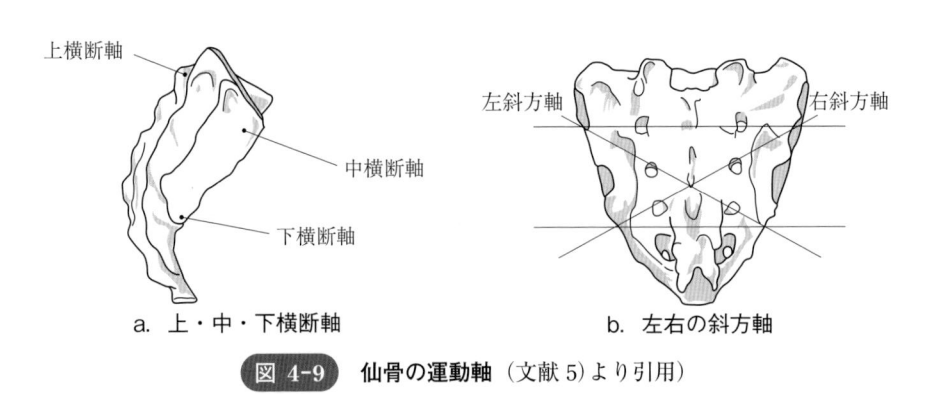

a．上・中・下横断軸　　b．左右の斜方軸

図 4-9　仙骨の運動軸（文献 5）より引用）

じぎ運動する．

　ⅱ）仙骨に対する腸骨の運動

　仙骨に対する腸骨の運動は，下肢の運動に伴って腸骨が運動する時のように，相対的に停止している仙骨に対して腸骨の運動が起こる．股関節の屈曲に伴って腸骨は後傾（後捻）し，股関節の伸展に伴って腸骨は前傾（前捻）する．

　b．仙骨の運動軸

　仙骨運動には3つの横断軸（transverse axis）と2つの斜方軸（oblique axis）がある（図4-9）．

　ⅰ）上横断軸（superior transverse axis）

　第2仙椎の高位を通る軸で呼吸軸（respiratory axis）ともいわれる．仙骨は吸気とともに反おじぎ運動し，呼気とともにおじぎ運動する[5]．

　ⅱ）中横断軸（middle transverse axis）

　第2仙椎椎体を通る軸で仙骨の通常のおじぎ運動，反おじぎ運動が起こる[5]．

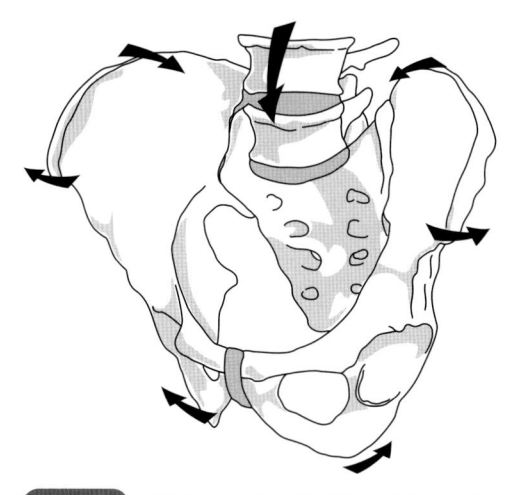

図 4-10 脊柱屈曲時の骨盤帯の骨運動（文献 5）より引用）

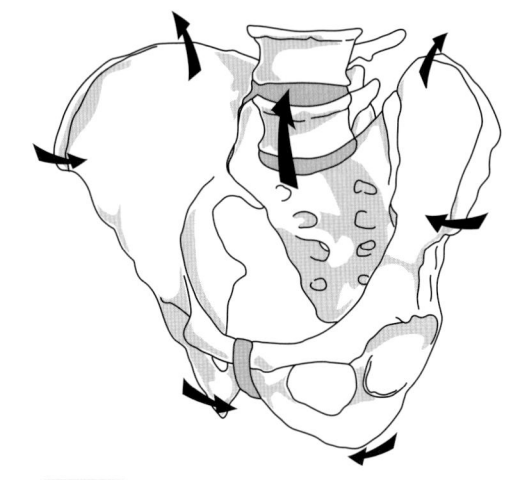

図 4-11 脊柱伸展時の骨盤帯の骨運動（文献 5）より引用）

ⅲ）下横断軸（inferior transverse axis）

仙腸関節関節面の下縁を通る軸で腸骨の通常の運動，すなわち前傾，後傾が起こる[5]．

ⅳ）左右の斜方軸（oblique axis）

仙腸関節関節面の上縁と対側の下外側角（inferior lateral angle）を斜めに結んだ軸である．腸骨が仙骨に対して下横断軸で運動すると，恥骨の回旋と対側の斜方軸を中心とした仙骨の運動も伴って起こる[5]．

c．仙腸関節の骨運動学と関節運動学

寛骨の前傾・後傾による回旋運動（骨運動学）に伴い，寛骨は 6〜8 mm 並進運動（関節運動学）するといわれるが，0.5〜1.6 mm しか並進運動は起こらないという議論もある[5]．

d．脊柱の運動に伴う骨盤の骨運動

ⅰ）脊柱屈曲

脊柱が屈曲すると仙骨岬角は腹側に，仙骨尖は背側に動き，その結果，骨盤入り口（pelvic inlet）の前後径は減少する[5]．同時に腸骨の運動が起こり，左右の腸骨稜と上後腸骨棘（PSIS：posterior superior iliac spine）は接近し，それに対して左右の上前腸骨棘（ASIS：anterior superior iliac spine）と坐骨結節は離れる（図 4-10）[5]．また屈曲により腸腰靱帯，仙腸靱帯，仙結節靱帯などの緊張が増す[5]．

ⅱ）脊柱伸展

脊柱が伸展すると仙骨底は背側に，仙骨尖は腹側に動き，骨盤入り口の前後径は増加する[5]．同時に左右の腸骨稜と PSIS は離れ，ASIS と坐骨結節は接近する（図 4-11）[5]．また前仙腸靱帯など仙腸関節前面の靱帯は緊張が増し，関節後面の靱帯は相対的に弛緩する[5]．

e．恥骨結合

恥骨結合での運動は非常に制限されているが，仙腸関節での過度な運動により影響を受ける[5]．この連結には多くの力が加わるが，特に恥骨結合に停止する下肢の筋群の影響を受ける．女性では

妊娠，出産に伴い開き，出産後には位置異常を起こすことがある．

II 脊柱と骨盤の機能異常

慢性的な頸部痛，肩・肩甲帯痛や，腰痛，殿部・下肢痛の原因組織を考えると，①椎間板，②椎間関節と仙腸関節，③筋・筋膜，④神経組織，⑤血管，⑥骨などがあげられる．しかもこれらが単独に存在することは少なく，いくつかの原因が混在していることが多い．

1．椎間板の機能異常

椎間板の線維輪最外層部には神経支配があるので，椎間板の変性により髄核が膨隆（椎間板膨隆；protrusion）してこの部分を刺激すれば痛みが生じる．さらに，膨隆した髄核が椎間板後方の後縦靱帯や硬膜を刺激しても痛みが起こる．この場合，神経根や脊髄を圧迫していないのに末梢への症状が起こり得る[11]．頸椎では頸部痛だけでなく関連痛（referred pain）として肩甲骨，肩，上腕，さらに前腕や手に広がることもある[11]．腰椎では，腰痛，殿部痛，一側の下肢痛が生じる．この時の殿部痛，下肢痛も変性した椎間板後方の組織を支配している神経節への刺激から生じる関連痛である．しかし脊椎の場合，一つの高位の組織が上下の2ないし3髄節の神経から支配されているので，関連痛の出る部位が損傷している高位の皮膚節の領域とは限らない．

椎間板の変性が進行し，髄核が外層に向かって膨隆してきて線維輪の最外層だけがまだ覆っている状態が椎間板突出（prolapse）であり，線維輪を穿孔したものが椎間板脱出（extrusion），さらに髄核が脱出して分離した状態を椎間板分離脱出（sequestration）という[8,12]．突出した髄核が神経根を圧迫すれば，椎間板性の疼痛と神経症状が現れる[8]．椎間板脱出や分離脱出では椎間板性の疼痛がなくなり，神経根症状が主になると考えられる．神経根症状としては，神経根の支配領域の痛みと知覚異常，腱反射の減弱や消失，筋力低下が生じる．

2．関節の機能異常

1）椎間関節

椎間関節の機能異常には衝突（impingement），急性椎間関節閉鎖（acute facet block）[*3]，捻挫，亜脱臼，関節炎，関節症，低可動性（hypomobile）と過可動性（hypermobile）などがあり，これらの障害は関節包や周囲の靱帯を刺激して疼痛を引き起こす原因となる．さらにこれらの障害は，その部位の痛みだけでなく，関連痛や筋スパズムを引き起こす．

[*3]急性椎間関節閉鎖（acute facet lock）：関節ブロック（joint blockage）と呼ばれることもある．椎間関節の遊びが制限された状態である．原因には，滑膜ひだ（半月様ひだ；meniscoid）が挟まれたり，緊張が高くなったり拘縮を起こした筋組織，交感神経緊張症やγ系の亢進など神経系反射活動の変化，無防備な脊柱に対する異常なストレスなどがある．その結果，関節面の離開や滑りが制限され，一つの分節あるいはいくつかの分節の運動制限をきたす[11]．

2）仙腸関節

仙腸関節での機能異常には，過可動性と閉鎖（lock）による位置異常（positional fault）がある．位置異常には，腸骨の位置異常と仙骨の位置異常がある．腸骨の位置異常には一側の上方あるいは下方変位（up or down slip）[5]，腸骨前方捻転（forward torsion）と腸骨後方捻転（backward torsion）[13,14]，両側腸骨の外側への張り出し（out flare）と内側への張り出し（in flare）[5]がある．

3）恥骨結合

恥骨結合は，仙腸関節での過度な運動によって機能異常を起こすことがある[5]．結果的に一側の上方または下方変位や結合面の回旋変位（pivoting）が起こる[5,13]．

3．筋・筋膜の機能異常

筋・筋膜はそれ自体が損傷して疼痛の原因となったり，椎間関節や椎間板損傷など脊柱の組織の損傷により，その周囲の筋が筋スパズムを起こして，二次的疼痛の原因になることもある．筋スパズムにより，神経や血管の絞扼が起こり，それが新たな疼痛の原因となったり，それが持続することで痛みの悪循環を生じさせて，慢性疼痛へと移行したりする．脊柱では頸椎捻挫や腰椎捻挫の結果，筋スパズムが起こる．上部頸椎では，後頭下筋群の緊張により大後頭神経の絞扼症状として後頭部痛や片頭痛が起こったり，また後頭下筋群自体もトリガーポイントを形成し，項部痛や頭痛の原因となり得る．変形性頸椎症や腰椎症により可動性が減少した分節に近接する分節では相対的に過可動性となり，その周囲の筋に防御的なスパズムが生じてそれが慢性痛の原因となる．腰椎分離症やすべり症でも同様に不安定な分節周囲の傍脊柱筋は過度に活動し，筋性疼痛を引き起こす．このほか，頭部前方位，腰椎前弯の増強あるいは減少による姿勢異常によっても筋機能異常が起こり，慢性疼痛の原因となる．

4．神経組織の機能異常

脊柱の機能異常により神経根，神経幹，末梢神経が圧迫や絞扼されることで痛みが生じる．例えば，椎間板ヘルニアにより頸部や腰部の神経根症状が生じる．しかし，椎間板ヘルニアがあっても必ずしも神経根を圧迫しているとは限らないので，適切な評価をしなければならない．椎間板性疼痛による筋スパズムによって，胸郭出口や梨状筋部で末梢神経が絞扼されることもある．また，上肢痛や下肢痛の原因が椎間板や椎間関節，およびその周囲組織からの関連痛のこともあるので，神経ダイナミック検査などで鑑別評価をする必要がある．

5．血管の機能異常

脊柱に関連した血管の機能異常には，椎骨脳底動脈不全症や胸郭出口症候群，間欠性跛行などが代表的である．また，筋スパズムが長期にわたると筋への血液循環が悪くなり，筋不全の原因とな

表 4-3 椎骨動脈不全症の原因となる頸部の機能障害

① 鎖骨下動脈から椎骨動脈に分岐するところで異常があると頸の回旋により絞扼される
② 深部頸筋膜により頸回旋時に緊縮される
③ 頸椎の筋や横突起を通る過程で，変位したり，圧迫されたり，骨棘の突出で急に角度を変えたりするところで圧迫される

る．さらには，筋を貫通して周辺の皮下組織や皮膚に分布している小血管が絞扼されてこれらの組織の血液循環も悪くなる．その結果，筋や皮膚皮下組織の機能異常を引き起こし，慢性疼痛の原因となり得る．

椎骨脳底動脈は脊髄，髄膜，神経根，神経叢，頸椎の筋や関節，そして頭蓋内に入ると脳底部で延髄，小脳，基底核に分布している．そのためこの経路で血流が阻害されると，眼振，眼のかすみ，めまい，嘔気，蒼白，嚥下困難，瞳孔拡張，頸部痛などの症状が生じる[11]．この状態を椎骨動脈不全症といい，原因として内的障害である動脈硬化と外的障害である頸部の機能障害がある（**表 4-3**）．最も圧迫を受けやすい場所は C5～6 および C6～7 レベルである[11]．頸部の回旋や伸展，あるいは両者の組み合わせの運動で椎骨動脈は圧迫されるので，聞き取りの時に前述の症状の既往がある場合は，自動運動で回旋や伸展を注意深くしてもらい，少しでも所見が出たら，検査や治療でこれらの運動は行わないようにする．

胸郭出口症候群では，頸部と上肢へのさまざまな症状が存在するが，その原因は近位部での鎖骨下動脈と腕神経叢の圧迫である[11]．圧迫の原因となる機能障害には，頸肋，第 1 肋骨の亜脱臼や上方変位，前斜角筋の短縮，筋線維帯による圧迫，小胸筋の短縮，胸椎横突起の変位，姿勢の変化などがある[11]．

間欠性跛行の原因には，下肢の動脈硬化と脊柱管狭窄症がある．脊柱管狭窄症の場合，脊柱屈曲位で休むと改善するが，動脈硬化性の場合は脊柱の姿勢の影響はない．歩行すると下肢痛が出る場合，筋の短縮や攣縮による神経の絞扼症状の場合もあるので，神経ダイナミックテストなどの神経学的検査による鑑別が重要である．

6. 骨の機能異常

脊椎由来の慢性疼痛に関係する骨性の変化には，椎体の圧迫骨折による脊柱変形と変形性脊椎症がある．圧迫骨折や脊柱変形は，理学療法の直接的な治療対象とはならない．しかし，同程度の脊柱変形があっても痛みの程度はさまざまである．このことは疼痛の原因が脊柱変形そのものだけでなく，それにより影響を受ける神経や筋，その他の軟部組織によるものが多いと考えられる．したがって，疼痛の原因がどの組織にあるのかを見出して適切な部位に効率のよい理学療法をする必要がある．

III 頸椎と上部胸椎

1. 病態生理

　頸部や肩甲帯周囲，肩・上肢痛を引き起こす原因となる組織の病態生理を系統別に考えると，環椎後頭関節，環軸関節，椎間関節，鈎椎関節（ルシュカの関節）と椎間板による連結など広義の関節，神経根性，筋・筋膜，血管，骨など，さまざまな障害や外傷があげられる．しかも，頸部においてもこれらが単独に存在することは少なく，いくつかの原因が混在していることが多い．したがって，評価により機能異常の原因を見出し適切な理学療法と指導を行わなければならない．頸部・上部胸椎由来の頸背部痛，肩甲帯周囲・肩・上肢痛の特徴と理学療法を**表 4-4** にまとめる．

2. 機能障害と評価

1）病　歴

　頸部から上部胸椎に機能異常がある場合，頭痛や肩甲帯部，肩から上肢への痛みやしびれなどを訴えることが多い．これらの症状が互いに関連しているのか，独立した機能異常なのかを鑑別するためにも病歴や痛みに関する主観的評価を行う．

2）観　察

　対象者の姿勢を評価する際にはプライバシーを保護できる空間で，できるだけ衣類を脱いでもらって行う．そして以下の要領で姿勢を評価する．

　a．全体象
　　・体型．
　　・身体的な健康状態．
　　・皮膚，筋の状態．
　　・筋の過緊張：不安定性があるか．
　　・筋の肥大：不安定性があるためか，活動によるものなのか．
　　・脊椎の変位の有無：棘突起の位置がずれていないか．

　b．側方から前弯・後弯の検査
　　・頭位：前方に出ていないか．
　　・頸椎前弯．
　　・上部胸椎後弯．
　　・肩・肩甲帯の形状：なで肩かどうか．
　　・胸椎後弯．
　　・腰椎前弯．
　　・腹部の大きさ．

表 4-4 頸部・肩・上肢痛の原因と特徴および理学療法（文献 11, 12, 28, 29 より作成）

分類	原因	発症メカニズム	特徴	理学療法
椎間板性	椎間板性疼痛	①身体活動が比較的少なかったり，同じ姿勢を長くとっていると潜在的に発症する ②むち打ち症などの外傷によっても椎間板・椎間板終板の損傷が生じる（頸椎捻挫参照） ③椎間板損傷により関連痛が頸部から肩甲骨，肩，上腕，そして前腕や手に広がることもある ④髄核が後外側に膨隆あるいは突出すると急性の神経根症状が生じる ⑤髄核が脊柱管内に突出すると脊髄を圧迫し脊髄徴候が生じる	①痛みが生じる方向と痛みが楽になる方向，運動制限のパターンは必ずしも一致しない ②痛みと頸の運動制限は数カ月にわたって間欠的に生じる ③初期には知覚異常だけが症状として出てくる	①急性期 ・局所の安静と姿勢指導（頸椎を中心に脊柱全体の中間位を保持） ・頸椎ロール，枕を使用した頸椎の安静 ②亜急性期から回復期 ・徐々に伸展運動を開始し疼痛の中心化が生じれば積極的に実施 ・姿勢指導，ADL 指導（頸椎屈曲位を避ける）
	神経根症状		①痛みがより明確になり過剰な頸の運動で症状を再現できる ②再現できる頸の位置を持続させると知覚異常や痛みが悪化する ③腱反射が減弱あるいは消失し，筋力低下が生じる	①急性期 ・牽引* ・局所の安静と姿勢指導（頸椎を中心に脊柱全体の中間位を保持） ・頸椎ロール，枕を使用した頸椎の安静 ②亜急性期から回復期 ・末梢への神経症状が減少してきたら伸展運動を試みる ・末梢化が起これば急性期の治療を継続する ・中心化が起これば伸展運動を開始し，改善に合わせて積極的に実施していく ・姿勢指導，ADL 指導（頸椎屈曲位を避ける）
	筋・筋膜性症状		①筋スパズム：急性期に損傷部位を保護するために生じ，筋性疼痛だけでなく，神経の絞扼症状を起こす ②痛みの悪循環を引き起こし慢性疼痛へと移行する	①急性期 ・頸部・肩甲骨周囲筋のリラクセーション，テーピング ②亜急性期から回復期 ・徐々に自動運動を開始 ・障害部位以外の低可動性関節に対する関節モビライゼーション ・徐々に筋・筋膜への伸張運動と軟部組織モビライゼーション
	脊髄圧迫症状		①痙性，足底屈反射，クローヌスの出現 ②痙性四肢麻痺や不全麻痺の出現	①徒手的理学療法・運動療法の絶対的禁忌 ②直ちに医師に報告・紹介する ③整形外科的治療と頸髄損傷に対するリハビリテーションプログラム

*外傷による椎間板損傷の場合は禁忌となる．

表 4-4 つづき

分類	原因	発症メカニズム	特徴	理学療法
椎間関節性	椎間関節ロック	いわゆる「寝違い」：椎間関節の離開や閉鎖などの関節包内運動が次のような原因で制限される ①滑膜ひだが挟まれる ②緊張が高くなったり拘縮を起こした筋組織による制限 ③無防備な脊椎に対する異常なストレス	①1分節あるいは数分節の運動制限をきたす ②非対称な機能異常が生じる ③特定の運動方向で痛みが生じ，別の方向では生じない	①保持-弛緩（hold-relax）：運動痛と可動域制限が少ない方向での最大可動域で保持し，反対方向へ穏やかな等尺性収縮と弛緩を行い，徐々に可動域を増していく ②①の手技により関節包の一部に停止している回旋筋・多裂筋の収縮により，関節包が伸張された位置からさらに引っ張られ，挟まれている滑膜ひだが解放される ③緊張が強くなった筋が弛緩して痛みが軽減し，可動域が増す
	頸椎捻挫	いわゆる「むち打ち症」：頸部の過屈曲・過伸展を強制されて起こる外傷で，次のような損傷が起こる可能性がある ①頸部支持組織の損傷 ②椎間孔，横突孔の出血・浮腫 ③椎間板損傷・変形 ④頸髄損傷，血行障害	①筋・筋膜性疼痛 ②大後頭神経の絞扼症状：後頭部痛，片頭痛 ③神経根症状 ④交感神経症状 ⑤頸髄横断麻痺，中心性頸髄麻痺	①頸髄横断麻痺，中心性頸髄麻痺：徒手的理学療法・運動療法の絶対的禁忌であり，直ちに医師に報告する ②急性期 ・椎間板性疼痛の急性期プログラムに準ずる ・症状が軽度で，損傷部以外の後頭部や肩甲骨間および肩甲骨周囲の筋・筋膜性疼痛に対しては穏やかなリリーステクニックや伸張手技を用いる ③亜急性期から回復期 ・徐々に自動運動を開始する ・症状の回復に合わせて関節，筋・筋膜，神経の機能異常に対して徒手的理学療法・運動療法を適用していく
	頸椎症	①荷重を受ける構造部分の退行変性過程 ②関節軟骨から始まり，軟骨下の骨に肥厚が起こり，軟骨内に不規則な骨化が生じる ③骨棘が関節外に広がり関節裂隙を広げ関節包を伸張する ④骨棘が痛みに過敏な組織を刺激する ⑤典型的な退行性変化が生じる部位：鉤椎関節，椎間関節，椎間板，椎体，硝子軟骨終板 ⑥骨棘形成で椎間孔が狭窄されると伸展・回旋運動で，神経根に刺激が加わって痛みを出現する ⑦神経根への圧迫が強いと神経根症の症状が出現する	①急性期 ・防御性筋収縮と頸椎の運動痛 ②亜急性期 ・特定の方向（伸展，患側への回旋など）への運動痛 ・項部，肩甲帯の筋や棘突起，肩峰の骨膜の圧痛 ・上肢へのしびれの放散 ③慢性期 ・不快な鈍痛で同じ姿勢を続けると増悪する ・運動や圧迫で痛みが軽減する ・斜角筋・大胸筋・小胸筋・上腕回外筋群の圧迫やストレッチで神経の絞扼症状（上肢や手のしびれ）が改善する ・肩甲帯骨周囲筋の筋・筋膜性疼痛	①急性期 ・物理療法，穏やかな関節モビライゼーションにより痛みを軽減させ，防御性筋収縮を低下させる ・姿勢指導，就寝時の枕の指導を行い，過敏な組織への刺激が減少する方向への自動運動を指導し可動域改善を図る ②亜急性期 ・症状の回復に合わせて関節，筋・筋膜，神経の機能異常に対して徒手的理学療法，運動療法を適用していく ③慢性期：より積極的な治療を行い，自己治療の方法と日常生活の指導を行う ・関節モビライゼーション ・筋・筋膜への軟部組織モビライゼーション ・神経モビライゼーション

表 4-4 つづき

分類	原因	発症メカニズム	特徴	理学療法
姿勢性および筋・筋膜性	頭部前方姿勢	①後頭下筋群の短縮と上部頸椎（O/C1，C1/2）の可動域制限 ②中部頸椎の過可動性とそれによる筋スパズム ③下部頸椎：上部胸椎の可動域制限と異常筋緊張 ④上部胸椎：中部胸椎の後弯増強または平背と可動域制限 ⑤肩甲骨挙上・外転位と可動域制限および上腕骨頭の前方変位 ⑥上部胸椎・肩甲骨可動域制限・上腕骨頭前方変位による肩甲上腕関節への機械的ストレス増強 ⑦頭部のアライメント異常による顎関節への機械的ストレス増加と咀嚼筋群の過使用	①後頭下筋群，肩甲挙筋，僧帽筋上部線維，胸鎖乳突筋，斜角筋の短縮と筋・筋膜トリガーポイントによる頭痛・項部痛・肩甲帯周囲の疼痛・胸部痛・上肢痛 ②後頭下筋群の短縮・過緊張による大後頭神経の絞扼と頭痛 ③前・中斜角筋の緊張と短縮および第1肋骨挙上による腕神経叢と鎖骨下動脈の絞扼症状（胸郭出口症候群） ④肩甲骨内転筋群（菱形筋，僧帽筋中部）伸長位による筋力低下と過緊張・トリガーポイントの形成 ⑤肩甲上腕関節のインピンジメントによる肩痛 ⑥咀嚼筋の筋緊張増加と筋性疼痛および顎関節痛（顎関節炎，顎関節症）	①筋膜リリーステクニック：機能異常を起こしている筋・筋膜に対して筋膜のねじれを解きほぐす ②軟部組織モビライゼーション：短縮した筋・筋膜やトリガーポイントを圧迫したり，横断的に摩擦したり（TFM：transverse friction massage），伸張したりする（ストレッチングや機能的マッサージ） ③関節モビライゼーション：頸椎・胸椎の椎間関節，肋椎関節（特に第1肋骨），環椎後頭関節，環軸関節，顎関節などが特に機能異常を起こしやすい ④徒手牽引：上部頸椎（O/C1，C1/2），中部・下部・上部胸椎 ⑤上肢の神経モビライゼーション ⑥姿勢指導と自己治療 ・頭部の前方突出・後退 ・拳牽引（上部頸椎の自己牽引） ・伸張運動
	胸郭出口症候群	①前・中斜角筋の短縮とトリガーポイント ②前・中斜角筋の短縮に伴う第1肋骨の挙上 ③小胸筋の短縮 ④腕神経叢と鎖骨下動脈の圧迫	①腕神経叢の絞扼による上肢のしびれ，異常感覚，疼痛 ②鎖骨下動脈の絞扼による粗血痛，しびれ	①軟部組織モビライゼーション：特に斜角筋，小胸筋，大胸筋 ②関節モビライゼーション：特に第1肋骨，上部胸椎 ③姿勢指導と自己治療 ・頭部の前方突出・後退 ・拳牽引（上部頸椎の自己牽引） ・肩甲骨前方突出・後退，挙上・下制 ・伸張運動：特に頸部・肩甲骨周囲筋

c. 前方と後方からの検査

・頭部の傾き．

・肩の高さ：左右差．

・胸椎・腰椎の形状．

・側弯の検査．

・骨盤の高さ．

・下肢の状態や脚長差．

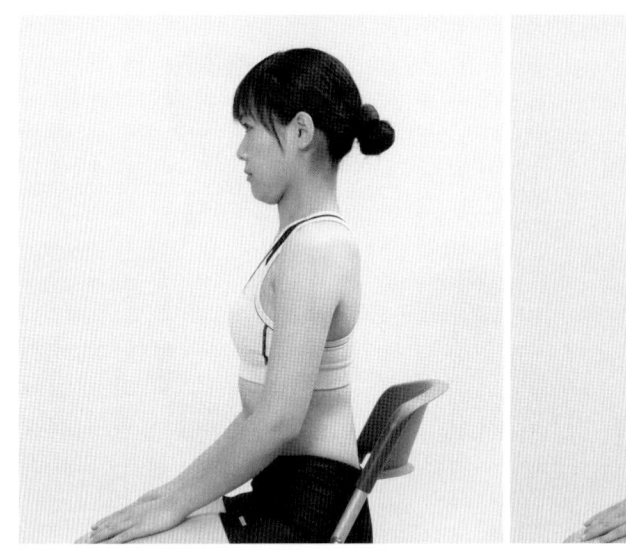

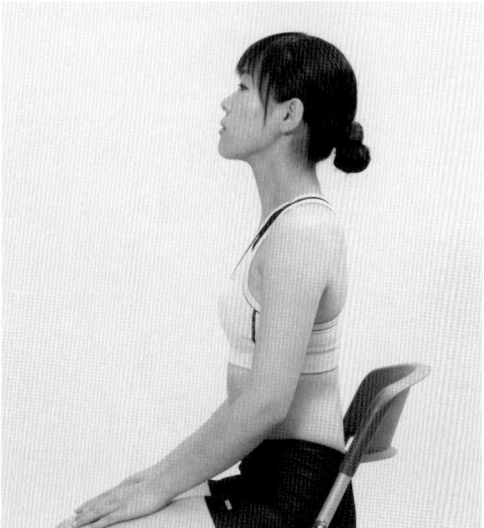

a．屈曲　　　　　　　　　　　　　　b．伸展

図 4-12 上部頸椎（頭部）の屈曲・伸展

3）立位・座位での触診

観察で所見がある場合は，触診により，筋緊張，逆の弯曲（胸椎後弯の減少），棘突起の位置などを確認する．

4）運動機能検査

a．上部1/4スクリーニング検査

頸部・上部胸椎の運動と肩甲帯や上肢との症状の関連，神経根症状と末梢神経の症状を髄節筋によりスクリーニングする．

b．頸椎・上部胸椎の生理学的自動・他動運動検査

i）上部頸椎（頭部）

①屈曲・伸展
  - 屈曲：頸を動かさずにうなずく時のように顎先を引くようにしてもらう（図 4-12a）．
  - 伸展：頸を動かさずに顎先を突き出してもらう（図 4-12b）．

②左右側屈
  - 左側屈：顎先を右上に突き出すようにして頭を左に倒してもらう（図 4-13a）．
  - 右側屈：顎先を左上に突き出すようにして頭を右に倒してもらう（図 4-13b）．

③左右回旋（背臥位）
  - 対象者は頭部を治療台から出して背臥位となる．治療者は対象者の頭部を手で保持して立つ．対象者の頸椎を最大屈曲位にして対象者の頭頂を治療者の腹部で固定し，両手で対象者の下顎を包み込む．頭部・頸部の伸展が入らないようにして上部頸椎のみを回旋させる（図 4-14a〜c）．

Ⅲ　頸椎と上部胸椎

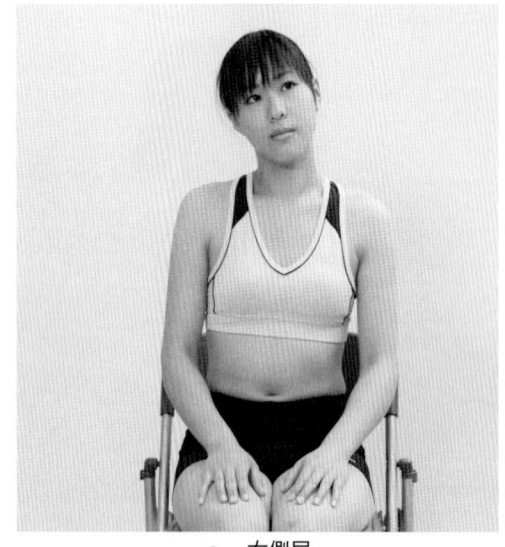

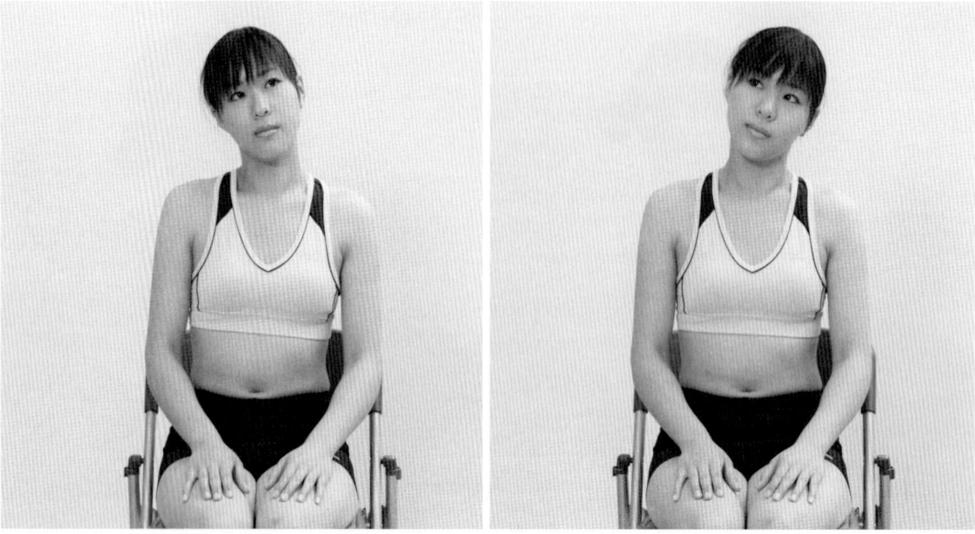

a．右側屈　　　　　　　　　　　　b．左側屈

図 4-13　上部頸椎の左右側屈

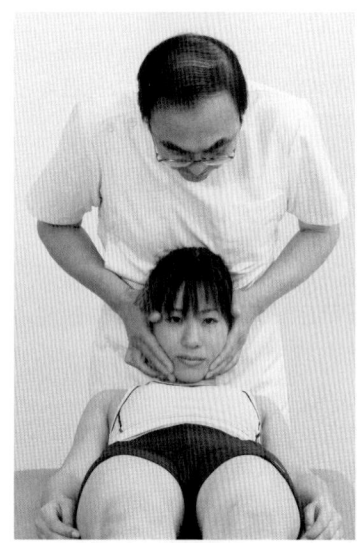

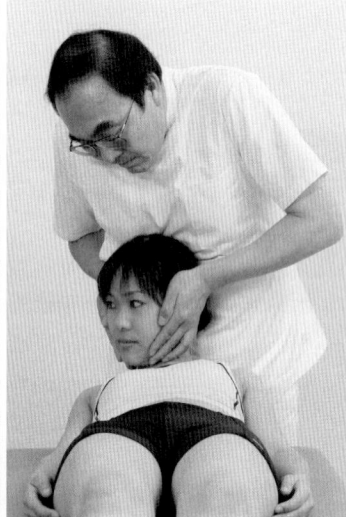

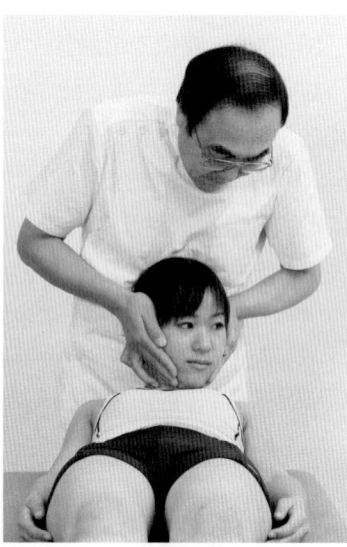

a．開始肢位　　　　b．右回旋　　　　c．左回旋

図 4-14　上部頸椎の左右回旋（背臥位）

ⅱ）下部頸椎

①屈曲

・顎を引かずに頸だけを前に曲げてもらう（図 4-15a）．

②伸展

・顎を上げずに頸だけを後ろに反ってもらう（図 4-15b）．

ⅲ）全頸椎・上部胸椎の複合運動

①屈曲

・上部頸椎屈曲後，下部頸椎・上部胸椎を屈曲する（図 4-16a）．

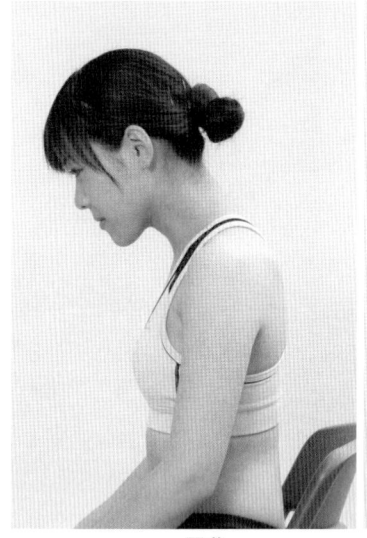

a．屈曲 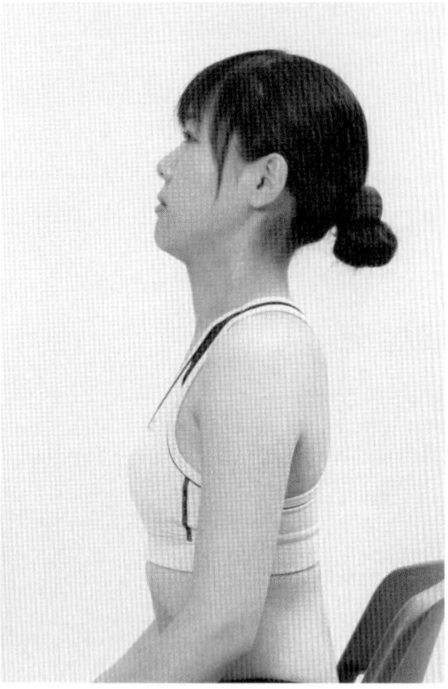 　　　　　　　b．伸展

図 4-15　下部頸椎の屈曲・伸展

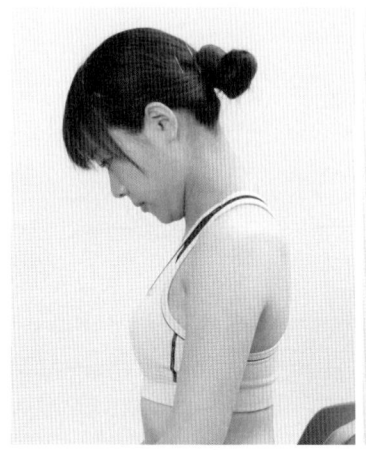

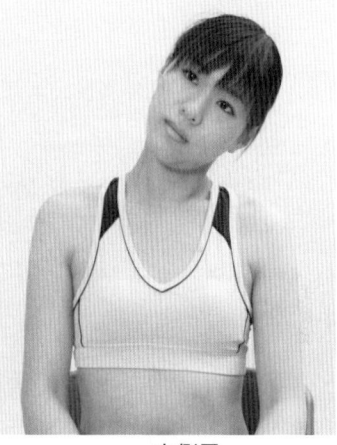

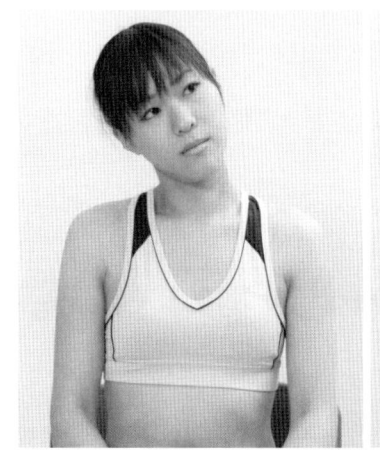

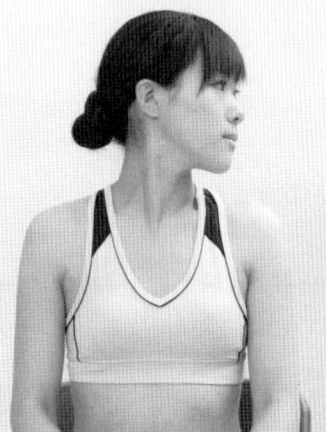

a．屈曲 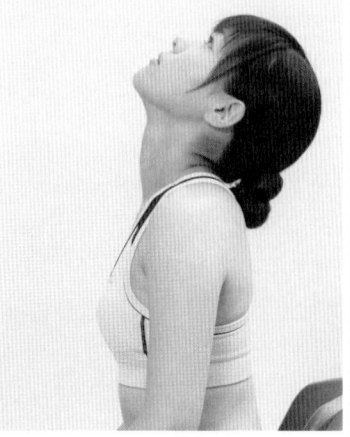 　　　　　　　b．伸展 　　　　　　　c．左側屈

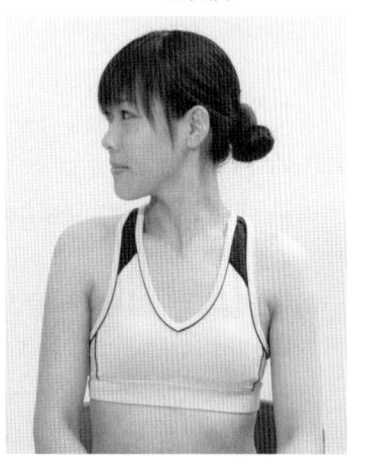

d．右側屈 　　　　　　e．左回旋 　　　　　　f．右回旋

図 4-16　全頸椎・上部胸椎の複合運動

Ⅲ　頸椎と上部胸椎

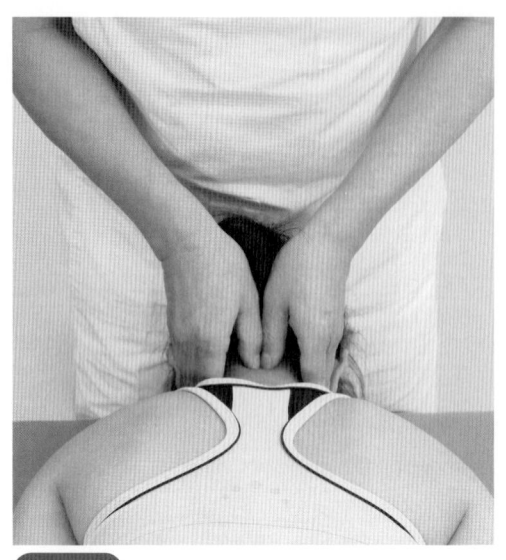

図 4-17 頸椎棘突起を介しての後方-前方（PA）運動

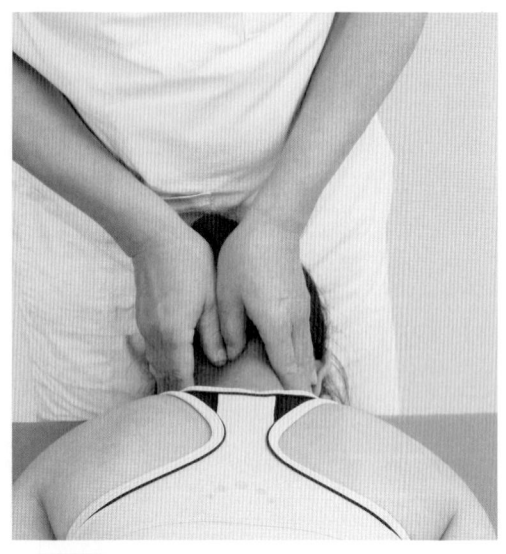

図 4-18 頸椎関節突起を介しての一側の後方-前方（PA）運動

②伸展
- 上部頸椎伸展後，下部頸椎・上部胸椎を伸展する（図 4-16b）．

③左右側屈
- 回旋が入らないように注意する（図 4-16c, d）．

④左右回旋
- 側屈が入らないように注意する（図 4-16e, f）．

3．評価・治療手技の実際

1）頸椎棘突起（C1〜7）を介した後方-前方（PA）運動（図 4-17）

対 象 者：腹臥位．関節位置は中間位．
治 療 者：対象者の頭側に立つ．
手　　技：両母指背側を合わせ，両母指先端を対象者の棘突起上に置き，棘突起を後方から前方へ押す．
適　　用：両側の椎間関節に離開力を加える．

2）頸椎関節突起（横突起；C1〜7）を介した一側の後方-前方（PA）運動（図 4-18）

対 象 者：腹臥位．関節位置は中間位．
治 療 者：対象者の頭側で治療側に寄って立つ．
手　　技：両母指背側を合わせ，両母指先端を対象者の関節突起（横突起）上に置き，関節突起（横突起）を後方から前方へ押す．
適　　用：一側の椎間関節に離開力を加える．

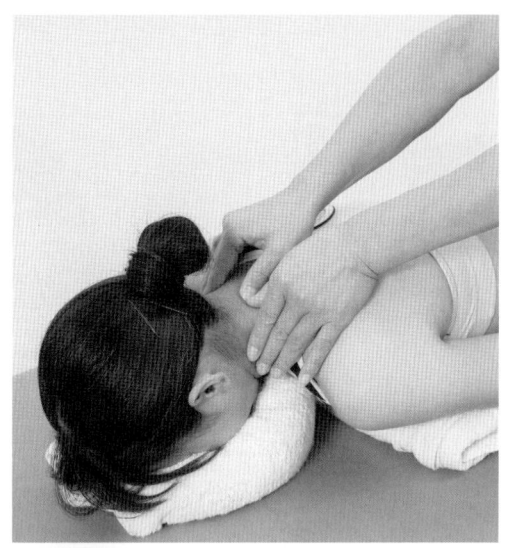

図 4-19　下部頸椎関節突起を介しての一側の前上方運動

3）下部頸椎関節突起（C3〜7）を介した一側の前上方運動（図 4-19）

対 象 者：腹臥位．関節位置は中間位．
治 療 者：対象者の体側で治療側に寄って立つ．
手　　技：両母指背側を合わせ，両母指先端を対象者の上位頸椎の下関節突起上に置き，関節突起を後下方から前上方へ押す．
適　　用：一側の椎間関節に前上方への滑り力を加える（対側への回旋・側屈制限）．

4）下部頸椎（C3〜7）の側方移動（図 4-20）

対 象 者：背臥位．関節位置は中間位（基本）．
治 療 者：対象者の頭側で椅子座位または立位になり，対象者の頭頂を治療者の腹部で保持する．
手　　技：両手を対象者の頸部側方へ置き，両側の母指を腹側に向け示指橈側の中手指節（MP）関節部分を対象者の頸部関節柱上に当てる．なお，示指は関節面の角度に合わせるように置く．左右交互に側方への力を加え，対象者の側屈・回旋の複合運動と運動範囲をみる．
適　　用：受動側の関節面は下方へ，対側の関節面は上方へ滑る．

5）後頭骨から上部頸椎（C1〜2）の抑制的牽引（図 4-21）

対 象 者：背臥位．
治 療 者：対象者の頭側で椅子に腰をかける．
手　　技：両手の示指・中指・環指を対象者の後頭部下項線の直下に当て，指先だけで頭部を支える．対象者の筋が弛緩してくると，治療者の指先が深部に入っていく（図 4-21a）．次いで，治療者の指先は対象者の後頭を保持したまま，前腕近位を支点にして体幹を

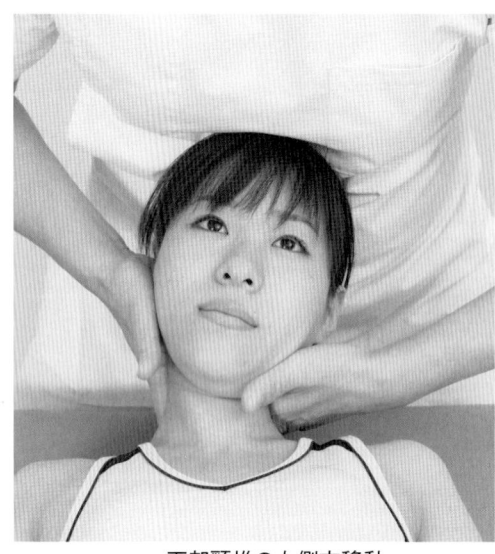

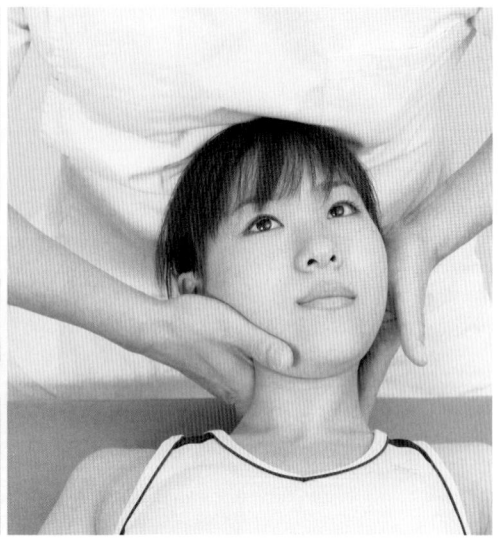

a．下部頸椎の左側方移動　　　　　　　b．下部頸椎の右側方移動

図 4-20 下部頸椎の側方移動

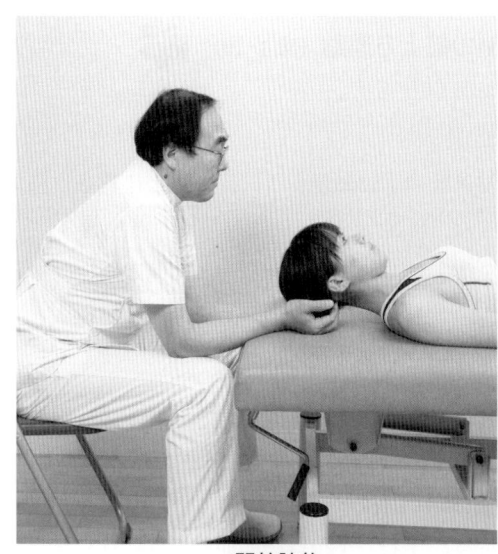

　　　a．開始肢位　　　　　　　　　　　　　b．牽引時

図 4-21 後頭骨から上部頸椎（C1〜2）の抑制的牽引

　　前傾しながら肘を屈曲して対象者の長軸方向へ牽引力を加える（**図 4-21b**）．治療時間は最初の治療では 2 分間とし，最高で 5 分間とする．治療後は 2 分間休憩すべきである．1 日の実施回数は 1 回とする．
適　　用：上部頸椎の可動域制限．後頭部痛，筋緊張性頭痛などに有効である．
注 意 点：指を置く位置はあくまでも後頭骨の底部で，環椎や軸椎に当てて亜脱臼を起こさないようにする．

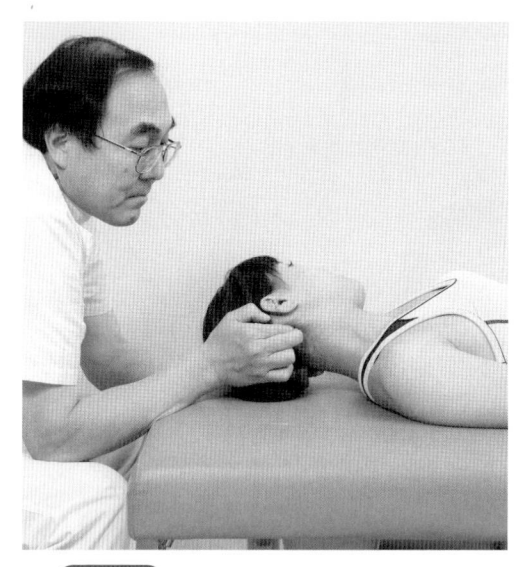

図 4-22　後頭下筋群の深部マッサージ

6）後頭下筋群の深部マッサージ（図4-22）

対 象 者：背臥位.

治 療 者：対象者の頭側で立位か椅子に腰をかける.

手　　技：軸椎，環椎から起こり，後頭骨下項線の上部および下部に停止する次の後頭下筋群，大後頭直筋（C2棘突起-下項線外側部），小後頭直筋（C1後結節-下項線下部），上頭斜筋（C1横突起-下項線上部），下頭斜筋（C2棘突起-C1横突起）の筋線維の走行を触擦し，硬結と関連痛が生じる部位を同定して線維と直角方向に指先で摩擦する.

適　　用：関節モビライゼーションの手技ではないが（軟部組織モビライゼーション），後頭骨から上部頸椎の抑制的牽引の手技だけでは効果が不十分な時に用いると，上部頸椎由来の筋性頭痛に対して有効である.

7）下部頸椎（C3～7）のマッサージと前上方への滑り（図4-23）

対 象 者：背臥位で枕を用いて頸椎を中間位にする.

治 療 者：対象者の頭側に立つ．固定手（図4-23aの左手）は後頭骨外側を保持する．授動手（図4-23bの右手）は治療側頸部外側を保持する.

手　　技：治療手の示指で横突起から関節突起を引っかけるように保持し，揉捏しながら治療部位を全可動域にわたって回旋させる．第2胸椎から開始し，1分節を治療したら少し休みを入れ，上方へと治療部位を移していく．最終的には第2頸椎まで治療していく.

適　　用：主に軟部組織が機能異常により硬くなり，頸部の運動が全体的に制限されている時に用いる.

注 意 点：皮膚を擦らないようにする．また頸部が全体的に動くので，一部に過可動性がある時はその部位が過剰に動かないように注意する.

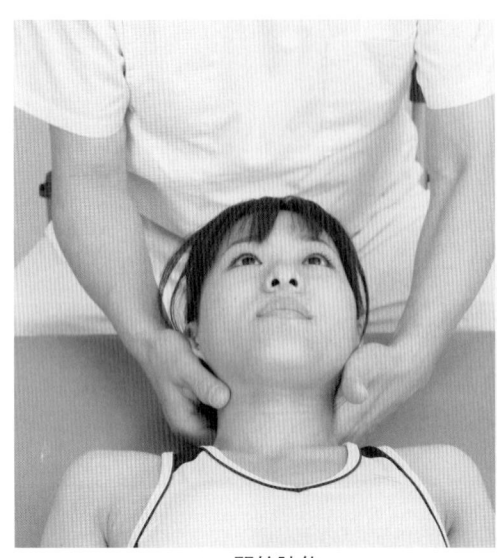

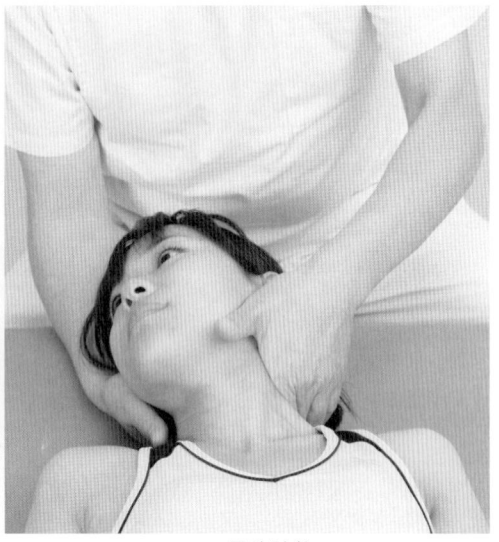

a．開始肢位　　　　　　　　　　　　b．最終肢位

図 4-23　下部頸椎のマッサージと前上方への滑り

8）胸椎棘突起（T1〜12）を介した後方-前方（PA）運動（図 4-24）

対 象 者：腹臥位．

治 療 者：対象者の側方に立つ．頭側手（授動手）の豆状骨遠位は対象者の棘突起に置く．尾側手は対象者の体幹外側に置いて治療者の上体を支える．

手　　技：脊柱の弯曲に対して直角に後方から前方へ圧迫する．可動域検査（スプリングテスト）の場合は，上部胸椎から順に下位の胸椎へ移っていく．モビライゼーションの場合，胸椎の可動域を増す基本的手技として適している．その時には振動法か漸増的振動法を用いて可動域を増加させる．

適　　用：屈曲制限，伸展制限がある時に用いる．

9）胸椎横突起（T1〜12）を介した後方-前方（PA）運動（図 4-25）

対 象 者：腹臥位．

治 療 者：体側に立ち対象者に向かう．尾側手の示指と中指先端で横突起を触察する（図 4-25a）．頭側手（授動手）の母指球と小指球の各近位部（手掌基部）を尾側手の示指と中指先端に重ねる（図 4-25b）．

手　　技：授動手の手掌で横突起の運動を触知しながら，脊柱の弯曲に対して直角に後方から前方へ力を加える．

適　　用：屈曲制限がある時に用いる．

10）胸椎横突起（T1〜12）を介した回旋運動（図 4-26）

対 象 者：腹臥位．

治 療 者：体側に立ち対象者に向かう．尾側手で治療部位の横突起を示指先端（T3 横突起）と中

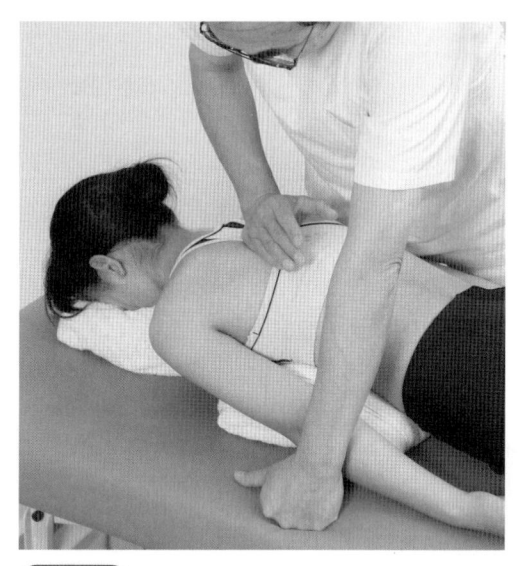

図 4-24　胸椎棘突起を介した後方-前方（PA）運動

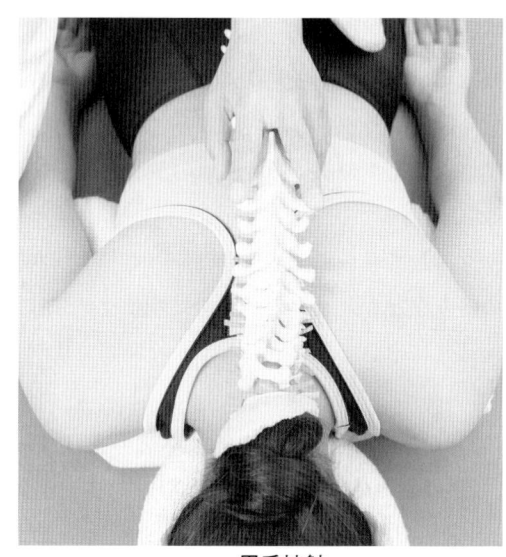

　　　　a．用手接触　　　　　　　　　　　　　　b．治療手技

図 4-25　胸椎横突起を介した後方-前方（PA）運動

　　　　指先端（T4 横突起）で触擦する（図 4-26a）．頭側手（授動手）の母指球と小指球の各近位部（手掌基部）を尾側手の示指と中指先端に重ねる．
手　　技：授動手の手掌で横突起の運動を触知しながら，脊柱の弯曲に対して直角に後方から前方へ力を加える（図 4-26b）．
適　　用：回旋制限がある時に用いる（図 4-26 は T3 左回旋制限を示している）．

Ⅲ　頸椎と上部胸椎

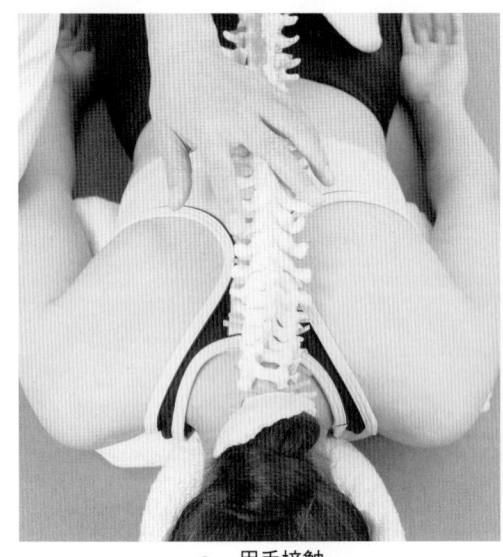

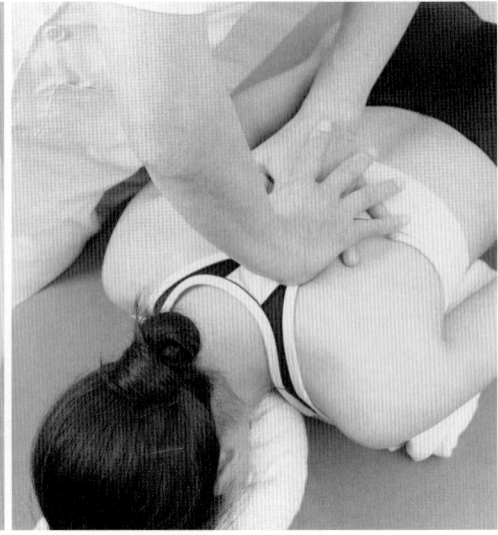

　　　　　　a．用手接触　　　　　　　　　　　b．治療手技

　　　図 4-26　胸椎横突起を介した回旋運動

11）上部胸椎の徒手的牽引（図 4-27）

対 象 者：立位（または治療台上で座位）になり，両手を頸の後ろで組んで頸椎を固定する．
治 療 者：対象者の後方に立つ．巻いたタオルを治療部位より下の高位に置く（**図 4-27a**）．治療者は対象者に寄りかかってもらい，巻いたタオルの部位を治療者の胸骨で固定する．両手で対象者の肘を保持する（**図 4-27b**）．
手　　技：対象者は治療者に寄りかかり，リラックスしてもらう．治療者はゆっくり上部胸椎の長軸方向に牽引力を加え，軟部組織の緩みをとる．対象者が完全にリラックスし，緩みがとれたらさらに牽引力を加える．必要に応じて最終域のわずかな範囲でスラストを加える（**図 4-27c, d**）．
適　　用：上部胸椎の全体的な可動域制限．特に後弯が減少し可動域が少ない状態の時に用いる．
注 意 点：上部胸椎全体に牽引力を加えるので，一部に過可動性がある場合は用いてはならない．

12）第1肋骨の下内方への滑り（図 4-28）

対 象 者：背臥位．関節位置は中間位（基本）．
治 療 者：対象者の頭側で椅子座位または立位になる．
手　　技：両手を対象者の下部頸椎側方へ置き，両側の母指・水かき・示指橈側を第1肋骨上面へ当てる．第1肋骨の左右の高さを比較し，上方に変位しているほうの手を対象者の呼気に合わせて下に押し，吸気時はその位置を保持して下内方への滑りを出す．頸部を対側へ側屈した肢位で固定し，肩甲骨・鎖骨を介して第1肋骨を下制して斜角筋を伸長する．
適　　用：第1肋骨の上方への位置異常の時に用いる．

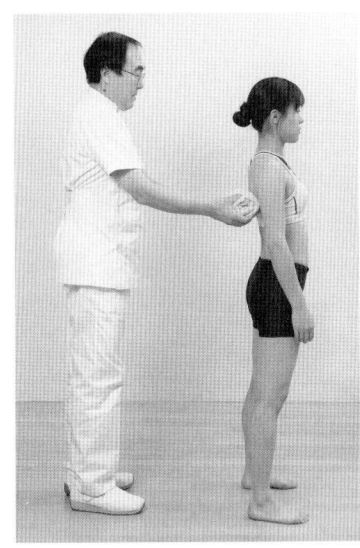

a．タオルの位置 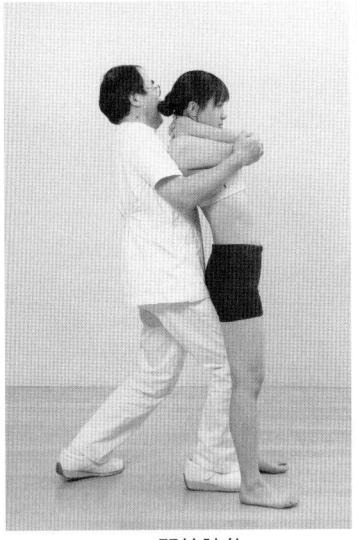　　　　　　　b．開始肢位 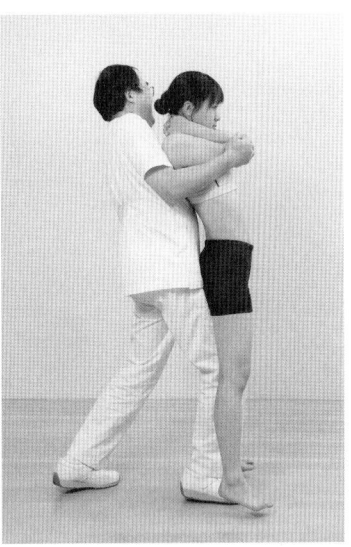　　　　　　　　c．牽引時

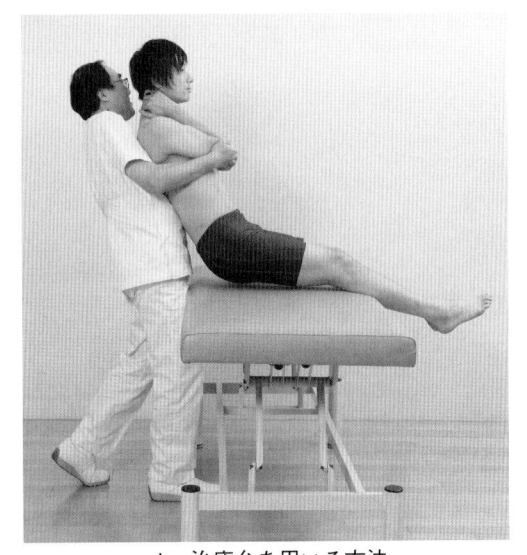

d．治療台を用いる方法

図 4-27 上部胸椎の徒手的牽引

4．姿勢指導と自己治療

1）姿勢と用具の指導

　頭部前方位の姿勢は，上部頸椎（O/C1，C1/2）から中位の頸椎が過伸展位となり，下位頸椎から上位頸椎（C6〜T2 ないし T3）が過屈曲位となり，胸椎全体の後弯が強くなる．したがって，普段の姿勢をできるだけ正しくすることの重要性を指導し，どのようにしたら保持できるかを指導する必要がある．例えば，パソコンを使う仕事をする対象者には，頭部前方位で胸腰椎屈曲位が強くならないように，ディスプレーの位置，机や椅子の高さなど人間工学的な要素も助言しなければならない（図 4-29）．また，就寝する時も頸椎の前弯を保持し負担がかからないように，枕にロールタオルを入れてつくる頸椎枕（図 4-30）や頸部にロールタオルを巻いたりする方法（図 4-31）を

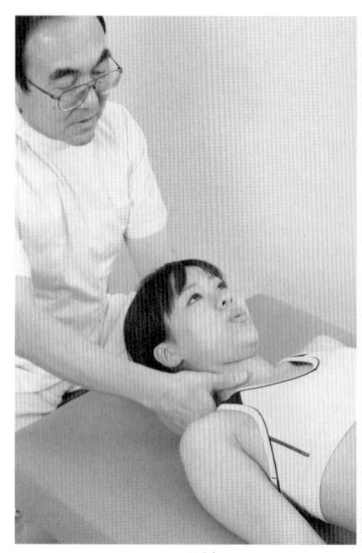

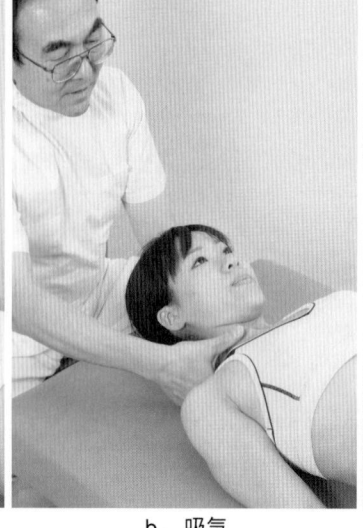

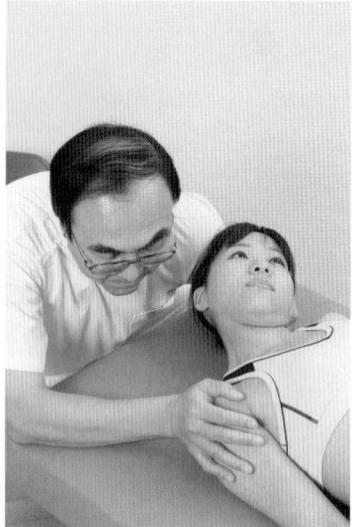

a．呼気　　　　　　　　　　　b．吸気　　　　　　　c．斜角筋ストレッチング

図 4-28　第 1 肋骨の下内方への滑り

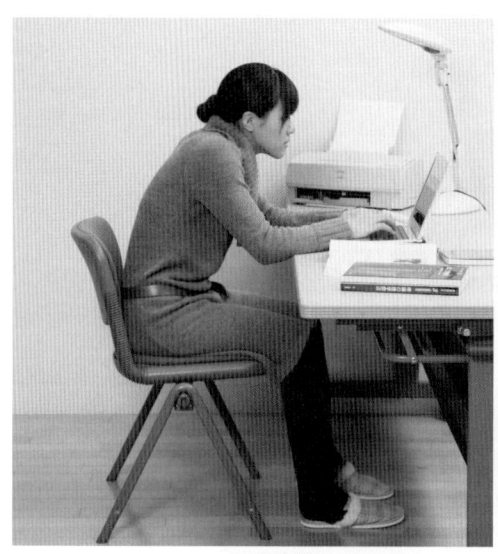

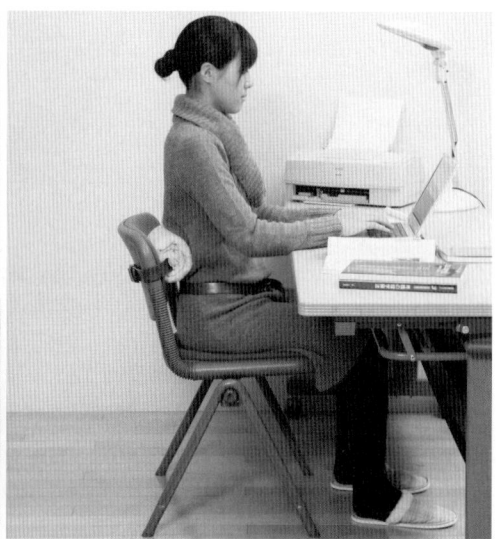

a．不良姿勢　　　　　　　　　　　　b．正しい姿勢

図 4-29　不良姿勢と正しい姿勢

指導する．

2）自己治療

a．自動運動

i）頭部：前方突出-後退

腰椎前弯を保持した状態で，頭部前方位・上部胸椎後弯を強調した姿勢と頭部後退・上部胸椎後弯を減少させた姿勢を交互に繰り返し，下部頸椎屈曲・上部胸椎伸展を強調する（図 4-32）．

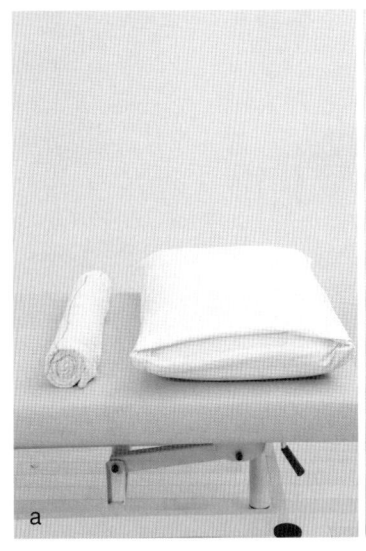

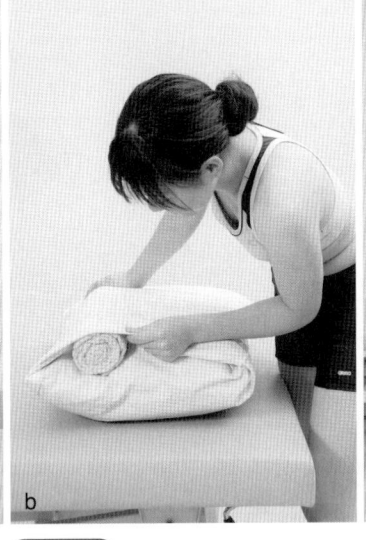

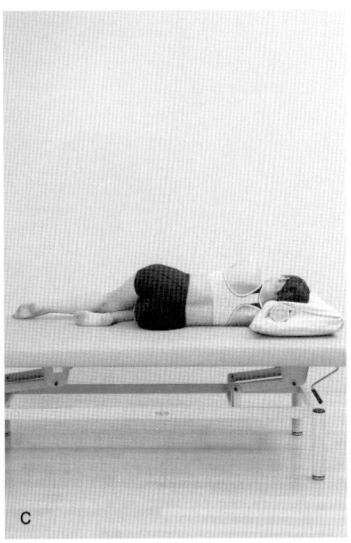

図 4-30 寝る時の姿勢①頸椎枕

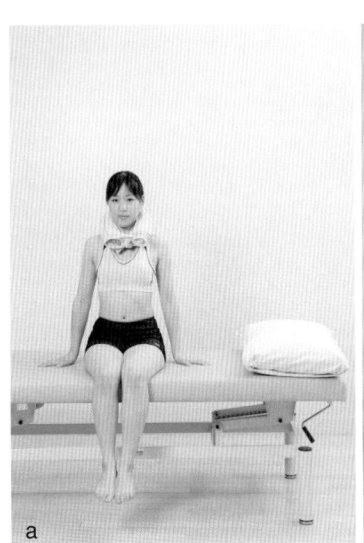

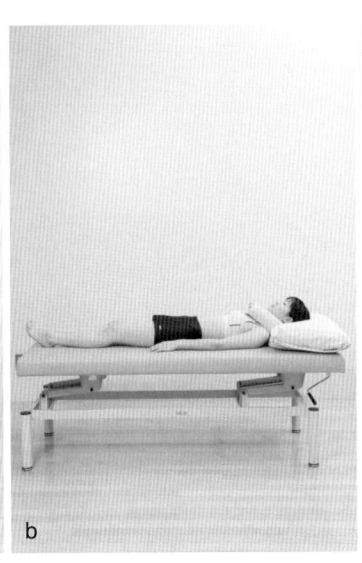

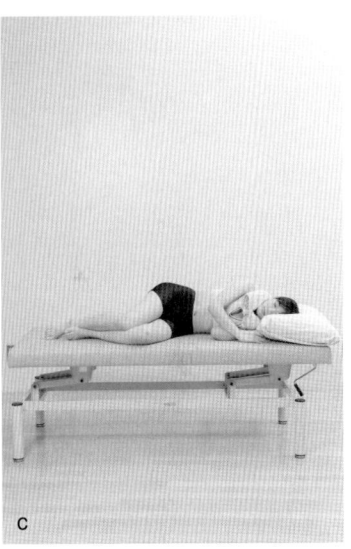

図 4-31 寝る時の姿勢②頸椎ロール

ⅱ）頭部うなずき-顎の突き出し

顎の突き出し（上部頸椎伸展-頭部伸展）とうなずき（上部頸椎屈曲-頭部屈曲）を交互に繰り返し，うなずきを特に強調して後頭下筋群を伸張する（図 4-33）．

ⅲ）上部胸椎屈曲-伸展

腰椎前弯を保持したまま，背中を丸める上部胸椎（胸背部）の屈曲と胸を張る伸展を交互に繰り返し，特に胸を張る姿勢を強調する（図 4-34）．

b．自己モビライゼーション

ⅰ）上部頸椎の自己牽引（こぶし牽引）

示指・中指先端と母指指腹を当ててリング状にしたこぶしをつくり，リングの中に顎先を入れる．

Ⅲ　頸椎と上部胸椎

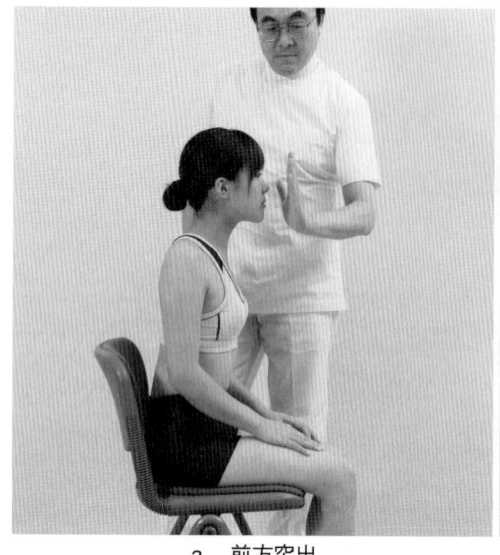

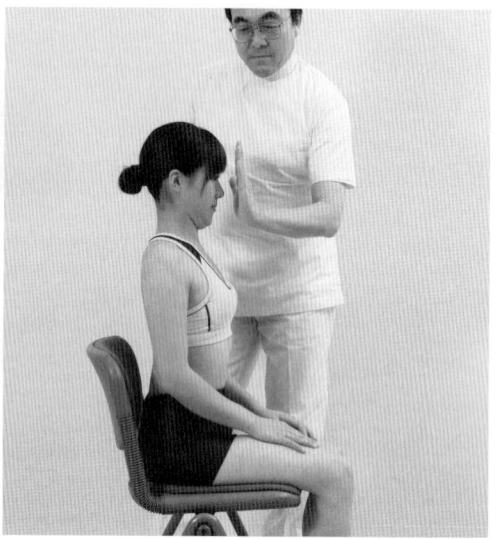

a．前方突出　　　　　　　　　b．後退

図 4-32　頭部前方突出−後退

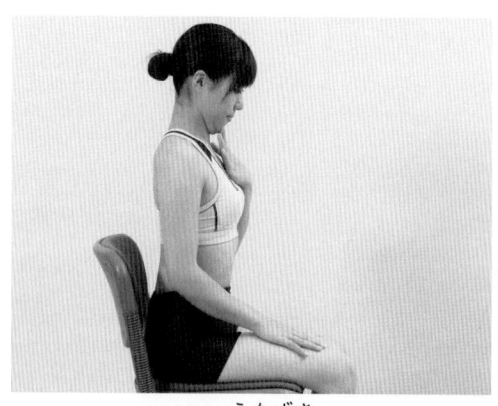

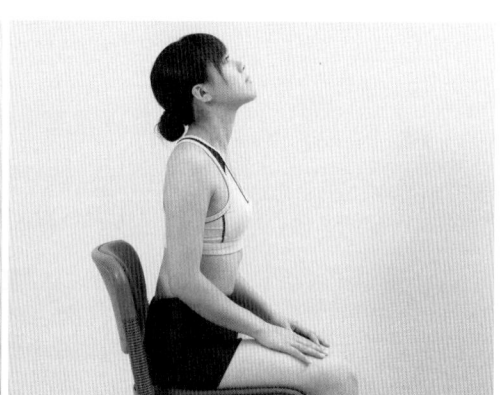

a．うなずき　　　　　　　　　b．顎の突き出し

図 4-33　頭部うなずき−顎の突き出し

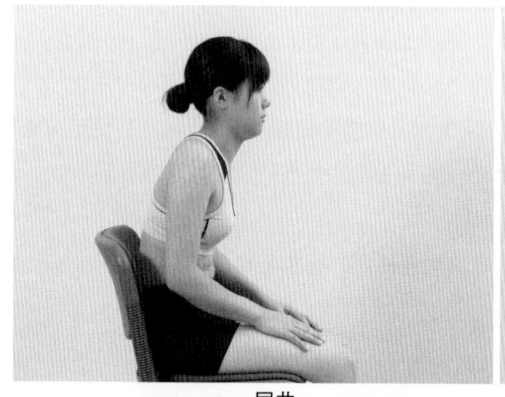

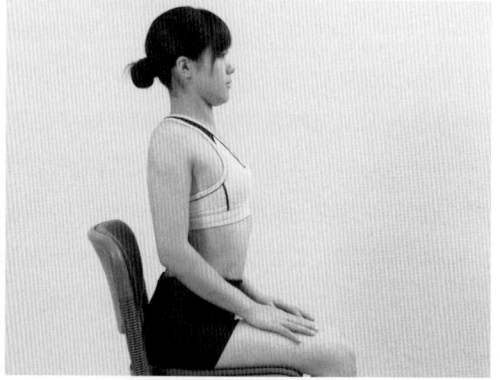

a．屈曲　　　　　　　　　　　b．伸展

図 4-34　上部胸椎屈曲−伸展

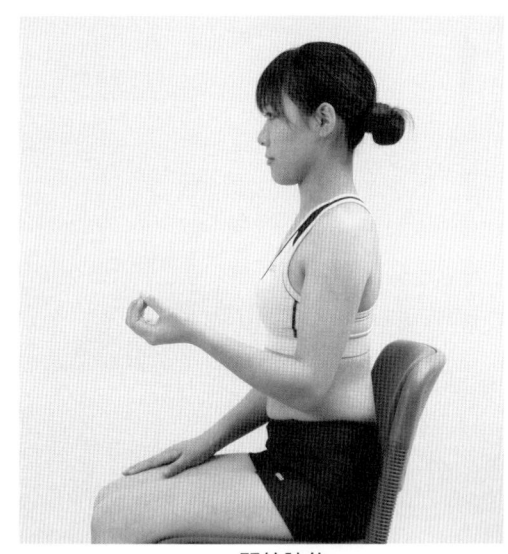

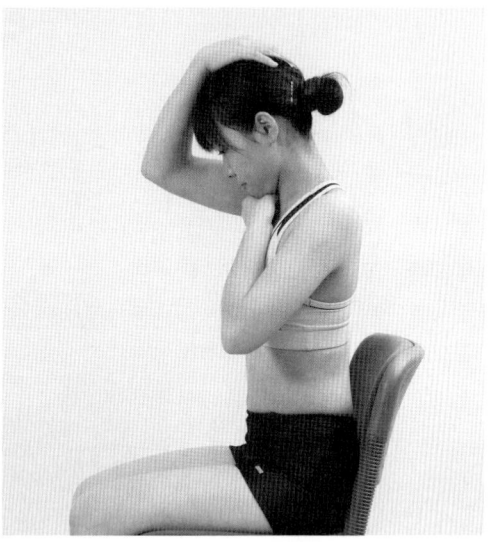

| a．開始肢位 | b．最終肢位 |

図 4-35　上部頸椎の自己牽引（こぶし牽引）

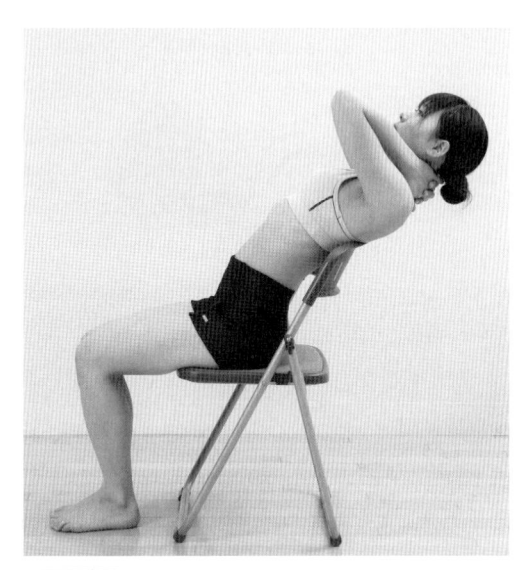

図 4-36　上部胸椎の伸展モビライゼーション

　こぶしの小指・小指球を胸骨に当てる．もし上部頸椎屈曲制限があり，小指・小指球が胸骨につかない場合は適当な厚さの雑誌などを間に入れる．他側の手を後頭部に当て，こぶしを支点とし，頭部が前方に転がるように上部頸椎後側を牽引する（図 4-35）．

ⅱ）上部胸椎の伸展モビライゼーション
　安定した背もたれのある椅子に腰をかけ，両手を頸部後面で組む．背もたれに寄りかかり個々の分節レベルで胸椎を伸展する．6〜10秒程度保持し，殿部を少し前方に移動させ，背もたれに1分節上位の胸椎が当たるようして再度伸展する．同様の伸展運動をより上位の胸椎まで順番に行う（図 4-36）．

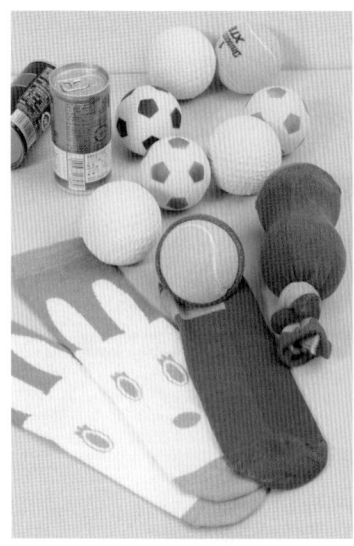

a．用具など 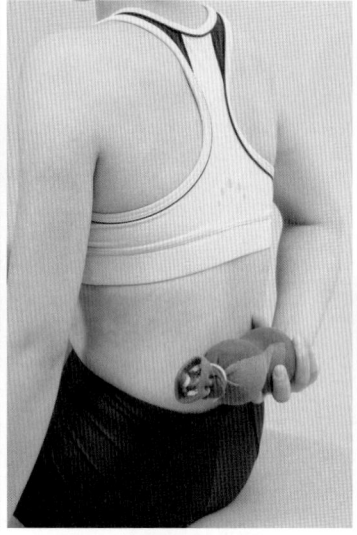　　　　b．治療部位（腰部） 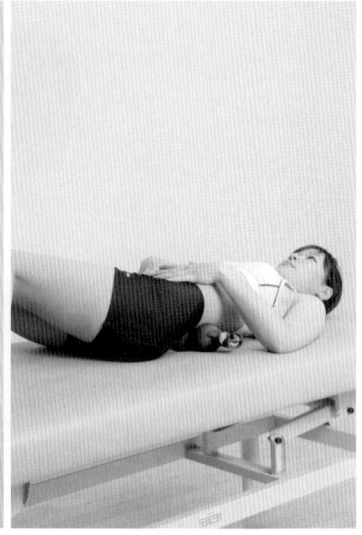　　　c．治療方法（腰部）

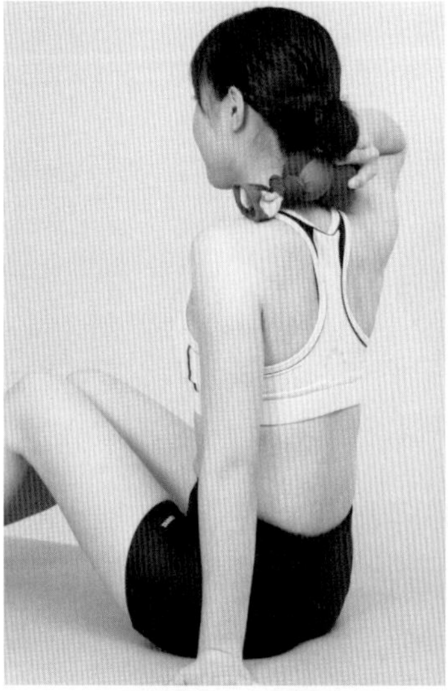

　　d．治療部位（上部頸椎） 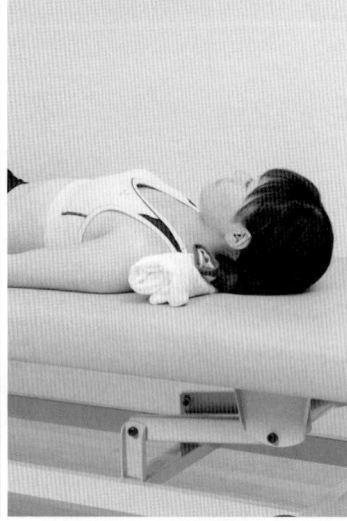　e．治療方法（下部頸椎にロールタ　f．頸部マッサージ
　　　　　　　　　　　　　　　　オルを入れ，上部頸椎にボール
　　　　　　　　　　　　　　　　を当てる）

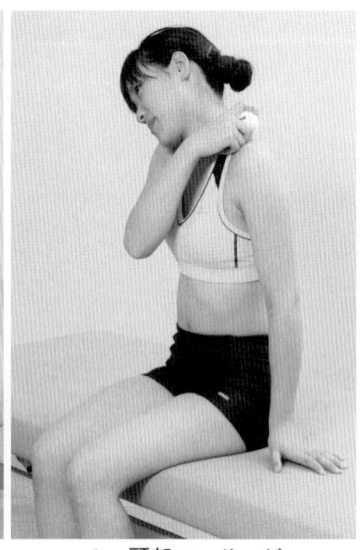

図 4-37　硬式テニスボールを用いた自己モビライゼーションおよびマッサージ

ⅲ）硬式テニスボールを用いた自己モビライゼーションおよびマッサージ

　硬式テニスボールを2個ストッキングなどに入れ，一方を縛って2個のボールが離れないようにする．対象者に屈膝背臥位になってもらい，可動性が減少している胸椎両側に2個のボールが当たるように入れる．骨盤から体幹を左右に回旋させることで胸椎の左右交互に圧迫力が加わるように刺激を加える．数回繰り返した後，ボールを別の高位に当てて同様に繰り返す（図 4-37）．枕の高さや位置を変えることで圧迫力の強さを調整できる．テニスボールの代わりに違う大きさや硬さのボールを用いてもよい．

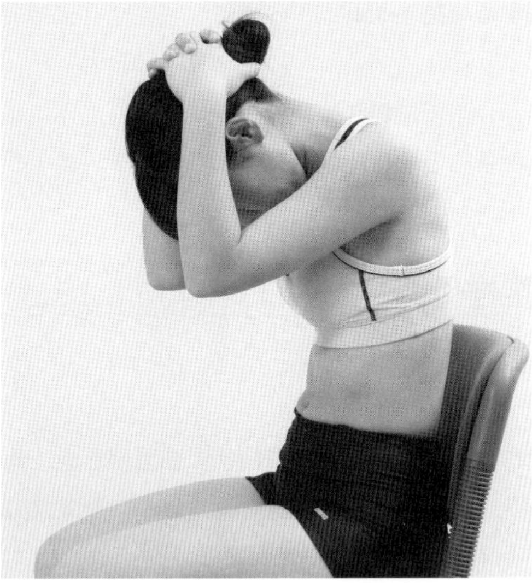

図 4-38　頭部・頸部屈曲

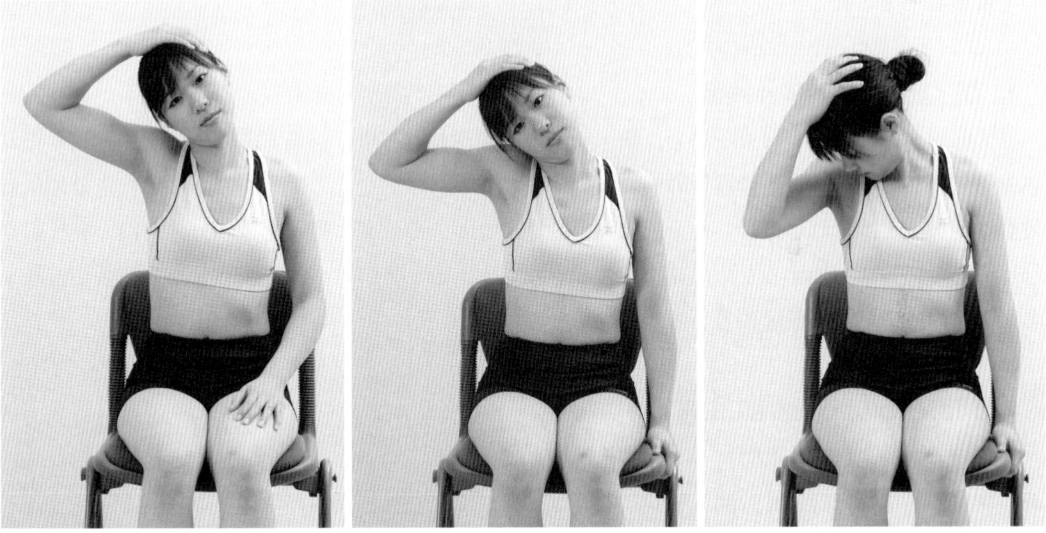

a．側屈①　　　　　　　　　　b．側屈②　　　　　　　　　c．屈曲−側屈−回旋

図 4-39　頸部・上部胸椎

c．ストレッチング

i）屈　曲

　両手を頭頂のやや後ろで組む．上部頸椎から下部頸椎へと徐々に屈曲して頸部後面を伸張していく．決して痛みが出ないように，心地よい伸張感が得られる程度の強さで 10〜30 秒間行い，必要に応じてそれ以上保持する（図 4-38）．最初に保持-弛緩（hold-relax）を 3 セット程度行ってから持続的に伸張するように指導してもよい．なお，他の自己治療のストレッチングも同じ要領で行う．

ii）側　屈

　同側の手で対側の側頭部を保持して側屈し持続する（図 4-39a）．次に，対側の手で椅子などをつ

Ⅲ　頸椎と上部胸椎

かみ同じように側屈し持続する（図4-39b）．

　ⅲ）屈曲-側屈-回旋

　手を対側の頭頂から後頭部に当て，顎を腋窩の方向に向けるように屈曲・側屈・回旋させる．上部頸椎から下部頸椎，上部胸椎へと順に伸張されるように行う（図4-39c）．

Ⅳ　下部胸椎と腰椎骨盤

1．病態生理

　腰背部痛・下肢痛の原因には椎間板性，椎間関節性，仙腸関節性，筋・筋膜性，骨粗鬆症によるものなどがある（表4-5）[8,12]．そして，これらの機能異常や機能障害の間接的な原因となる姿勢異常，筋力・筋持久力の低下やインバランスなどがある．しかも，これらの原因が必ずしも単独ではなく，いくつかが複合していることが多い．これらの病態生理を評価により見出し，適切な理学療法と指導をする必要がある．腰部・仙腸関節由来の腰痛・下肢痛の原因と特徴および理学療法について表4-6にまとめる．

1）筋・筋膜に由来する疼痛

　筋・筋膜が疼痛の原因になる場合，筋・筋膜の挫傷や打撲により損傷するだけでなく，筋やそれ以外の組織が損傷するとその周辺の筋に防御的に筋スパズムが生じる．また，脊柱の特定分節に低可動性があると，それに近接した分節は過可動性になる．そして，過可動性の分節周囲の脊柱起立筋は，その部分を防御するために筋スパズムを起こす．そして，このような異常な筋緊張が持続すると慢性の腰背部痛の原因にもなる．

2）関節とその周辺組織に由来する疼痛

　脊柱の一構成単位は，椎間板と2つの椎間関節で連結している．これらの連結を構成している組織，すなわち椎間板，椎骨，関節軟骨，関節包，靱帯などが機能異常の原因となりうる．

　腰神経の支配領域を図4-40に要約する．洞神経は脊柱管に再度入り，後縦靱帯，椎間板の線維輪の後方で後縦靱帯の線維が入り込んでいる部分，そして硬膜に自由神経終末を出している[8,15〜17]．また，腰神経後枝は内側枝と外側枝に分かれ，内側枝は椎間関節，椎弓膜，副突起，乳様突起を経て棘間靱帯，棘間筋，そして多裂筋へ，外側枝は脊柱起立筋とその上の皮膚に分布している[5,15,16,18]．

　脊柱の連結は椎体と椎間板からなる前方の部分，および2つの椎間関節からなる後方の部分に分けられる．これらの組織のうち椎間板の変性だけでなく，椎間関節やその周囲の支持組織や筋などが腰痛・下肢痛の原因となりうる．ここでは椎間板の変性による疼痛と後方の椎間関節，およびその周囲の組織に由来する疼痛について考える．

　　a．椎間板の変性と疼痛

　椎間板の線維輪後方には神経支配があるので，椎間板の変性により髄核が膨隆してこの部分を刺激すれば，神経根を圧迫しなくても痛みを引き起こす．さらに変性が進み，髄核が突出し神経根を

表 4-5 腰痛の原因となる筋骨格系に関する脊柱の病態生理
（文献 4, 8) より改変引用）

1. 筋
   - 筋スパズム，筋性防御（muscle spasms, muscle guarding）
   - 急性期の筋挫傷・打撲（acute muscle strain, actute contusion）
   - 筋炎〔muscle inflammation（myositis）〕
2. 関　節
   - 椎間関節での衝突（facet joint impingement）
   - 急性期の関節捻挫（acute joint sprain）
   - 関節炎（joint inflammation）
   - 慢性の姿勢が原因の捻挫・挫傷（chronic postural strain, chronic sprain）
   - 関節の低可動性（機能異常）〔joint hypomobility（dysfunction）〕
   - 関節の過可動性（不安定）〔joint hypermobility（instability）〕
   - 関節の退行変性，椎間板の変性 [+]〔degenerative joint, disc disease；骨関節炎（osteoarthritis），脊椎症（spondylosis）〕
   - 椎間板ヘルニア：膨隆 [+]（disc herniation：protrusion）
3. 神経根性
   - 椎間板ヘルニア：突出 [++]（disc herniation：prolaps）
   - 椎間板ヘルニア：脱出 [++]（disc herniation：extrusion）
   - 関節の退行変性，椎間板の変性（degenerative joint, disc disease）
   - 神経根の癒着（nerve root adhesion）
   - 神経根の腫脹（神経炎）〔nerve root swelling（neuritis）〕
4. その他
   - 骨折（fracture）
   - 骨粗鬆症（圧迫骨折）〔osteoporosis（compression fracture）〕
   - 脊椎すべり症（spondylolisthesis）
   - 脊椎狭窄症（spinal stenosis）
   - 仙腸関節（sacroiliac joint）
   - 尾骨（coccyx）
   - 強直性脊椎炎（ankylosing spondylitis）
   - 脚長差（leg length discrepancies）
   - 系統的疾患・内臓からの関連痛（systematic disease, pain referred from the viscera）

[+]神経症状のないもの　　[++]神経症状を伴うもの

圧迫すれば痛みや神経症状をきたす．椎間板の損傷はその程度により 4 種類に分類できる（図 4-41）．椎間板膨隆は線維輪の断裂がなく，髄核が後方に隆起したものである．椎間板突出は線維輪の最外層だけが髄核を覆っている．椎間板脱出は線維輪が穿孔し，髄核の一部組織が硬膜外腔に進入した状態である．椎間板分離脱出は髄核が線維輪から分離脱出して椎間板の分離片を形成している．

　理学療法を実施するうえでは，対象者の変化する病態に応じた治療概念に基づいて分類したほうがよい．すなわち，椎間板性の症状しかない第 1 段階（軽度から中等度の椎間板ヘルニア）と神経根症状を呈する第 2 段階（中等度から重度の椎間板ヘルニア）に分ける[12]．

　第 1 段階での症状は座位を長時間とっていたり立位で前屈したりすると症状が悪化する（図 4-42）．ときには一側の下肢に痛みを生じるが，これは椎間板後方の組織を支配している神経に入った刺激により生じた関連痛である[12]．椎間板ヘルニアの患者は前弯が減少し，側方変位（lateral shift）した肢位をとっていることが多い．このような対象者に腰椎を伸展させたり，側方変位を矯正したりすると，第 1 段階の対象者では腰部にのみ痛みを訴える[12]．

表 4-6 腰痛・下肢痛の原因と特徴および理学療法（文献 12, 28, 30, 31）より作成）

分類	原因	発症メカニズム	特徴	理学療法
椎間板性	椎間板性疼痛	いずれも ①座位，前屈姿勢の動作・仕事，車の運転などをすることが多い ②座位・前屈姿勢では椎間板内圧が立位に比べて高くなる ③椎間板内圧が高まった状態で前屈や回旋することにより髄核が変性した線維輪の後（外）側へ突出・脱出する	髄核の突出が軽度から中等度の場合 ①症状は座位が最も悪く，立位は比較的楽である ②前屈で症状が悪化する ③膝から上までの下肢痛（関連痛）が出ることがある ④腹臥位や立位で繰り返し伸展すると疼痛が腰部に限局してくる（中心化）	伸展原理の治療 ①腹臥位になりリラックスする ②腹臥位になり両手を肩の下に置き両上肢で体幹を伸展する：6〜10 回，3 セットを症状に応じて行う ③立位にて両手を腰に当て伸展する：6〜10 回を随時行う
	神経根症状		髄核が脱出して神経根を圧迫している場合 ①殿部，大腿後面，膝から遠位に放散痛があり，前屈で増悪する ②伸展で神経根の圧迫を強めて膝から遠位までの放散痛が増悪する（末梢化）	牽引原理の治療と安静により髄核脱出の修復を図り，改善に伴い徐々に伸展原理の運動に移行する ①姿勢牽引 ②機械牽引 ③腰部の安静（コルセットなど）
椎間関節性	インピンジメント	①屈曲位あるいは屈曲・側屈位から伸展する時に滑膜ひだが椎間関節に挟まれる（ロッキング，ブロッキング）	①朝，顔を洗っていて腰部を伸展しようとする時や，床から物を拾って伸展しようとする時など，強い負荷が生じなくても起こる ②激しい痛みで腰部を動かせなくなる	①椎間関節を離開する関節モビライゼーション，あるいは離開した状態で腰部を固定し回旋方向へ収縮-弛緩（多裂筋の収縮）させると改善する ②筋スパズムが強い時には，スパズムを低下させてからモビライゼーションを実施する
	関節捻挫	①腰部屈曲位あるいは屈曲・側屈位で重量物を下ろしたり持ち上げたりする時に強い負荷が加わって損傷する	①捻挫による痛みに加えて筋スパズムにより痛みが増悪する ②損傷した椎間関節に隣接した高位の関節に可動域制限があることがある	①筋スパズムを低下させ，損傷した椎間関節は中間位で安静にする ②損傷した関節を屈曲・伸展中間位で回旋させて固定し，隣接した可動域制限がある椎間関節に対して回旋モビライゼーションを行う
	関節拘縮	①椎間関節の可動性が習慣的姿勢や退行性変化によって減少する ②椎間板変性の結果，椎間関節に加わる機械的ストレスが増加して変形性関節症となる	①痛みは通常限局しているが下肢への関連痛が出ることもある ②症状は比較的安定している ③症状は活動すると悪化し，休むと楽になる ④麻痺や神経学的徴候，固定した変形はない ⑤モビリティー検査で椎間関節の可動性が低下している	関節モビライゼーションと運動療法 ①棘突起を後方から前方へ（PA）モビライゼーション ②横突起への PA モビライゼーション ③可動性のある部分を屈曲・伸展中間位で回旋させて固定し，可動域制限がある椎間関節に対して回旋モビライゼーションを行う ④制限のある部分を最大屈曲にして回旋させる伸張運動を指導する

表 4-6 つづき

分類	原因	発症メカニズム	特徴	理学療法
仙腸関節性	可動域制限	①骨盤帯筋群の長さと筋力の不均衡による ②非対称的な活動・スポーツによる	①歩行時で最も症状が悪化し，立位・座位では軽減する ②骨盤のランドマークの左右不一致（前屈時，仙腸関節の可動域が少ないほうのPSISが高位になる） ③長座位検査は陽性 ④梨状筋のスパズムや短縮で神経絞扼症状が起こることがある	①仙腸関節のモビライゼーション ②骨盤周囲筋（殿筋群，梨状筋，腸腰筋など）の伸張運動 ③梨状筋による神経絞扼症状がある場合，梨状筋のマッサージと伸張運動
	関節ロック	①過可動性の関節が歩行時，段差に気づかずに急激に接地したり（腸骨が後傾位になることが多い），捻転したりして一側の仙腸関節がロックする	①障害側周囲の組織や近接の関節に過剰な負荷が加わり痛みが出る ②対側の可動している関節に過剰な負荷が加わり，不安定になり痛みが出る ③同側または対側の梨状筋にスパズムが生じて神経絞扼症状を起こすことがある	①ロックした仙腸関節のモビライゼーションを行い，仙腸関節ベルトやテーピングで安定性を高めて筋スパズムを低下させる ②骨盤周囲筋（殿筋群，梨状筋，腸腰筋など）の伸張運動
	関節捻挫・関節炎	①過激な負荷や繰り返し負荷で起こす	①仙腸関節に負荷が加わるような動作や検査法で痛みが出る	①仙腸関節ベルトやテーピングで過剰な運動をコントロールし，筋スパズムを低下させる ②姿勢の異常や骨盤周囲の筋力の不均衡，周囲の関節可動域の不均衡を治す
筋・筋膜性	損傷	①過剰な負荷が加わったことにより発症する	①損傷部位に負荷が加わる姿勢や運動で症状が悪化する	①テーピング，コルセットにより損傷部位を中間位に固定して安静を保つとともに筋スパズムを低下させる
	疼痛症候群	①初期に筋への過剰な負荷が加わり，神経筋の機能異常が生じる	①圧迫により関連痛，交感神経症状などを引き起こす筋・筋膜内のトリガーポイントがある	①トリガーポイントと関連する筋への深部マッサージ，機能的マッサージ，コールドスプレー，超音波療法が適用となる ②伸張運動を指導する
骨粗鬆症	胸・腰椎圧迫骨折	①骨密度が低下した胸・腰椎に転倒，起き上がり，くしゃみなどにより過剰な負荷が加わって骨折し，強い痛みが出現する	①圧迫骨折を起こした部位に負荷が加わるような姿勢・動作，腹腔内圧が高まるくしゃみなどで症状が悪化する	①脊柱を中間位から軽度伸展位になるようにコルセットを使用する ②脊柱の深部筋・腹横筋・骨盤底筋の活動性および脊柱の安定性を高め，正しい姿勢や動作を指導する ③徐々に脊柱起立筋と腹直筋・腹斜筋を強化する

表 4-6 つづき

分類	原因	発症メカニズム	特徴	理学療法
姿勢性	腰椎前弯増強	①下部腹筋・殿筋群の弱化 ②股関節屈筋の短縮 ③股関節伸筋の伸長	①座位や腰椎を屈曲する動作で症状が改善する ②立位や腰椎を伸展する動作で症状が悪化する ③屈曲時，腰椎の運動に比べて骨盤の運動が相対的に多い ④伸展時，過剰な腰椎の運動が起こる	屈曲原理の治療 ①背臥位腰部屈曲：両下肢を屈曲して両手で両膝を保持し，膝を胸に近づけたり緩めたりする ②椅子座位腰部屈曲：両股関節を外転位にし，両手で下腿遠位をつかんで腰椎を屈曲したり戻したりする ③股関節屈筋群を伸張し，腹筋群，殿筋群，股関節伸筋群を強化する
	腰椎前弯減少	①両側股関節伸筋群の短縮 ②両側腸腰筋の伸長と弱化 ③腹筋の弱化 ④不適切なボディーメカニクスと腰部を頻繁に曲げたり，物を持ち上げたりする必要がある	①座位や座位から立ち上がる時に悪化する ②腰を曲げる動作で悪化する ③歩くと楽になる	伸展原理の治療 ①腹臥位になり両手を肩の下に置き両上肢で体幹を伸展する：6～10回，3セットを症状に応じて行う ②立位にて両手を腰に当て伸展する：6～10回を随時行う ③股関節伸筋群の伸張 ④腸腰筋・腹筋の強化
不安定性	腰部の安定性低下	①全身的な靱帯の緩み ②体操競技・アクロバット・ダンス，不適切なストレッチングの経験による	①静的な姿勢を持続することで悪化する ②同じ方向への繰り返し運動で改善する ③過剰な可動域 ④屈曲位から戻す時に異常な運動パターンが生じる	腰椎の安定性改善 ①腹横筋の収縮練習 ②多裂筋の収縮練習 ③骨盤底筋の収縮練習 ④横隔膜の呼吸練習 ⑤最初は臥位・椅子座位・立位で行い，徐々に不安定な姿勢で行うようにしていく

　一方，神経根症状を伴う第2段階になると，このような姿勢の矯正により下肢痛がさらに強まる[12]．この場合，椎間板突出では椎間板性の疼痛と神経根が圧迫されることによる神経症状とが現れる[12]．また，椎間板脱出や椎間板分離脱出では椎間板性の疼痛がなくなり，神経根症状が主になると考えられる．もちろん，筋スパズムや筋硬結など筋の機能異常や二次的な関節機能異常による疼痛も同時に起こっていることが多い．そのため，一次的な原因を見出すためには物理療法や筋への深部マッサージ，椎間関節や仙腸関節への穏やかな関節モビライゼーションなどの徒手的理学療法を行い，その効果により一次的な原因を判断する．

b．椎間関節と脊柱後方の組織による疼痛

　Bogduk[16]は腰神経後枝が支配している腰部の組織，すなわち背筋群，椎間関節，椎弓部の靱帯などが腰痛を引き起こす原因となっている障害を総称して，腰神経後枝症候群（lumbar dorsal ramus syndrome）と報告している．その症状には，①腰椎後部の組織自体に起因する疼痛，②腰椎後部の組織からの関連痛，③筋スパズムによる疼痛があげられる．

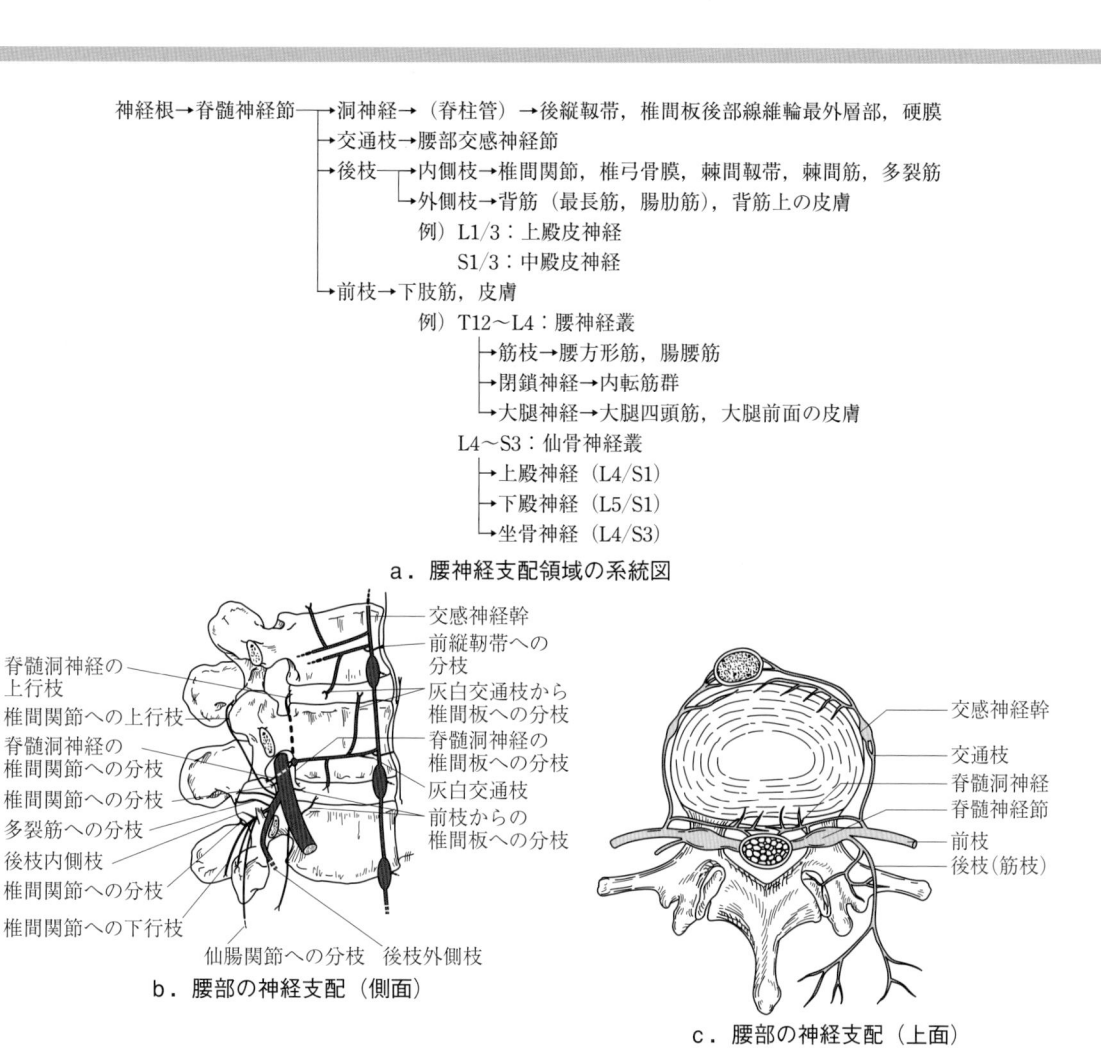

```
神経根→脊髄神経節─┬─洞神経→（脊柱管）→後縦靱帯，椎間板後部線維輪最外層部，硬膜
                  ├─交通枝→腰部交感神経節
                  ├─後枝─┬─内側枝→椎間関節，椎弓骨膜，棘間靱帯，棘間筋，多裂筋
                  │      └─外側枝→背筋（最長筋，腸肋筋），背筋上の皮膚
                  │      例）L1/3：上殿皮神経
                  │          S1/3：中殿皮神経
                  └─前枝→下肢筋，皮膚
                         例）T12〜L4：腰神経叢
                            ├─筋枝→腰方形筋，腸腰筋
                            ├─閉鎖神経→内転筋群
                            └─大腿神経→大腿四頭筋，大腿前面の皮膚
                         L4〜S3：仙骨神経叢
                            ├─上殿神経（L4/S1）
                            ├─下殿神経（L5/S1）
                            └─坐骨神経（L4/S3）
```

a．腰神経支配領域の系統図

b．腰部の神経支配（側面）

c．腰部の神経支配（上面）

図 4-40 腰神経の支配領域（文献 5，15，17，18）より改変引用）

ⅰ）椎間関節や靱帯，筋・筋膜の損傷や障害に起因する疼痛

これらの組織には侵害受容器である自由神経終末が分布している．椎間関節の機能異常としては，衝突，捻挫，亜脱臼，関節炎，関節症，過可動性，低可動性などがあり，これらの障害は関節包や周囲の靱帯を刺激して疼痛を引き起こす原因となる．また，関節周囲組織の障害は椎間板の変性に伴って起こることもある．棘間靱帯や棘上靱帯，筋・筋膜も腰部では損傷を受けやすく痛みを起こす．そして，これらの損傷は単にその部位の痛みだけでなく，関連痛や筋スパズムを引き起こす．

ⅱ）腰部の組織に起因する関連痛

正常なボランティアの被検者に対して腰椎後方の組織，すなわち棘間靱帯，腰背部筋，椎間関節に食塩水を注入して腰痛と関連痛を生じさせた報告がいくつかある（図 4-43）[16]．また，腰神経後枝により支配されている組織由来の関連痛は，この部位に麻酔剤を注入することで消失するという報告もある[16]．このような関連痛の発生部位は個人により異なるが，同一被検者の場合は同一部位に現れると報告されている[16]．この種の研究における統一された見解として，腰神経後枝症候群による関連痛は一般的に膝よりも近位に生じ，多くは殿部でみられるといわれている[16]．

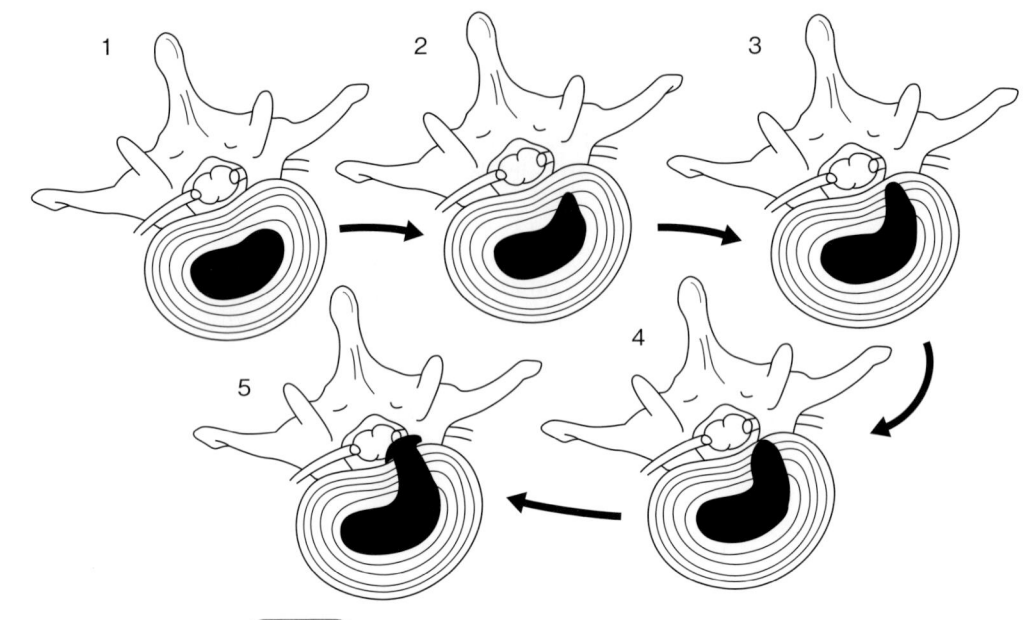

図 4-41 椎間板ヘルニアの種類（文献 12)より引用）

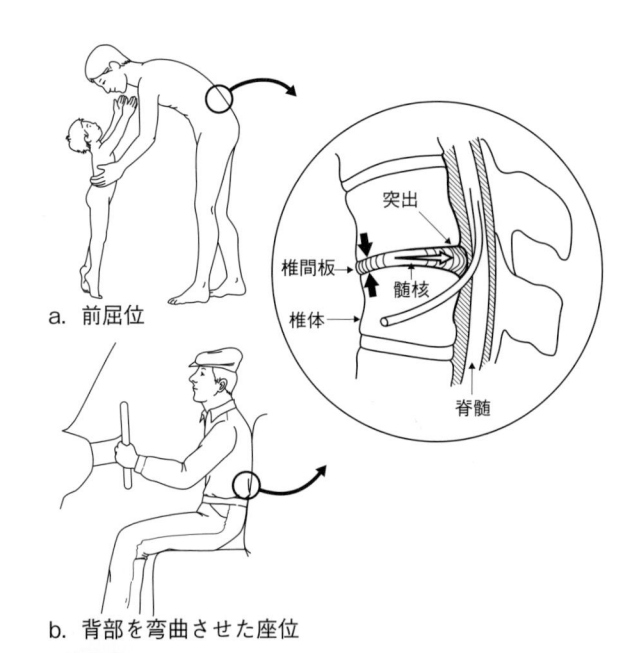

a. 前屈位

b. 背部を弯曲させた座位

図 4-42 脊柱に起こっている変化（文献 12)より引用）
突出した髄核はまだ神経根を圧迫していない

ⅲ）筋スパズムによる疼痛

Bogduk[16]は L5 の棘間靱帯および多裂筋に食塩水を注入した時，多裂筋，中殿筋，そして大腿筋膜張筋に筋電図上で活動電位が生じたことを見出している．このことは腰痛が発症した時に単に腰部だけでなく，関連痛が生じる部位にも筋活動が生じる可能性を示している．正常なボランティアの L4〜5 あるいは L5〜S1 の椎間関節に食塩水を注入した時に，筋電図上でハムストリングスの活

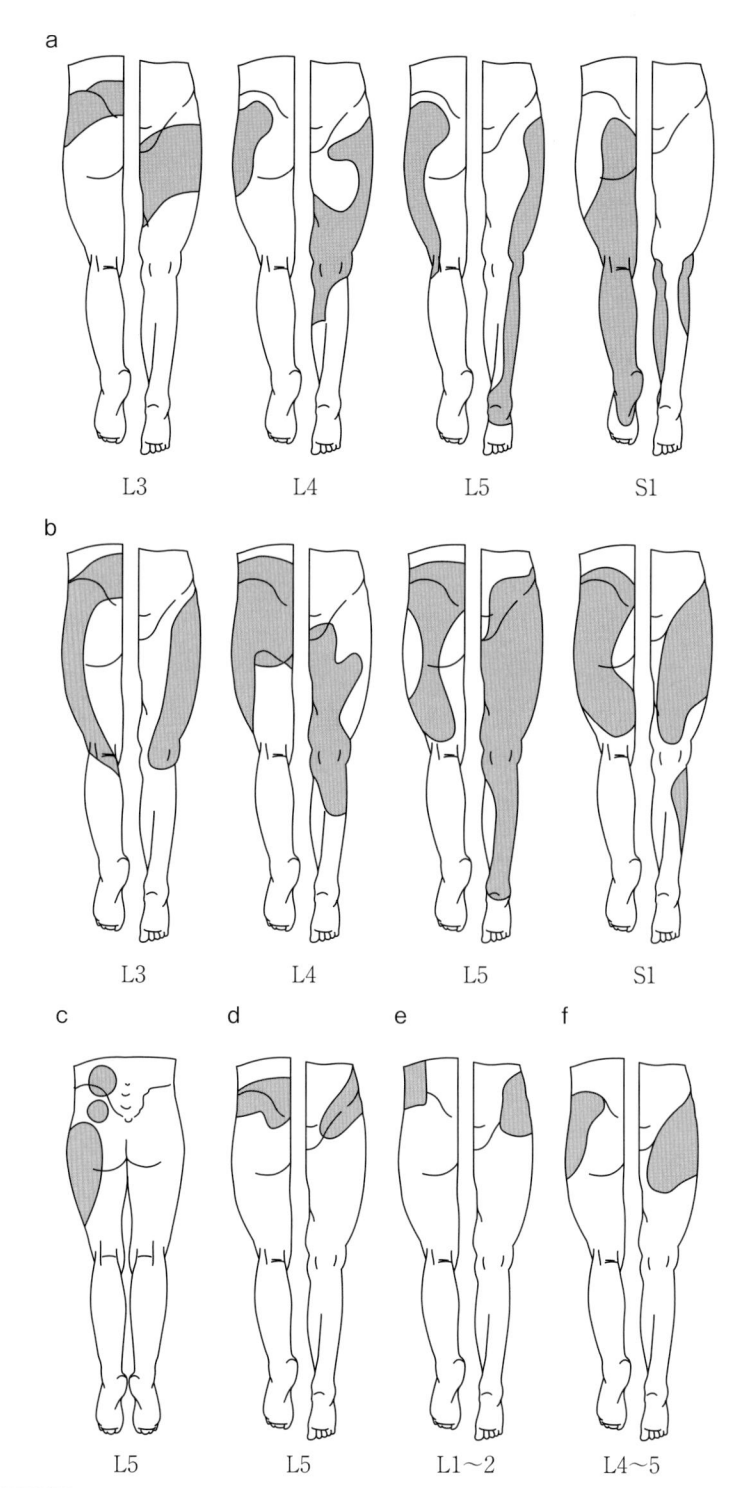

図 4-43 腰部の組織に6％食塩水を注入後の関連痛の分布（文献16）より引用

  a．L3〜S1の棘間靱帯
  b．L3〜S1の棘突起間隙
  c，d．L5に対応する多裂筋
  e．L1〜2の椎間関節
  f．L4〜5の椎間関節

動電位が生じ，さらに下肢伸展挙上（SLR：straight leg raising）が制限されたという報告もある[16]．いずれにしても，腰神経後枝支配の組織の損傷により，その部位の筋だけでなく，遠位の筋にもスパズムが生じるようである．

iv）その他の原因による疼痛

神経根性疼痛は，椎間板ヘルニアにより突出した髄核による圧迫のほか，椎間関節の肥大，神経根の癒着や神経炎に伴う神経根の腫脹によっても起こる．神経根性の症状は，下腿から足部に痛みを起こす[17]．

圧迫骨折やその他の外傷性の骨折などによる疼痛は，整形外科的な治療や保存的（整形内科的）治療がまず行われる．その後，後療法として軟部組織に対する物理療法やマッサージ，運動療法が主となる．椎間板や脊椎の退行性変性の場合，一次的な原因に対して理学療法は適応にならない．しかし，同程度の脊柱の変形があっても痛みの程度はさまざまである．このことは疼痛の原因は変形そのものではなく，それにより影響を受ける神経や筋，その他の支持組織と思われる．したがって，疼痛の原因がこれらのどの組織にあるのかを同定し，適切な部位に効率のよい理学療法を行う必要がある．

さらに，直接的な原因となっていることだけでなく，障害に間接的に影響を及ぼしている関連因子にも注意を払う必要がある．例えば，特定の筋の硬さや弱化だけでなく，それに影響を及ぼしている筋機能のアンバランスや姿勢の異常，不適切な動作などがある．また，仕事や運動する時の器材の位置や用具の不適切さも関連因子となりうる．これらの因子がさらに腰痛・下肢痛に悪影響を与えている可能性がある．

2．機能障害と評価

1）病　歴

疼痛部位や発症状況，性質，経過，影響を及ぼす要素，関連症状などを特に重点的に聞く．下肢痛がある場合，神経根や末梢神経の絞扼症状だけでなく，腰部や殿部の組織からの関連痛も考慮する．発症の状況が外傷性か潜在性か，あるいは急激かゆっくりか，ということも障害の内容や病態を考えるうえで重要である．

影響を及ぼす要素として，立位・座位・臥位などの姿勢の影響，伸展・屈曲などの動作などがどのように痛みに影響を及ぼすかも重要である．姿勢や動作の中で，痛みを増加させるものはそれ自体が障害の原因になっていることがあり，また痛みを減少させるものは治療や運動療法に適した状況を示唆している．

関連症状として，多くの疼痛部位を訴える対象者がいる．この場合，おのおのの疼痛部位に関連性があるかもしれない．また，内科疾患や婦人科疾患が原因となって下肢や腰背部に関連痛として現れることも多いので注意を要する．

2）姿勢の観察

姿勢を観察する場合（表4-7），足部から膝，骨盤，体幹へと評価していく．足部や膝に原因が

表 4-7 姿勢の観察

1. 足部
   - 踵骨の回内・回外
   - アーチの高さ
   - 足趾の変形
2. 膝
   - Qアングルと外反・内反
   - 膝蓋骨の位置
   - 反張膝・屈曲位
3. 骨盤
   - 上後腸骨棘の高さ：直立位と立位前屈時
     あるいは座位と端座位前屈時との比較
   - 上前腸骨棘の高さ
   - 腸骨稜の高さ
   - 仙骨の位置
   - 恥骨の高さ
4. 脊柱の弯曲
   - 腰椎前弯：増強・正常・減少
   - 胸椎後弯：増強・正常・減少
   - 側弯

あって腰痛を起こすこともある．また，脚長差も腰痛の原因となる．

　骨盤のランドマークをみる場合，仙骨と寛骨（腸骨，坐骨，恥骨）が仙腸関節と恥骨結合の部分で変位した結果，どのような位置関係になっているかに注意する．また，仙腸関節での運動はわずかではあるが，正常な腰部や下肢の機能を維持するうえで重要な役割を果たしている．立位で体幹を前屈する場合，最初に腰椎の前屈が起こり，次いで骨盤が回旋していく（腰椎骨盤リズム）[19]．したがって，この時は仙骨上を寛骨が後傾する方向へ滑った後，股関節での寛骨の前方回旋が起こる．一方，端座位から前屈すると寛骨は固定されているので，寛骨上を仙骨が先に前方へおじぎするように滑る．いずれにしても，この時に一側の仙腸関節の滑り運動が減少していると，減少しているほうのPSISは仙骨の動きとともに反対側より上方へ変位する．

　椎間板ヘルニアによる痛みがある場合，腰椎の前弯が減少し，疼痛を避けるために逃避性の側弯をきたすことが多い（図4-44）．また，腹筋の筋力が弱かったり，肥満して腹部が出ている場合，立位で腰椎前弯が強くなりやすい．しかし，このような静的な立位姿勢で強い腰椎前弯をすぐに腰痛の原因と考えてはならない．日常の仕事や家庭での姿勢で前屈位を多くとっているかもしれない．この場合，常に伸張されている背部の靱帯や，常に伸張位で等尺性収縮をしている背筋群の筋・筋膜が疼痛の原因になると考えられる．

3）脊柱の可動域と痛みの有無（自動運動，自動介助運動，加圧）

　胸・腰椎の自動運動では屈曲，伸展，左右側屈，左右回旋をみる．次いで，これらの運動の最終域で軽く圧迫力を加え〔加圧（over pressure）〕，その時の終末感（end feel）と痛みの有無をみる（表4-8）．脊柱に関しては他動運動の代わりにこのような加圧をして評価することが多い．側方移動（translation）の検査は，治療者が対象者の肩甲帯と骨盤帯ができるだけ水平になるように保持し

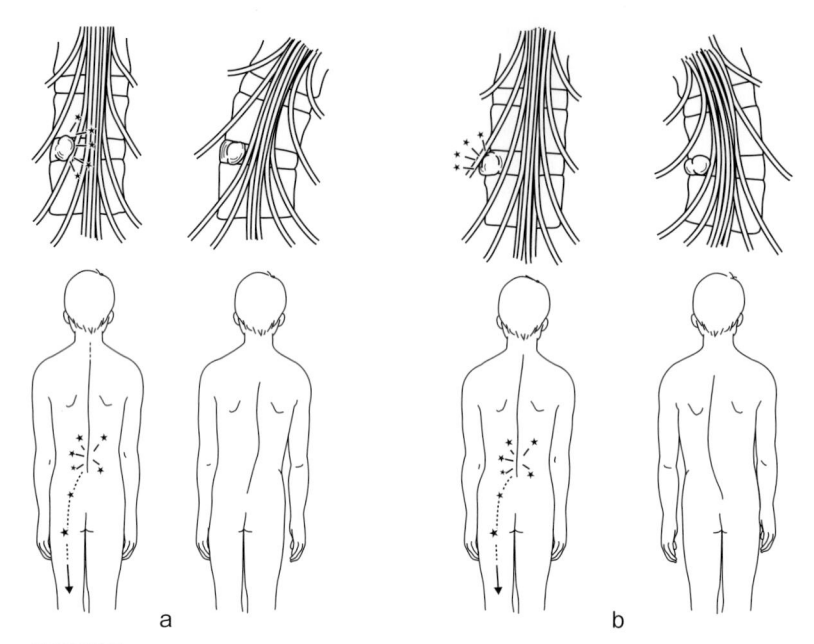

図 4-44 椎間板ヘルニア患者が痛みを避けるためにとる逃避性の側弯（文献 12）より引用）
　a．ヘルニアが外側から神経根を圧迫している場合，患者は痛みを避けるために反対側に傾く
　b．ヘルニアが内側から神経根を圧迫している場合，患者は痛みを避けるために同側に傾く

表 4-8 脊柱の可動域と痛みの有無の評価（自動運動，自動介助運動，加圧）

1．屈曲（前屈）〔flexion（forward bend）〕・伸展（後屈）〔extension（backward bend）〕
2．左右側屈（right and left side bend）
3．左右側方移動（right and left lateral translation）
4．左右伸展側方移動（right and left extension translation）
5．左右回旋（right and left rotation）

たまま，対象者の骨盤帯を自動介助で水平移動〔側方変位（lateral shift）〕させる．これを伸展位で行うのが伸展側方移動の検査である．

　椎間板ヘルニアでは，髄核が後外側に膨隆あるいは突出するのが一般的である[20]．そのため，腰椎の屈曲によりさらに髄核が後外側に押され，腰痛や下肢痛を悪化させることが多い（図 4-45）．腰椎を伸展させた場合，髄核の膨隆が軽度であれば線維輪の後方により圧力がかかり髄核は前方へ移動するため，痛みは腰部に限局する（図 4-46～47）．しかし，髄核の膨隆が重度あるいは突出していると，腰椎の伸展により髄核がさらに後方へ突出し，神経根を圧迫するために下肢への放散痛が生じる（図 4-46～47）．体幹を側方移動した時も同様のメカニズムで，膨隆が軽度の時は髄核が押し戻されて痛みは腰部に限局するが，突出していれば下肢への放散痛が生じる（図 4-48）．腰椎の伸展側方移動の検査は，前述の伸展と側方移動の検査肢位を組み合わせたものである．

　筋・筋膜性疼痛では筋が伸長される時だけでなく，短縮する時にも痙攣により疼痛が生じる．ま

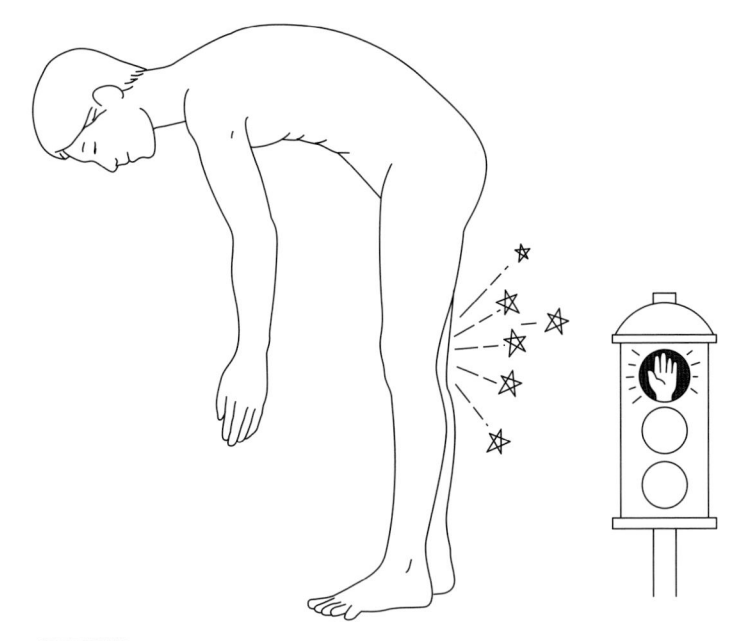

図 4-45 椎間板ヘルニアの患者は屈曲すると下肢への放散痛が生じる（文献12)より引用）

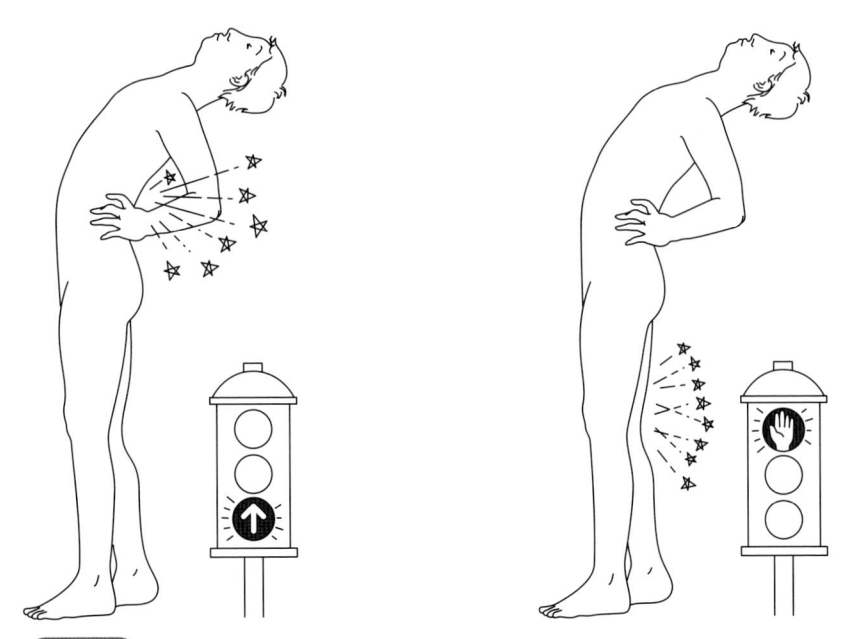

図 4-46 椎間板ヘルニア患者が腰椎を伸展した時の症状（文献12)より引用）

た，筋硬結やトリガーポイントがあると運動や圧迫により遠位に関連痛が生じる[21,22]．仙腸関節や腰椎椎間関節に機能異常がある場合も，関節の神経支配領域と同じ皮膚髄節上に関連痛が生じることがある[23〜27]．このような場合，運動方向や疼痛部位，対象者の訴えを十分把握し，鑑別する必要がある．

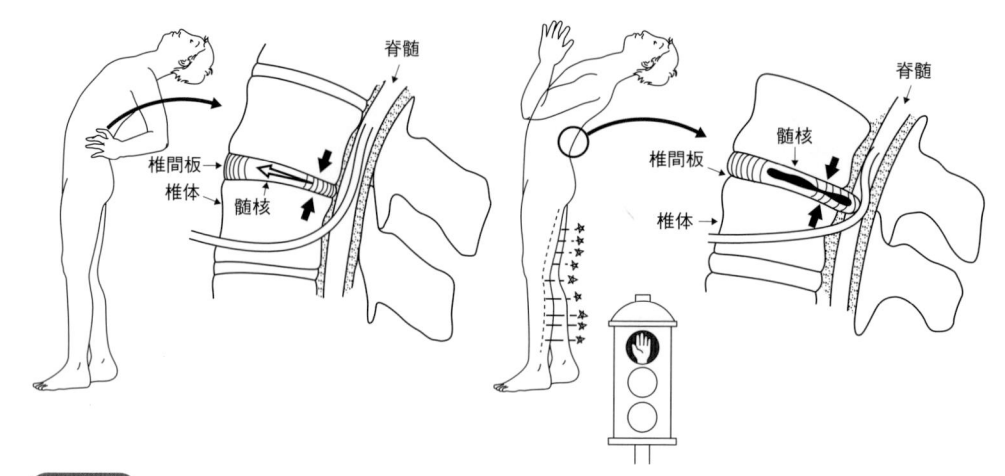

図 4-47 椎間板ヘルニアで軽度の髄核の膨隆がある患者（左）と髄核の突出がある患者（右）が伸展した時の状態（文献12）より引用）

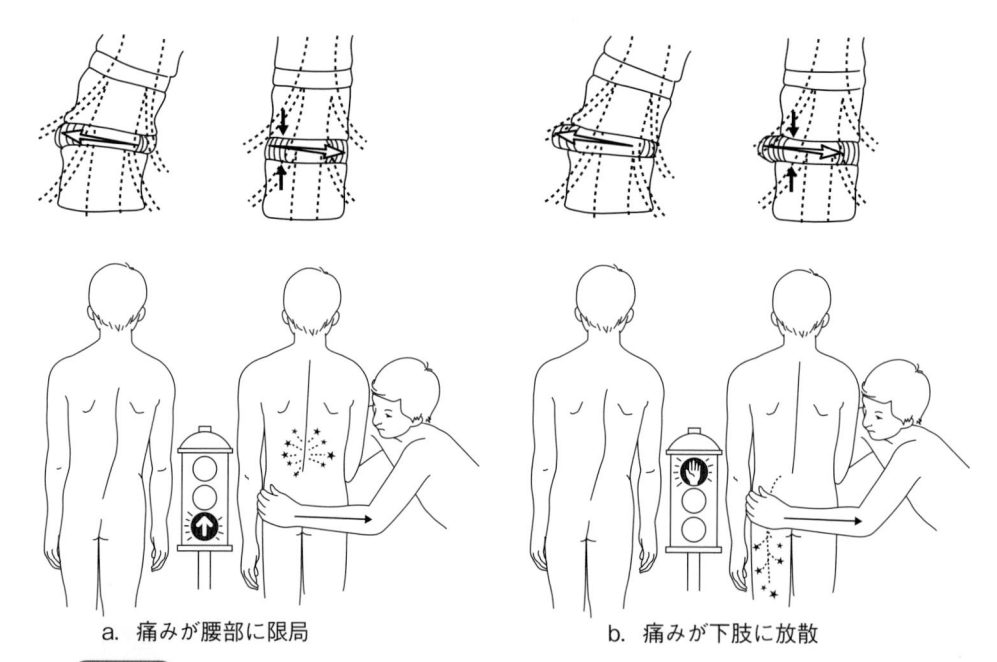

a. 痛みが腰部に限局　　b. 痛みが下肢に放散

図 4-48 椎間板ヘルニア患者を側方移動した時の2種類の症状（文献12）より引用）

4）仙腸関節の検査

仙腸関節の検査には，さまざまな方法がある．ここでは，臨床において最低限知っておいてよいものをあげる（表4-9）．

a．長座位テスト（long sitting test）

この検査を実施するには正常なSLRがなければならない．長座位テストでは仙骨に対して左右どちらの寛骨がより前傾しているか，あるいは後傾しているかをみる．まず背臥位で体幹，骨盤，下肢がまっすぐになっていることを確認してから，両内果下端の位置を比較して下肢長差をみる．次に，長座位になってもらい同様の方法で下肢長を比較する．背臥位ではより後傾しているほうが股

表 4-9 | 仙腸関節の検査

1. 長座位テスト：背臥位と長座位で下肢長を比較
2. 上後腸骨棘の高さの比較：腰椎中間位と屈曲位で比較
3. FADIRF 検査：屈曲・内転・内旋・屈曲
4. FADIRE 検査：屈曲・内転・内旋・伸展
5. FABERE 検査（パトリックテスト）：屈曲・外転・外旋・伸展
6. おじぎ運動（nutation）
7. 反おじぎ運動（counter-nutation）
8. アウト・フレアー（out flare）検査
9. イン・フレアー（in flare）検査
10. 下肢伸展挙上（straight leg raising）

a．背臥位

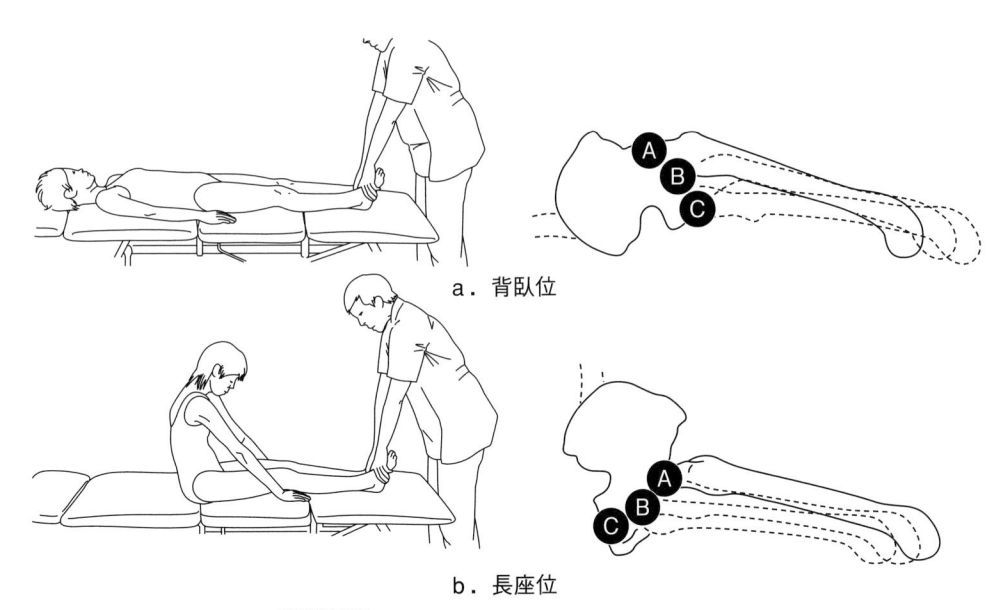

b．長座位

図 4-49　長座位テスト（文献 12）より引用）
a．寛骨がより後傾しているほうの股関節が頭前方にあり，下肢が頭側に変位するため短い（A）．一方，前傾しているほうは下方に変位するため長くなる（C）
b．寛骨がより後傾しているほうの股関節が頭前方にあり，下肢は前方に出てくるため長い（A）．一方，前傾しているほうは後方に変位しているため短い（C）

関節の位置が頭側にあるため，下肢長が短くなる．逆に長座位になると，より後傾しているほうの股関節が前方になるため下肢長は長くなる（図 4-49）．

b．上後腸骨棘の位置検査

立位または座位で，腰椎中間位で左右の PSIS の高さを比較する．次に腰椎前屈位にして同様に PSIS の高さを比較する（図 4-50）．両者で左右の高さに差が出た時，骨盤が非対称に運動している可能性がある．腰椎を前屈すると，仙骨ではおじぎ運動が起こる．仙腸関節での運動があると仙骨は腸骨に対して前方へ回旋した後，腸骨の前方回旋が起こる．立位または座位で腰椎を前屈していくと，腰椎屈曲に続いて骨盤前傾，股関節屈曲が起こる（腰椎骨盤リズム）．しかし何らかの異常（左右差）があると屈曲時に PSIS の高さに非対称が生じる．

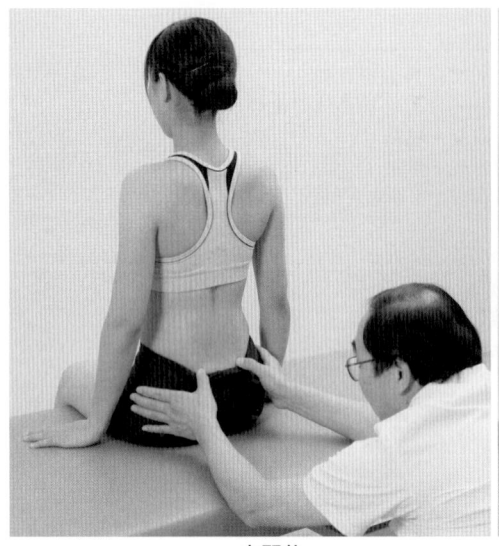

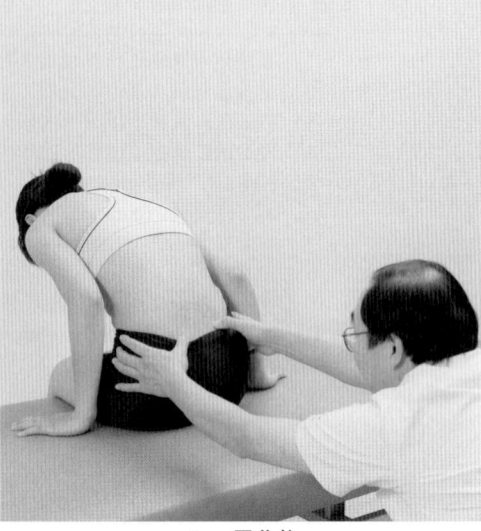

a．中間位　　　　　　　　　　　b．屈曲位

図 4-50　上後腸骨棘（PSIS）の高さの比較

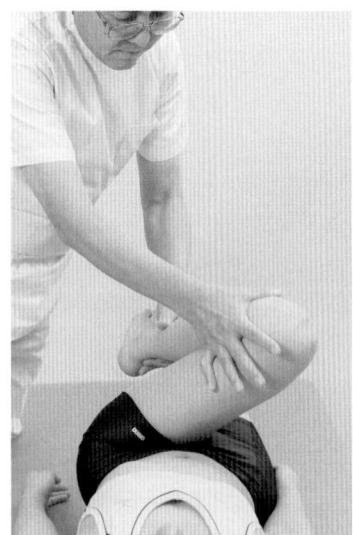

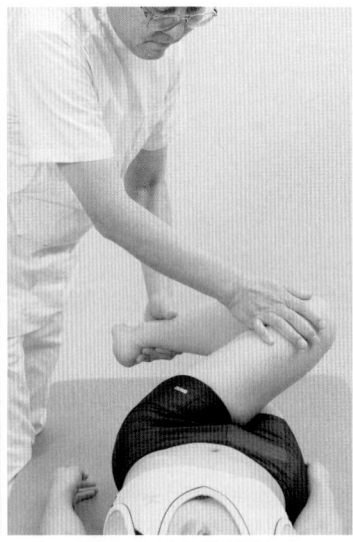

a．FADIRF 検査　　　b．FADIRE 検査

図 4-51　FADIRF・FADIRE 検査

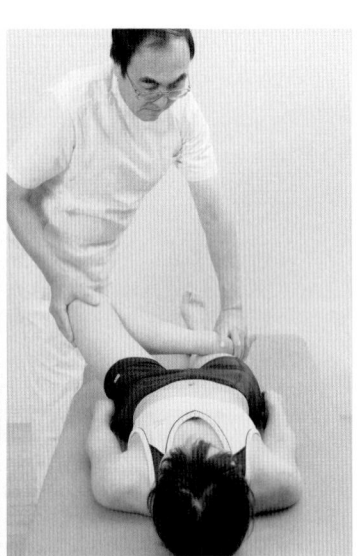

図 4-52　FABERE 検査（パトリックテスト）

c．FADIRF 検査

背臥位で股関節を屈曲・内転・内旋・屈曲させる（図 4-51a）．この検査では，股関節だけでなく仙腸関節の後下方に機械的ストレスが加わる．

d．FADIRE 検査

背臥位で股関節を屈曲・内転・内旋・伸展させる（図 4-51b）．この検査では，股関節とともに仙腸関節の後上方に機械的ストレスが加わる．

e．FABERE 検査（パトリックテスト）

背臥位で股関節を屈曲・外転・外旋・伸展させる（図 4-52）．この検査は本来股関節のストレス

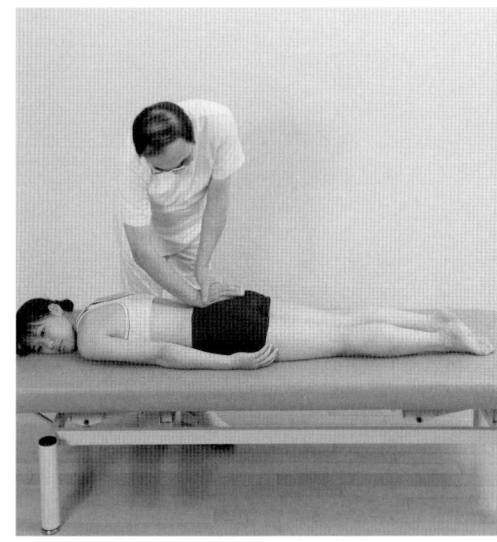

a．腹臥位での手技 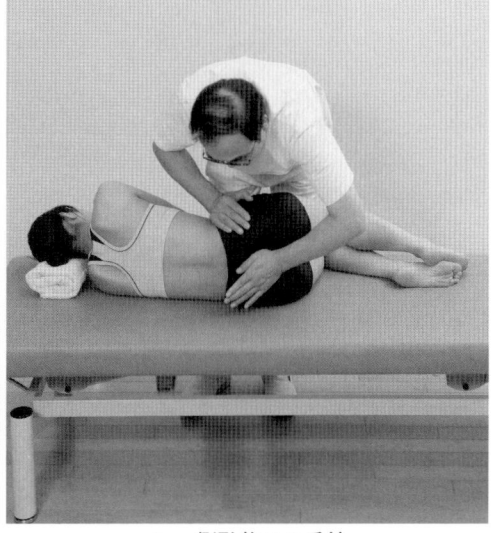　　　　　　　　　　　　b．側臥位での手技

図 4-53　おじぎ運動

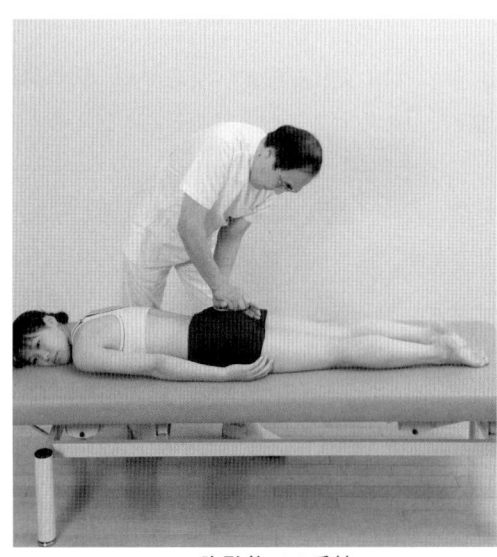

a．腹臥位での手技 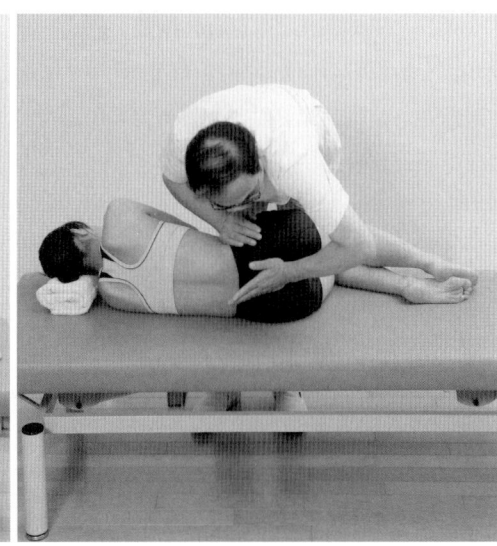　　　　　　　　　　　　b．側臥位での手技

図 4-54　反おじぎ運動

検査であるが，股関節だけでなく仙腸関節の前方にストレスが加わると考えられる．

f．おじぎ運動
側臥位または腹臥位で仙骨底を押して滑りと痛みの有無をみる（図4-53）．

g．反おじぎ運動
側臥位または腹臥位で仙骨角を押して滑りと痛みの有無をみる（図4-54）．

h．アウト・フレアー（out flare）検査
背臥位で治療者の両側手掌基部でASIS内側を保持して，両側の寛骨を外側へ開く．仙腸関節後

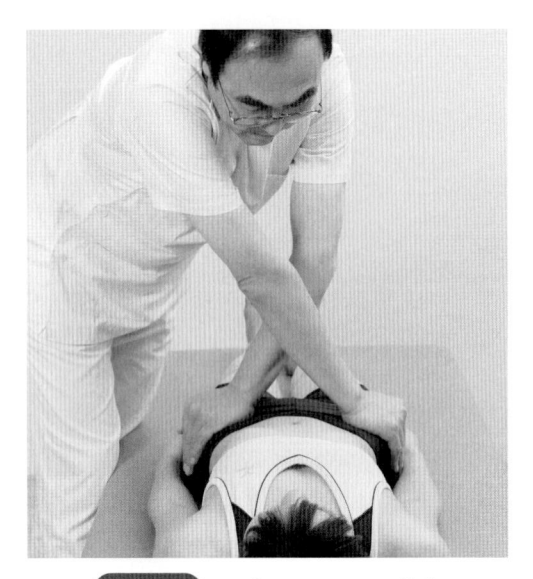

| 図 4-55　アウト・フレアー検査 | 図 4-56　イン・フレアー検査 |

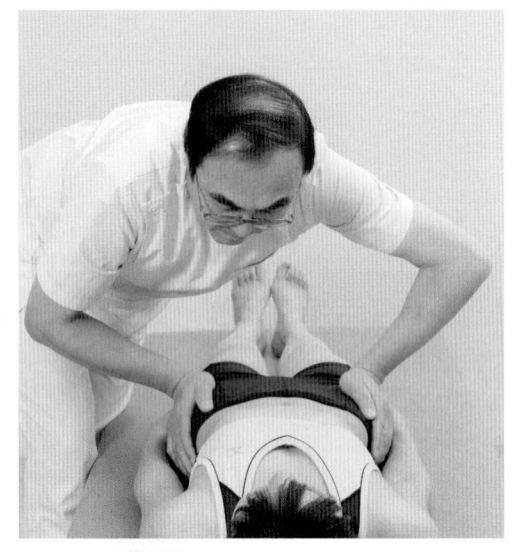

面に圧迫力，仙腸関節前面と恥骨結合に離開力を加え，可動性と痛みの有無をみる（図4-55）．

ｉ．イン・フレアー（in flare）検査 MOVIE

背臥位で治療者の両側手掌でASIS外側を保持して，両側の寛骨を内側へ圧迫する．仙腸関節後面に離開力，仙腸関節前面と恥骨結合に圧迫力を加え，可動性と痛みの有無をみる（図4-56）．

ｊ．下肢伸展挙上

この検査ではハムストリングスなどの筋，神経組織，最終可動域では仙腸関節，そして骨盤が回旋した時点で腰椎にも機械的ストレスが加わる．そのため，他の検査結果と総合的に分析して評価に用いる．

5) 脊椎分節生理学的他動運動（PPIVM：passive physiological intervartebral movements） MOVIE

ａ．腰椎の屈曲-伸展

対 象 者：側臥位．

治 療 者：両足を開いて治療台と平行に立つ．尾側手は，対象者の足関節を持つ．尾側の大腿で対象者の下腿を脛骨粗面のところで支持する．頭側手の中指指先で棘突起間を触診し，前腕で対象者の体幹が回旋しないように保持する（図4-57a）．

手　　技：対象者の股関節屈曲を介して体幹を屈曲させる．伸展の時は逆に股関節を伸展させる（図4-57b）．

ｂ．腰椎の側屈（側臥位）

対 象 者：治療者に向かって側臥位になる．

治 療 者：治療台に向かって立ち，尾側下肢を治療台に当て，頭側下肢を屈曲する．対象者の両膝・股関節を90°屈曲させ，治療者の尾側大腿前面にのせる．治療者は尾側手で対象者の両足関節をつかみ，頭側手の中指指先で棘突起間を触診する（図4-58a）．

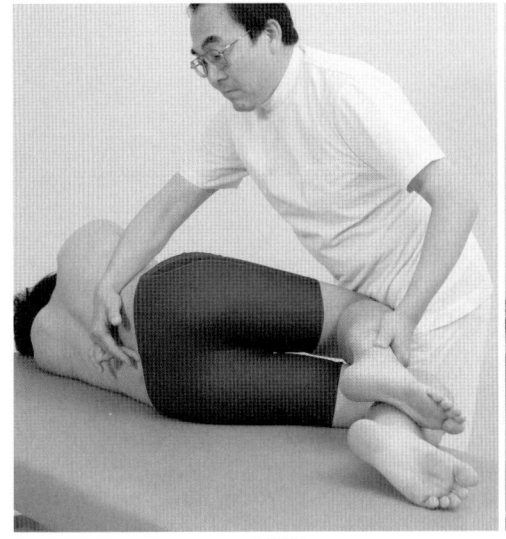

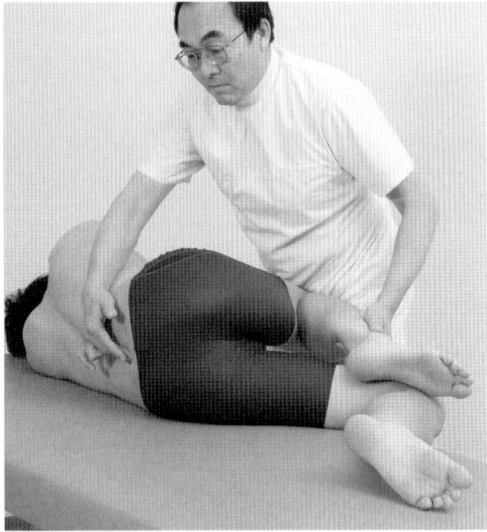

　　　　　　　a．中間位　　　　　　　　　　　　　　b．屈曲位

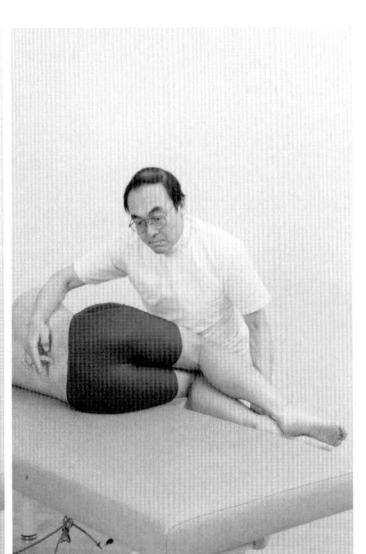

図 4-57　腰椎の屈曲-伸展

　　　　a．開始肢位　　　　　　　b．右側屈　　　　　　　c．左側屈

図 4-58　腰椎の側屈（側臥位）

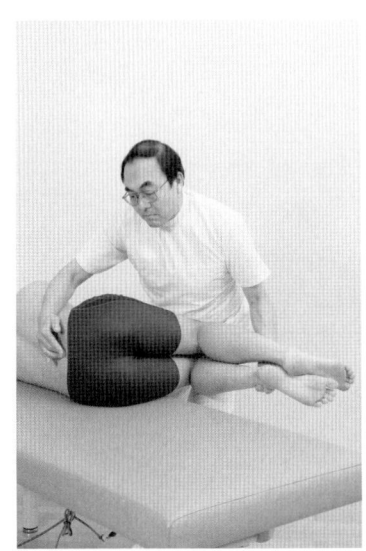

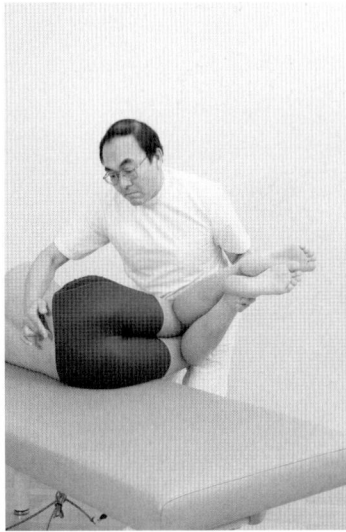

手　　技：尾側手上肢を屈曲させ，対象者の下肢を上に上げ，体幹を側屈させる（図 4-58b, c）．

c．腰椎の側屈（腹臥位）

対 象 者：腹臥位．

治 療 者：治療台に向かって立ち，尾側手で治療者側の下肢を保持する．治療者は頭側手の中指
　　　　　指先で棘突起間を触診する（図 4-59a）．

手　　技：尾側上肢で下肢を外転させて骨盤を同側へ動かすことで，対象者の体幹を側屈させる
　　　　　（図 4-59b）．

Ⅳ　下部胸椎と腰椎骨盤

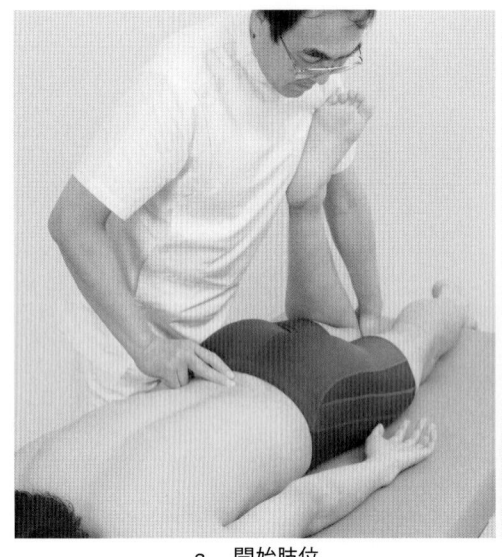

　　　　a．開始肢位　　　　　　　　　　　　b．右側屈

図 4-59　腰椎の側屈（腹臥位）

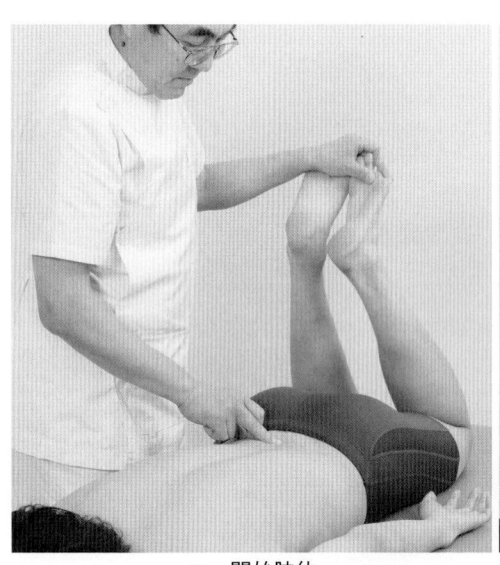

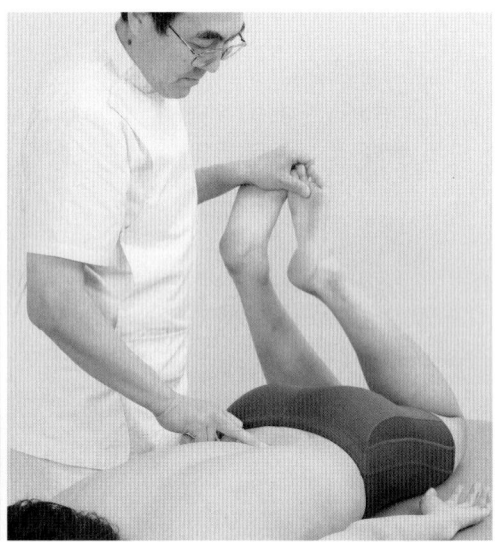

　　　　a．開始肢位　　　　　　　　　　　　b．右回旋

図 4-60　腰椎の回旋（腹臥位）

d．腰椎の回旋

対　象　者：腹臥位（必要に応じて腹部に枕を入れる）．

治　療　者：対象者に向かって立つ．頭側手の手掌で対象者の腰部に触れ，中指で棘突起間を触診する．尾側手で対象者の両足部を保持する（図 4-60a）．

手　　　技：対象者の膝関節を 90°屈曲させ，両下肢を回旋させることで腰部の回旋を出す．頭側手の中指で棘突起の動きを触診する（図 4-60b）．

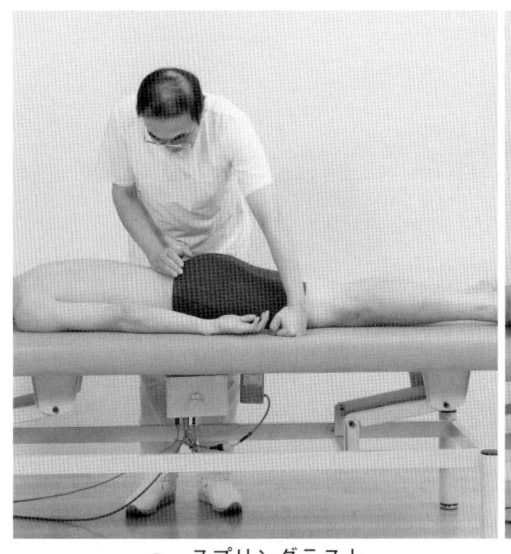

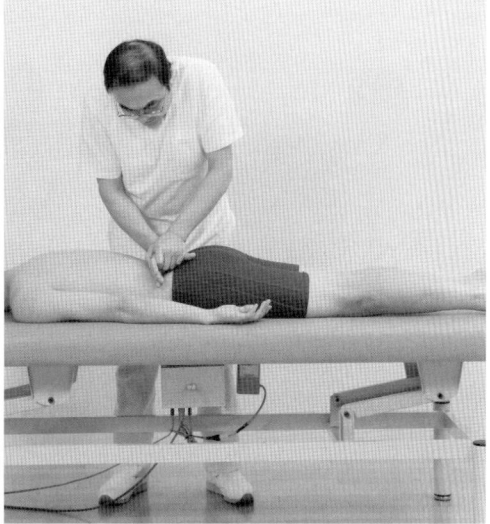

　　　　a．スプリングテスト　　　　　　　　　　b．治療

図 4-61　棘突起を介した後方-前方（PA）運動

3．評価・治療手技の実際

1）仙骨・腰椎・胸椎棘突起を介した後方-前方（PA）運動（図 4-61）

対 象 者：腹臥位（必要に応じて腰部の下に枕を入れる）．

治 療 者：対象者に向かって立つ．頭側手の豆状骨遠位部を棘突起に当てる．検査（スプリングテスト）の時は，尾側手を治療台に置き，治療者の体を支える（図 4-61a）．治療で伸張する際，より強い力を必要とする時には治療手のアーチを他側手で補強する（図 4-61b）．

手　　技：検査（スプリングテスト）では軟部組織の緩みをとった後，軽くすばやい力を加える（スプリングテスト：可動域の最終域まで押さずに，関節の遊び，最終域感，そして痛みの有無をみる）．治療では漸増的振動法を用いて徐々に回旋の可動域を増加させる．

適　　用：椎間関節由来の痛みと離開制限．

特記事項：授動力を加えている棘突起より上の分節では離開力が，下の分節では圧迫力が加わっていると考えられる．

2）腰椎横突起を介した後方-前方（PA）運動（図 4-62）

対 象 者：腹臥位（必要に応じて腰部の下に枕を入れる）．

治 療 者：対象者に向かって立つ．頭側手の第 5 中手骨尺側縁を対側の横突起に当てる．第 1 ないし第 2 腰椎横突起では肋骨の走行に平行となるように斜めに当て（第 1 腰椎横突起は肋骨と重なり困難なことが多い；図 4-62a），第 3 腰椎ではヤコービー線と平行に当て（図 4-62b），第 4 腰椎横突起は腸骨稜に沿って斜めに当てる（図 4-62c）．尾側手は治療台に置き治療者の体を支える．

手　　技：検査（スプリングテスト）では軟部組織の緩みをとった後，軽くすばやい力を加える（ス

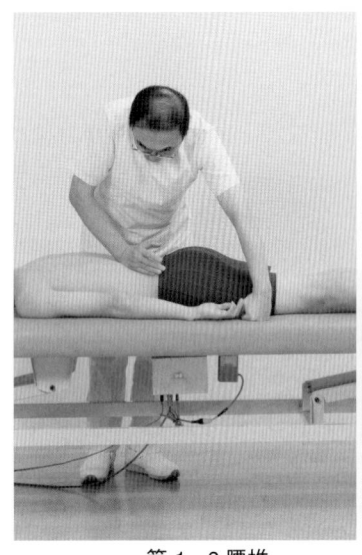

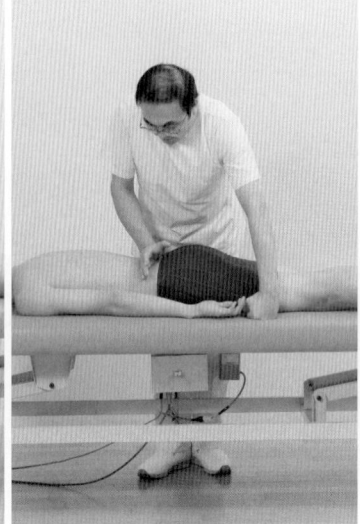

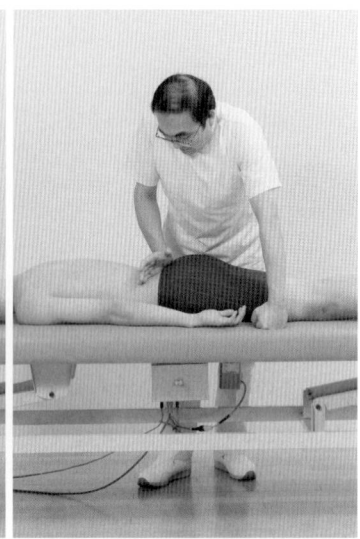

| a. 第1, 2腰椎 | b. 第3腰椎 | c. 第4腰椎 |

図 4-62　横突起を介した後方-前方（PA）運動

プリングテスト：可動域の最終域まで押さずに，可動性と痛みの有無をみる）．治療では漸増的振動法を用いて徐々に回旋の可動域を増加させる．

適　　用：治療者側（同側）の椎間関節に離開制限があり，同側への回旋と対側への側屈制限がある場合（腰椎の関節包パターン）．

特記事項：第5腰椎（L5/S1 間）は，第5腰椎の横突起が腸骨稜と重なるため，この手技では不可能である．その代わりに同側の PSIS を介して腸骨・仙骨を動かし，同側の L5/S1 間を離開する．授動時の要領は L1～4 と同様である．また，下部胸椎の回旋運動は上部胸椎と同様の手技を用いる．

3）腰椎椎間関節の離開：靱帯性固定による回旋手技（図 4-63）

対 象 者：側臥位．

治 療 者：対象者に向かって立つ．尾側手で対象者の上位または両側下腿遠位をつかむ（図 4-63a）．頭側手中指で棘突起間を触診し，尾側手で対象者の下肢・骨盤を介して治療高位を最大屈曲位にする（図 4-63b）．治療者の体幹で対象者の下肢・骨盤を固定して尾側手中指で治療高位の棘突起間を触診し，頭側手で対象者の下側上肢をつかんで治療高位より上位の胸腰椎を中間位で回旋し固定する（靱帯性固定；図 4-63c）．

手　　技：頭側上肢で対象者の治療高位より上位の胸腰椎を回旋したまま固定し，頭側手母指で治療高位の上位棘突起を上側から保持して固定する．尾側手の示指・中指で治療高位の下位棘突起を下側から保持固定し，尾側手と前腕で対象者の骨盤を保持する（図 4-63d）．骨盤を介して治療高位の回旋モビライゼーション（離開）を行う（図 4-63e）．

適　　用：上側の椎間関節の離開制限があり，また同側への回旋と対側への側屈制限がある場合（腰椎の関節包パターン）で，他のモビライゼーション手技では離開が困難な場合に用

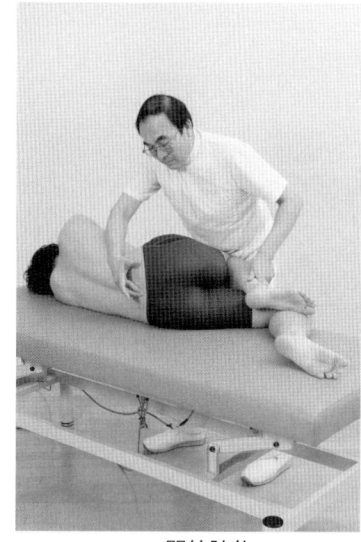

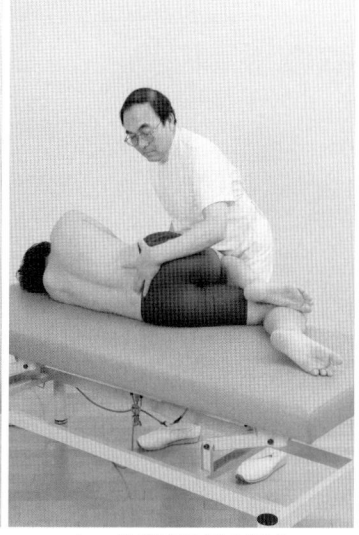

a．開始肢位　　　　　　　　b．治療高位最大屈曲　　　　　c．上位を椎骨中間位で回旋

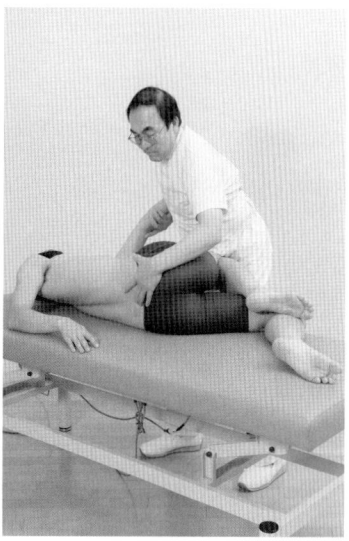

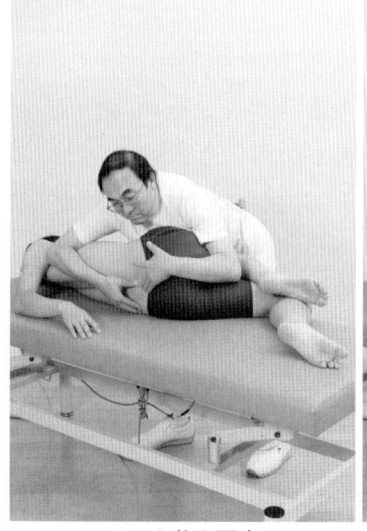

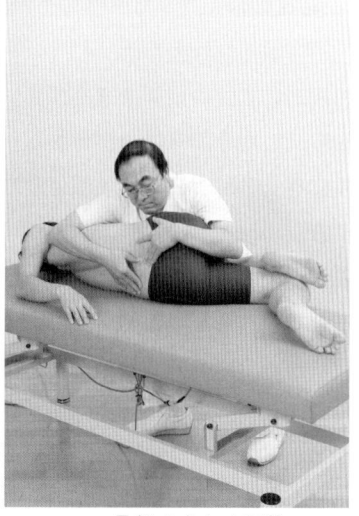

d．上位を固定　　　　　　　e．骨盤を介した回旋

図 4-63　椎間関節の離開：靱帯性固定による回旋手技

いる．

特記事項：より強い回旋モーメントが必要な場合，対象者の上側下肢を伸展したまま屈曲し，骨盤を後傾させて治療高位の腰椎を最大屈曲位にする．そして，伸展した下肢をてこにして治療者の体幹で回旋モビライゼーションを行うこともある．

4）仙腸関節：寛骨の前傾手技① （図 4-64）

対 象 者：腹臥位．

治 療 者：対象者の横に立ち頭側手は仙骨を固定し，尾側手は大腿遠位を腹側から持ち，股関節伸展を介して寛骨を前傾するように保持する．

手　　技：対象者に軽く股関節を屈曲するように指示し，尾側手で股関節伸展位を保持すること

　　　　　　a．腰椎中間位　　　　　　　b．腰椎軽度屈曲位（変法）　　　図 4-65　寛骨の前傾手技②

　　　　　　　　　　図 4-64　寛骨の前傾手技①

　　　　　で相対的に寛骨の前傾を誘導する．収縮 - 保持を 3 セット繰り返した後，数秒間，股
　　　　　関節伸展，寛骨前傾位を維持する（図 4-64a）．
適　　用：後傾位ロックおよび寛骨前傾可動域制限（仙骨の反おじぎ運動制限）による痛みや機
　　　　　能障害．
変　　法：対象者が腹臥位になると腰椎前弯が生じて痛みを訴える場合，対側下肢を治療台から
　　　　　下ろして股関節を屈曲し，腰椎前弯を減少させてから行う．この際，治療者は対象者
　　　　　の横に立って同様の手技を行う（図 4-64b）．

5）仙腸関節：寛骨の前傾手技②（図 4-65）

対　象　者：治療側を上にした側臥位となり，両股関節・膝関節は軽度屈曲して快適な位置に保つ．
治　療　者：対象者の腹側で骨盤に向かって立ち，頭側手は腸骨稜背側を，尾骨手は ASIS の遠位
　　　　　　で骨盤を腹外側から保持する．
手　　　技：頭側手と尾側手により他動的に寛骨を前傾制限のあるところまで導き，頭側手で腸骨
　　　　　　稜を腹側に滑らせ，尾側手は寛骨を背側に誘導する．
適　　　用：寛骨の後傾位ロックや前傾可動域制限による痛みや機能障害．

6）仙腸関節：寛骨の後傾手技①（図 4-66）

対　象　者：背臥位．
治　療　者：対象者の横で頭側に向いて立ち，尾側手は対象者の大腿を腹側から保持して対側の寛
　　　　　　骨を固定し，頭側手は対象者の下腿近位腹側（または大腿遠位背側）を保持して股関
　　　　　　節屈曲を介して寛骨を後傾するように保持する．
手　　　技：対象者に軽く股関節を伸展するように指示し，頭側手で股関節屈曲位を保持すること

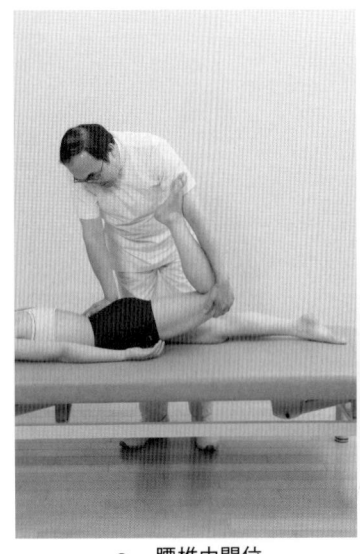

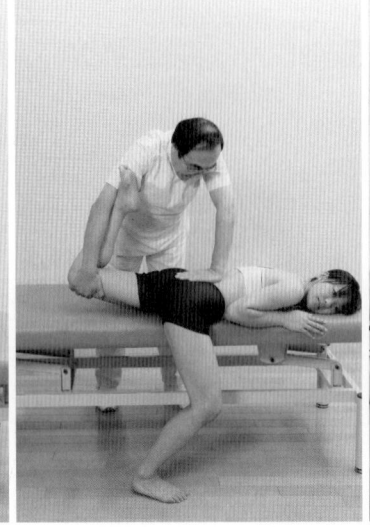

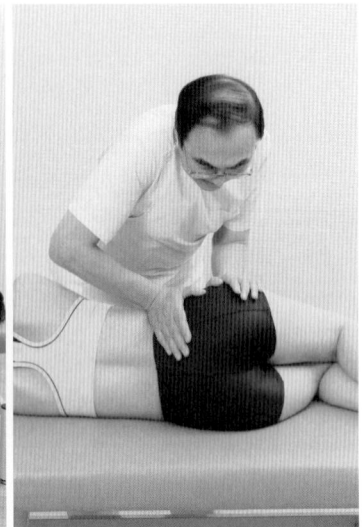

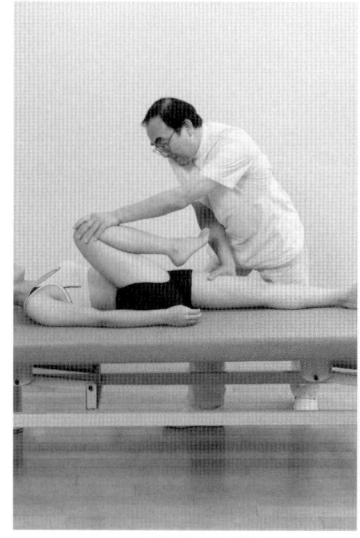

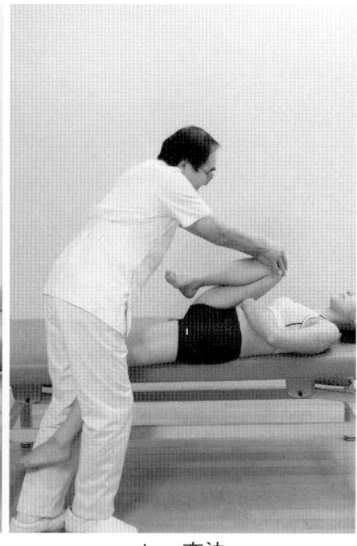

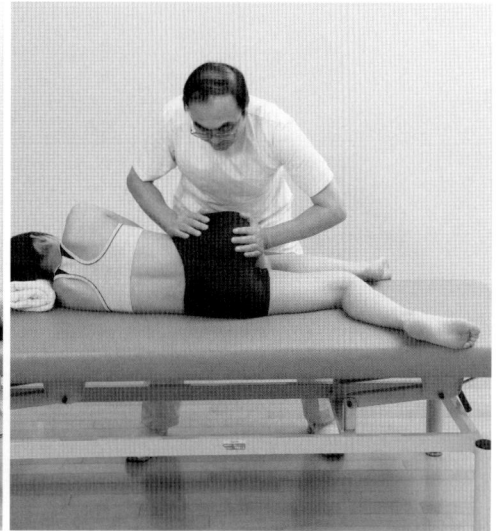

a．通常の手技　　　　　　　　b．変法

図 4-66　寛骨の後傾手技①

図 4-67　寛骨の後傾手技②

　　　　で相対的に寛骨の後傾を誘導する．収縮 - 保持を 3 セット繰り返した後，数秒間，股関節屈曲，寛骨後傾位を維持する（図 4-66a）．
適　　用：寛骨前傾位ロックおよび寛骨後傾可動域制限（仙骨のおじぎ運動制限）による痛みや機能障害．
変　　法：対象者の股関節に過可動性がある場合，治療者は治療側股関節は屈曲させたまま，対側下肢を治療台から下ろして股関節を伸展させる．骨盤全体の前傾を制御して治療側の股関節伸展を保持し，寛骨の後傾を誘導する（図 4-66b）．

7）仙腸関節：寛骨の後傾手技②（図 4-67）

対　象　者：治療側を上にした側臥位をとり，治療側の股関節はできるだけ屈曲し，膝関節も屈曲して寛骨をできるだけ後傾位にする．対側の股関節は伸展し膝関節は屈曲する．
治　療　者：対象者の腹側で骨盤に向かって立ち，尾側手は坐骨結節を保持し，頭側手は ASIS と腸骨稜の腹側を保持する．
手　　　技：尾側手は坐骨を腹側に押して寛骨を後傾させ，頭側手は ASIS と腸骨稜を頭背側に誘導する．
適　　　用：寛骨の前傾位ロックや後傾可動域制限による痛みや機能障害．

8）仙腸関節：仙骨のおじぎ運動手技①（図 4-68a）

対　象　者：腹臥位．
治　療　者：対象者の治療側で骨盤に向かって立つ．頭側手の豆状骨遠位を仙骨底（仙骨頭側）に当て，尾側手は尾側手を補強するか，治療台に置いて治療者の体幹を安定させる．
手　　　技：仙骨底を腹側に押して仙骨のおじぎ運動を出す．

Ⅳ　下部胸椎と腰椎骨盤

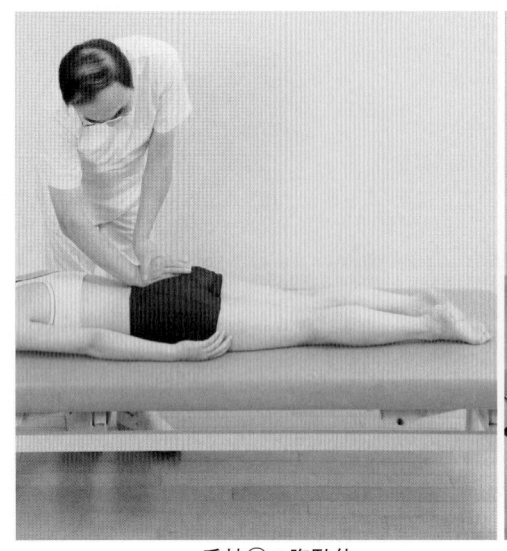

a．手技①：腹臥位 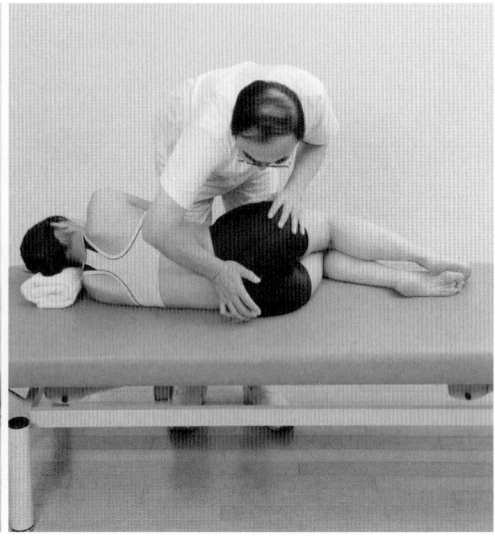　　　　　　　　　　b．手技②：側臥位

図 4-68 仙骨のおじぎ運動手技

適　　用：仙骨のおじぎ運動制限とそれによる痛みや機能障害．

9) 仙腸関節：仙骨のおじぎ運動手技②（図 4-68b）

対 象 者：健側を下にした側臥位．
治 療 者：対象者の腹側で骨盤に向かって立つ．頭側手の手掌基部橈側を仙骨底（仙骨頭側）に当て，尾側手は骨盤を固定する．
手　　技：頭側手で仙骨底を腹側に押して仙骨のおじぎ運動を出す．
適　　用：仙骨のおじぎ運動制限とそれによる痛みや機能障害．

10) 仙腸関節：仙骨の反おじぎ運動手技①（図 4-69a）

対 象 者：腹臥位．
治 療 者：対象者の治療側で骨盤に向かって立つ．頭側手の豆状骨遠位を仙骨尾側に当て，尾側手は頭側上肢と交叉させて腰椎を固定する．
手　　技：頭側手で仙骨尾側を腹側に押して仙骨の反おじぎ運動を出す．
適　　用：仙骨の反おじぎ運動制限とそれによる痛みや機能障害．

11) 仙腸関節：仙骨の反おじぎ運動手技②（図 4-69b）

対 象 者：腹臥位．
治 療 者：対象者の治療側で骨盤に向かって立つ．尾側手の豆状骨遠位を仙骨尾側に当て，頭側手は尾側手を補強する．
手　　技：尾側手で仙骨尾側を腹側に押して仙骨の反おじぎ運動を出す．
適　　用：仙骨の反おじぎ運動制限とそれによる痛みや機能障害．

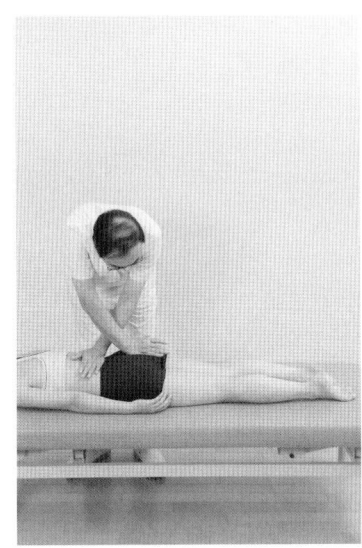

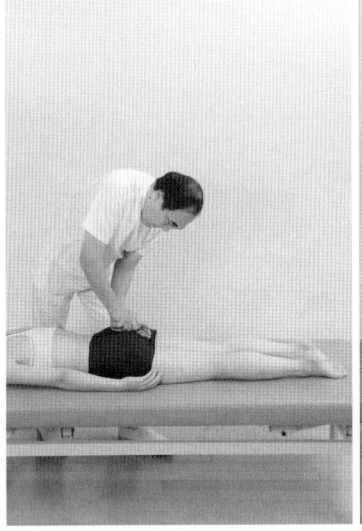

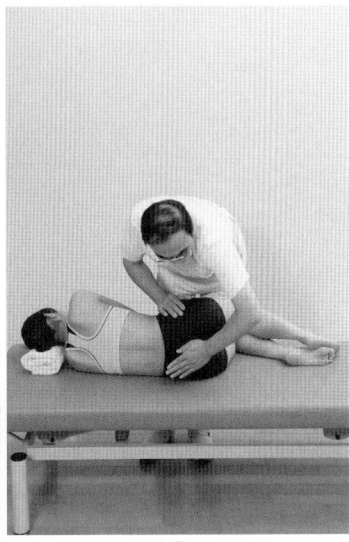

a．手技①：腹臥位　　　b．手技②：腹臥位　　　c．手技③：側臥位

図 4-69　仙骨の反おじぎ運動手技

12) 仙腸関節：仙骨の反おじぎ運動手技③（図4-69c）

対 象 者：健側を下にした側臥位．
治 療 者：対象者の腹側で骨盤に向かって立つ．尾側手の手掌基部橈側を仙骨尾側に当て，頭側手は骨盤を固定する．
手　　技：尾側手で仙骨尾側を腹側に押して仙骨の反おじぎ運動を出す．
適　　用：仙骨の反おじぎ運動制限とそれによる痛みや機能障害．

13) 仙腸関節：仙腸関節の離開（図4-70）

対 象 者：背臥位で足底を平らにしたまま膝関節を屈曲，股関節を屈曲・軽度外転する．骨盤は中間位とする．
治 療 者：対象者の足側で骨盤に向かって立つ．左右の手で対象者の両膝を外側から保持する．
手　　技：対象者に外転方向に力を入れるように指示し，治療者は内転方向に力をかけて等尺性収縮を行わせると，仙腸関節が離開される．弛緩してもらった後，対象者の両股関節をより外転位にしてもらう．同様の手順で，保持-弛緩を数回繰り返す．
適　　用：仙腸関節の位置異常を正常化する．

14) 恥骨結合の離開（図4-71）

対 象 者：背臥位で足底を平らにしたまま膝関節を屈曲，股関節を屈曲・軽度外転する．骨盤は中間位とする．
治 療 者：対象者の足側で骨盤に向かって立つ．左右の手で対象者の両膝を内側から保持する．
手　　技：対象者に内転方向に力を入れるように指示し，治療者は外転方向に力をかけて等尺性収縮を行わせると，恥骨結合が離開される．弛緩してもらった後，対象者の両股関節

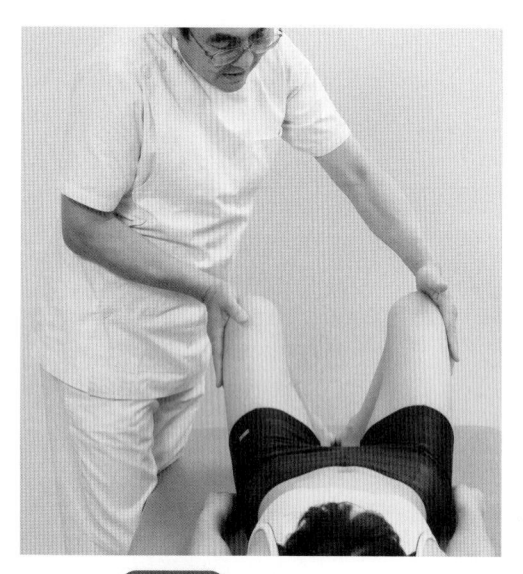

図 4-70 仙腸関節の離開

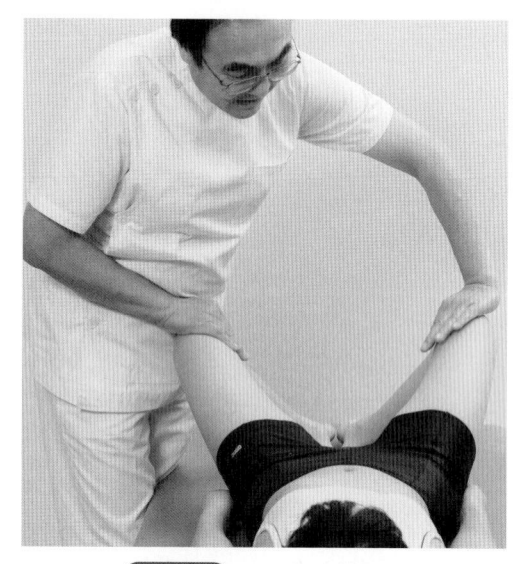

図 4-71 恥骨結合の離開

をより外転位にしてもらう．同様の手順で，保持-弛緩を数回繰り返す．恥骨結合が離開される．

適　用：仙腸関節の位置異常を正常化する．

4．姿勢指導と自己治療

1）姿勢と用具の指導

　姿勢の評価により不適切な姿勢を見出し，正しい姿勢を指導する．習慣や機能異常によりそれがとれない場合は，最初に理学療法により機能異常を改善し，可動性や良い姿勢を保持するための筋力や筋持久力をつけるようにする．最終的には自らが常に意識して，日常生活の中で改善していけるようにする．すなわち，脊柱の弯曲をできるだけ理想的な状態に近づけることが重要である．特に腰部の安定した姿勢維持のためには，腹横筋，多裂筋，骨盤底筋，横隔膜が重要である．これらの筋群を適切に働かせるための指導の要領を表 4-10 に示す．立位，座位，仕事やスポーツ活動での動作時にもこれらの筋群を適切に働かせ，適切な姿勢をとるように指導する．また，座位での仕事や車の運転の時には腰椎ロールを用いるのもよい（図 4-72）．骨盤の不安定性がある時には，ベルクロがついた簡単なベルトで軽く骨盤を圧迫するのも効果的である（図 4-73）．急性・亜急性の腰痛がある時には，タオルでつくったロールを腰部に巻き，前述の頸椎枕と組み合わせて，脊柱の弯曲を保持して局所の安静を保つ（図 4-74）．

2）自己治療

a．姿勢牽引

　椎間板性疼痛や椎間板ヘルニアで膝より遠位まで下肢症状がある時に，髄核の突出を改善させる

表 4-10 脊柱の安定化に重要な筋と働かせ方の指導法

筋	指導方法
腹横筋	おへそを背中に近づけるように下腹を少しへこませましょう
骨盤底筋	おしりをすぼめるように，またはおしっこを途中で止めるつもりで力を入れましょう
多裂筋	背筋を伸ばして背が高くなるようにしましょう
横隔膜	下腹をへこませたままで腹式呼吸をしましょう

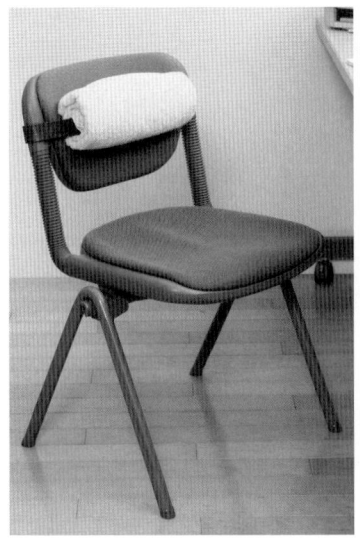

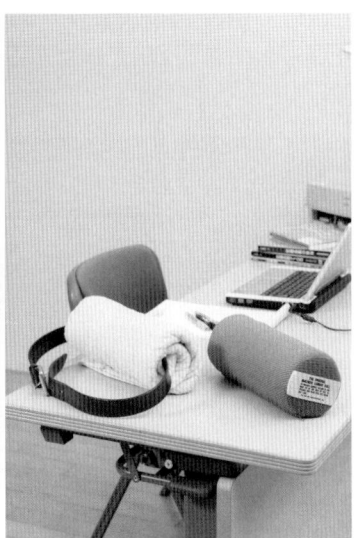

a．椅子につけた状態　　b．市販品とタオルロール

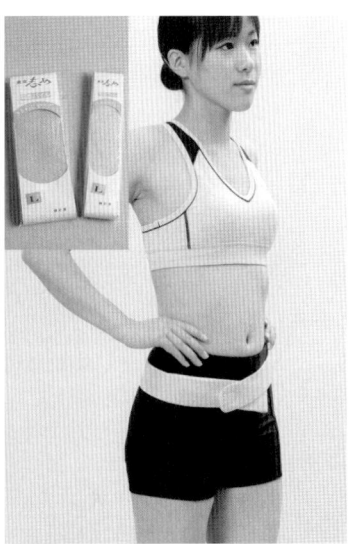

図 4-72　腰椎ロール

図 4-73　簡易な骨盤用のベルト

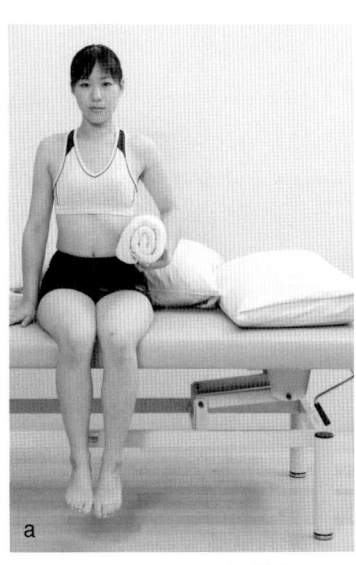

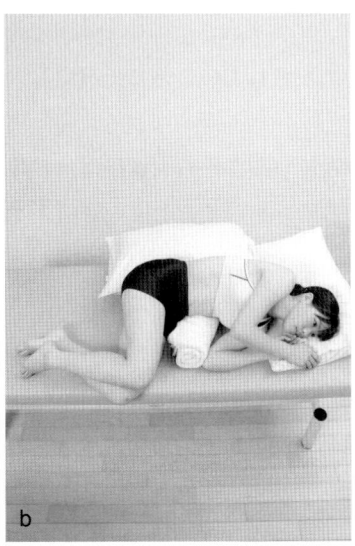

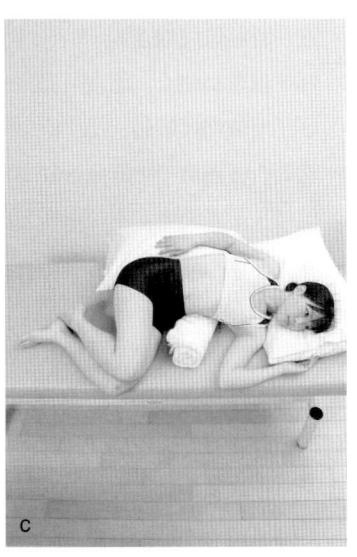

図 4-74　頸椎枕と腰椎ロールを用いた就寝時の姿勢：姿勢牽引

Ⅳ　下部胸椎と腰椎骨盤

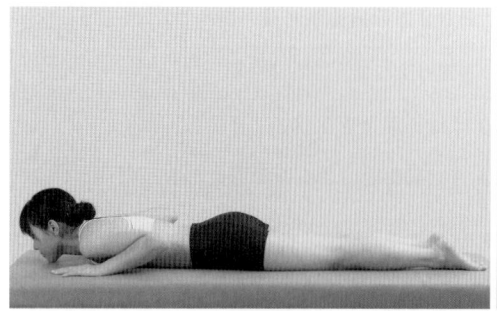

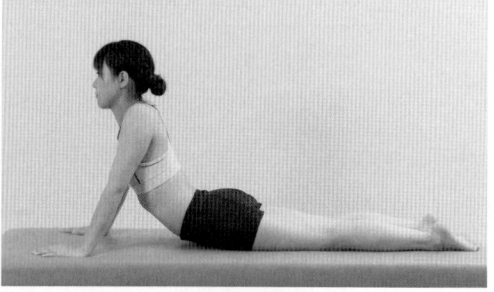

　　　　a．開始肢位　　　　　　　　　　　　　b．最終肢位

図 4-75　腹臥位伸展運動

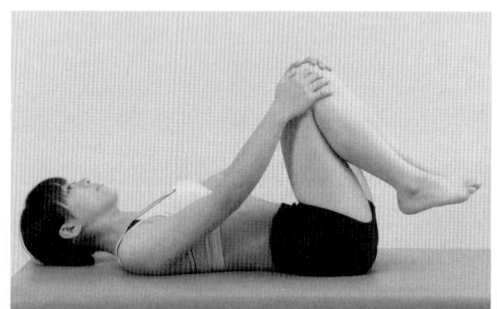

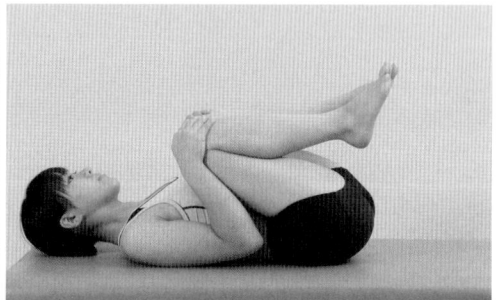

　　　　a．開始肢位　　　　　　　　　　　　　b．最終肢位

図 4-76　背臥位屈曲運動

目的で指導する（図 4-74）．

　b．腹臥位伸展運動

　椎間板性疼痛で下肢痛が膝より近位（殿部から大腿後面）の時に指導する（図 4-75）．また，姿勢性腰痛で腰椎の伸展可動域が制限している時も指導するとよい．

　c．背臥位屈曲運動

　腰椎前弯が強く，屈曲可動域が制限されている時に指導する（図 4-76）．

　d．座位伸展運動

　椎間板性疼痛で下肢痛が膝より近位（殿部から大腿後面）の時に指導する．また，姿勢性腰痛で腰椎の伸展可動域が制限されている時も指導するとよい（図 4-77）．

　e．座位屈曲運動

　腰椎前弯が強く，屈曲可動域が制限されている時に指導する座位での方法である（図 4-78）．

　f．立位伸展運動

　椎間板性疼痛で下肢痛が膝より近位（殿部から大腿後面）の時に指導する．また，姿勢性腰痛で腰椎の伸展可動域が制限されている時も指導するとよい．この時，両手でこぶしをつくり，指示基節骨で腰椎棘突起を両側から挟み，圧迫してから上方への滑りを出しながら伸展するとより効果的である（図 4-79）．

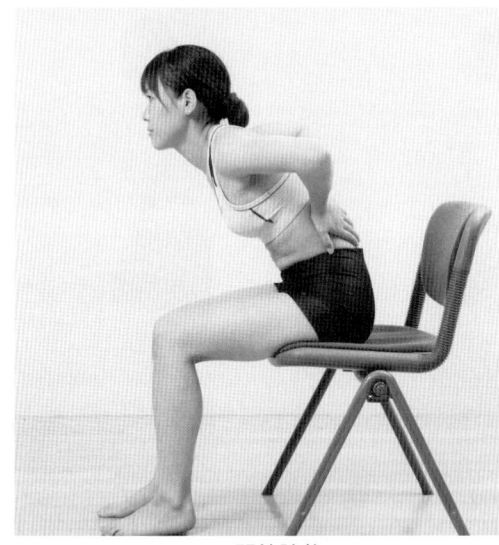

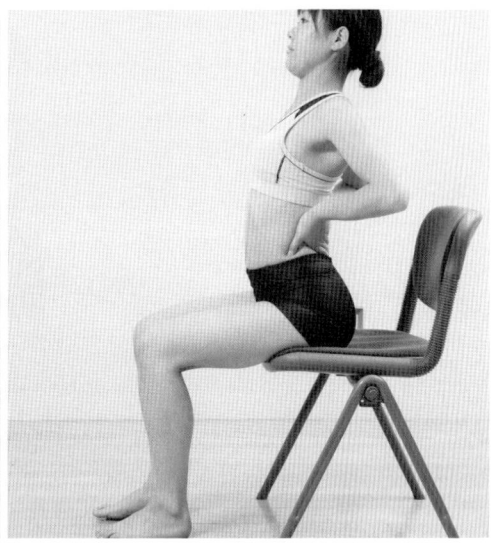

a．開始肢位　　　　　　　　　　　b．最終肢位

図 4-77　座位伸展運動

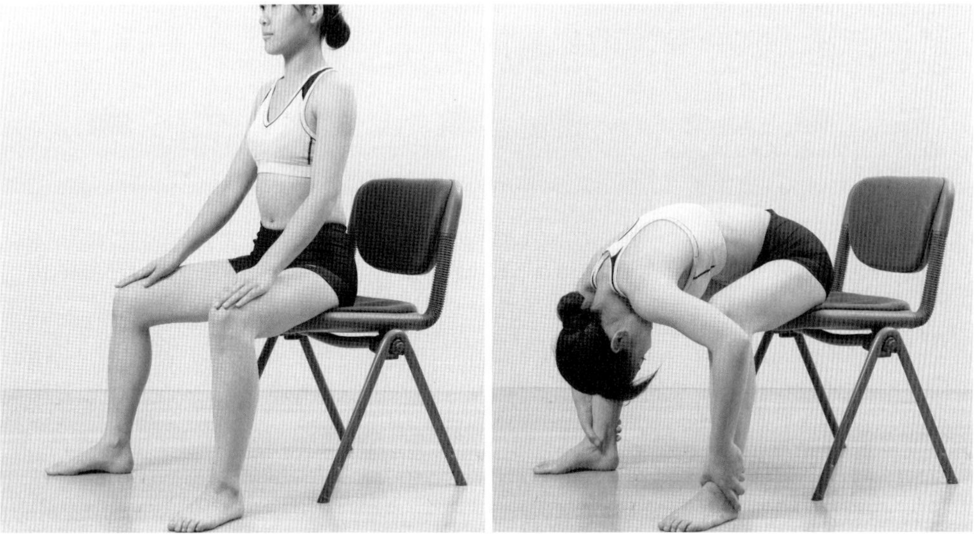

a．開始肢位　　　　　　　　　　　b．最終肢位

図 4-78　座位屈曲運動

g．腹臥位多裂筋の収縮運動

　腰椎の前弯を中間位に保持したまま下肢や上肢を挙上させる．最初に，一側下肢あるいは一側上肢を挙上させ，表在の脊柱起立筋が収縮して腰椎前弯が増強しないようにする．表層の背筋群が過度に収縮すると多裂筋の収縮は抑制される．一側上肢あるいは下肢で可能になったら，対側上下肢，同側上下肢の順で，より難しい条件で実施するように指導していく（**図4-80**）．

h．四つ這いでの安定化運動

　脊柱の中間位を維持したまま前後左右に体重移動したり，一側上肢あるいは下肢，次いで対側上

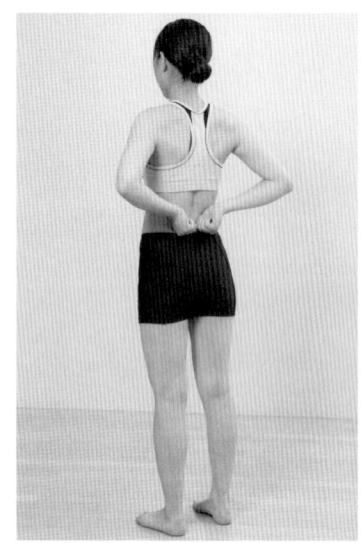

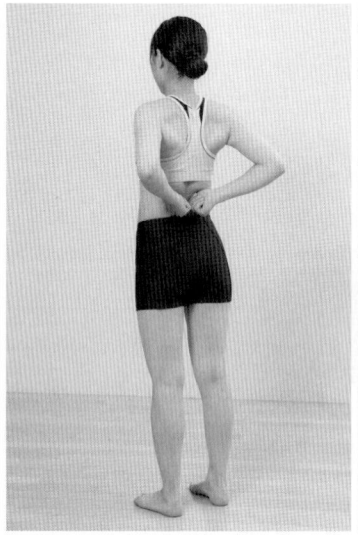

a．開始肢位　　　　　　b．腰椎上方滑り　　　　　c．滑りを保持して伸展

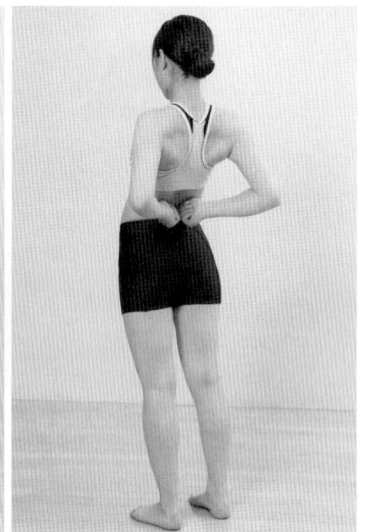

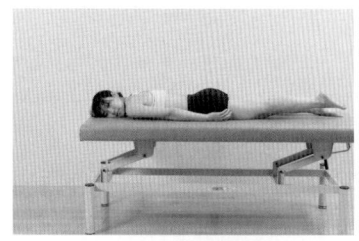

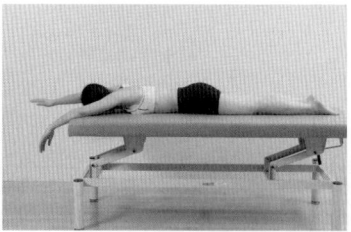

図 4-79　立位伸展運動

a．一側下肢挙上　　　　b．一側上肢挙上　　　　　c．対側上下肢挙上

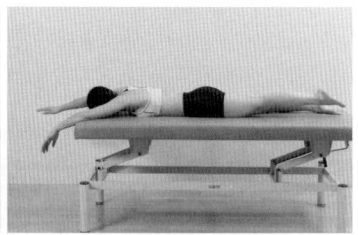

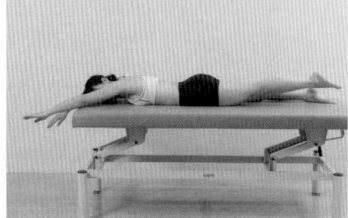

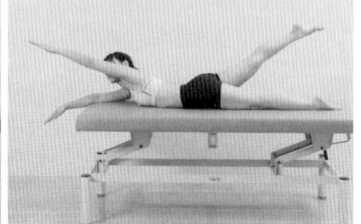

d．同側上下肢挙上　　　e．不適切な方法（表在筋が収縮する）

図 4-80　腹臥位多裂筋の収縮運動

下肢，同側上下肢を挙上しても脊柱を安定させられるようにしていく（図 4-81）．

i．腹筋運動

腹横筋の収縮がうまくできるようになったら，筋力に応じて段階的に腹直筋，内外腹斜筋の強化を行っていく（図 4-82）．

j．ハムストリングスの伸張

ハムストリングスを伸張する場合は，坐骨神経を絞扼させないように膝関節を屈曲位にして，ハムストリングスのみを選択的に伸張する．可能ならば保持-弛緩により，筋スパズムを低下させて

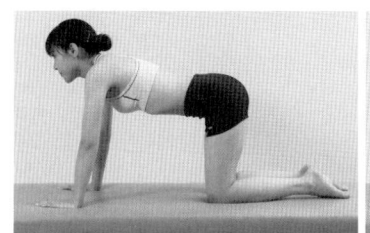

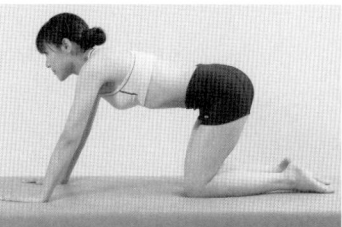

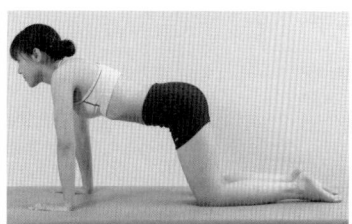

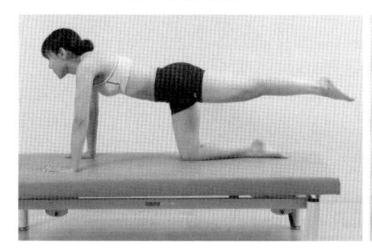

a．開始肢位　　　　　b．後方移動　　　　　c．前方移動

d．一側下肢挙上 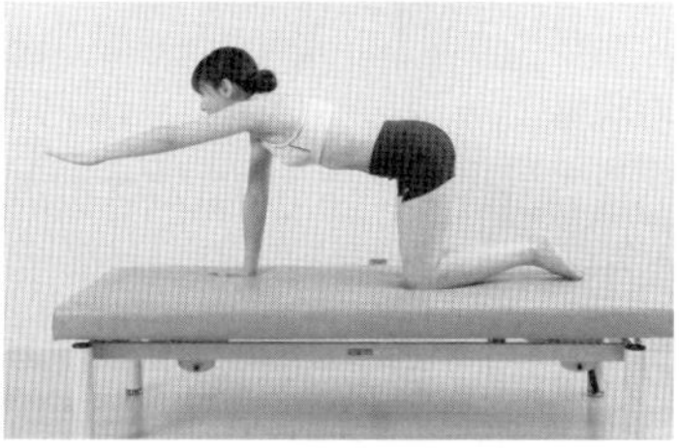　　　e．一側上肢挙上 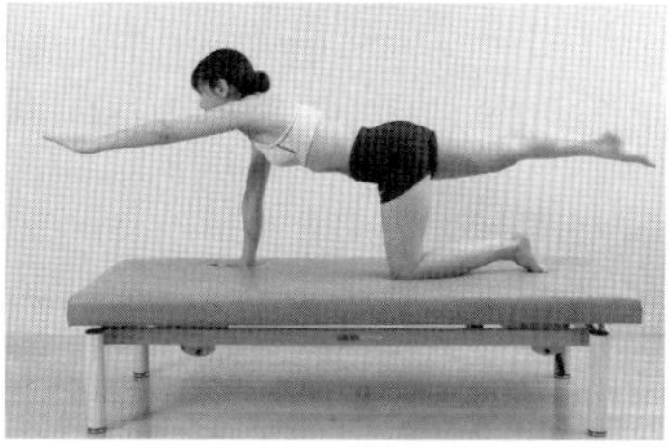　　　f．対側上下肢挙上

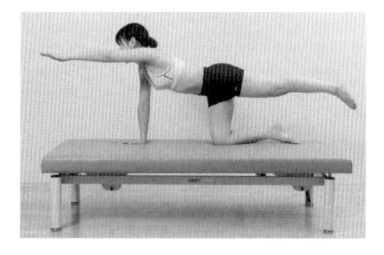

g．同側上下肢挙上

図 4-81 四つ這いでの安定化運動

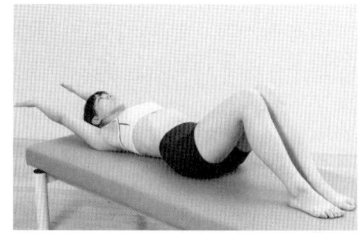

a．開始肢位 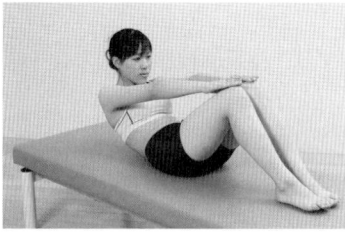　　　　　b．屈曲正面 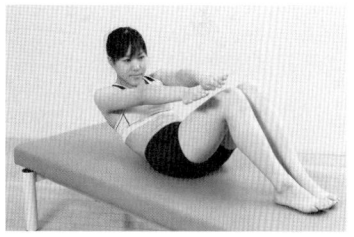　　　　　c．屈曲-右回旋

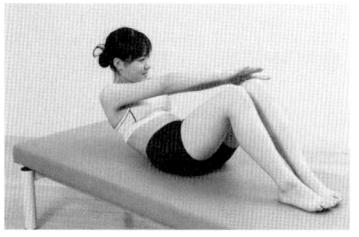

d．屈曲-左回旋

図 4-82 腹筋運動

Ⅳ　下部胸椎と腰椎骨盤

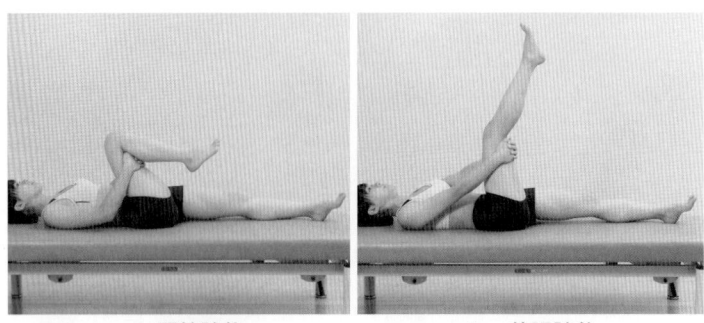

a．開始肢位　　　　　　b．伸張肢位

図 4-83　ハムストリングスの伸張

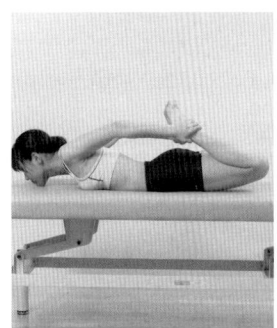

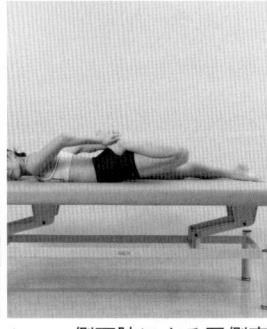

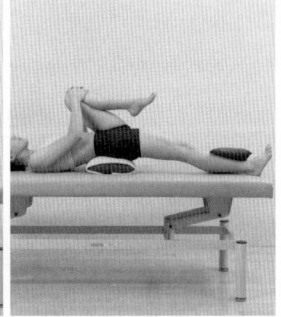

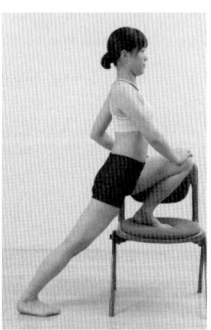

a．両側下肢からの寛骨前傾　b．一側下肢による同側寛骨前傾　c．対側下肢屈曲位で同側寛骨前傾　d．対側足を椅子にのせて前傾

図 4-84　寛骨の前傾

から持続的伸張を行うように指導する．持続的伸張は最低 10 秒間保持し，必要に応じて 30 秒から 1 分程度保持する（図 4-83）．

　k．寛骨の前傾
　ⅰ）腹臥位

両側または一側の膝関節屈曲・股関節伸展し，寛骨を前傾させる（図 4-84a，b）．

　ⅱ）側臥位

治療側を上にして膝関節屈曲・股関節伸展し，寛骨を前傾させる．

　ⅲ）背臥位

骨盤の下に畳んだタオルなどを置き，対側の膝・股関節は屈曲し，治療側の下腿に重りをのせて固定するか，台から下垂して寛骨前傾させる（図 4-84c）．

　ⅳ）立位

対側足を椅子などにのせて膝・股関節屈曲位にし，治療側の膝・股関節を伸展位にして寛骨を前傾させる（図 4-84d）．

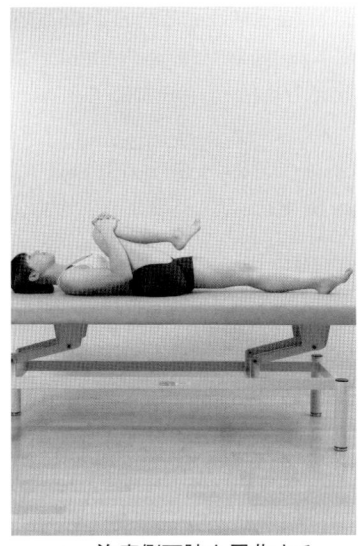

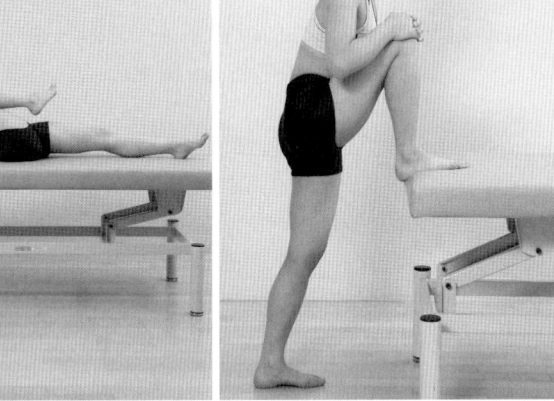

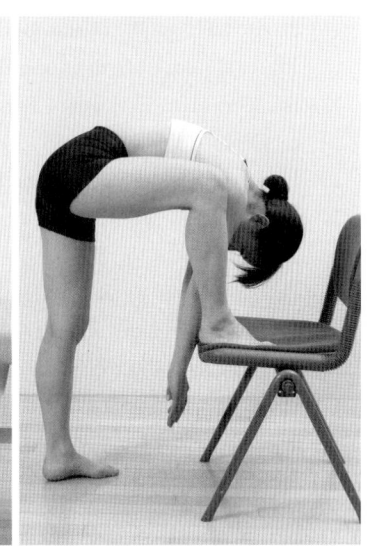

a．治療側下肢を屈曲する　　b．治療側の足を高い台にのせる　　c．治療側の足を椅子にのせる

図 4-85　寛骨の後傾

Ｉ．寛骨の後傾

ⅰ）背臥位

治療側膝・股関節を屈曲して寛骨を後傾させる（図 4-85a）．

ⅱ）立位①

高い台に足をのせ，膝・股関節を屈曲させて寛骨を後傾させる（図 4-85b）．

ⅲ）立位②

椅子に足をのせ，膝・股関節を 90°屈曲位にして体幹を屈曲させて寛骨を後傾させる（図 4-85c）．

● 文　献 ●

1) Richardson C, et al：Therapeutic Exercise for Spinal Segmental Stabilization in Low Back Pain Scientific Basis and Clinical Approach. Churchill Livingstone, Edinburgh, 1999
2) Muhlemann KVD, et al：Einfuhrung in Die Manuelle Therapie, Band Ⅱ, Wirbelsause und Temporomandibulargelenk：Daniel Muhlemann und Fritz Zahnd, 1988
3) White AA, et al：Clinical Biomechanics of the Spine. JB Lippincott, Philadelphia, 1978
4) Kapandji IA：The Physiology of the Joints Annotated diagrams of the mechanics of the human joints Vol 3. The Trunk and the Vertebral Colunm 2nd ed. Churchill Livingstone, New York, 1974
5) Hertling D, et al：Management of Common Musculoskeletal Disorders, Physical Therapy Principles and Methods 4th ed. Lippincott Williams & Wilkins, Philadelphia, 2006
6) 森　於菟，他：分担解剖学 第 1 巻 第 11 版．金原出版，1982
7) Hislop HJ，他（著），津山直一，他（訳）：新・徒手筋力検査法 第 7 版．協同医書出版社，2003
8) Magee DJ：Orhthopaedic Physical Assessment 4th ed. WB Saunders, Philadelphia, 2002
9) Nordin M, et al：Basic Biomechanics of the Musculoskeletal System 2nd ed. Lea & Febiger, Philadelphia, 1989
10) 藤縄　理：体幹．竹内孝仁，他（編）：体表解剖と代償運動．医歯薬出版，2001, pp165-190

11) Stratton SL, et al：Dysfunction, evaluation, treatment of the cervical spine and thoracic inlet. Donateli RA, et al（eds）：Orthopaedic Physical Therapy. Churchill Livingstone, New York, 1989, pp 71-108
12) Saunders HD：Evaluation, Treatment and Prevention of Musculoskeletal Disorders. Park-Nicollet Medical Center, Minnesota, 1985
13) Edmond SL：Manipulation and Mobilization Extremity and Spinal Techniques. Mosby, St. Louis, 1993
14) Mulligan BR：Manual Therapy "NAGS", "SNAGS", "MWMS" etc 5th ed. Plane View Services Ltd, New Zealand, 2004
15) Williams PL, et al（eds）：Gray's Anatomy 36th ed. WB Saunders, Philadelphia, 1980
16) Bogduk N：Lumbar dorsal ramus syndromes. Boyling J, et al（eds）：Grieve's Modern Manual Therapy 2nd ed. Churchill Livingstone, London, 1994, pp429-440
17) 高橋長雄：腰痛・下肢痛の発生機序．高橋長雄（編）：腰痛・下肢痛の保存療法．南江堂，1991，pp1-7
18) Paris SV, et al：Foundations of Clinical Orthopaedics. Institute of Physical Therapy University of St. Augustine for Health Sciences, Florida, 1997
19) Cailliet R：Low Back Pain Syndrome 2nd ed. FA Davis, Philadelphia, 1982
20) 寺山和雄，他（編）：標準整形外科学 第3版．医学書院，1988
21) Kraus H：Muscle pain. Goodgold J（ed）：Rehabilitation Medicine. CV Mosby, St. Louis, 1988, pp 675-685
22) Simons DG：Myofascial pain syndrome due to trigger points. Goodgold J（ed）：Rehabilitation Medicine. CV Mosby, St. Louis, 1988, pp686-723
23) Mooney V, et al：The facet syndrome. *Clin Orth Relat Res* **155**：149-156, 1976
24) Shealy CN：The role of the spinal facets in back and sciatic pain. *Headache* **14**：101-104, 1974
25) Shealy CN：Facets in back and sciatic pain. *Minn Med* **57**：199-203, 1974
26) Shealy CN：Percutaneous radiofrequency denervation of spinal facets. *J Neurosurg* **43**：448-451, 1975
27) Shealy CN：Facet denervation in the management of back and sciatic pain. *Clin Orth Relat Res* **115**：157-164, 1976
28) McKenzie R：Treat Your Own Neck. Spinal Publications New Zealand Ltd, New Zealand, 1983
29) 森　健躬：頸診療マニュアル．医歯薬出版，1988
30) Erhard RE：Diagnostic criteria for low back treatment categories—Erhard and Bowling classification system. Manual Therapy 特別講習会資料．大分県理学療法士会，1993
31) Travel JG, et al：Myofascial Pain and Dysfunction, The Trigger Point Manual, Vol 2, The Lower Extremities. Williams and Wilkins, Baltimore, 1992

第5章
上肢の評価と治療

I 肩

1. 機能解剖

　肩甲帯（shoulder girdle）は，肩甲上腕関節（GHj：glenohumeral joint），胸鎖関節（SCj：sternoclavicular joint），肩鎖関節（ACj：acromioclavicular joint），生理学的関節である肩甲胸郭関節（scapulothoracic joint）からなっている（図5-1）．上肢の屈曲・外転は約180°可能であるが，肩甲上腕関節ではそのうち約120°を担っており，残りの60°が鎖骨と肩甲骨の運動により生じている．この際，肩甲骨は挙上と上方回旋し，それに伴って鎖骨が挙上と後方回旋を行う．

1）肩甲上腕関節
ａ．関節の種類
　滑膜性関節，卵形関節（球関節）．
ｂ．関節面の形状と方向
　・関節窩：凹，外・腹・頭側を向く．
　・上腕骨頭：凸，内・背・頭側を向く（解剖学的肢位）．
ｃ．靱　帯（図5-2）
　・上関節上腕靱帯（superior glenohumeral ligament），中関節上腕靱帯（middle glenohumeral ligament），下関節上腕靱帯（inferior glenohumeral ligament），烏口上腕靱帯（coracohumeral

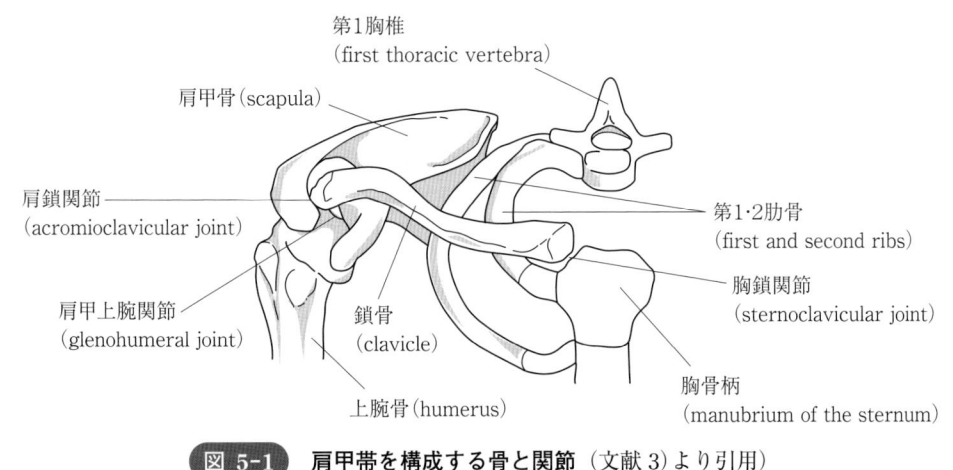

図 5-1　肩甲帯を構成する骨と関節（文献3）より引用）

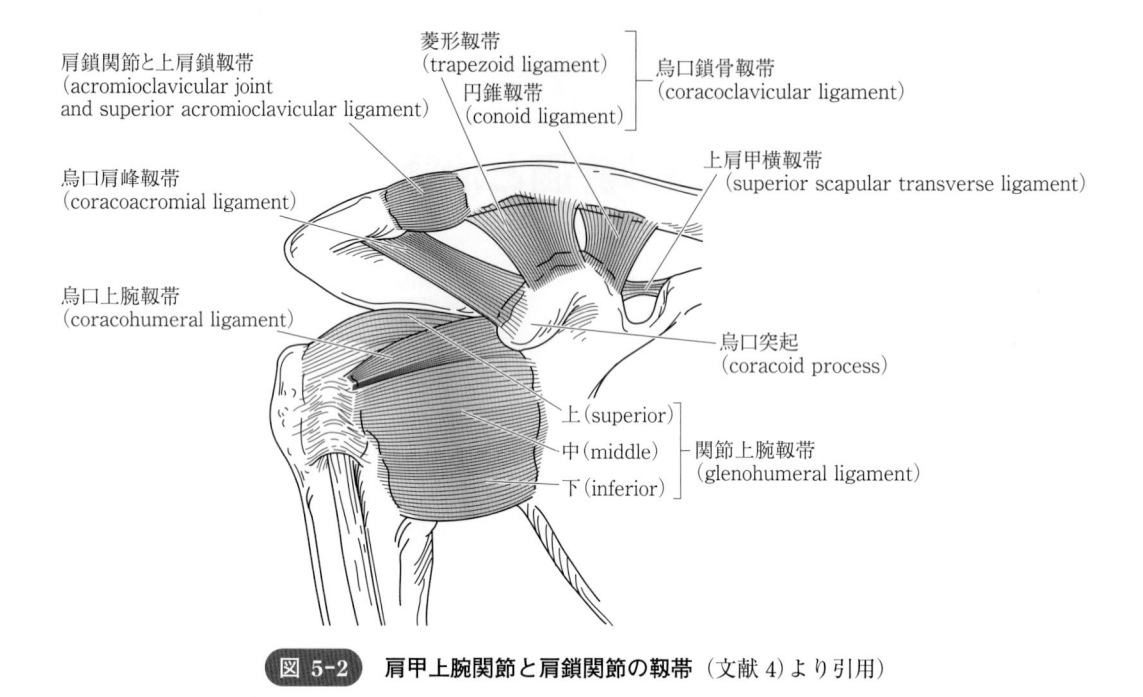

図 5-2 肩甲上腕関節と肩鎖関節の靱帯（文献 4 より引用）

ligament），烏口肩峰靱帯（coracoacromial ligament）．

d．骨運動学と関節運動学：自由度 3
- 屈曲：骨頭—前方へ転がり，後方へ滑走する（軸回旋）．
- 伸展：骨頭—後方へ転がり，前方へ滑走する（軸回旋）．
- 外転：骨頭—上方へ転がり，下方へ滑走する．
- 内転：骨頭—下方へ転がり，上方へ滑走する．
- 外旋（体側）：骨頭—後方へ転がり，前方へ滑走する．
- 内旋（体側）：骨頭—前方へ転がり，後方へ滑走する．
- 水平内転：骨頭—前方へ転がり，後方へ滑走する．
- 水平外転：骨頭—後方へ転がり，前方へ滑走する．

e．緩みの肢位
　55～70°外転，30°水平内転，軽度外旋[1]（または回旋中間位[2,3]）．

f．締まりの肢位
　最大外転・外旋．

g．関節包パターンよる制限
　外旋＞外転＞内旋．

2）胸鎖関節

a．関節の種類
　滑膜性関節，鞍関節．

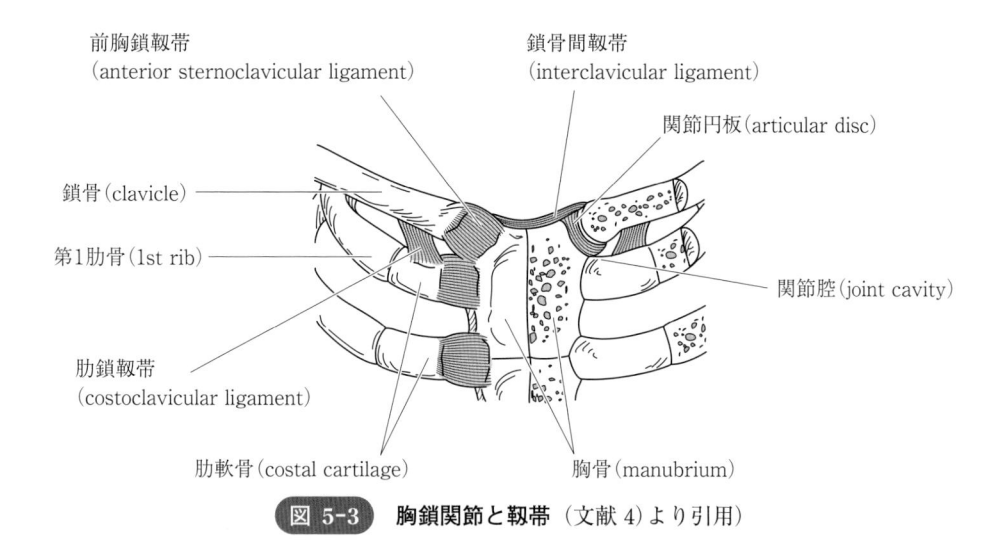

図 5-3 胸鎖関節と靱帯（文献 4)より引用）

b．関節面の形状と方向
ⅰ）前額面（挙上・下制）
・胸骨鎖骨切痕：凹，外・頭側を向く．
・鎖骨胸骨端・胸骨関節面：凸，内・尾側を向く．
ⅱ）水平面（前方突出・後退）
・胸骨鎖骨切痕：凸，外・頭側を向く．
・鎖骨胸骨端，胸骨関節面：凹，内・尾側を向く．

c．靱　帯（図 5-3）
・肋鎖靱帯（costoclavicular ligament），鎖骨間靱帯（interclavicular ligament），前胸鎖靱帯（anterior sternoclavicular ligament），後胸鎖靱帯（posterior sternoclavicular ligament）．

d．骨運動学と関節運動学：自由度 3
・挙上：鎖骨胸骨端—上内側へ転がり，下外側へ滑走する．
・下制：鎖骨胸骨端—下外側へ転がり，上内側へ滑走する．
・前方突出：鎖骨胸骨端—前方へ転がり，前方へ滑走する．
・後退：鎖骨胸骨端—後方へ転がり，後方へ滑走する．
・回旋：鎖骨胸骨端—軸回旋する．

e．緩みの肢位
上肢を体側で休ませた位置．

f．締まりの肢位
上肢最大挙上位（または 90°外転位[3]）．

g．関節包パターンによる制限
最大挙上の制限．
上肢の屈曲・伸展，外転・内転などの骨運動に伴って，肩甲骨と鎖骨の間で以下の肩鎖関節の項で述べる構成運動が起こっている．

Ⅰ 肩

3）肩鎖関節

a．関節の種類

滑膜性関節，卵形関節．

b．関節面の形状と方向
- 肩峰関節面：凹，頭・内・腹側を向く．
- 鎖骨肩峰端・肩峰関節面：凸，尾・外・背側を向く．

c．靱　帯（図5-2）
- 上肩鎖靱帯（superior acromioclavicular ligament），下肩鎖靱帯（inferior acromioclavicular ligament），烏口鎖骨靱帯（coracoclavicular ligament）（菱形靱帯（trapezoid ligament）―外側部，円錐靱帯（conoid ligament；内側部）．

d．骨運動学と関節運動学：自由度 3

ⅰ）垂直軸（水平面）の運動
- 肩甲骨の前方突出：鎖骨と肩甲骨の角度―拡大．
- 肩甲骨の後退：鎖骨と肩甲骨の角度―縮小．

ⅱ）矢状水平軸（前額面）の運動
- 肩甲骨上方回旋・下方回旋：矢状水平軸―ほとんど運動なし；鎖骨長軸―軸回旋する．

ⅲ）前額水平軸（矢状面）の運動
- 肩甲骨の上前方運動：下角―前額水平軸上で後方へ振り子運動；肩鎖関節―軸回旋する．
- 肩甲骨の下後方運動：下角―前額水平軸上で前方へ振り子運動；肩鎖関節―軸回旋する．

e．緩みの肢位

上肢を体側で休ませた位置．

f．締まりの肢位

上肢 90°外転．

g．関節包パターンよる制限

最大挙上が制限．

2．病態生理

肩の痛みや機能異常を評価治療する場合，可動域制限を起こす病態，肩疼痛症候群（painful shoulder syndrome），それらに伴う局所の痛みとともに関連痛や末梢神経損傷，そして病相（組織の回復の程度）についても考慮する．

1）可動域制限

肩甲上腕関節に可動域制限をきたす典型的な病態には，次のようなものがある[3,4]．

a．関節炎と関節症

典型的な関節炎（arthritis）には，関節リウマチ（rheumatoid arthritis）と骨関節炎（osteoarthritis）がある．炎症症状がなく可動域制限をきたしている状態は関節症（arthrosis）である．

b．外傷性関節炎

外傷性関節炎（traumatic arthritis）は，転倒や打撲による肩の損傷や誤った使い方および使いすぎにより微細損傷を受けることで発症する．

c．安静固定後の関節炎と硬直

安静固定後の関節炎と硬直（postimmobilization arthritis or stiff shoulder）は心疾患，脳卒中，糖尿病などの合併症として，あるいは安静を保持し動かさずにいても発症する．

d．特発性凍結肩

特発性凍結肩（idiopathic frozen shoulder）は，癒着性関節炎（adhesive capsulitis）あるいは肩関節周囲炎（periarthritis）とも呼ばれ，癒着と関節包の可動性が制限されることが特徴であるが，関節リウマチや骨関節炎のように軟骨や骨の変性がみられない．

2）インピンジメント症候群

上腕骨頭上部で回旋腱板や肩峰下滑液包が機械的な圧迫を受けて過敏になった状態をいい，最も典型的な肩痛の一つである[4]．インピンジメントは一次性インピンジメント（primary impingement）と二次性インピンジメント（secondary impingement）がある[4]．

a．一次性インピンジメント

肩峰下部（第2肩関節）の組織が，内因あるいは外因により侵襲される場合である．内因には構造体による侵襲，例えば肩峰の形状，肩鎖関節の退行変性による肥厚，肩峰烏口靱帯や上腕骨頭の異常発達による骨頭上部間隙の減少などがあげられる．外因には関節包後方の硬さ，回旋腱板や肩甲骨周囲筋の不適切な神経筋制御，胸椎と肩甲骨の姿勢異常，外傷や退行変性による上腕骨頭上部組織の部分断裂や，完全断裂によって狭くなった上腕骨頭上部で軟部組織が上肢挙上のたびに繰り返し微細損傷を受ける結果などがある．Neer は年齢による病理学的変化からインピンジメントによる病理学的段階を分類している（表5-1）．インピンジメントによる損傷には，棘上筋腱炎，棘下筋腱炎，上腕二頭筋腱炎，三角筋下および肩峰下滑液包炎などがある[4]．

b．二次性インピンジメント

上腕骨頭の過度な並進運動を伴う肩甲上腕関節の過可動性や不安定性を生じさせる異常なメカニズムによる症候群である．不安定性は一方向と多方向に起こる場合がある．一方向の不安定性の多くは，外傷による靱帯や関節唇の部分断裂によって起こる．多方向の不安定性は，関節包の結合組織が生理学的に弛緩しているために生じる．過可動性はインピンジメントに加えて，亜脱臼や脱臼，回旋腱板損傷，そして繰り返す微細損傷により骨棘，腱断裂，関節包硬化や凍結肩などの退行変性を誘引する（表5-1）．

c．関連痛

肩には頸部や関連した組織から関連痛が生じるし，肩周辺の組織が原因となってその周囲や肘，上肢遠位に関連痛が生じる時がある．そのため，肩の評価や治療においてはこのことを念頭において実施しなければならない（表5-2）．

表 5-1 肩疼痛症候群の分類

回旋腱板の病理学的段階による分類（Neer の回旋腱板損傷の分類）
- ステージⅠ　浮腫，出血（通常 25 歳以下）
- ステージⅡ　腱炎，滑液包炎と線維形成（通常 25〜40 歳）
- ステージⅢ　骨棘と腱断裂（通常 40 歳以上）

損傷組織による分類
- 棘上筋腱炎
- 棘下筋腱炎
- 上腕二頭筋腱炎
- 三角筋下（肩峰下）滑液包炎
- その他の筋腱損傷（外傷や損傷の形態特徴による）
    - 前方：ラケットを使うスポーツによる使いすぎ損傷（小胸筋，肩甲下筋，烏口腕筋，上腕二頭筋短頭損傷）
    - 下方：自動車事故による損傷（上腕三頭筋長頭，前鋸筋損傷）

損傷機序と不安定あるいは亜脱臼方向による分類
- 緩い関節包による多方向への不安定性：インピンジメント（+）または（−）
- 一方向への不安定性（前方，後方，下方）：インピンジメント（+）または（−）
    - 関節包や関節唇断裂を伴う外傷
    - 微細損傷の繰り返しによる潜在性（非外傷性）発症
    - 生来の不安定性

微細損傷の進行による分類（Jobe の分類）
- グループ1：一次性インピンジメント（通常，比較的年配のレクリエーションレベルの運動選手で，腱板の部分損傷や肩峰下滑液包炎を併発している）
- グループ2：関節唇や関節包損傷，不安定性を伴うインピンジメントと二次性インピンジメント
- グループ3：軟部組織の伸縮性が過度で前方あるいは多方向の不安定性とインピンジメント（損傷はしていないが弱化した関節唇と腱板損傷を伴う）
- グループ4：インピンジメントを併発していない前方不安定性（外傷の結果，亜脱臼や完全脱臼の結果）

表 5-2 肩周辺への関連痛の原因

原因組織	関連痛発症部位
椎間関節　C3/4，C4/5	C4 皮膚節：僧帽筋上部〜肩上部 C5 皮膚節：三角筋部〜上肢外側
神経根　C4，C5	C4 皮膚節：僧帽筋上部〜肩上部 C5 皮膚節：三角筋部〜上肢外側
横隔膜	僧帽筋上部
心臓	左腋窩〜胸部
胆嚢	肩先端〜肩甲背部

d．肩甲帯部の末梢神経損傷
ⅰ）胸郭出口での腕神経叢
圧迫損傷の好発部位は，斜角筋三角，鎖骨と第1肋骨間，烏口突起下，小胸筋下である．
ⅱ）肩甲上切痕での肩甲上神経
直接圧迫されるか，肩に重いバッグをかけた時に神経が伸張される．
ⅲ）腋窩での橈骨神経
松葉杖を腋窩に当てた時のような持続的な圧迫により生じる．

e．病　相
組織の回復の程度と関連した徴候（sign）と症候（symptom）には，次のような特徴がある．
ⅰ）急性期
- 痛みと筋性防御（muscle guarding）で，特に外旋と外転が制限される．
- 痛みは，しばしば肘の遠位まで広がり睡眠が妨げられる．

ⅱ）亜急性期
- 関節包が硬くなり始め，関節包パターン（capsular pattern）が顕著になる．
- 通常，外旋と外転が最も制限され，次に内旋が制限されて，屈曲制限は最も少ない．
- 痛みは可動域制限に近づくと生じる．
- 関節副運動検査で関節の遊びに制限がある．
- 急性期が治まりしだい，直ちに少しずつ肩の可動域や活動を増すようにすると，拘縮は最小限に抑えられる．

ⅲ）慢性期
- 肩甲上腕関節の制限が進行すると，関節包パターンと関節の遊びの制限が顕著になる．
- 機能障害が顕著になり，腕を頭の上，側方あるいは腰に伸ばしたりできなくなる．
- 痛みは三角筋部に限局する．

3．機能障害と評価

肩の痛みは，病理学的所見のある部位が肩関節内，肩関節周囲組織，頸椎にある場合，あるいは内臓からの関連痛として出ることもある．また，頸部と肩の障害を併発していることもある．もし，病歴から頸部の障害も疑われる場合，身体評価では頸部から行う．肩については，次の点に注意して評価を進める．

1）病　歴
肩の障害で最も多い訴えは痛み，特に動作時痛であり，さらにそれに伴う可動域制限あるいは不安定性がある[5]．

a．肩の障害で重要な質問[3]
- 痛みは肘から先に広がりますか？
- 夜痛いほうの肩を下にして寝られますか？

- ・髪をとかせますか？
- ・手をおしりのポケットに伸ばしたり（男性），ブラを背中で留められますか（女性）？
- ・食事の時，楽に手を口にもっていけますか？
- ・シャツや上着を着たり脱いだりする時に痛みが出ませんか？
- ・肩より高いところに手を伸ばすのが難しくないですか？

b．痛みの部位[3]
- ・通常は肩に痛みを訴えるが，ときには上腕外側に拡散する．
- ・肩甲上腕関節の構成組織に損傷があるとC5皮膚節（肩から上腕外側）に痛みを感じることがある．
- ・肩鎖関節の構成組織に損傷があるとC4皮膚節（頸下部から肩外側）に痛みを感じることがある．
- ・骨節（sclerotomes），筋節（myotomes），皮膚節（dermatomes）の関係を把握しておくと損傷部位と関連痛を訴える部位とを理解できる（p45を参照）．

c．痛みの特徴[3]
- ・肩の損傷による痛みは通常動かすと悪化し，安静にすると緩和する．
- ・肩の関節包損傷では病歴として痛みによる外旋・外転制限がある．
- ・関節包以外の損傷ではさまざまな動き，特に上着を着たり肩の高さより上まで手を伸ばしたりすると，ずきずきと痛む．
- ・滑液包炎では痛みがかなり強く，安静でも感じる．

d．痛みの発症[3]
- ・スポーツ外傷を除いて，多くの肩損傷は明らかな外傷の病歴がない．
- ・腱炎や関節拘縮のように多くの場合，潜在性で徐々に発症する．
- ・急性滑液包炎では12～72時間で急激に痛みが生じる．

e．全身の健康状態
- ・肩に関連痛を生じさせる心疾患，呼吸器疾患（肺，横隔膜）や内臓疾患（特に胆嚢，膵臓，脾臓）について注意して聴取する（表5-2）．
- ・呼吸器疾患ではC4～5皮膚節に沿って関連痛が出ることがある．
- ・急激な体重減少，薬物療法，神経学的徴候，めまいなどの有無を必ず聴取する．
- ・めまいがある場合，椎骨脳底動脈不全の可能性を考慮して頸椎の評価を行う（p100の表4-3を参照）．

2）観察と視察（図5-4a～c）

　全身，特に上部四半分の姿勢，すなわち肩，肩甲帯，頭部と頸椎，胸椎，肩・肩甲骨周辺の軟部組織の輪郭，筋の萎縮や発達状態および非対称などに注意する．また，皮膚の色，湿り気，肌ざわり，傷，シミなどをみる．上肢全体に腫脹がみられた場合，反射性交感神経性ジストロフィー（RSD：reflex sympathetic dystrophy）が疑われる．

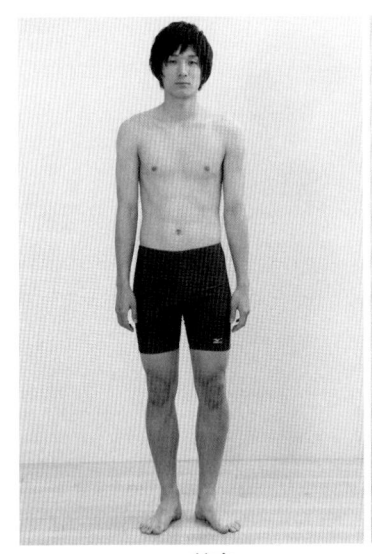

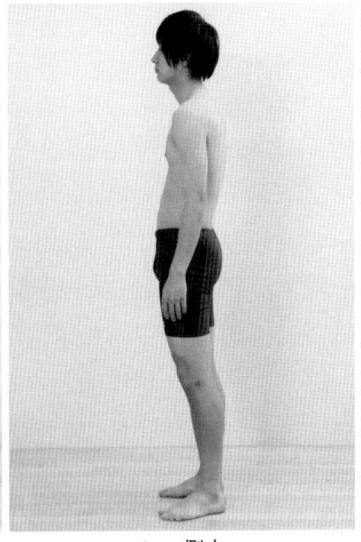

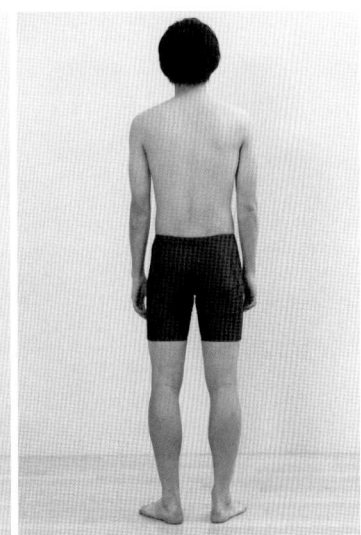

| a．前方 | b．側方 | c．後方 |

図 5-4　肩甲帯と肩関節の観察

a．前　方
- 上肢の位置，健側で患側上肢を保持していないかを確認する．
- 頭部と上部頸椎の位置関係を確認する．
- 肩の高さの左右差，肩関節亜脱臼の有無，鎖骨の位置と形態，肩鎖関節と上腕骨頭・大結節の位置関係，胸鎖関節の位置と形態を確認する．
- 肩関節（上肢）の回旋の非対称を肘窩や内側上顆・外側上顆の位置より確認する．
- 関節の腫脹を確認する．

b．側　方
- 頭部前方位の有無，頭部・上部頸椎・下部頸椎・上部胸椎の位置関係と弯曲を確認する．
- 肩甲骨と肩峰および大結節（上腕骨頭）の位置関係を確認する．
- 滑液包の腫脹を確認する．

c．後　方
- 肩の高さ，肩甲骨の位置（脊柱からの距離，肩甲棘と肩峰，内側縁，下角など），翼状肩甲の有無を確認する．
- 胸椎側弯，肩・肩甲骨・軟部組織の輪郭の非対称を確認する．
- 筋の発達状態と萎縮の有無，非対称を確認する．

3）自動運動検査

　自動運動検査（active movement test）では，可動域，運動の質，例えば筋の協調した作用，有痛弧（painful arc）など，可動域内での疼痛状態，筋スパズムの誘発，肩甲骨と肩甲上腕関節，それぞれの運動に注意する．

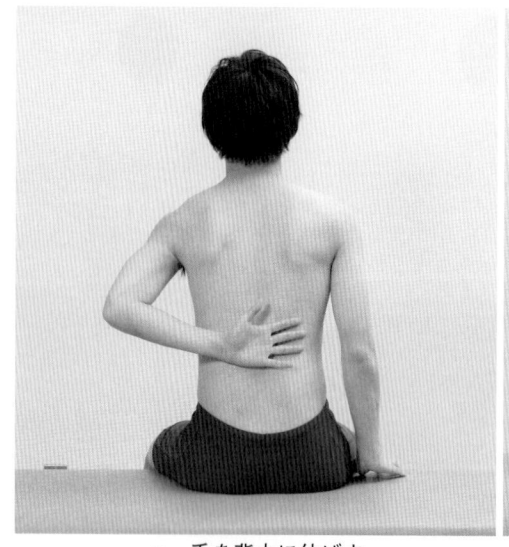

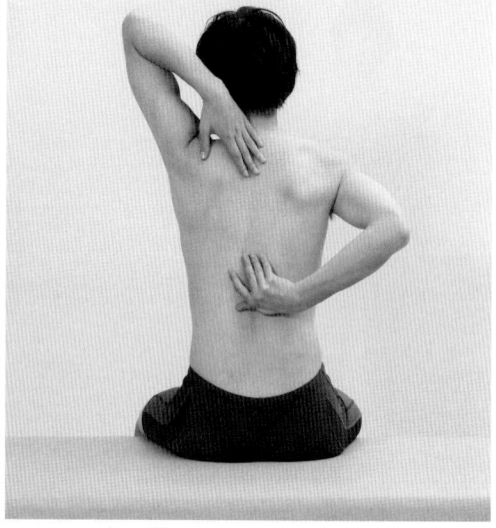

a．手を背中に伸ばす　　　　　　b．一側は頸の後ろ，他側は背中に伸ばす

図 5-5　肩の組み合わせ運動

a．検査の目的と要点
- 肩甲帯の運動に注意する：前方突出・後退，挙上・下制，回旋．
- 必要に応じて可動域制限のあるところで他動的に加圧（over pressure）を加えて，最終域感の性質や痛みの有無を確認する．
- 運動する意志があるかどうかを確認する．
- 可動域制限とそれがどのように生じるかを確認する．
- 運動の質や痛みの質を確認する．
- 有痛弧（p41 参照）や軋轢音の有無を確認する．

b．さらに情報を得るための方法
- 運動を数回繰り返す．
- 運動の速さを変える．
- 2 種類またはそれ以上の運動を同時にできるかどうかを確認する．
- 肩甲上腕関節，肩鎖関節に圧迫や離開を加える．

c．運動方向
- 屈曲・伸展：後方から肩甲上腕リズムを観察する．
- 外転：有痛弧の有無に注意する．
- 水平内転・外転．
- 外旋・内旋：体側と 90°外転位（可能ならば）で実施する．
- 肘関節屈曲・伸展：肩の症状が出るかどうかをみる．

d．組み合わせ運動（**図 5-5a，b**）

次の機能的運動（functional movement）をみる．
- 手を頸の後ろに伸ばす：肩甲上腕関節挙上・外旋，肩甲骨挙上・回旋．

- 手を対側肩に伸ばす：肩甲上腕関節屈曲・水平内転．
- 手を背中に伸ばす：肩甲上腕関節伸展・内転・内旋，肩甲骨離開．
- 一側の手を頸の後ろへ，他側の手を背中に伸ばす．

4）他動運動検査

他動運動検査（passive movement test）では可動域，可動域内での疼痛状態，最終域感（end feel），可動域内での最終域感（抵抗感）と痛み関係，筋スパズムの誘発，関節包パターンなどに注意する．

a．検査の目的と要点
- 可動域を確認する．
- 痛みを確認する．
- 最終域感を確認する．
- 軋轢音の有無を確認する．
- 自動運動の結果と組み合わせて収縮性組織（関節外の組織：筋・腱）か，非収縮性組織（関節を構成している組織）の損傷かを判断する情報となる．
- 関節包パターンか非関節包パターンかを判断する．

b．運動方向
- 屈曲・伸展．
- 内旋・外旋：体側，肩関節 45°外転位，可能ならば 90°外転位．
- 外転：有痛弧の有無に注意．
- 水平内転．

5）等尺性抵抗運動検査

肩関節の損傷では，次の等尺性抵抗運動検査（isometric resisted movement test）を行う．

a．外　転（図 5-6a）
対 象 者：立位または座位．
治 療 者：対象者の後方で肩関節に向かって立つ．同側手は上腕遠位外側を，対側手は反対側の腸骨を保持する．
手　　技：同側手は上腕外転に対して徐々に抵抗を加え，最大の等尺性収縮を行わせる．対側手は骨盤を保持して体幹を固定する．

b．内　転（図 5-6b）
対 象 者：立位または座位．
治 療 者：対象者の後方で肩関節に向かって立つ．同側手は上腕遠位内側を，対側手は同側の腸骨を保持する．
手　　技：同側手は上腕内転に対して徐々に抵抗を加え，最大の等尺性収縮を行わせる．対側手は骨盤を保持して体幹を固定する．

c．外　旋（図 5-6c）
対 象 者：立位または座位．

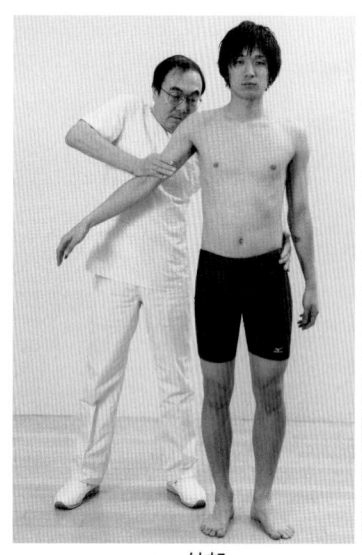

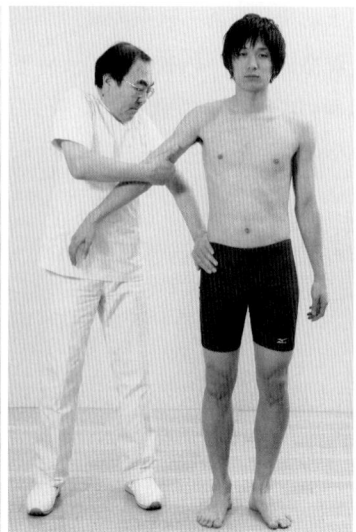

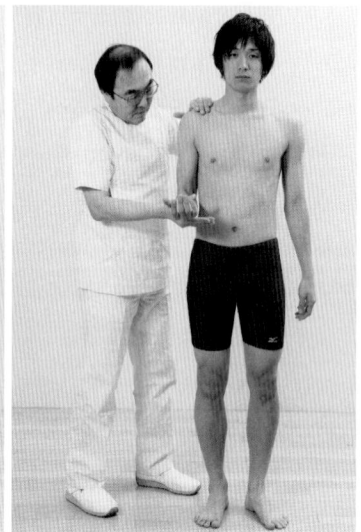

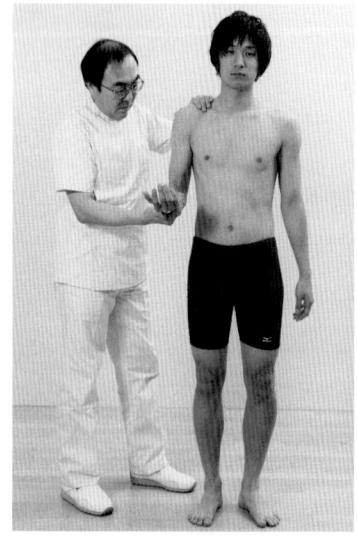

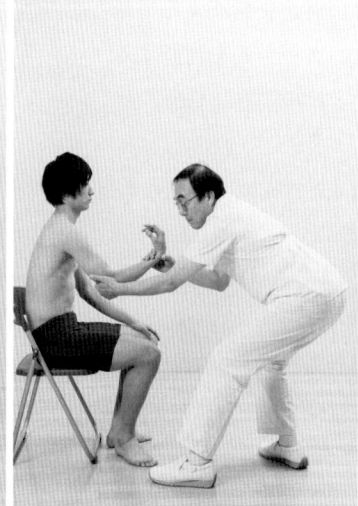

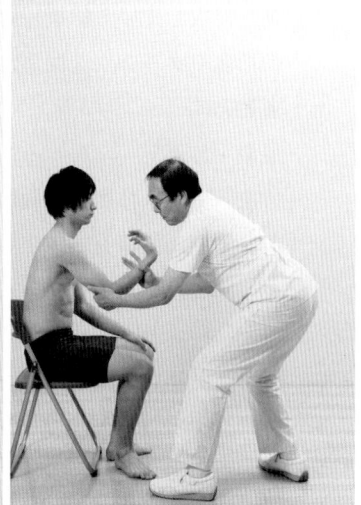

a．外転　　　　　　　　　b．内転　　　　　　　　　c．外旋

d．内旋　　　　　　　　e．肘関節屈曲　　　　　　f．肘関節伸展

図 5-6　等尺性抵抗運動検査

　治　療　者：対象者の後方で肩関節に向かって立つ．同側手は肘関節 90°屈曲した前腕遠位外側を，対側手は同側の肩を保持する．
　手　　　技：同側手は肩関節外旋に対して徐々に抵抗を加え，最大の等尺性収縮を行わせる．対側手は肩を保持して体幹を固定する．

d．内　旋（図 5-6d）
　対　象　者：立位または座位．
　治　療　者：対象者の後方で肩関節に向かって立つ．同側手は肘関節 90°屈曲した前腕遠位内側を，対側手は同側の肩を保持する．
　手　　　技：同側手は肩関節内旋に対して徐々に抵抗を加え，最大の等尺性収縮を行わせる．対側

手は肩を保持して体幹を固定する．

e．肘関節屈曲（図 5-6e）
対 象 者：座位．
治 療 者：対象者の前方で肘関節に向かって立つ．近位手は上腕骨遠位を，遠位手は肘関節 70°屈曲した前腕遠位腹側を保持する．
手　　技：近位手は上腕を固定し，遠位手は肘関節屈曲に対して徐々に抵抗を加え，最大の等尺性収縮を行わせる．

f．肘関節伸展（図 5-6f）
対 象 者：端座位．
治 療 者：対象者の前方で肘関節に向かって立つ．近位手は上腕骨遠位を，遠位手は肘関節 70°屈曲した前腕遠位背側を保持する．
手　　技：近位手は上腕を固定し，遠位手は肘関節伸展に対して徐々に抵抗を加え，最大の等尺性収縮を行わせる．

6）特殊検査
肩および肩周辺の機能異常に対しては多くの特殊検査がある．ここではその一部をあげる．なお，通常の検査で対象者の徴候や症候，機能異常が再現できない場合に実施する．

a．ロッキングテスト[3]
ロッキングテスト（locking test）は，対象者を背臥位にして上肢を体側に休ませる．治療者は内側手を前腕回外して対象者の背側に入れ，肩甲骨外側縁・鎖骨を固定して肩甲骨が挙上しないようにする．外側手で対象者の肘関節を屈曲し，肩関節を軽度内旋位で伸展させる．さらに肩関節をロックするところまで外転させ，骨頭を肩峰下面に圧迫する．正常では痛みは生じないが，機能異常があればこの肢位がとれないか，痛みが生じる．

b．クアドラントテスト[3]
クアドラントテスト（quadrant test）は，肩関節を外転してロックした肢位からわずかに前方へ戻して圧迫を除く（quadrant position）．次に上腕・前腕を外旋して頭上まで完全に屈曲していくと，関節包の前下方にストレスが加わる．この時の可動域と痛みの有無を確認する．上肢を後方へ押して加圧すると，関節包へのストレスと肩鎖関節への圧迫が増強する．この時の矢状面での可動域を記録する．弛緩性の関節の場合は，骨頭が前上方へ変位する．

c．棘上筋テスト[3,5]
棘上筋テスト（"empty can", Jobe test）は，対象者の上肢を回旋中間位で 90°外転し，両側性に抵抗をかける．次に肩関節を 90°外転したまま前額面に対して 30°水平内転して肩甲面上で保持し，肩関節を最大内旋（empty can 肢位），あるいは最大外旋（full can 肢位：棘上筋の最大収縮が得られる）して抵抗をかけ，筋力と痛みをみる．筋力低下あるいは痛みがあれば陽性所見であり，肩甲上神経（C5）の障害か棘上筋の断裂が疑われる．

d．ドロップアームテスト[3,5]
ドロップアームテスト（drop-arm test, Codoman's test）は，治療者が対象者の上肢を 90°外転さ

せ，次に対象者にゆっくり同じ円弧をたどるように下ろしてもらう．ゆっくり下ろすことができないか，痛みが出れば陽性であり，回旋腱板，特に棘上筋の断裂を示唆している．

　　e．スピードテスト[3,5]

　スピードテスト（Speed's test，straight-arm test）は，治療者の一側手で対象者の結節間溝で上腕二頭筋長頭腱を触診して，対象者に肩関節90°屈曲・肘関節伸展で前腕遠位に屈曲への抵抗をかける．その時，最初は前腕回外で，次に前腕回内で行う．さらに治療者は肩関節が伸展して上腕二頭筋が遠心性収縮をするように抵抗をかける．その時も最初は回外位，次に回内位で行う．上腕二頭筋腱に痛みが（回外位でより顕著に）出れば陽性であり，腱炎の所見を示している．

　　f．ヤーガソンテスト[5]

　ヤーガソンテスト（Yergason's test）は，対象者の上肢を体側につけて固定し，肘関節を90°屈曲，前腕を回内位にする．治療者は前腕回外・上腕外旋に対して抵抗をかける．この間，治療者の他側の手は結節間溝を触診し，上腕二頭筋長頭腱の脱臼の有無を検査する．

　　g．胸郭出口症候群のテスト

　胸郭出口症候群のテストには多くの方法がある．基本的には拍動の変化を開始前の肢位と比較する[3,5]．

　　ⅰ）アドソンテスト

　アドソンテスト（Adson's test）は，対象者の上肢を外転・伸展し，深呼吸をしながら頸を同側に回旋，さらに伸展すると症状が増強する．

　　ⅱ）アーレンテスト

　アーレンテスト（Allen test）は，対象者の上肢を肘関節屈曲・外転・外旋させ頸は対側に回旋する．

　　ⅲ）ライトテスト

　ライトテスト（Wright test）は，伸展した上肢を外旋し過外転する．この肢位は肋鎖間隙を直接圧迫する．

　　ⅳ）ルーステスト

　ルーステスト（Roos test）は，対象者に立位で両上肢を90°外転・外旋，肘関節を90°屈曲させ，さらに上肢を水平外転してこの肢位を保持しながら3分間手を開いたり閉じたりする．3分以内で虚血性疼痛やうずき，筋力低下，しびれが生じて保持できなくなれば陽性である．

4．評価・治療手技の実際

1）肩甲上腕関節

　　a．離　開①（図5-7a）

　対　象　者：背臥位．肩甲上腕関節は最大緩みの肢位（55～70°外転，30°水平内転）．
　治　療　者：肩甲上腕関節に向かって立つ．両手で上腕骨の近位端，骨頭の外側を保持する．
　手　　　技：治療者は後方に倒れるようにして上腕骨を関節窩から引き離す．
　適　　　用：肩甲上腕関節の全体的な可動域制限がある場合に用いる．

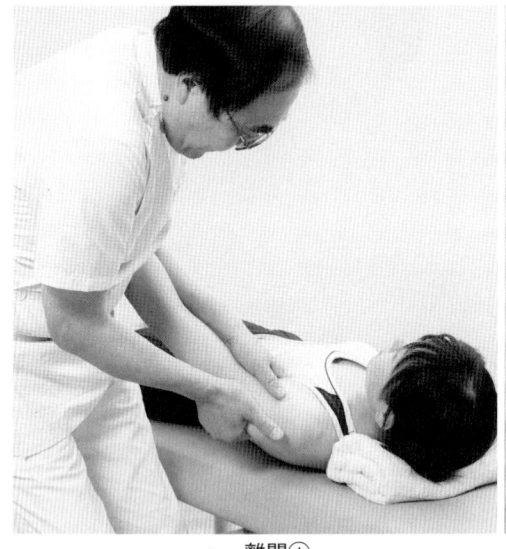

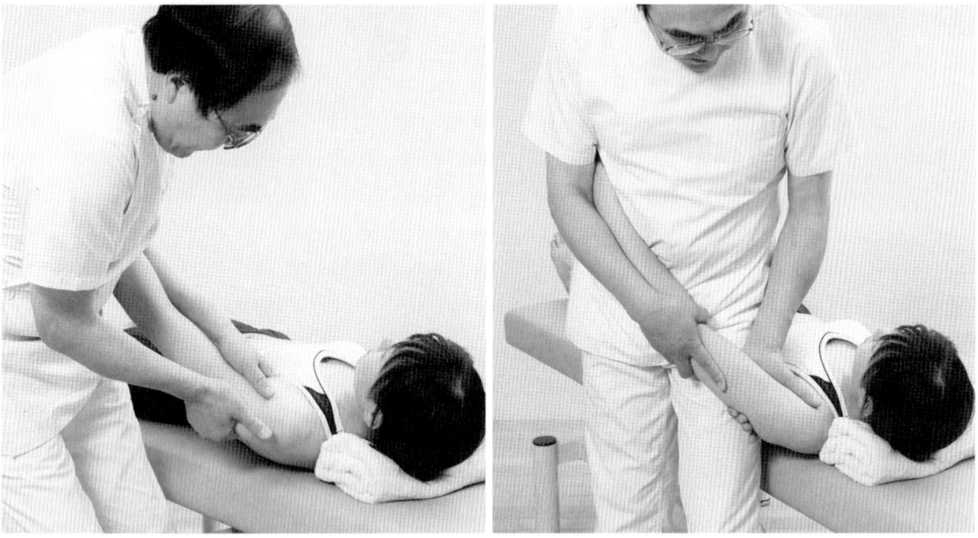

　　　　a．離開①　　　　　　　　　　　b．離開②

図 5-7　肩甲上腕関節の離開

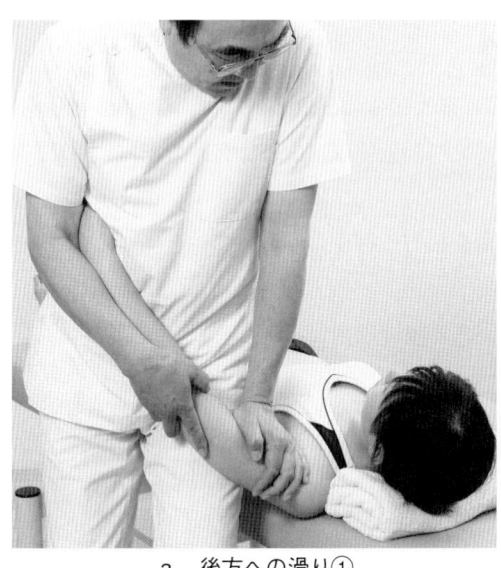

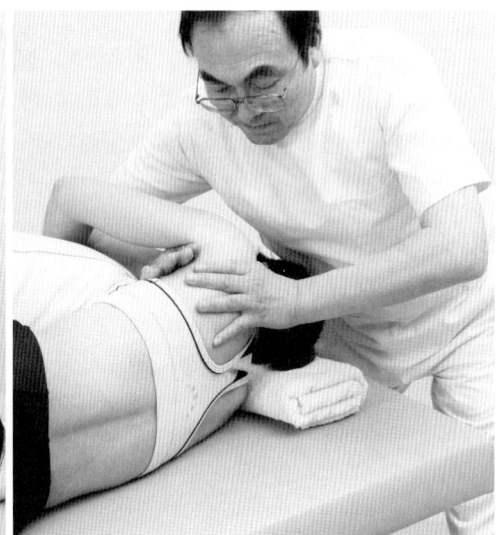

　　　　a．後方への滑り①　　　　　　　　b．後方への滑り②

図 5-8　上腕骨頭の後方への滑り

b．離　開②（図5-7b）

対 象 者：背臥位．肩甲上腕関節は最大緩みの肢位（55～70°外転，30°水平内転）．

治 療 者：対象者の体幹と上肢の間に入り肩甲上腕関節と反対を向いて立つ．近位手は上腕内側で腋窩のできるだけ高位をつかむ．遠位手は上腕骨の遠位を保持する．

手　　技：近位手は上腕骨頭を押して関節窩から引き離す．遠位手は上腕骨の位置を制御する．

適　　用：肩甲上腕関節の全体的な可動域制限がある場合に用いる．

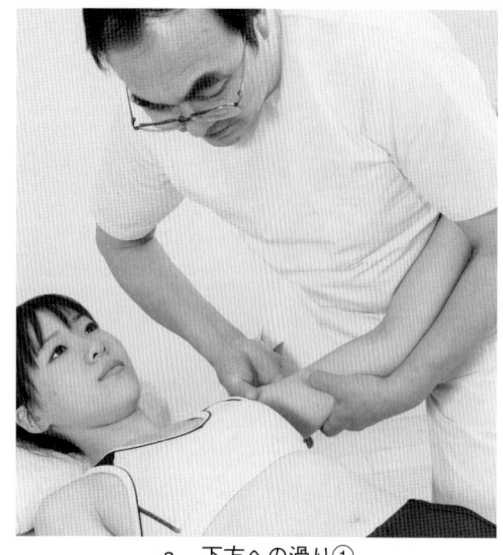

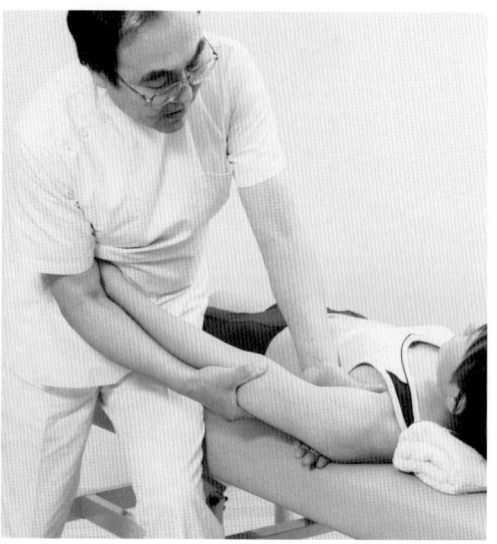

　　　　a．下方への滑り①　　　　　　　　　b．下方への滑り②

図 5-9　上腕骨頭の下方への滑り

c．**上腕骨頭の後方への滑り①**（図 5-8a）
対 象 者：背臥位で上腕を治療台から出す．関節は最大緩みの肢位（55〜70°外転，30°水平内転）．
治 療 者：対象者の体幹と腕の間で頭側に向いて立つ．近位手は上腕骨骨頭の前方に置く．遠位手は上腕骨遠位を外側より保持する．
手　　技：治療者は近位手の手掌基部で上腕骨頭を後方に押すようにして体を傾ける．遠位手は上腕骨の位置を制御する．
適　　用：肩甲上腕関節の屈曲制限，内旋制限がある場合に用いる．

d．**上腕骨頭の後方への滑り②**（図 5-8b）
対 象 者：側臥位．関節は緩みの肢位．
治 療 者：対象者の頭側で尾側を向いて立つ．腹側手は上腕骨頭の前方に置き，背側手は肩甲頸の後方に置く．
手　　技：腹側手で上腕骨頭を後方へ押す．背側手は肩甲骨を固定する．
適　　用：肩甲上腕関節の屈曲制限，内旋制限がある場合に用いる．

e．**上腕骨頭の下方への滑り①**（図 5-9a）
対 象 者：背臥位で上腕を治療台から出す．関節は最大緩みの肢位（55〜70°外転，30°水平内転）．
治 療 者：対象者の肩甲上腕関節に向かって立つ．近位手は上腕骨の上部，遠位手は上腕骨遠位を内側より保持する．
手　　技：近位手は上腕骨頭を尾側へ押す．遠位手は上腕骨の位置を制御する．
適　　用：肩甲上腕関節の外転制限がある場合に用いる．
特記事項：上腕骨頭を関節窩に対して接線方向（治療面上）へ動かす．

f．**上腕骨頭の下方への滑り②**（図 5-9b）
対 象 者：背臥位で上腕を治療台から出す．関節は最大緩みの肢位（55〜70°外転，30°水平内転）．

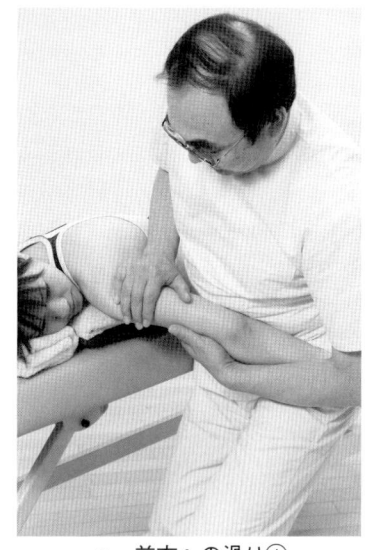

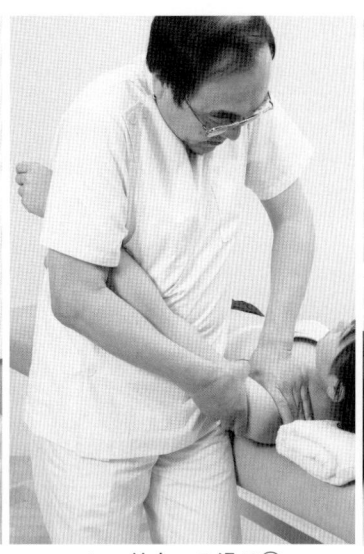

a．前方への滑り①　　　　b．前方への滑り②　　　　c．前方への滑り③

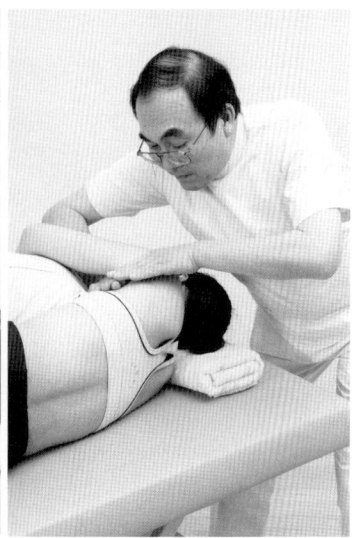

図 5-10　上腕骨頭の前方への滑り

治　療　者：対象者の体幹と上肢の間に入り，肩甲上腕関節と反対を向いて立つ．近位手の水掻き部を対象者の腋窩で肩甲頸下方に当てる．
手　　　技：近位手は肩甲頸部を下方より固定する．遠位手で体幹を対象者から遠ざけるように回転させながら上腕骨頭に尾側への滑りを加える．
適　　　用：肩甲上腕関節の外転制限がある場合に用いる．
特記事項：上腕骨頭を関節窩に対して接線方向（治療面上）へ動かす．

g．上腕骨頭の前方への滑り①（図 5-10a）

対　象　者：腹臥位で上腕骨を治療台から出す．関節は最大緩みの肢位（55～70°外転，30°水平内転）．
治　療　者：対象者の体幹と腕の間に入り，肩甲上腕関節と反対を向いて立つ．近位手は上腕骨骨頭の後方，遠位手は対象者の上肢を治療者の体幹と大腿に押しつける．
手　　　技：近位手は手掌基部で前方へ力を加えるように，膝を屈曲しながら体幹を傾ける．遠位手は上腕骨の位置を制御する．
適　　　用：肩甲上腕関節の伸展制限，外旋制限がある場合に用いる．

h．上腕骨頭の前方への滑り②（図 5-10b）

対　象　者：背臥位で上腕骨を治療台から出す．関節は最大緩みの肢位（55～70°外転，30°水平内転）．
治　療　者：対象者の体幹と腕の間に入り，肩甲上腕関節と反対を向いて立つ．近位手は烏口突起を介して肩甲骨を保持する．遠位側の前腕と体幹で対象者の上肢を固定し遠位手は上腕のできるだけ近位を保持する．
手　　　技：近位手で肩甲骨を固定し，治療者が膝を伸展させることで遠位手を介して前方へ力を加える．

I　肩

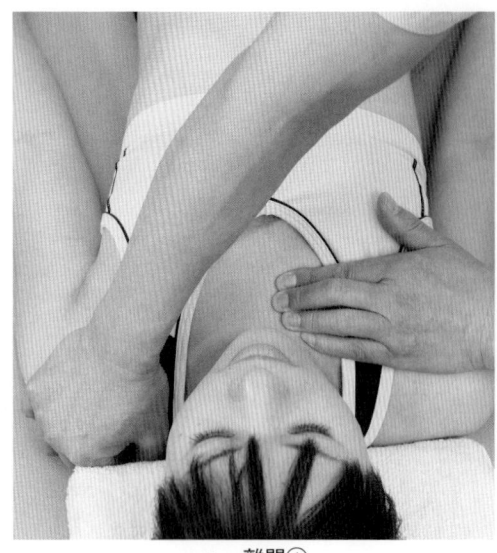

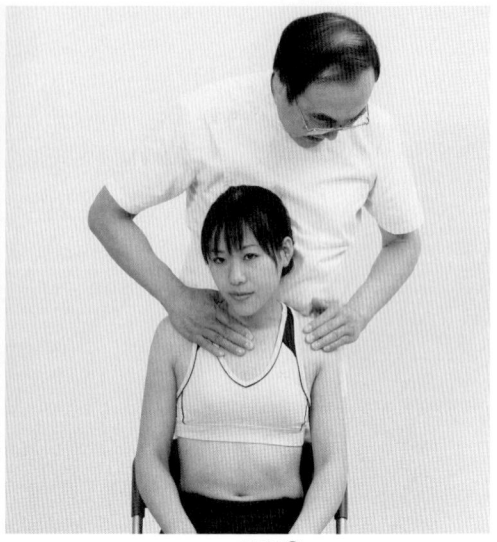

　　　　　a．離開①　　　　　　　　　　　　　　　　b．離開②

　　　　　　　　　　図 5-11　胸鎖関節の離開

適　　用：肩甲上腕関節の伸展制限，外旋制限がある場合に用いる．

i．上腕骨頭の前方への滑り③（図 5-10c）

対 象 者：側臥位で上肢を枕などで保持する．

治 療 者：対象者の頭側で尾側を向いて立つ．背側手は上腕骨頭の後方を保持し，腹側手は肩甲頸を前方から保持する．

手　　技：腹側手で肩甲骨を固定し，背側手で上腕骨骨頭を前方へ押す．

適　　用：肩甲上腕関節の伸展制限，外旋制限がある場合に用いる．

2）胸鎖関節

a．離　開①（図 5-11a）

対 象 者：背臥位．関節は最大緩みの肢位（上肢を基本的肢位にて体のわきで休ませる）．

治 療 者：対象者の反対側の胸鎖関節に向かって体幹のわきに立つ．内側手を胸骨と胸郭に当て胸骨柄を固定する．外側手の母指球を反対側の鎖骨肩峰端に当て手掌・手指で肩を保持する．

手　　技：外側上肢を傾けることで離開力を加える．

適　　用：関節包内運動の制限による肩甲帯の運動性を高める．

変　　法：内側手と外側手の位置を変えてもよい．

b．離　開②（図 5-11b）

対 象 者：座位．関節は最大緩みの肢位（上肢を基本的肢位にて体のわきで休ませる）．

治 療 者：対象者の後方に立つ．内側手を胸骨に当て，治療者の体幹との間で胸骨を固定する．外側手で鎖骨肩峰端腹側を保持する．

手　　技：外側手で離開力を加える．

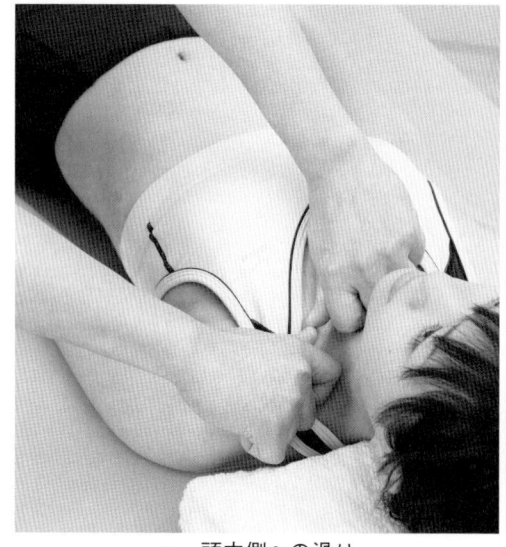

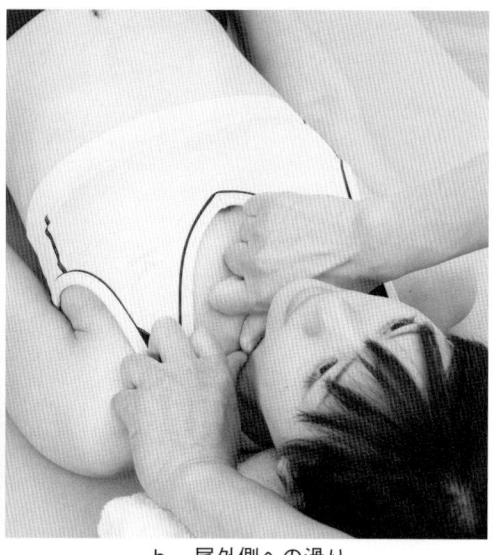

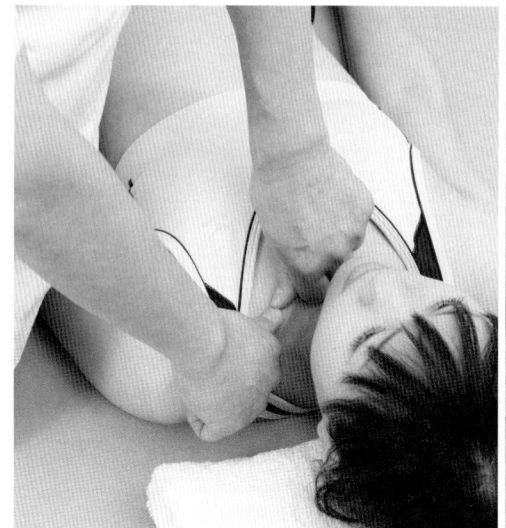

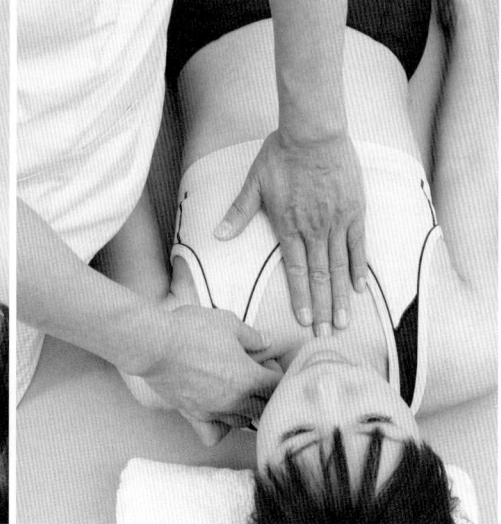

a．頭内側への滑り　　　　　　　　　　b．尾外側への滑り

c．後方への滑り　　　　　　　　　　　d．前方への滑り

図 5-12　胸鎖関節の滑り

適　　用：関節包内運動の制限による肩甲帯の運動制限と痛みのある場合に用いる．

c．頭内側への滑り（図 5-12a）

対 象 者：背臥位．関節は最大緩みの肢位（上肢を基本的肢位にて体のわきで休ませる）．

治 療 者：対象者の胸鎖関節に向かって立つ．両手は鍵握りにして，両母指を鎖骨内側の尾側に置く．

手　　技：両母指で鎖骨内側に頭内側の力を加える．

適　　用：関節包内運動の制限，肩甲帯の下制で痛みと運動制限を改善する．

d．尾外側への滑り（図 5-12b）

対 象 者：背臥位．関節は最大緩みの肢位（上肢を基本的肢位にて体のわきで休ませる）．

Ⅰ　肩　　175

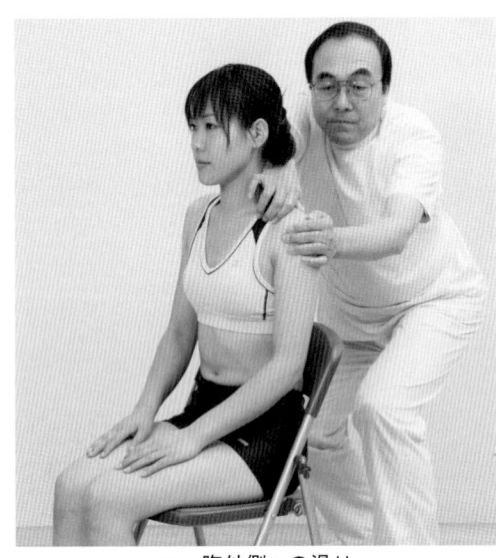

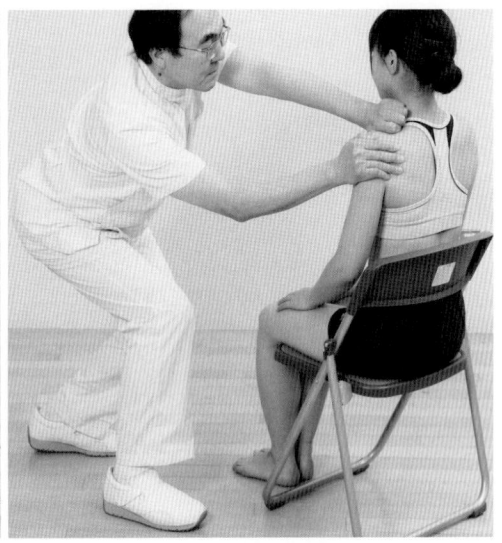

　　　　　　a．腹外側への滑り　　　　　　　　　　b．背内側への滑り

図 5-13　肩鎖関節の滑り

治　療　者：対象者の頭側に立ち，肩に手を伸ばす．両手は鍵握りにして，両母指を鎖骨内側の上側に置く．
手　　　技：両母指で鎖骨内側に尾外側の力を加える．
適　　　用：関節包内運動の制限，肩甲帯の挙上で痛みと運動制限がある場合に用いる．
特記事項：胸鎖関節の大部分の病変は過可動性である．

e．後方への滑り（図 5-12c）

対　象　者：背臥位．関節は最大緩みの肢位（上肢を基本的肢位にて体のわきで休ませる）．
治　療　者：胸鎖関節に向かって立つ．両手で鍵握りにし，両側母指を鎖骨内側の腹側に置く．
手　　　技：両母指で鎖骨に後方への力を加える．
適　　　用：関節包内運動の制限，肩甲帯の後退で痛みと運動制限がある場合に用いる．
変　　　法：外側手は鎖骨の外側端を固定するために対象者の肩に置き，胸鎖関節を牽引するように肩後方への力を加える．

f．前方への滑り（図 5-12d）

対　象　者：背臥位．関節は最大緩みの肢位（上肢を基本的肢位にて体のわきで休ませる）．
治　療　者：対象者の胸鎖関節に向かって立つ．内側手は母指球を対象者の胸骨に当てる．外側手は手指を後方に，母指を前方に当てて鎖骨をつかむ．
手　　　技：内側手は胸骨を固定し，関節腔を触診する．外側手は鎖骨の内側を前方に引く．
適　　　用：関節包内運動の制限，肩甲帯の前方突出における痛みと運動制限がある場合に用いる．

3）肩鎖関節　▶MOVIE

a．腹外側への滑り（図 5-13a）

対　象　者：座位で腕をわきに置く．関節は最大緩みの肢位（正常な生理学的肢位で，体のわきで

　　　　　　休ませる）．
治　療　者：対象者の肩の後方に立つ．外側手は上腕骨近位前外側と肩峰に，内側手は鍵握りにして母指を鎖骨外側端の背側に置く．
手　　　技：外側手は上腕骨と肩峰を介して肩甲骨を固定する．内側手は鎖骨外側に腹外側の力を加える．
適　　　用：関節包内運動の制限と痛みがある場合に用いる．

b．背内側への滑り（図 5-13b）
対　象　者：座位で腕をわきに置く．関節は最大緩みの肢位（正常な生理学的肢位で，体のわきで休ませる）．
治　療　者：対象者の前方で肩鎖関節に向かって立つ．外側手は後外側より上腕骨近位に，内側手は鍵握りにして母指を鎖骨外側の前面に置く．
手　　　技：外側手は上腕骨と肩峰を介して肩甲骨を固定する．内側手は鎖骨外側に背内側の力を加える．
適　　　用：関節包内運動の制限と痛みがある場合に用いる．
特記事項：大部分の肩鎖関節の障害は過可動性である．

4）肩甲胸郭関節 ▶MOVIE

a．挙　上（図 5-14a）
対　象　者：側臥位で治療者に向かう．上肢を体のわきで休ませる．
治　療　者：対象者の肩に向かって立つ．尾側手は肩甲骨の下角に，頭側手は肩峰に置く．
手　　　技：尾側手は頭側の力を加える．頭側手は運動を導く．
適　　　用：肩甲骨の運動制限がある場合に用いる．
特記事項：肩甲骨挙上の運動制限に対する大部分の治療は，収縮-弛緩の手技で強化される．

b．下　制（図 5-14b）
対　象　者：側臥位で治療者に向かう．上肢を体のわきで休ませる．
治　療　者：対象者の肩に向かって立つ．頭側手は手掌基部を肩峰に．尾側手は肩甲骨下角に置く．
手　　　技：頭側手は肩峰に尾側への力を加える．尾側手は運動を導く．
適　　　用：肩甲骨下制の運動制限がある場合に用いる．

c．後　退（図 5-14c）
対　象　者：側臥位で治療者に向かう．上肢を体のわきで休ませる．
治　療　者：対象者の肩に向かって立つ．背側手は肩甲骨の内側縁に，腹側手は肩峰に置く．
手　　　技：両手で治療者の体重により，肩甲骨を後退させるように内側への力を同時に加える．
適　　　用：肩甲骨後退の運動制限がある場合．

d．前方突出（図 5-14d）
対　象　者：側臥位で治療者に向かう．上肢を体のわきで休ませる．
治　療　者：対象者の肩に向かって立つ．背側手は肩甲骨内側縁に，腹側手は肩峰に置く．
手　　　技：両手で対象者の肋骨の弯曲に沿って肩甲骨を外側に，治療者のほうに同時に引く．

a．挙上　　　　　　　　b．下制　　　　　　　　c．後退

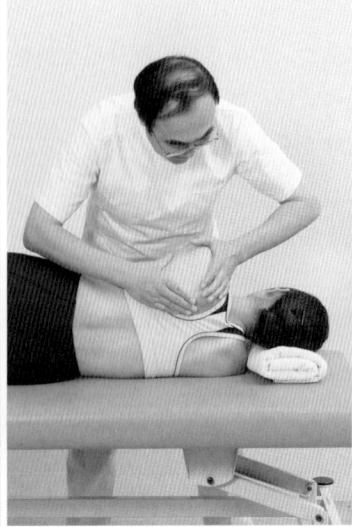

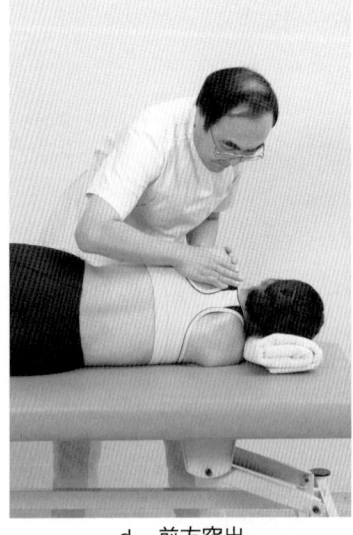

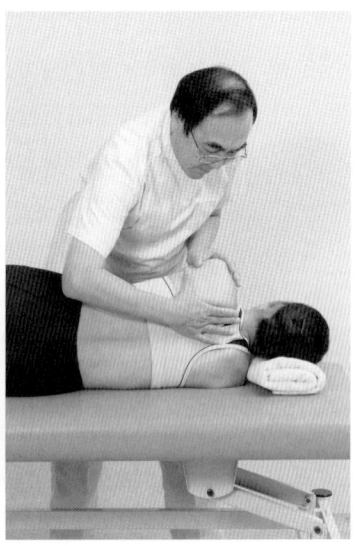

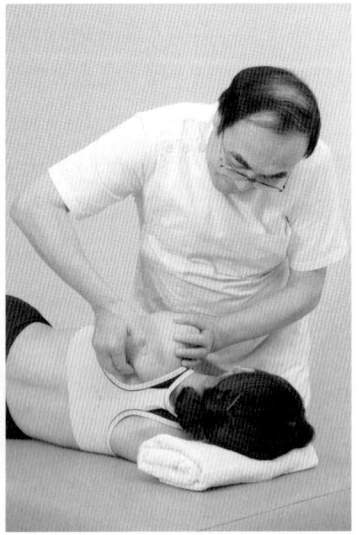

　　　d．前方突出　　　　　　e．引き離し

図 5-14 肩甲胸郭関節

適　　用：肩甲骨前方突出の運動制限がある場合に用いる．

e．引き離し（図 5-14e）

対 象 者：側臥位で治療者に向かう．上肢を体のわきで休ませる．

治 療 者：対象者の肩に向かって立つ．頭側手は肩峰に，尾側手は肩甲骨下角に置く．

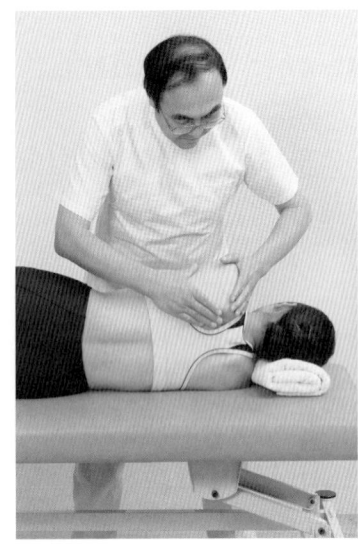

手　　技：尾側手の指で尺側を肩甲骨の内側縁に向けて肩甲骨を引き離す．より効果的に引き離すために，肩甲下窩から肩甲骨をつかんでいる尾側手の指で肩甲骨を回旋させる．

適　　用：肩甲骨引き離しの運動制限がある場合に用いる．

f．上方・下方回旋

対 象 者：側臥位で治療者に向かう．上肢を体のわきで休ませる．

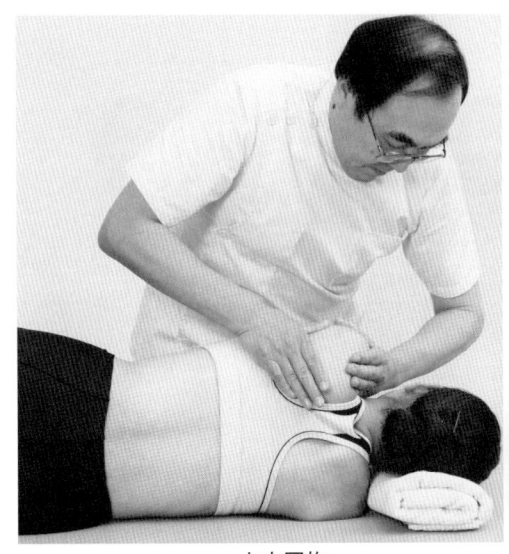

　　　　　　a．上方回旋 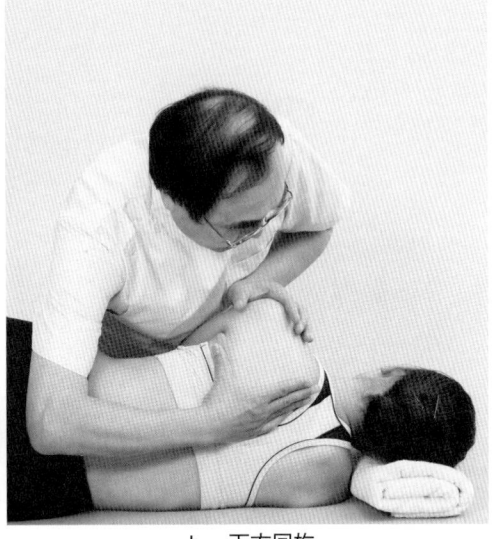　　　　　　　　　　　　　b．下方回旋

図 5-15　肩甲胸郭関節の回旋

治 療 者：対象者の肩に向かって立つ．尾側手は肩甲骨下角で肩甲骨の内側縁と外側縁を保持する．頭側手は肩峰を上方よりつかむ．

手　　技：①上方回旋：頭側手は尾側・内側へ，尾側手は頭側・外側へ動かす（図 5-15a）．
　　　　　②下方回旋：頭側手は尾側・外側へ，尾側手は頭側・内側へ動かす（図 5-15b）．

適　　用：肩甲骨回旋の運動制限がある場合に用いる．

5）肩関節周囲筋の触診と横断的摩擦マッサージ

肩関節の評価・治療をする場合，関節モビライゼーションとともに軟部組織の触診と治療手技（軟部組織モビライゼーション）も重要である．ここでは肩周囲の筋，特に回旋腱板を構成する筋や上腕二頭筋長頭腱の触診と横断的摩擦マッサージ（TFM：transverse friction massage）を紹介する．

a．上腕二頭筋長頭腱（図 5-16）

対 象 者：背臥位．上腕を体のわきで休ませる．肘関節は屈曲位とする．

治 療 者：対象者のわきで肩に向かって立つ．近位手は母指の橈側か中指を重ねて強化した示指で腱を触診する．遠位手は対象者の前腕遠位を保持する．

手　　技：近位手は上腕二頭筋長頭腱に強い圧迫を加える．遠位手は上腕骨を内旋・外旋させる．

適　　用：上腕二頭筋長頭腱の腱炎がある場合に用いる．

特記事項：超音波は臨床的に腱炎を診断する補助手段として有益である．超音波の導子が損傷部位を通るたびに痛みが引き起こされる．

注 意 点：すべての TFM では，摩擦の方向は線維に対して直角に行う．

b．棘上筋腱（図 5-17）

対 象 者：座位で対象者の腕を背部に回して，棘上筋腱を肩峰の前に出す．肩関節は伸展・内転・内旋位とする．

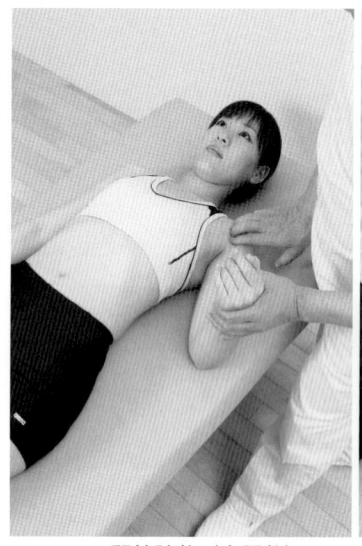

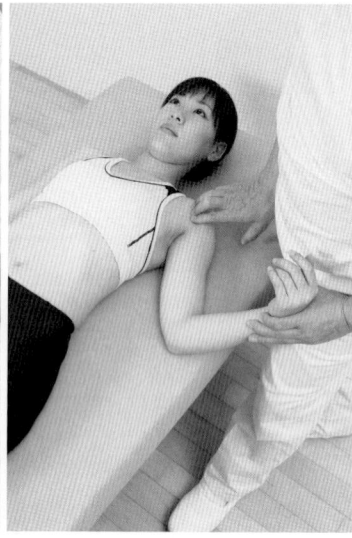

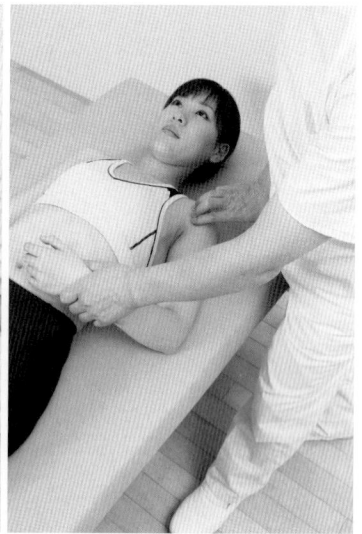

| a．開始肢位（中間位） | b．外旋位 | c．内旋位 |

図 5-16　上腕二頭筋長頭腱の触診と TFM

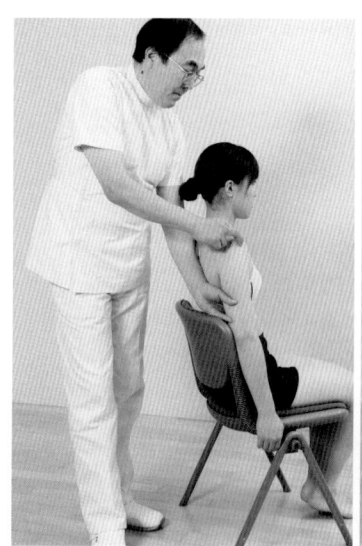

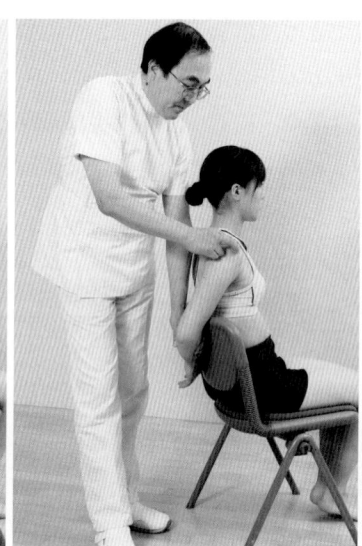

| a．中間位 | b．伸展・内転・内旋位：腱の治療 | c．伸展・内転・内旋位：筋腹の治療 |

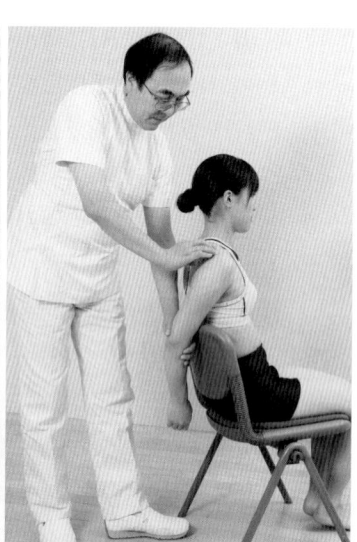

図 5-17　棘上筋腱の触診と TFM

治 療 者：対象者の肩の後方に向かって立つ．外側手は腱を治療する時には中指で補強した示指先端を治療部に当て（図 5-17b），筋腹を治療する時には屈曲した示指から小指先端を当てる（図 5-17c）．内側手は上腕を保持する．

手　　技：外側手の示指または四指先端の大きな動きによって TFM を行う．内側手は上腕の位置を制御する．

適　　用：棘上筋腱炎がある場合に用いる．

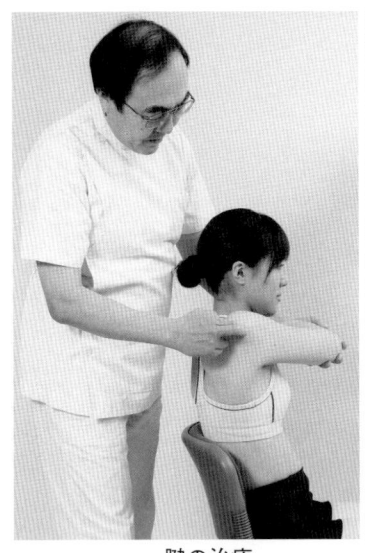

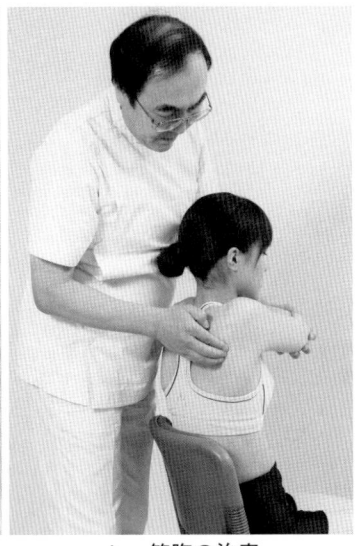

　　　　a．腱の治療　　　　　　b．筋腹の治療

図 5-18　棘下筋腱の触診と TFM

変　　法：側臥位で前方から実施してもよい．
注 意 点：TFMでは手指は圧迫したまま固定し，横断的な動きは上肢の近位筋を用いて行う．

c．棘下筋腱（図 5-18）

対 象 者：座位．肩関節は水平内転・外旋する．
治 療 者：対象者の肩後方に向かって立つ．外側手は腱を治療する時には中指で補強した示指先端を治療部に当て（図 5-18a），筋腹を治療する時には屈曲した示指から小指先端を当てる（図 5-18b）．内側手は対象者の上肢を保持する．
手　　技：外側手の示指または四指先端で TFM を行う．内側手は肩関節と肩甲骨の位置を制御する．
適　　用：棘下筋腱炎がある場合に用いる．
変　　法：側臥位で前方から実施してもよい．

d．肩甲下筋腱（図 5-19）

対 象 者：背臥位で肩関節中間位から外転・外旋位にする．
治 療 者：座位または立位で対象者の体のわきに位置する．腱の治療では内側手は母指または示指を烏口突起と小結節の間で，三角筋筋腹を押しのけて置く（図 5-19a）．外側手は前腕遠位を保持する．筋腹の治療では外側手で肩関節を外転・外旋し，内側手の母指と他の四指で肩甲下筋の筋腹をつかむ．
手　　技：内側手は母指または示指で TFM を実施する．外側手は肩関節の回旋を操作し，上腕を固定する．筋腹の治療では内側手の母指と四指で TFM を実旋し，外側手は肩関節の位置を制御する．
適　　用：肩甲下筋腱炎がある場合に用いる．

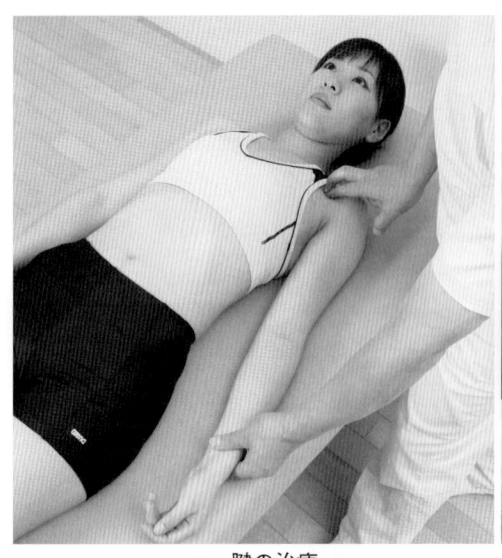

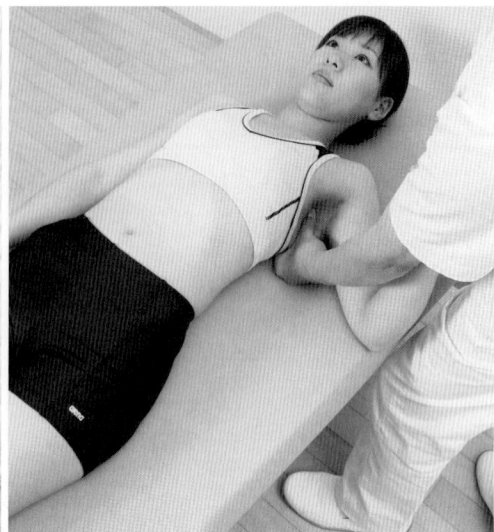

　　　　a．腱の治療　　　　　　　　　　　　　b．筋腹の治療

図 5-19　肩甲下筋の触診と TFM

5．姿勢指導と自己治療

1）姿勢の指導

　肩の障害を起こしやすい姿勢として，頭部前方位，胸椎後弯増強，肩甲骨外転位，上腕骨頭の前方変位になっていることが多い．したがって他動的な理学療法の後，日常の姿勢を矯正する必要がある（図 5-20）．

2）自己治療

ａ．肩甲骨の運動
　肩甲骨外転位，上腕骨頭を前方変位させている大胸筋および小胸筋を伸張し（図 5-21），肩甲骨内転筋である菱形筋および僧帽筋中部線維を強化する方法（図 5-22）を姿勢矯正と組み合わせて指導する．

ｂ．肩甲上腕関節の自己モビライゼーション[3]

ⅰ）下方への滑り（長軸方向の牽引）

①背もたれの高い椅子に横向きで腰かけ，腋窩の下にタオルを置き，対象となる上肢を背もたれの後ろに回す．
②他側上肢で肘の上をつかみ，リズミカルな振動を加えながら下方へ牽引する（図 5-23a）．
③砂嚢や重い物が入ったバッグをぶら下げて行ってもよい（図 5-23b）．

ⅱ）下方への滑りと腹側または背側での牽引

①硬い枕かロールタオルを腋窩に入れる（図 5-23c）．
②治療側上肢を腹側に置き，他側の手で前腕遠位をつかみ，リズミカルに振動させながら治療側上肢を下内方へ引く（図 5-23d）．

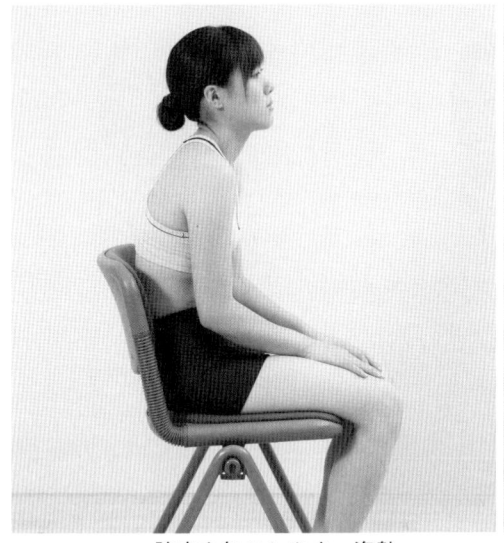

a．障害を起こしやすい姿勢　　　　　　b．矯正した姿勢

図 5-20　障害を起こしやすい姿勢の矯正

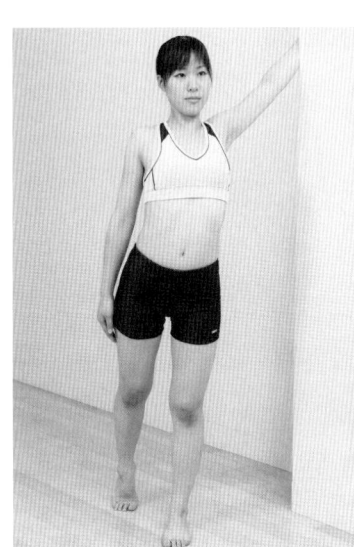

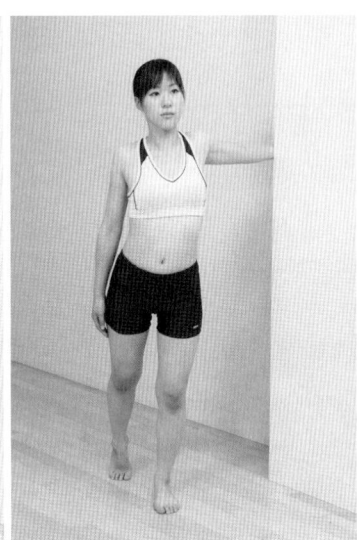

a．大胸筋の伸張①　　　　b．大胸筋の伸張②　　　　c．大胸筋の伸張③

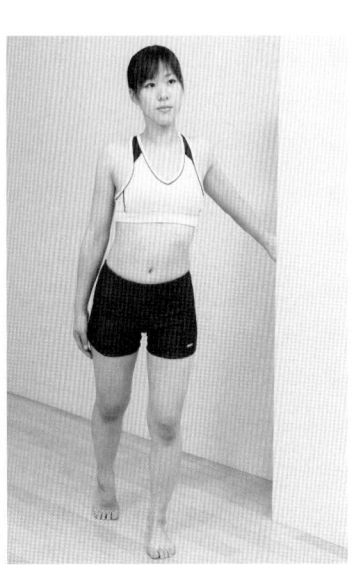

図 5-21　大胸筋の伸張

③痛みが減少し可動域が増大したら，背側でも同様に行う（図 5-23e）．

ⅲ）肩関節外転位での下方への滑り

①肩関節外転角度が 90°以下の場合，治療台の横で座位になり，治療台上に治療する上肢をのせ痛みが出ない範囲で肩関節を外転し，筋をリラックスさせて休ませる．

②他側手を治療側の上腕近位前上方で肩峰のすぐ下に当てる．

③リズミカルに振動させながら体幹を床のほうに沈み込むようにして肩関節に下方への滑りを出しながら外転する（図 5-23f）．

Ⅰ　肩

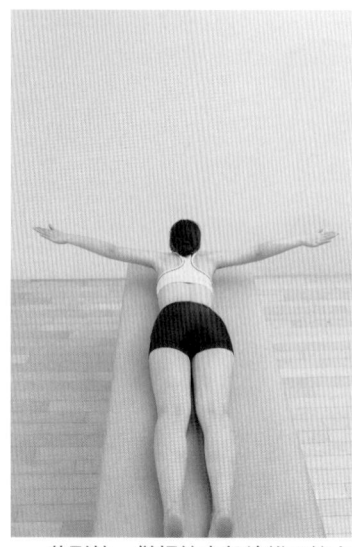

a. 菱形筋・僧帽筋中部線維の筋力強化　　b. 肩甲骨の運動（開始肢位）　　c. 肩甲骨内転筋の強化

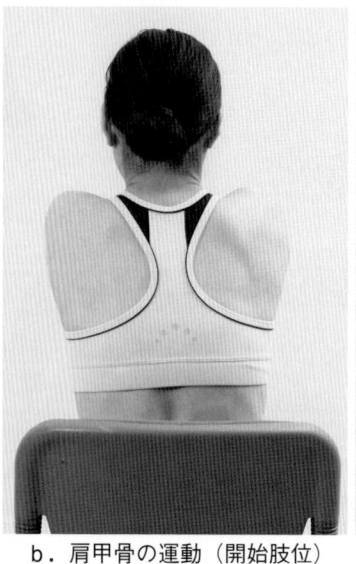

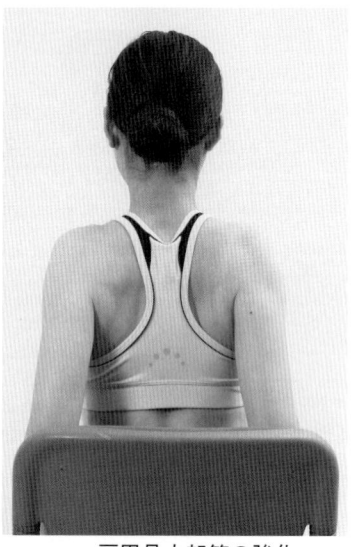

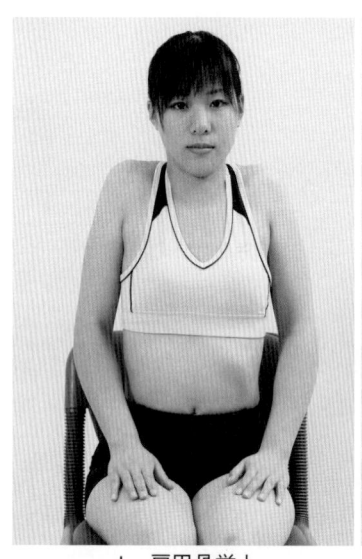

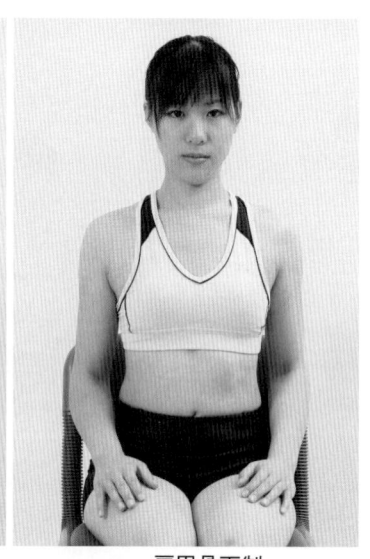

d. 肩甲骨挙上　　e. 肩甲骨下制

図 5-22　肩甲骨周囲筋の筋力強化

④肩関節外転角度が90°を超えたら壁の横で立位になり，痛みが出ない範囲で治療側の肩関節を外転し，前腕と手掌を壁に当てる．
⑤他側手を治療側の上腕近位前上方で肩峰のすぐ下に当てる．
⑥膝を曲げ，体重を利用してリズミカルに振動させながら体幹を床のほうに沈み込むようにして下方への滑りを出しながら外転していく．

iv）肩関節伸展位での前方への滑り
①治療台の横で座位になり，痛みが出ない範囲で治療側の肩関節と肘関節を伸展位にし，手を治療台にのせて筋をリラックスさせる．体幹は屈曲位となる．

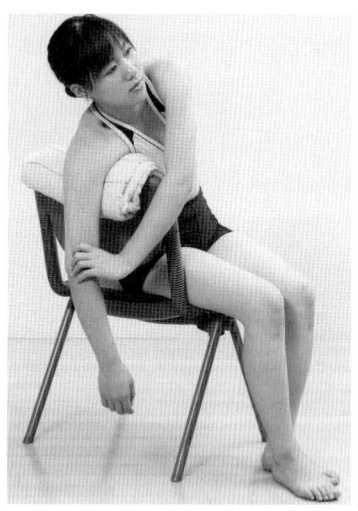

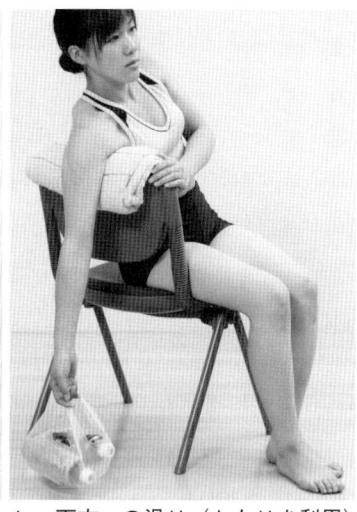

a．下方への滑り（対側上肢） b．下方への滑り（おもりを利用） 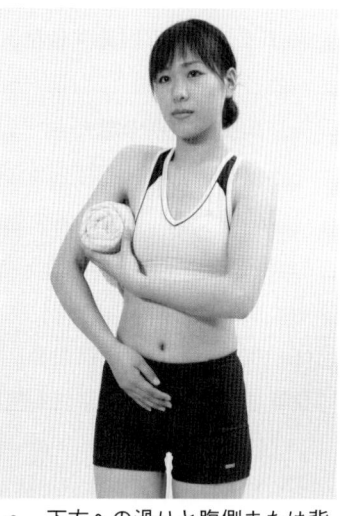 c．下方への滑りと腹側または背側での牽引（開始肢位）

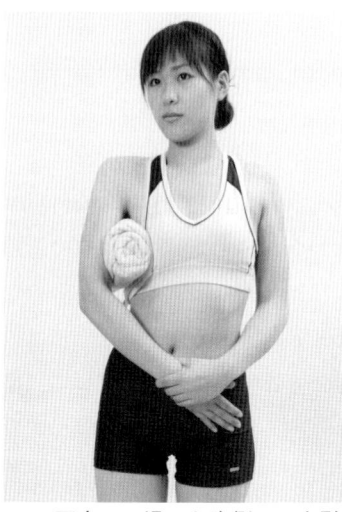

d．下方への滑りと腹側での牽引 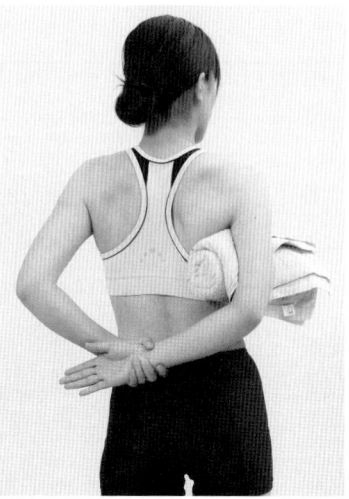 e．下方への滑りと背側での牽引 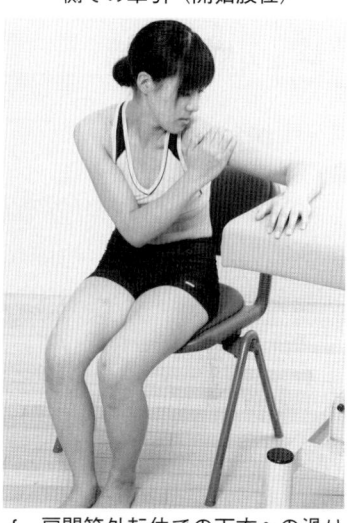 f．肩関節外転位での下方への滑り

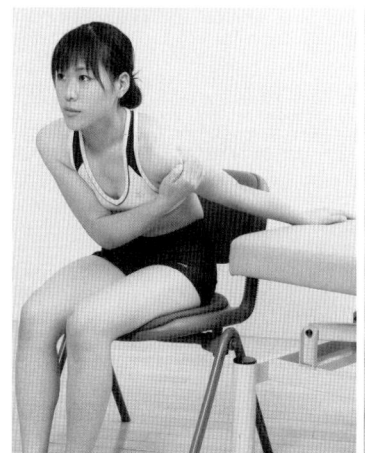

g．肩関節伸展位での前方への滑り 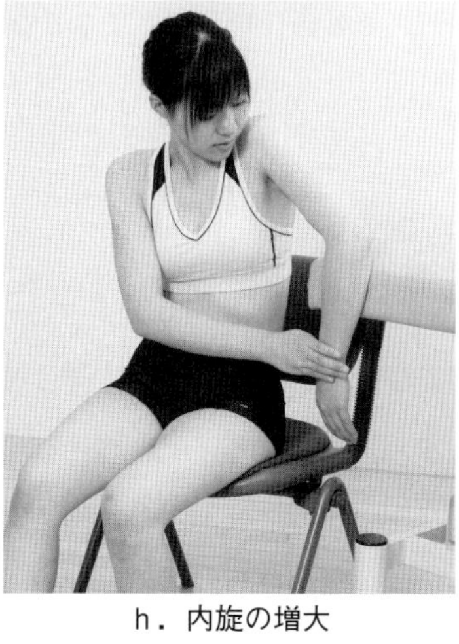 h．内旋の増大 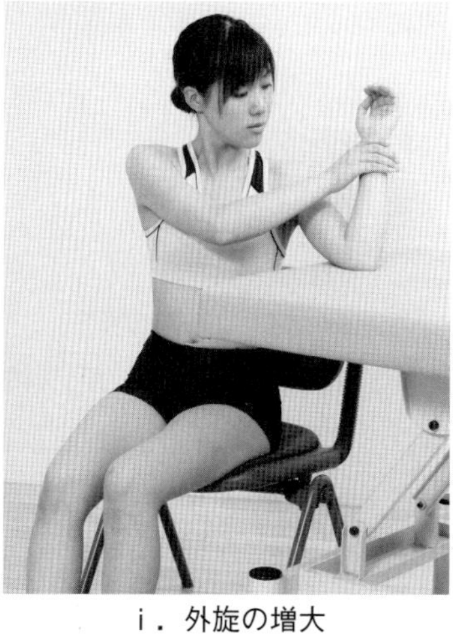 i．外旋の増大

図 5-23 肩甲骨上腕関節の自己モビライゼーション

②他側手を治療側の上腕近位後上方で肩峰のすぐ下に当てる．
③リズミカルに振動させながら上腕を前下方に動かすことにより，前方への滑りを出す（図5-23g）．

ⅴ）肩関節内旋の増大
①治療側上肢の肘関節を90°屈曲させて治療台にのせ，体幹は治療台のほうへ傾ける．
②他側手で前腕遠位背側を包み込むように固定し，リズミカルに振動させながら内旋を引き出す（図5-23h）．

ⅵ）肩関節外旋の増大
①治療側上肢の肘関節を90°屈曲させて治療台にのせ，体幹は治療台のほうへ傾ける．
②他側手で前腕遠位腹側を包み込むように固定し，リズミカルに振動させながら外旋を引き出す（図5-23i）．
③保持-弛緩は回旋運動の時には効果的である．

Ⅱ 肘と前腕

1．機能解剖

　肘関節は上腕骨遠位と尺骨近位，橈骨近位で構成され，関節包内部に腕尺関節（HUj：humeroulnar joint），腕橈関節（HRj：humeroradial joint），上橈尺関節（superior radioulnar joint）の3つの関節がある複合関節である（図5-24〜26）．前腕は上橈尺関節と下橈尺関節（inferior radioulnar joint）で関節する．橈骨と尺骨の間には，前腕骨間膜が橈骨上外側から尺骨下内側へ走り，近位部には斜索が尺骨粗面から橈骨粗面下方の骨幹縁へ骨幹膜と逆の方向に斜走して骨幹膜を強化している（図5-25）．肘関節の屈曲・伸展は腕尺関節と腕橈関節で起こり，前腕の回内・回外は上・下橈尺関節で行われる．通常の日常生活では肘関節の屈曲・伸展可動域が30〜130°の100°，前腕の上・下橈尺関節での回旋可動域が100°は必要である[4]．例えば，上肢を伸ばしたり，手を口や頭部，体幹周囲にもっていったりする食事，着衣，整容動作など，さまざまな活動で重要な機能を果たす[4]．

1）腕尺関節
ａ．関節の種類
　滑膜性関節，鞍関節（形状），蝶番関節（機能）．
ｂ．関節面の形状と方向
ⅰ）前額面：外転（外反）・内転（内反）―伸展・屈曲に伴う構成運動（図5-24〜25）
　　・上腕骨滑車：凹，尾・腹側を向く．
　　・尺骨滑車切痕：凸，頭・腹側を向く．
ⅱ）矢状面：屈曲・伸展（図5-27）
　　・上腕骨滑車：凸，尾・腹側を向き上腕骨長軸に対して45°傾斜する[4]．
　　・尺骨滑車切痕：凹，頭・腹側を向き尺骨長軸に対して45°傾斜する[4]．

図 5-24　肘と前腕の骨と関節

図 5-25　橈骨と尺骨の連結

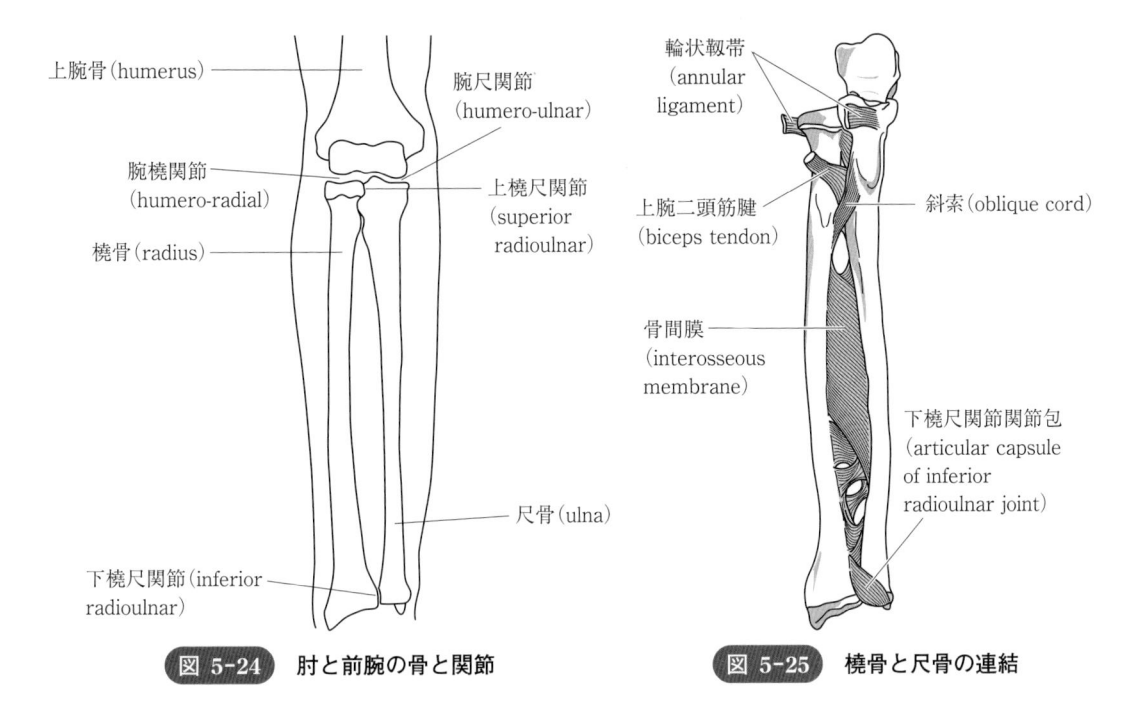

c．靱　帯（図 5-26a）
- 内側側副靱帯（ulnar collateral ligament）：前線維束，後線維束，横線維からなる．

d．骨運動学と関節運動学：自由度 2
- 屈曲：尺骨—滑車上で前方へ転がり，前方かつ遠位へ滑走する．同時に，上腕骨上を尺骨が相対的に外側へ滑走し内反する（構成運動）[4]．
- 伸展：尺骨—滑車上で後方へ転がり，後方かつ近位へ滑走する．同時に，上腕骨上を尺骨が相対的に内側へ滑走し外反する（構成運動）[4]．

e．緩みの肢位

70°屈曲，10°回外．

f．締まりの肢位

完全伸展，完全回外．

g．関節包パターンによる制限

屈曲＞伸展，回内・回外は障害が重度の時のみ制限される．

2）腕橈関節

a．関節の種類

滑膜性関節，卵形関節（球関節）．

b．関節面の形状と方向
- 上腕骨小頭：凸，尾側を向く．
- 橈骨頭窩：凹，頭側を向く．

Ⅱ　肘と前腕

図 5-26 肘の関節と靱帯

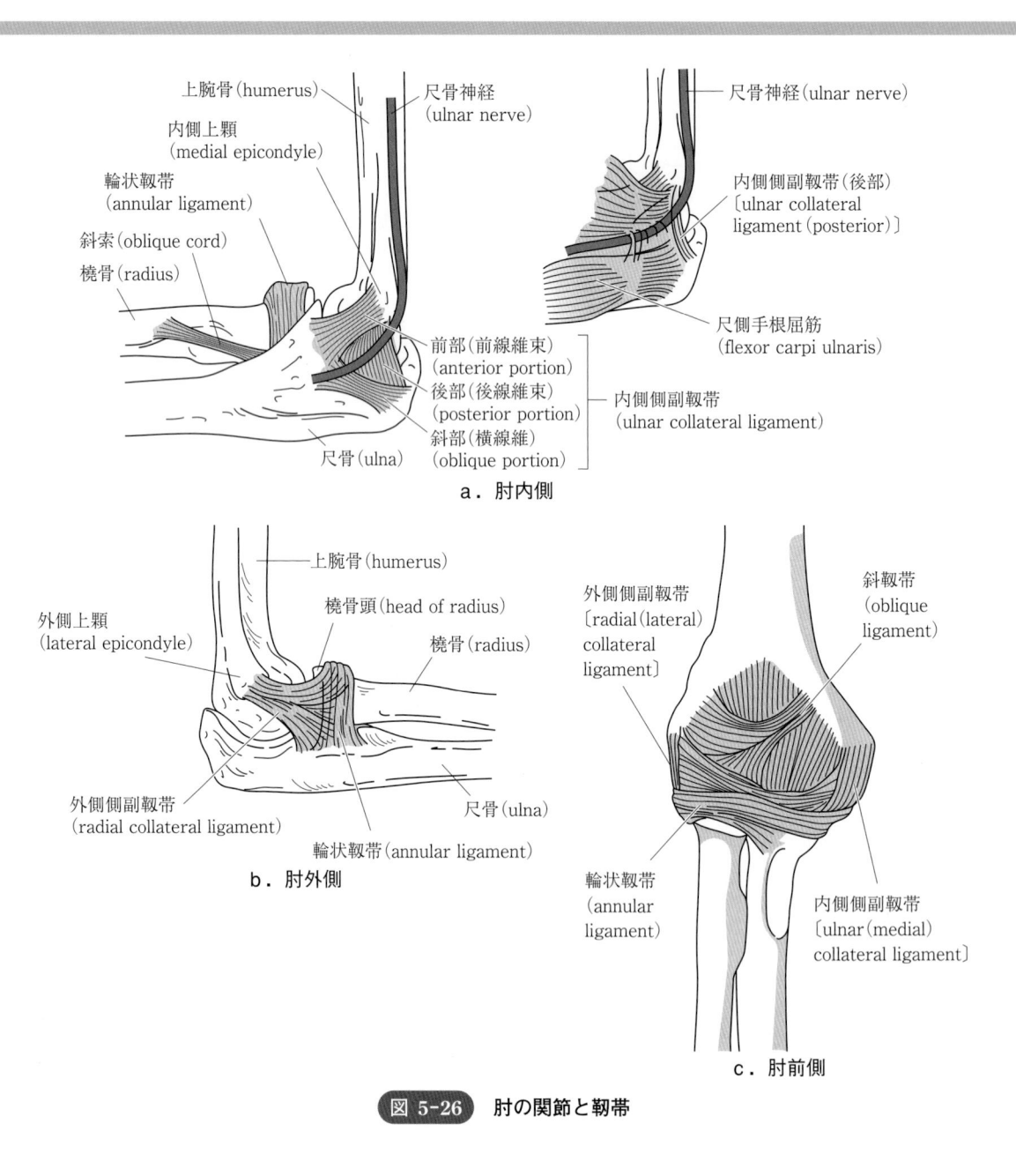

c．靱　帯（図 5-26b）
　・外側側副靱帯（radial collateral ligament）．

d．骨運動学と関節運動学：自由度 3
　・屈曲：橈骨頭—前方へ転がり前方へ滑走し[4]，橈骨が尺骨上を相対的に回外する．
　・伸展：橈骨頭—後方へ転がり後方へ滑走し[4]，橈骨が尺骨上を相対的に回内する．
　・回内・回外：橈骨頭—軸回旋する[4]．
　・外転・内転：伸展・屈曲に伴う構成運動を行い，橈骨頭は外転時で外側へ滑走し，内転時で内側へ滑走する．

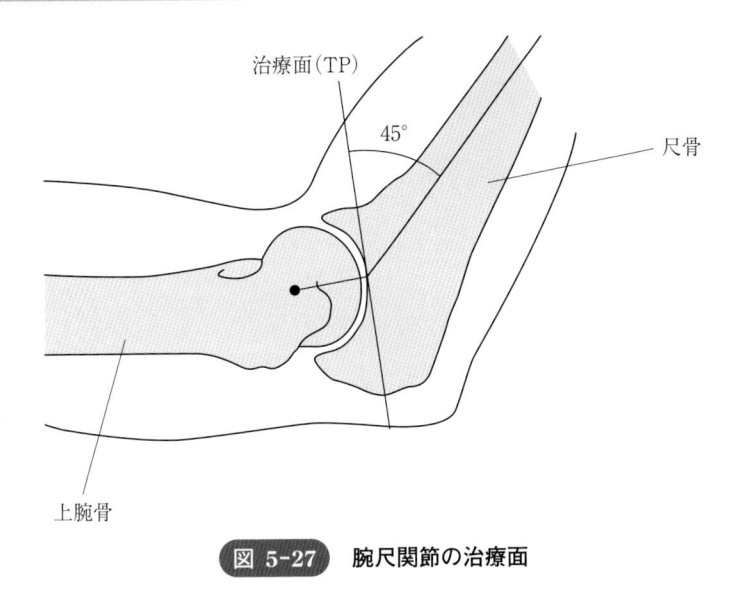

図 5-27 腕尺関節の治療面

e．緩みの肢位

　完全伸展，完全回外．

f．締まりの肢位

　90°屈曲，5°回外．

g．関節包パターンによる制限

　屈曲＞伸展，回内・回外は障害が重度の時のみ制限される．

3）上橈尺関節

a．関節の種類

　滑膜性関節，卵形関節，車軸関節．

b．関節面の形状と方向

　・橈骨関節環状面：凸，内・背側を向く．

　・尺骨橈骨切痕：凹，外・腹側を向く．

c．靱　帯（図 5-26c）

　・方形靱帯（quadrate ligament），輪状靱帯（annular ligament），骨間膜（interosseous membrane）．

d．骨運動学と関節運動学：自由度 1

　・回内：橈骨関節環状面—腹側に転がり背側へ滑走し[3,4]，結果としてほぼ純粋に内側へ軸回旋する[3]．

　・回外：橈骨関節環状面—背側に転がり腹側へ滑走し[3,4]，結果としてほぼ純粋に外側へ軸回旋する[3]．

e．緩みの肢位

　35°回外，70°屈曲．

f．締まりの肢位

　5°回外，完全伸展．

g．関節包パターンによる制限

　回外＝回内．

4）下橈尺関節

a．関節の種類

　滑膜性関節，卵形関節，車軸関節．

b．関節面の形状と方向

　・尺骨頭：凸，外側を向く．

　・橈骨尺骨切痕：凹，内側を向く．

c．靱　帯（図5-25）

　・前橈尺靱帯（anterior radioulnar ligament），後橈尺靱帯（posterior radioulnar ligament），骨間膜（interosseous membrane）．

d．骨運動学と関節運動学

　・回内：橈骨尺骨切痕が尺骨頭上を掌側に転がり掌側へ滑走し[3,4]，尺骨に対して内側へ軸回旋する[3]．尺骨頭は橈骨尺骨切痕上を掌側に転がり背側へ滑走し[3]，橈骨に対して外側へ軸回旋する[3]．尺骨は上腕骨に対して外転する（構成運動）[3]．

　・回外：橈骨尺骨切痕が尺骨頭上を背側に転がり背側へ滑走し[3,4]，尺骨に対して外側へ軸回旋する[3]．尺骨頭は橈骨尺骨切痕上を背側に転がり掌側へ滑走し[3]，橈骨に対して内側へ軸回旋する[3]．尺骨は上腕骨に対して内転する（構成運動）[3]．

e．緩みの肢位

　10°回外．

f．締まりの肢位

　5°回外．

g．関節包パターンによる制限

　回外＝回内．

2．病態生理

　肘では関節炎や関節症による可動域制限，関節の外傷と手術後の可動域制限，使いすぎによる損傷などが典型的な病態である．理学療法が適用となる典型的な病態には，次のようなものがある．

1）可動域制限

　可動域制限は，関節リウマチ，骨関節炎や関節症，骨折・脱臼治療後の固定により関節包やその周辺組織の癒着により生じる．病相を適切に把握し対処しなければならない．

a．急性期

急性期では，関節の腫脹，筋性防御，痛みなどにより顕著な可動域制限が生じる．医学的治療と安静固定が主となる．関節液の還流や関節の栄養を促進するために，緩みの肢位でのグレードⅠないしⅡまでの牽引や振動法による関節モビライゼーションは適用となる．

b．亜急性期・慢性期

亜急性期・慢性期では，関節包パターンが生じて硬い最終域感となり，関節の遊びが制限される．可動域制限の程度は，屈曲制限が伸展制限より顕著である．関節炎の慢性期では回内・回外も制限される．肘関節の場合，理学療法が適用になる関節包の硬さによる可動域制限は，退行変性を起こす関節疾患ではまれで，外傷後の固定により生じるのが一般的である[3]．退行変性で関節包による制限が起こるのは，外傷後の二次変性が多い[3]．これら以外で多いのは関節リウマチや外傷性関節炎など関節炎によるものである[3]．

2）過用症候群

過用症候群（overuse syndrome）は使いすぎによる肘関節の収縮性組織の損傷で，多くは手根の伸筋群あるいは屈筋群の近位停止部に発症する[3,4]．ときに，肘関節の屈筋群や伸筋群に起こることもある[4]．過度の繰り返し運動や遠心性収縮による張力で主に筋腱移行部に微細損傷や部分断裂が生じ，十分に修復される前にさらに機械的ストレスが加わることにより発症し，過敏になり慢性炎症へと移行する[4,6]．そして，顆粒形成と癒着を伴う骨膜の炎症へと進行する[6]．肘関節の前方あるいは後方の障害は，スポーツ活動による過度の伸展あるいは屈曲張力により発症する[7]．

肘関節に繰り返し過負荷が加わることにより関節包，靱帯，関節軟骨，そして末梢神経にも障害が起こる．これらの障害についても肘関節の外側・内側・前方・後方でそれぞれ特徴がある．

a．外側上顆炎（テニス肘）

外側上顆炎〔lateral epicondylitis；テニス肘（tennis elbow）〕は，手を握る動作や手根を橈屈伸展すると外側上顆から腕橈関節部分の手根伸筋腱に痛みが生じる[4,6]．最も発症頻度が高いのは，短橈側手根伸筋の筋腱移行部から起始部で[3〜7]，次いで指伸筋，長橈側手根伸筋，まれに尺側手根伸筋にも生じる[3]．短橈側手根伸筋に最も多い理由として，手関節屈曲，肘関節伸展・過回内で橈骨頭により同腱がより伸張された肢位で過度の張力が加わるためといわれている[3]．

b．内側上顆炎（内側テニス肘，ゴルファー肘）

内側上顆炎〔medial epicondylitis；内側テニス肘（medial tennis elbow）；ゴルファー肘（golfer's elbow）〕は前腕屈筋や回内筋の腱炎で，テニスのフォアハンドストローク，投球の加速期，水泳のプル，ゴルフでのトップの引っかけ，労働ではハンマー動作やドライバーなどのねじり動作などで発症する[3,4]．屈筋腱や回内筋腱に過負荷が加わり，微細損傷が繰り返されるために起こる[3,4]．最も頻度が高いのは円回内筋と橈側手根屈筋で，次いで長掌筋，尺側手根屈筋，浅指屈筋である[3]．また，尺骨神経溝での尺骨神経の圧迫により神経障害が合併することがある[3,4]．

c．上腕二頭筋腱炎

上腕二頭筋腱炎（bicipital tendinitis）はオーバーヘッドスローを繰り返すことにより，屈筋群・回内筋群の損傷や上腕二頭筋腱炎が発症する．手に過度な重量物を持ってバリスティックに屈曲・

回外する求心性収縮や強い張力を出しながら過伸展するような遠心性収縮が原因となる[6]．初期においては肘関節前部に限局した炎症が起こる．さらに繰り返し過負荷が加わり，急激に鋭い痛みとともに屈曲筋力が低下した場合は，上腕二頭筋腱遠位部の断裂を示す所見である[7]．

d．上腕三頭筋腱炎（後方テニス肘）

上腕三頭筋腱炎〔posterior tendon injuries；後方テニス肘（posterior tennis elbow）〕は上腕三頭筋腱の損傷で，やり投げで肘関節を完全伸展したり，投球のフォロースルー，テニス選手が強く回旋伸展したりすると起こる[3,7]．肘関節の後内側に弾発音が生じる場合は，上腕三頭筋腱〔弾発三頭筋腱（snapping triceps tendon）〕や尺骨神経の転位による[3]．多くの場合，無症候性のこともあるが，二次的に尺骨神経が過敏になり，尺骨神経炎になることもある[3]．腱炎の原因として，求心性筋収縮による筋の過用や誤用，あるいは遠心性収縮を強いられる運動による強い張力があげられている[3]．

e．外側の損傷

外反肘があり，成長途中（7～10歳）の上腕骨小頭と橈骨頭に圧迫力が繰り返し加わると，骨軟骨症（osteochondrosis）や外傷性の離断性骨軟骨炎（osteochondritis dissecans；リトルリーグ肘）を発症する[7]．投球や体操選手が上肢で跳躍などを続けていると進行し，10～15歳で不整な骨化や薄化，陥凹，遊離体，平坦化した上腕骨小頭などを形成する[6]．また，投球・投擲動作の減速期の伸展張力により，外側骨端離断，外側顆剥離，前腕伸筋群起始部の損傷，外側側副靱帯損傷などが起こる．ピッチャーで肘関節外反ストレス，すなわち外転・伸展・外旋による圧迫力が橈骨頭と上腕骨小頭へ過度に加わると，軟骨の変性，軟骨下壊死，そして遊離体形成の原因となる[7]．

f．内側の損傷

肘関節外反ストレスにより内側の収縮性組織損傷のほかに，内側側副靱帯損傷が起こる．成長期のリトルリーグ肘では，投球初期の加速期のストレスにより内側の離断性骨端炎や内側上顆炎が起こる[7]．成人では前述した内側上顆炎（ゴルファー肘）が典型的な損傷である．

g．前方の損傷

オーバーヘッドスローでは収縮性組織の損傷に加えて，関節包前方の損傷や関節内の損傷による遊離体形成があげられる[7]．前方の関節損傷は，外傷性の過伸展や疲労した体操選手が倒立時に過伸展することによって起こる[7]．前方の関節包炎では，上腕二頭筋炎や上腕筋腱炎との鑑別が困難なことがある[6]．若年者では，過伸展ストレスが繰り返されることにより過可動性が生じる[7]．過伸展での過負荷が繰り返されると，滑車切痕の骨軟骨炎，骨の過形成，骨棘形成を引き起こし，安静時での持続的な不快感の原因となる[7]．

h．後方の損傷

収縮性組織以外の損傷や障害では，後方の関節包炎，関節の過可動性，関節を構成する骨・軟骨の損傷がある．投球や跳躍，水泳のバックストロークなどで肘頭と肘窩内壁（外反位伸展時）に繰り返しストレスが加わり，骨棘が形成され，さらに関節遊離体の原因となる[7]．投球の加速期初期には外反ストレスが，肘関節の内側へは伸張力，外側へは圧迫力，そして肘頭軟骨の後内側には圧迫力が加わる[7]．投球のフォロースルーや肘関節伸展位での体重負荷，上腕三頭筋を強く収縮させた時には骨端部に過度のストレスが加わる[7]．転倒などで肘頭を打撲すると，肘頭滑液包炎を引き

起こし,顕著な腫脹と不快感が生じる[7].肘頭は骨折しやすい部位なので,軟部組織損傷との鑑別も重要である.

i.神経障害

肘関節や前腕の機能に関連する末梢神経には筋皮神経,橈骨神経,正中神経,尺骨神経があり,肘関節や前腕部で障害が起こる.

i)筋皮神経

筋皮神経は,腕神経叢のC5〜7神経根,外側神経束からなり,腋窩で烏口腕筋を貫き,上腕二頭筋と上腕筋の間を外側方に走り,上腕外側縁に出て肘関節の近くで皮下に現れ,外側前腕皮神経になる.運動神経は烏口腕筋,上腕二頭筋,上腕筋を支配し,知覚神経は外側前腕皮神経となり前腕橈側背側から腹側を支配している.筋皮神経は肩前方の損傷で障害されるほか,上腕屈筋群のウエートトレーニングを繰り返し行うことによる筋肥大で絞扼障害を起こすことがある[7].また,肘関節の伸展や過伸展,前腕回内による過負荷が繰り返されることでも障害を起こす[7].その場合,肘関節屈曲と前腕回外の筋力低下および前腕橈側の知覚障害を引き起こす[7].

ii)橈骨神経

橈骨神経は,腕神経叢のC5〜T1神経根,後神経束からなり,上腕骨後面の橈骨神経溝中を下外側へ走り,上腕三頭筋の外側頭と内側頭の間を通り,外側上腕筋間中隔を貫き,腕橈骨筋と上腕筋との間を経て肘関節外側に至り,浅枝と深枝に分かれる.浅枝は知覚神経で腕橈骨筋内側に沿って走り,橈骨動脈外側を下降して前腕上方2/3のあたりで後側皮下に出て手背に至る.深枝は回外筋を貫き,橈骨頸を回り前腕後側に出て前腕骨幹膜の後面を下り,手根背側に達する.運動神経は上腕,前腕,手根,手指の伸筋群を支配し,知覚神経はこれら筋群の表層にある皮膚および手背の橈側半を支配している.この神経は上腕外側,回外筋部,短橈側手根伸筋縁,腕橈関節部で圧迫されやすい[7].回外筋外側頭部の橈骨管部で圧迫されると,肘関節から前腕外側への放散痛を起こしやすい[7].この部分での圧迫は投球,バッティング,新体操のリング種目などによる回外筋の過用や肥大により起こりやすい[7].

iii)正中神経

正中神経は,腕神経叢のC5〜T1神経根,内側神経束および外側神経束から出る内側根・外側根が結合してできる.上腕で上腕動・静脈とともに内側上腕筋間中隔中を下降し,肘関節部で円回内筋の二頭間を,次いで浅指屈筋腱弓の下を通って前腕に現れ,深指屈筋と長母指屈筋の間を下り,手根管を通って手掌に至る.運動神経は前腕屈筋,回内筋,母指球筋(母指内転筋を除く),母指側から2〜3虫様筋を支配し,知覚神経は手掌の外側半を支配している.神経絞扼症状が上腕二頭筋腱膜部,円回内筋の二頭の間,浅指屈筋部で生じやすい[7].その結果,前腕腹側の痛みや支配神経の筋力低下が起こる.原因としてゴルフやラケットスポーツによる前腕屈筋群・回内筋群の過活動と,それによる肥大,若年女性のチアリーディングや体操競技での逆立ちでの過度な体重負荷による「前腕スプリント」などがあげられる[7].

iv)尺骨神経

尺骨神経は,腕神経叢の(C7),C8,T1,内側神経束からなり,上腕動・静脈と正中神経の内側に沿って走り,しだいに離れて上腕下方1/2部で内側上腕筋間中隔を貫き,上腕後側に至り内側上

顆後面の尺骨神経溝，尺側手根屈筋の両頭間を通りこの筋に被われて前腕腹側に出て，尺骨動・静脈とともに尺側手根屈筋の下外側に沿って下り，豆骨外側で屈筋支帯の下を通って手掌に至る．運動神経は前腕腹側尺側，手掌尺側の筋（正中神経に支配されないすべて）を，知覚神経は手背では尺側の小指・環指・中指 1/2 に，手掌では尺側の小指・環指 1/2 を支配する．尺骨神経障害は，肘部管の弓状靱帯の肥厚や前腕屈筋群・回内筋の肥大による圧迫により起こる[7]．また，オーバーヘッドスローの繰り返し，特にコックアップから加速期に外反ストレスが加わることによる伸張により，尺骨神経に摩擦が生じたり，尺骨神経溝から脱臼したりして尺骨神経炎が起こる[7]．尺骨神経障害では，初期には肘関節の後内側痛や第 4～5 指の間欠的な知覚異常が生じる．進行すると徐々に支配している筋の筋力低下が起こってくる[7]．

3．機能障害と評価

1）病　歴

肘関節の障害の多くは外傷，使いすぎと退行変性により起こる．したがって，外傷であれば受傷時の状況，使いすぎや退行変性であれば仕事やスポーツで腕をどのように，どのくらい繰り返し使用しているかを聞く．仕事ではハンマー動作やドライバーで捻る動作，スポーツ活動ではラケットスポーツ，投球・投擲動作，上腕筋群・前腕筋群を繰り返し用いる活動やこれらの筋群の過度なトレーニング，上肢での体重支持や跳躍が原因となる障害が多い[3,4]．

a．肘関節の障害で重要な質問
- 腕を酷使したり繰り返し使ったりするような動作を仕事や運動で行っていますか？
- 他の関節に問題はありませんか？

b．障害の特徴
- 肘関節の単独の障害であれば外傷や退行変性が原因のことが多い．
- 関節リウマチのように多くの関節に障害をきたす疾病も肘関節に障害をきたす．
- スポーツ障害では肩など，他の部位に障害があるとその代償として肘関節に障害を起こすことがある．
- 肘関節の神経支配はおおむね C6～7 なので，同じ神経が支配する他の部位からの関連痛が肘関節に生じることがある．

2）観察と視察（図 5-4a～c）

肩の高さや上肢の肢位に注意する．皮膚の色，筋の萎縮や発達状態，傷，腫脹，各骨性指標の位置，そして日常生活における上肢の動作などを注意深く観察する．

a．前　方
- 肘関節の外反・内反をみる：正常なキャリーアングルは男性では 5°，女性では 10～15° である．
- 肘関節前方の腫脹に注意する．

b．側　方
- 屈曲・伸展角度，特に過伸展角度に注意する．
- 左右の外側上顆，内側上顆，橈骨頭の位置を確認する．

c．後　方
- 関節後方の腫脹に注意する．
- 肘頭滑液包炎があると，肘頭の腫脹が顕著である．
- 肘頭と内側上顆・外側上顆の位置関係を伸展位と 90°屈曲位で確認する．

3）自動運動検査と他動運動検査

可動域と運動の質に注意する．自動運動検査では必要に応じて加圧する．他動運動検査では可動域中の抵抗感と痛みの関係，軋轢音の有無，最終域感の種類をみる．例えば，屈曲・伸展，前腕回外・回内（肘関節 90°屈曲位），手根背屈・掌屈など．

4）等尺性抵抗運動検査

収縮性組織の損傷では，この検査で疼痛が誘発される．握力の検査，手根・屈曲・伸展・橈屈・尺屈，前腕・回外・回内，肘関節・屈曲・伸展．

5）特殊検査

a．外反ストレス検査

外反ストレス検査は，肘関節軽度屈曲（20～30°）で外反し，内側側副靱帯に緊張を加えて痛みと内側列隙の間隙をみる[3,8]．肘関節 90°屈曲位で行うと横束にストレスが加わり，完全伸展位だと後束にストレスが加わる[3]．

b．内反ストレス検査

内反ストレス検査は肘関節軽度屈曲位で内反し，外側側副靱帯前束に緊張を加える．肘関節 90°屈曲位で行うと内束に緊張を加え，肘関節完全伸展の場合は後束に緊張を加える[3]．

c．外反伸展過負荷検査

外反伸展過負荷検査（valgus extension overload test）は投球の加速期と同じ条件となるように，肘関節に外反ストレスを加えながら伸展する．肘窩の後内側縁に骨棘が形成されていればインピンジメントが起こる．肘頭後内側を触診しながら軋轢音と痛みを確認する[3,8]．

d．チネル検査

チネル検査（tinel test）は末梢神経障害の検査で，神経を指腹で叩打することで過敏性と神経線維の再生を検査する[8]．

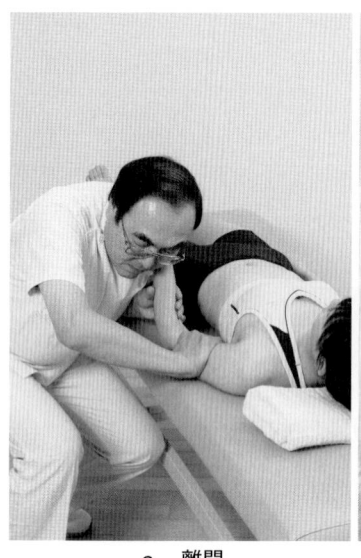

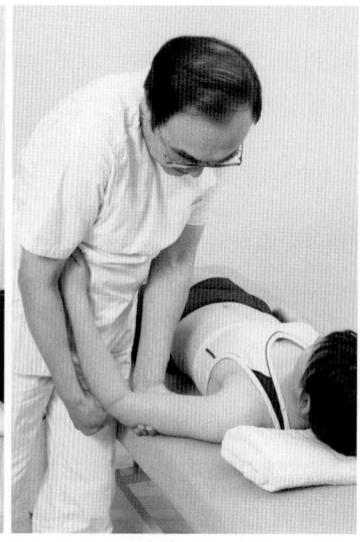

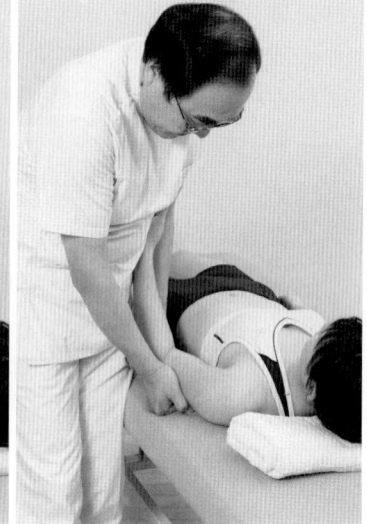

| a．離開 | b．内方への滑り | c．外方への滑り |

図 5-28　腕尺関節

4．評価・治療手技の実際

1) 腕尺関節 🎬

a．離　開（図 5-28a）

対 象 者：背臥位．関節は最大緩みの肢位が基本（肘関節約 70°屈曲，前腕約 10°回外）．前腕は治療者の肩の上に休ませる．

治 療 者：対象者の骨盤の位置で腕尺関節に向かって立つ．内側手は尺骨近位腹内側を，外側手は上腕骨遠位腹外側を保持する．

手　　技：外側手は上腕骨近位を治療台に固定する．内側手は尺骨近位を遠位方向に引く．

適　　用：腕尺関節の一般的可動域制限がある場合に用いる．

特記事項：尺骨関節窩の関節面は尺骨体と 45°の角度をなしているので，牽引力を加える場合，腕尺関節の実際の屈曲角より小さい 45°の角度で力を加えなければならない（図 5-27）．

b．内方への滑り（図 5-28b）

対 象 者：背臥位．関節は最大緩みの肢位が基本（肘関節約 70°屈曲，前腕約 10°回外）．肘関節を治療台から出す．

治 療 者：立位または座位．対象者に面して（対象者の体幹と腕の間），内側手は上腕遠位内側を，外側手は尺骨近位外側を保持する．

手　　技：内側手は上腕骨を固定し，外側手は尺骨近位に内方力を加える．前腕遠位は治療者の体と外側上肢で保持する．

適　　用：腕尺関節の屈曲制限，伸展制限がある場合に用いる．

c．外方への滑り（図 5-28c）

対 象 者：背臥位．関節は最大緩みの肢位が基本（肘関節約 70°屈曲，前腕約 10°回外）．肘関節を治療台から出す．

術　　者：立位または座位で腕尺関節に向かう．内側手と上肢で対象者の前腕を治療者の体にしっかりと固定して尺骨近位内側を保持する．外側手は上腕骨遠位外側を保持する．

手　　技：内側手は外方力を尺骨近位に加える．外側手は上腕骨を固定する．

適　　用：腕尺関節の屈曲制限，伸展制限．

2）腕橈関節 MOVIE

a．離　開（図 5-29a）

対 象 者：背臥位．関節は最大緩みの肢位（完全伸展・完全回外）．

治 療 者：対象者側に背を向けて立つ（対象者の体幹と上肢の間）．内側手は上腕遠位腹側を，外側手は橈骨遠位を保持する．

手　　技：内側手は上腕骨遠位を固定し外側手で治療者は骨盤を対象者から遠ざけるように引いて橈骨頭に牽引を加える．

適　　用：腕橈関節近位への位置障害がある場合に用いる．

b．圧　迫（図 5-29b）

対 象 者：背臥位．関節は最大緩みの肢位（完全伸展・完全回外）．

治 療 者：立位または座位で腕橈関節に向かう．内側手は握手をするように対象者の手を握る．外側手は上腕骨遠位外側を保持する．

手　　技：内側手は橈骨長軸に沿って圧迫力を与える．外側手は母指で腕橈関節裂隙を触れながら上腕骨を固定する．

適　　用：腕橈関節遠位への位置障害がある場合に用いる．

c．腹側への滑り（図 5-29c）

対 象 者：背臥位．関節は最大緩みの肢位（完全伸展・完全回外）．

治 療 者：腕橈関節に向かって立つ．内側手は上腕骨遠位を保持する．外側手は母指と母指球を橈骨頭と骨体に沿って置き，四指は背側より橈骨近位をつかむ．

手　　技：内側手は上腕骨を固定する．外側手は橈骨に腹側への力を加える．

適　　用：腕橈関節の屈曲制限がある場合に用いる．

d．背側への滑り（図 5-29d）

対 象 者：背臥位．関節は最大緩みの肢位（完全伸展・完全回外）．

治 療 者：腕橈関節に向かって立つ．内側手は上腕骨遠位を保持する．外側手は母指と母指球を橈骨頭と骨体に沿って置き，四肢は背側より橈骨近位をつかむ．

手　　技：内側手は上腕骨を固定する．外側手は橈骨に背側への力を加える．

適　　用：腕橈関節の伸展制限がある場合に用いる．

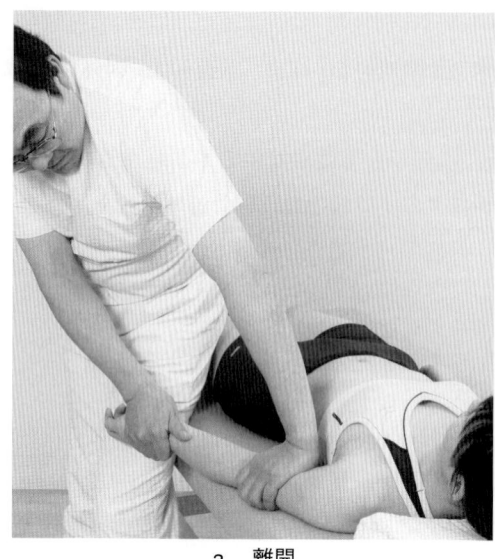

a．離開 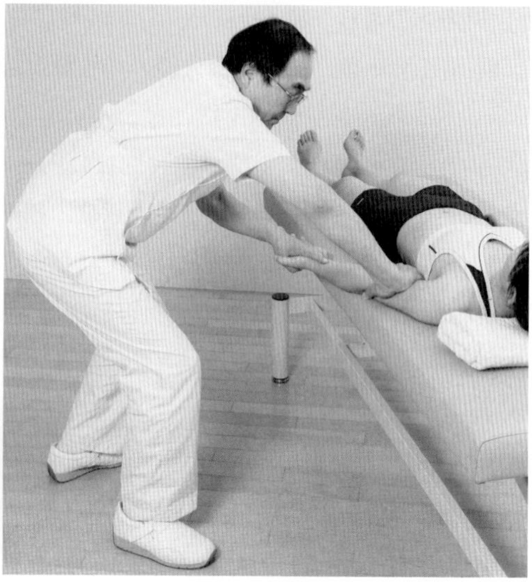　　　　　　　　　　　　b．圧迫

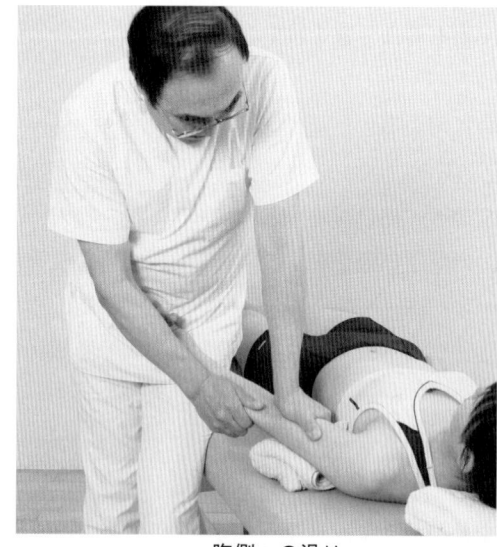

c．腹側への滑り 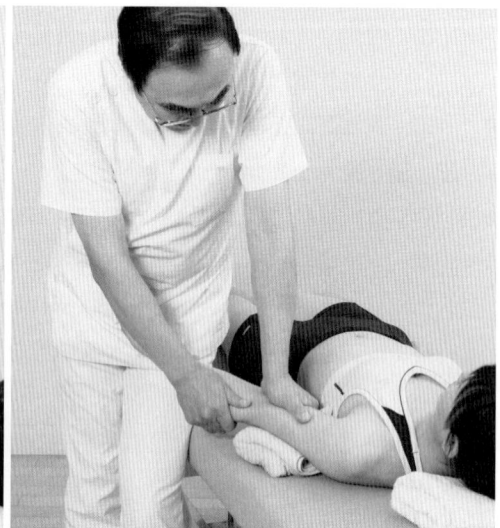　　　　　　　　d．背側への滑り

図 5-29　腕橈関節

3）上橈尺関節

a．腹側への滑り（図 5-30a）

対 象 者：座位．前腕を治療台の上にのせる．関節は最大緩みの肢位（肘関節約 70°屈曲，前腕約 35°回外）．

治 療 者：前腕背側より上橈尺関節の橈側へ向かって立つ．授動手は橈骨頭と伸筋群の隆起を母指と四指で保持する．固定手は上腕骨遠位と肘頭を前腕後方から内側へ包むようにして保持する．

手　　技：授動手は橈骨頭に腹側方向への力を加える．

適　　用：前腕の回外制限がある場合に用いる．

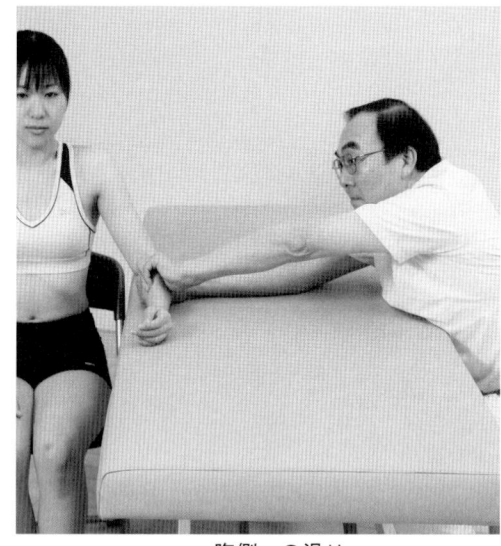

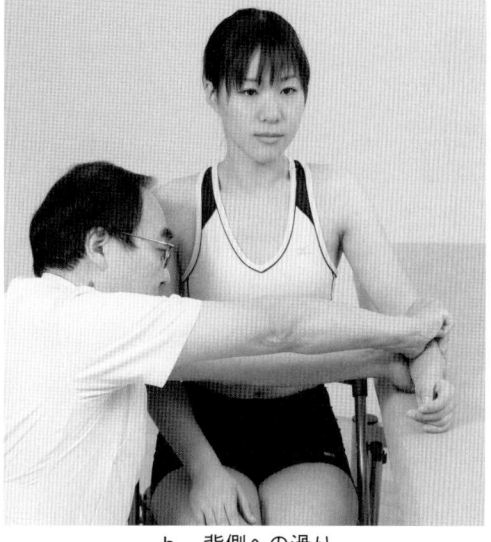

　　　　　a．腹側への滑り　　　　　　　　　　　　b．背側への滑り

図 5-30　上橈尺関節

変　　法：治療者は背側への滑りと同様の位置にて，橈骨頭を手指で腹側へ引いてもよい．

b．背側への滑り（図 5-30b）

対 象 者：座位．前腕を治療台にのせる．関節は最大緩みの肢位（肘関節 70°屈曲，前腕約 35°回外）．

治 療 者：前腕腹側より上橈尺関節に向かって立つ．授動手は橈骨近位腹側を母指・母指球と背側は四指で保持する．固定手は上腕骨遠位と肘頭を後方から尺側にかけて包むように保持する．

手　　技：治療者は傾きながら授動手で橈骨頭に背側への力を加える．

適　　用：前腕の回内制限がある場合に用いる．

変　　法：治療者は腹側への滑りと同様の位置にて，橈骨頭を手指で背側へ引いてもよい．

4）下橈尺関節 🎬

a．腹側への滑り（図 5-31a）

対 象 者：座位．前腕を治療台の上にのせる．関節は最大緩みの肢位（前腕約 10°回外）．

治 療 者：下橈尺関節に向かって立つ．内側手は尺骨遠位の背側を母指で，腹側を手指で保持する．外側手は橈骨遠位の背側を母指で，腹側を手指で保持する．

手　　技：内側手は尺骨を固定する．外側手は橈骨に腹側への力を加える．

適　　用：前腕の回内制限がある場合に用いる．

b．背側への滑り（図 5-31b）

対 象 者：座位．前腕を治療台の上にのせる．関節は最大緩みの肢位（前腕約 10°回外）．

治 療 者：下橈尺関節に向かって立つ．内側手は尺骨遠位の背側を母指で，腹側を手指で保持する．外側手は橈骨遠位の背側を母指で，腹側を手指で保持する．

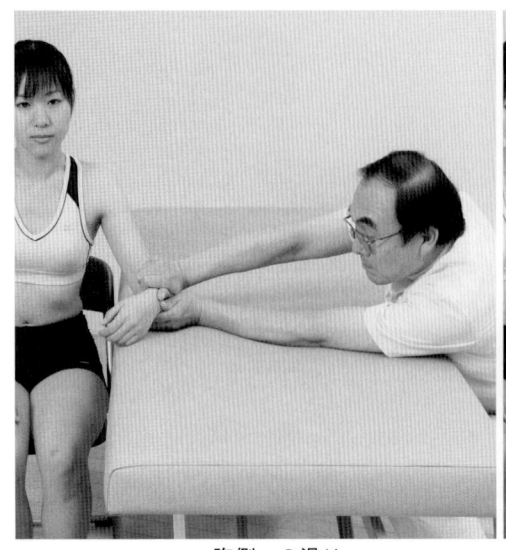

a．腹側への滑り 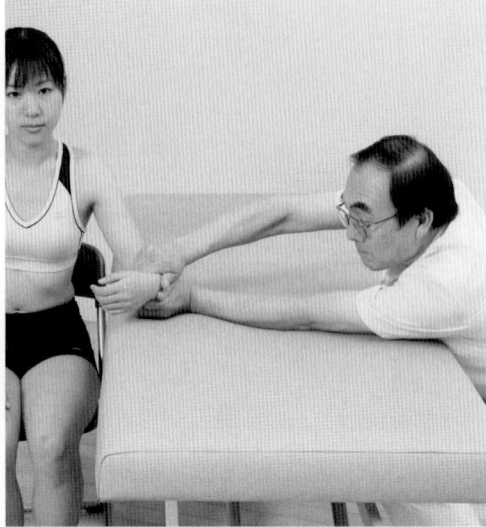　　　　　　　　　　b．背側への滑り

図 5-31 下橈尺関節

手　　技：内側手は尺骨を固定する．外側手は橈骨に背側への力を加える．
適　　用：前腕の回外制限がある場合に用いる．

5．自己治療

1）自己モビライゼーション

a．腕尺関節の屈曲位での離開（図 5-32）

①対象者は座位になり，上腕を治療台の上にのせて休ませる．
②肘窩に硬い枕かロールタオルを入れて痛みが出ない範囲で肘関節を屈曲する．
③他側手で前腕遠位背側を保持して，ゆっくりと穏やかでリズミカルに振動させながら治療側の肘関節を屈曲させる．

b．肘関節屈曲時の痛み（図 5-33）

①対象者は出入り口の壁のわきか柱のわきに立ち，上腕外側に畳んだタオルを入れて壁または柱に押し付けて固定し，肘関節から前腕は自由に動くようにしておく．
②他側手の手掌基部から母指球を治療側の肘頭から尺骨近位内側に当て，外側への滑りを加える．
③尺骨の外側滑りを加えながら痛みが出ない範囲で肘関節の屈曲・伸展を繰り返す．
④外側への滑りを加えても運動時の痛みが消失しない場合は，滑りの方向を少しずつ変えて，痛みが消失する滑りの方向を見出す．

c．手を握った時の外側上顆の痛み（図 5-34）

①対象者は出入り口の壁のわきか柱のわきに立ち，上腕外側に畳んだタオルを入れて壁または柱に押し付けて固定し，肘関節から前腕は自由に動くようにしておく．
②肘関節の屈曲角度を最も痛みの出現する角度にして，他側手の手掌基部から母指球を治療側の

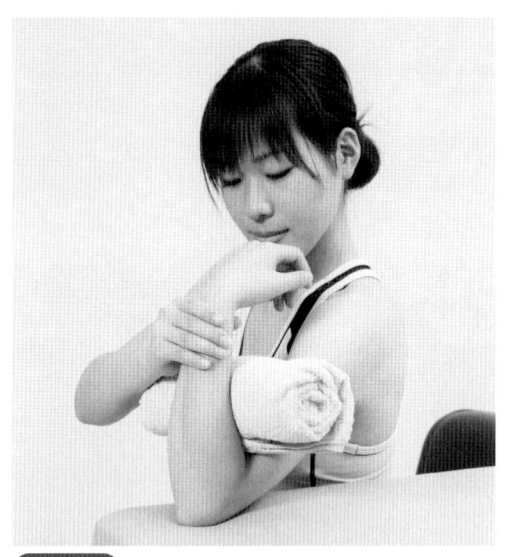

| 図 5-32 | 腕尺関節の屈曲位での離開の自己モビライゼーション |

| 図 5-33 | 肘関節屈曲時の痛みに対する自己モビライゼーション（外側への滑りを伴う屈曲） |

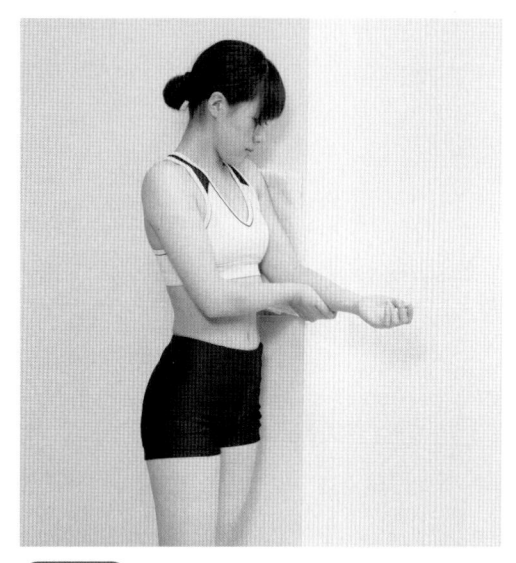

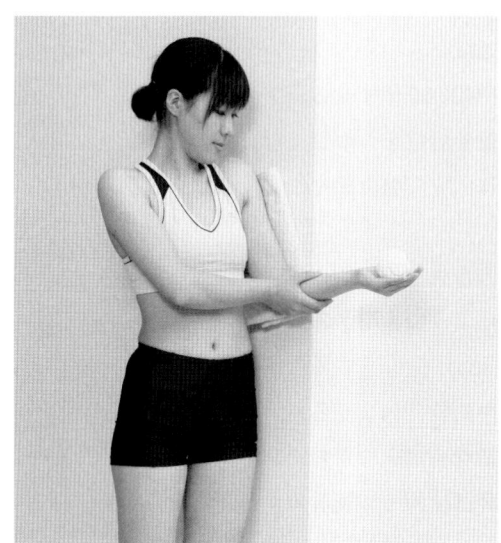

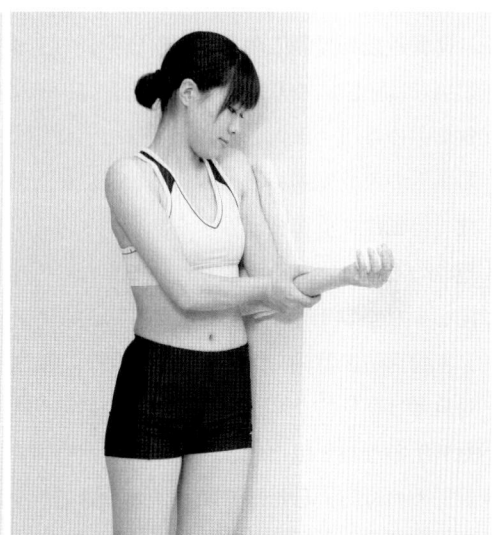

a．開始肢位　　　　　　　　　　　　b．最終肢位

| 図 5-34 | 手を握った時の外側上顆の痛みに対する自己モビライゼーション |

　肘頭から尺骨近位内側に当て，外側への滑りを加える．
③尺骨の外側滑りを加えながら痛みが出ない範囲でグリップを繰り返す．
④外側への滑りを加えてもグリップ時の痛みが消失しない場合は，滑りの方向を少しずつ変えて，痛みが消失する滑りの方向を見出す．
⑤症状が改善したら，柔らかいボールなどを握ってより強い力を加えていく．

Ⅱ　肘と前腕

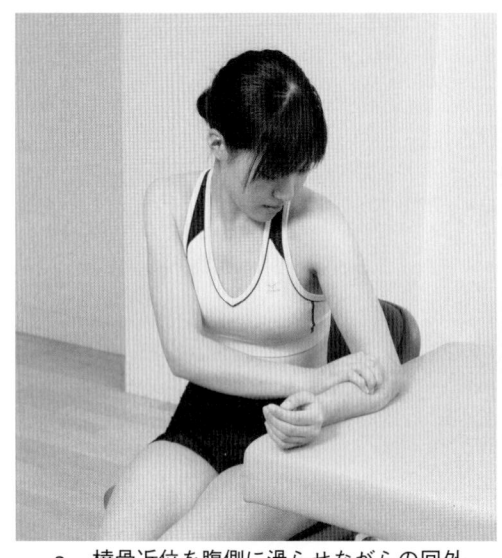

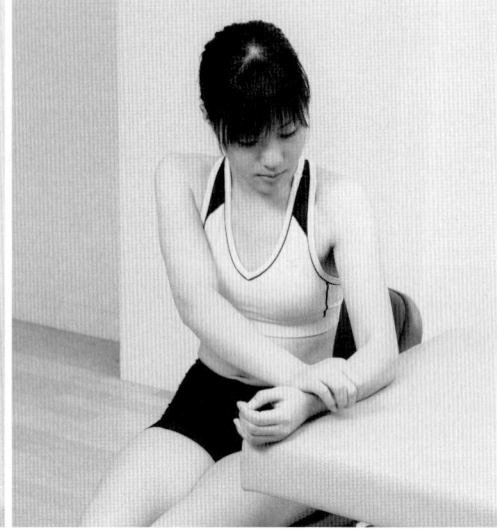

a．橈骨近位を腹側に滑らせながらの回外　　　b．橈骨遠位を背側に滑らせながらの回外

図 5-35　前腕の回外制限の自己モビライゼーション

d．前腕の回外制限

ⅰ）橈骨近位を腹側に滑らせながら回外（図 5-35a）

①対象者は座位になり，前腕を治療台にのせて中間位で休ませる．
②対側手の母指・母指球と四指先端で治療側の橈骨近位をつかむ．
③対側手の四肢先端で治療側の橈骨近位を腹側に引いて橈骨頭を滑らせながら，痛みが出ない範囲で自動的に前腕を回外する．
④橈骨の適切な腹側への滑りが起こらないと痛みが生じるので，橈骨を確実に把持させ，引く方向を少しずつ変えて適切な腹側への滑りが出るように指導する．

ⅱ）橈骨遠位を背側に滑らせながら回外（図 5-35b）

①対象者は座位になり，前腕を治療台にのせて中間位で休ませる．
②対側手の母指・母指球と四指指腹で治療側の橈骨遠位をつかむ．
③対側手の母指・母指球で治療側の橈骨遠位を背側に押して橈骨遠位を滑らせながら，痛みが出ない範囲で自動的に前腕を回外する．
④橈骨の適切な背側への滑りが起こらないと痛みが生じるので，橈骨を確実に把持させ，押す方向を少しずつ変えて適切な背側への滑りが出るように指導する．

e．前腕の回内制限

ⅰ）橈骨近位を背側に滑らせながら回内（図 5-36a）

①対象者は座位になり，前腕を治療台にのせて中間位で休ませる．
②対側手の母指・母指球と四指先端で治療側の橈骨近位をつかむ．
③対側手の母指・母指球で治療側の橈骨近位を背側に押して橈骨頭を滑らせながら，痛みが出ない範囲で自動的に前腕を回内する．
④橈骨の適切な背側への滑りが起こらないと痛みが生じるので，橈骨を確実に把持させ，押す方

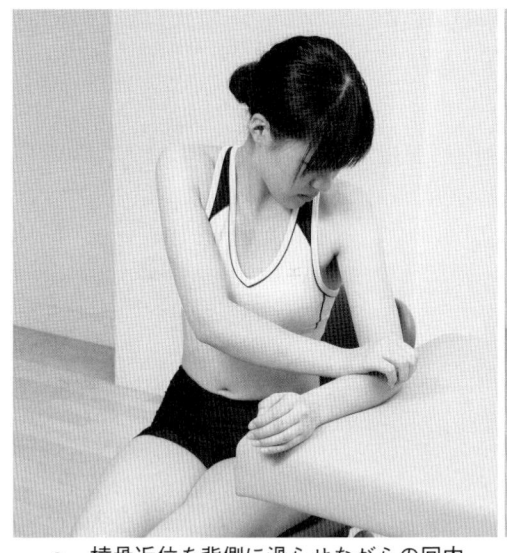

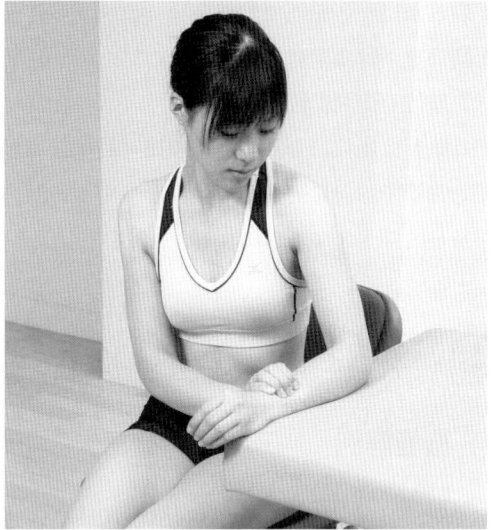

a．橈骨近位を背側に滑らせながらの回内　　　b．橈骨遠位を腹側に滑らせながらの回内

図 5-36　前腕の回内制限自己モビライゼーション

向を少しずつ変えて適切な背側への滑りが出るように指導する．

ⅱ）橈骨遠位を腹側に滑らせながらの回内（図 5-36b）
①対象者は座位になり，前腕を治療台にのせて中間位で休ませる．
②対側手の母指・母指球と四指指腹で治療側の橈骨遠位をつかむ．
③対側手の四指指腹で治療側の橈骨遠位を腹側に引いて橈骨遠位を滑らせながら，痛みが出ない範囲で自動的に前腕を回内する．
④橈骨の適切な腹側への滑りが起こらないと痛みが生じるので，橈骨を確実に把持させ，引く方向を少しずつ変えて適切な腹側への滑りが出るように指導する．

2）自己ストレッチング

ａ．肘関節伸展

ⅰ）軽い重錘バンドを用いた長時間の伸張
①対象者は背臥位になり，前腕から肘の下に硬く畳んだタオルなどを入れる．
②前腕遠位に軽い重錘バンドを付け，前腕遠位をベッド端から出して持続的に伸張する（8～12分）[3]．

ⅱ）立位での持続的伸張
①対象者は治療台のわきに立ち，前腕を回外して手掌で治療台の端をつかむ．
②体幹を伸展したまま一歩前へ踏み出して，肩関節と肘関節の伸展を痛みがない範囲で行う．
③持続的伸張をする前に保持-弛緩するとより効果的である．

ｂ．肘関節屈曲

ⅰ）腹臥位での肘関節屈曲
①対象者はマット上で肘立て腹臥位になる．

②痛みが出ない範囲で胸部を徐々にマットに近づけていく．
　③胸部を下げる前に保持-弛緩するとより効果的である．
ⅱ）座位での肘関節屈曲
　①対象者は座位になり，可能な限り肘関節を屈曲し，対側手で前腕遠位を保持する．
　②対側手で徐々に肘関節を屈曲していく．
　③持続的伸張をする前に保持-弛緩するとより効果的である．

Ⅲ 手根と手

1．機能解剖

　手関節は橈骨手根関節（radiocarpal joint；近位手根関節）と手根中央関節（midcarpal joint；遠位手根関節）からなる[9]（図5-37）．橈骨手根関節は楕円関節で，近位は橈骨と関節円板，遠位は近位手根列（舟状骨，月状骨，三角骨）からなる（図5-37～38）．尺骨手根関節（ulnocarpal joint）[2]は，三角骨と関節円板，尺骨からなる関節（ulnomeniscotriquetral joint）[3]（図5-38）で，常に接触しているわけではなく，手を尺側偏位（内転）させた時に密に接触し，橈側偏位（外転）させた時には離れる[9]．この関節は主に前腕の回外・回内に関与し，関節円板は橈骨および手根列とともに動く[3]．背屈・掌屈時には関節円板は，橈骨・尺骨とともに動かず，運動は関節円板と三角骨の間で起こり，機能的には橈骨手根関節の一部となる[3]．

　手根中央関節は，近位手根列と遠位手根列（大・小菱形骨，有頭骨，有鈎骨）からなり，関節腔がS字状になって互いにかみ合っている[9]（図5-37～38）．手関節での運動には，掌屈（屈曲）・背屈（伸展），橈屈（橈側偏位，外転）・尺屈（尺側偏位，内転）がある．掌屈は主に橈骨手根関節で起こり，背屈はおおむね手根中央関節で起こる[9]．橈屈・尺屈は，有頭骨頭を通る背掌軸の周りで起こる[9]．

　母指の手根中手関節は鞍関節で，母指の伸展・屈曲，外転・内転，対立（opposition）・復位（reposition）およびこれらの運動が組み合わさった楕円運動（circumduction）を行う．他の手根中手関節も形状は鞍関節であるが，強い掌側および背側手根中手靱帯によって固定され，ほとんど動かない半関節（amphiarthroses）である[9]．

　中手間関節も背側・掌側・骨間中手靱帯によって固定されている半関節であるが[8]，把握時は手のアーチをつくるため第2中手骨は第3中手骨に対して掌側に動き，第4中手骨は第3中手骨に対して，第5中手骨は第4中手骨に対して掌側に動く．同時に第2中手骨は回内，第4・5中手骨は回外する．手掌を平坦にする時は，逆の運動が起こる[3]（図5-37）．

　指の関節には，中手指節関節と指節間関節がある（図5-37）．母指以外では，指節間関節は近位指節間関節と遠位指節間関節がある．中手指節関節は中手骨頭と基節骨底からなり，緩い関節包で包まれた球関節で，関節包は掌側で掌側靱帯と線維軟骨によって補強され，側副靱帯によって運動は制限を受ける[9]．指節間関節は，蝶番関節で掌側靱帯と側副靱帯があり，屈曲・伸展が可能である[9]．

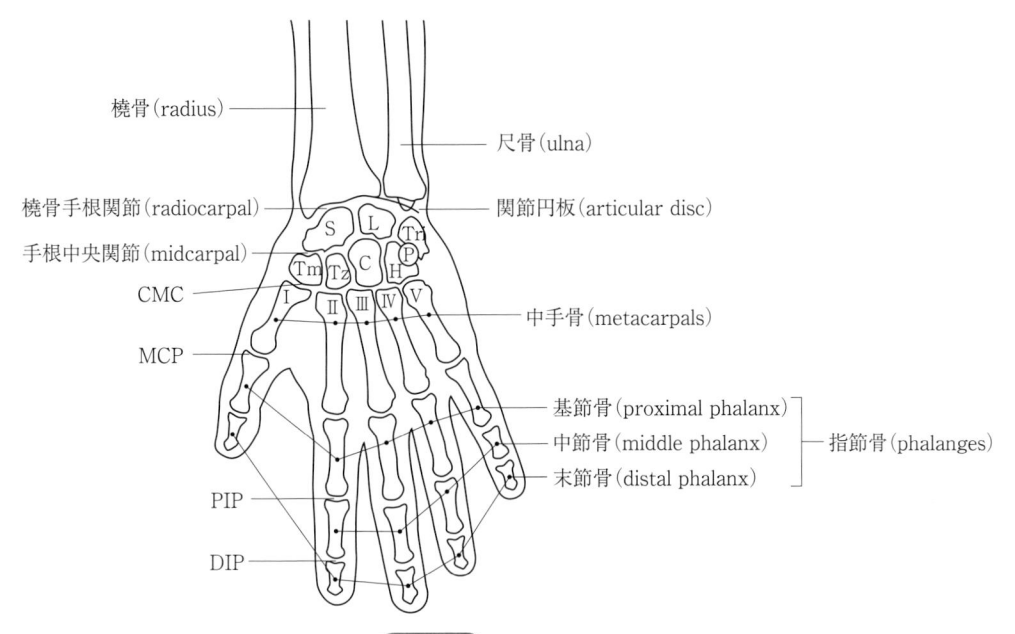

図 5-37 手根と手の骨と関節

舟状骨（S：scaphoid），月状骨（L：lunate），三角骨（Tri：triquetrum），豆状骨（P：pisiform），大菱形骨（Tm：trapezium），小菱形骨（Tz：trapezoid），有頭骨（C：capitate），有鈎骨（H：hamate），手根中手関節（CMC：carpometacarpal joint），中手指節関節（MCP：metacarpophalangeal joint），近位指節間関節（PIP：proximal interphalangeal joint），遠位指節間関節（DIP：distal interphalangeal joint）

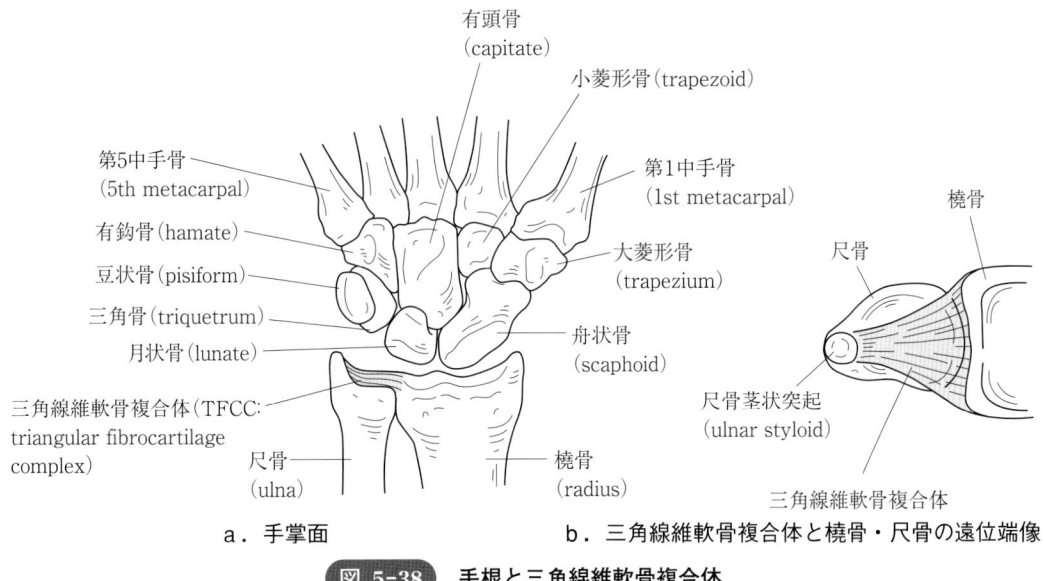

a．手掌面　　　　　　　　　　　　　b．三角線維軟骨複合体と橈骨・尺骨の遠位端像

図 5-38 手根と三角線維軟骨複合体

1）橈骨手根関節

a．関節の種類

滑膜性関節，卵形関節（楕円関節）．

Ⅲ　手根と手

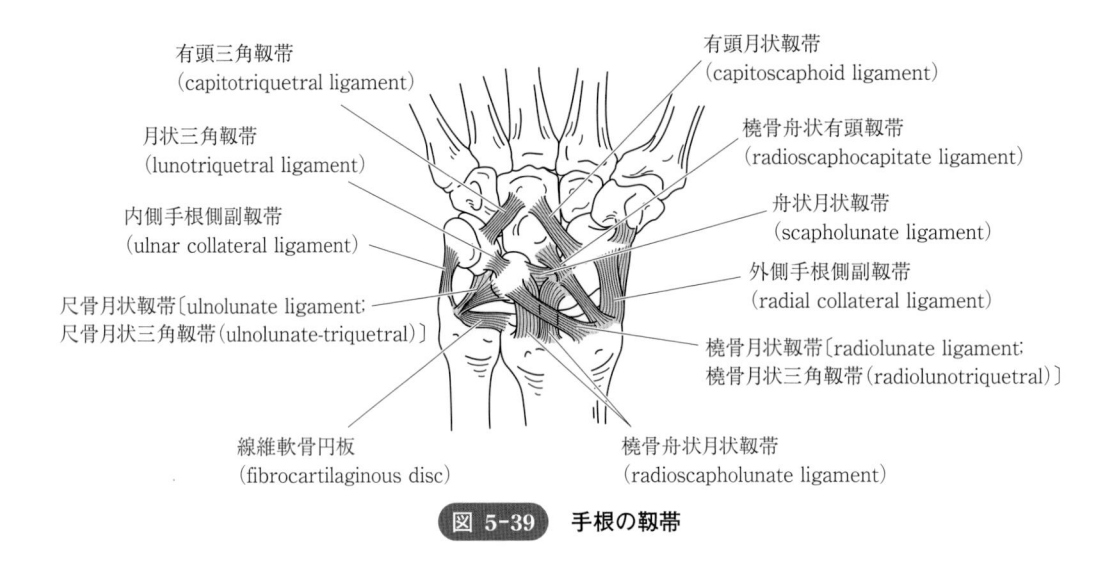

図中ラベル:
- 有頭三角靱帯（capitotriquetral ligament）
- 月状三角靱帯（lunotriquetral ligament）
- 内側手根側副靱帯（ulnar collateral ligament）
- 尺骨月状靱帯〔ulnolunate ligament；尺骨月状三角靱帯（ulnolunate-triquetral）〕
- 有頭月状靱帯（capitoscaphoid ligament）
- 橈骨舟状有頭靱帯（radioscaphocapitate ligament）
- 舟状月状靱帯（scapholunate ligament）
- 外側手根側副靱帯（radial collateral ligament）
- 橈骨月状靱帯〔radiolunate ligament；橈骨月状三角靱帯（radiolunotriquetral）〕
- 線維軟骨円板（fibrocartilaginous disc）
- 橈骨舟状月状靱帯（radioscapholunate ligament）

図 5-39 手根の靱帯

b．関節面の形状と方向
- 橈骨と関節円板：凹，尾・腹・尺側を向く．
- 近位手根列：凸，頭・背・橈側を向く．

c．靱　帯（図5-39）
- 外側手根側副靱帯（radial collateral ligament），内側手根側副靱帯（ulnar collateral ligament），背側橈骨手根靱帯（dorsal radiocarpal ligament），掌側橈骨手根靱帯（palmar radiocarpal ligament），掌側尺骨手根靱帯（palmar ulnocarpal ligament），手根間靱帯（intercarpal ligament）．

d．骨運動学と関節運動学：自由度3
- 掌屈（屈曲）：近位手根列（舟状骨，月状骨，三角骨）が掌側に転がり，背側へ滑走し，橈骨手根関節は離開する[3]．
- 背屈（伸展）：近位手根列が背側に転がり，掌側へ滑走し，最大背屈時に舟状骨は回外し，舟状骨・月状骨は橈骨と関節円板に接近する[3]．
- 橈屈：近位手根列が橈側に転がり，尺側へ滑走する．この運動は制限された範囲での運動であり，舟状骨は橈骨上を掌側へ滑り回外して接近する[3]．
- 尺屈：近位手根列が尺側に転がり，橈側へ滑走し，舟状骨は橈骨に対して離開する[3]．

e．緩みの肢位
　背屈・掌屈中間位，軽度尺屈（最大橈屈と最大尺屈との中間位[1]）．

f．締まりの肢位
　完全伸展．

g．関節包パターンによる制限
　あらゆる方向で等しく制限．

2) 手根中央関節

a．関節の種類

滑膜性関節．

ⅰ）舟状骨―大・小菱形骨

鞍関節．

ⅱ）舟状骨，月状骨，三角骨―有頭骨，有鉤骨

卵形関節．

b．関節面の形状

ⅰ）舟状骨―大・小菱形骨

- 矢状面（掌屈・背屈）：舟状骨凸，大・小菱形骨凹．
- 前額面（橈屈・尺屈）：舟状骨凹，大・小菱形骨凸．

ⅱ）舟状骨，月状骨，三角骨―有頭骨，有鉤骨

- 舟状骨，月状骨，三角骨：凹．
- 有頭骨，有鉤骨：凸．

c．関節面の方向

- 近位手根列：尾側を向く．
- 遠位手根列：頭側を向く．

d．靱　帯（図 5-39）

- 外側手根側副靱帯，内側手根側副靱帯，背側橈骨手根靱帯，掌側橈骨手根靱帯，掌側尺骨手根靱帯，手根間靱帯．

e．骨運動学と関節運動学

ⅰ）舟状骨―大・小菱形骨：鞍関節

- 背屈：大・小菱形骨が背側に転がり背側へ滑走する．
- 掌屈：大・小菱形骨が掌側に転がり掌側へ滑走する．
- 橈屈：大・小菱形骨が橈側に転がり尺側へ滑走する．
- 尺屈：大・小菱形骨が尺側に転がり橈側へ滑走する．

ⅱ）舟状骨，月状骨・三角骨―有頭骨，有鉤骨：卵形関節

- 背屈：有頭骨・有鉤骨が背側に転がり掌側へ滑走する．
- 掌屈：有頭骨・有鉤骨が掌側に転がり背側へ滑走する．
- 橈屈：有頭骨・有鉤骨が橈側に転がり尺側へ滑走する．
- 尺屈：有頭骨・有鉤骨が尺側に転がり橈側へ滑走する．

f．緩みの肢位

中間位あるいは軽度掌屈，軽度尺屈．

g．締まりの肢位

最大背屈．

h．関節包パターンによる制限

あらゆる方向で等しく制限．

3）母指手根中手関節

a．関節の種類

滑膜性関節，鞍関節．

b．関節面の形状と方向

ⅰ）前額面：伸展（橈側外転）・屈曲（尺側内転）

・大菱形骨：凸，橈側から尺側へ向く．

・第 1 中手骨底：凹，橈側から尺側へ向く．

ⅱ）矢状面：外転（掌側外転）・内転（掌側内転）

・大菱形骨：凹，背側から腹側へ向く．

・第 1 中手骨底：凸，背側から腹側へ向く．

c．靱　帯

・関節包靱帯（capsular ligament）．

d．骨運動学と関節運動学：自由度 3

ⅰ）前額面

・伸展（橈側外転）：第 1 中手骨底―橈側へ転がり，橈側に滑走する．

・屈曲（尺側内転）：第 1 中手骨底―尺側へ転がり，尺側に滑走する．

ⅱ）矢状面

・外転（掌側外転）：第 1 中手骨底―掌側へ転がり，背側に滑走する．

・内転（掌側内転）：第 1 中手骨底―背側へ転がり，掌側に滑走する．

ⅲ）回　旋

他動運動でのみ起こる[1]．

ⅳ）対立・復位

対立は母指の外転と屈曲の複合運動であり，復位は母指の内転と伸展の複合運動である[1]．

e．緩みの肢位

屈曲・伸展，外転・内転可動域の中間位．

f．締まりの肢位

完全対立位．

g．関節包パターンによる制限

外転＞伸展．

4）第 2～5 指手根中手関節

a．関節の種類

滑膜性関節，鞍関節（形状），卵形関節（機能）．

b．関節面の形状と方向

・手根骨：凸，尾側を向く．

・中手骨底：凹，頭側を向く．

c．靱　帯
・背側靱帯（dorsal ligament），掌側靱帯（palmar ligament），骨間靱帯（interosseous ligament）．

d．骨運動学と関節運動学：自由度1
・屈曲：中手骨底—掌側へ転がり掌側に滑走する．
・伸展：中手骨底—背側へ転がり背側に滑走する．

e．緩みの肢位
屈曲・伸展可動域の中間位，軽度尺屈[2]または外転・内転の中間位[9]．

f．締まりの肢位
報告なし．

g．関節包パターンによる制限
あらゆる方向で等しく制限．

5）中手指節関節

a．関節の種類
滑膜性関節，卵形関節（球関節）．

b．関節面の形状と方向
・中手骨頭：凸，尾側を向く．
・基節骨底：凹，頭側を向く．

c．靱　帯
・側副靱帯（collateral ligament），掌側靱帯（palmar ligament），深横靱帯（deep transverse ligament）．

d．骨運動学と関節運動学：自由度3
・屈曲：基節骨底—掌側へ転がり掌側に滑走する．
・伸展：基節骨底—背側へ転がり背側に滑走する．
・橈屈：基節骨底—橈側へ転がり橈側に滑走する．
・尺屈：基節骨底—尺側へ転がり尺側に滑走する．
・回旋：他動運動で起こる骨長軸を中心とした軸回旋で[1]，最終可動域の数度の運動に関与する[4]．

e．緩みの肢位
母指は軽度屈曲，第2〜5指は軽度屈曲・軽度尺屈．

f．締まりの肢位
母指は完全伸展，第2〜5指は完全屈曲．

g．関節包パターンによる制限
屈曲＞伸展．

6）指節間関節

a．関節の種類
滑膜性関節，鞍関節（形状），卵形関節（機能）[4]．

b．関節面の形状と方向
- 近位の指節骨頭：凸，掌側-背側を向く（屈曲-伸展）
- 遠位の指節骨底：凹，掌側-背側を向く（屈曲-伸展）

c．靱帯
- 内側側副靱帯（medial collateral ligament），外側側副靱帯（lateral collateral ligament），掌側靱帯（palmar ligament）．

d．骨運動学と関節運動学：自由度1
- 屈曲：遠位の指節骨底—掌側へ転がり，掌側に滑走する．
- 伸展：遠位の指節骨底—背側へ転がり，背側に滑走する．

e．緩みの肢位
- 近位指節関節：10°屈曲[2]，軽度屈曲[1]．
- 遠位指節関節：30°屈曲[2]，軽度屈曲[1]．

f．締まりの肢位
完全伸展．

g．関節包パターンによる制限
屈曲＞伸展．

2．病態生理

手関節や手で可動域制限を生じさせる病態，代表的な疾病や外傷，使いすぎ症候群について述べる．

1）可動域制限
可動域制限は，関節リウマチ，関節の変性疾患，外傷によって障害を受ける．

a．関節リウマチ
徴候と症候および典型的な障害を以下にあげる．

ⅰ）急性期
- 滑膜炎による疼痛，腫脹，熱感，可動域制限，そして組織の増殖が特にMCP関節，PIP関節，手関節に両側性に起こるとともに，手外筋の腱鞘炎が生じる[4]．
- 徐々に筋力低下が進み，筋長と筋力の不均衡が動筋と拮抗筋や手外筋と手内筋の間で生じる[4]．
- 手根管症候群が，腱鞘炎で腫脹した組織により正中神経が圧迫されて併発することがある[4]．
- 全身の疲労や局所の筋疲労が生じる[4]．

ⅱ）進行期
- 関節包の脆弱化，軟骨破壊，腱断裂により，亜脱臼，変形が生じる[4]．

- 手関節屈筋力によって三角骨が掌背に亜脱臼し，尺側手根伸筋腱が掌側に変位が生じる．
- 手根骨が尺側に亜脱臼が生じる．
- MCP 関節で手指が尺側変位し，近位指節骨が掌側へ亜脱臼が生じる．
- スワンネック変形（PIP 関節過伸展，DIP 関節屈曲）が生じる．
- ボタン穴変形（PIP 関節屈曲，DIP 関節伸展）が生じる．

b．変形性関節症

加齢と関節に繰り返し生じる外傷により関節軟骨と骨に変性が起こる．発症しやすい関節として大菱形骨と舟状骨の関節，母指の CMC 関節，手指の DIP 関節があげられ，その他の関節でも関節損傷後には起こり得る[4]．

ⅰ）急性期
- 腫脹，熱感，運動制限と運動痛が生じる．

ⅱ）進行期
- 障害された関節の硬い最終域感を伴う屈曲・伸展制限が生じる．

ⅲ）筋機能
- グリップやその他の筋力低下と筋持久力低下が生じる．

c．外傷や固定後・手術後の可動域制限

手関節や手の可動域制限をきたす筋および軟部組織の短縮，関節包内運動制限はよくみられる障害である．関節の遊びが減少し，硬い最終域感で加圧により痛みが生じ，腱は癒着している．筋力，筋持久力は低下し，筋の柔軟性も減少する[4]．原因には骨折後の固定，軟部組織による拘縮（Dupuytren 拘縮），熱傷，反射性交感神経性ジストロフィー（RSD：reflex sympathetic dystrophy），手の手術後，乳房切除術後，関節疾患，末梢神経損傷後など，さまざまであるが，多くは浮腫が関連している[3]．浮腫は外傷に対する正常な生理学的反応なので[3]，これに対して適切に対処することが重要である．

2）使いすぎ症候群

手根や手に繰り返し損傷が生じると炎症の結果，筋，腱，腱鞘，神経が影響を受ける．手根管症候群，腱炎，ドケルヴァン（deQuervain）病，バネ指（trigger finger）などがあげられる[4]．

a．手根管症候群

手根骨と屈筋支帯から構成される手根管内を通る正中神経が圧迫されたり，可動性が低下したりして，感覚障害や筋力低下が起こる．病因としては過度の屈曲・伸展・把持動作の繰り返しによる手関節炎，腱鞘炎や腱炎，あるいは手関節の外傷，手根骨の骨折や脱臼，妊娠による浮腫，糖尿病，関節リウマチなど，手根管の間隙を減少させる病態があげられる[3,4]．不適切な屈曲・伸展動作や肢位，持続的に道具を使うことによる圧迫力，振動なども正中神経を圧迫する[3,4]．正中神経症状は他の原因，例えば頸部の神経根，胸郭出口の腕神経叢，円回内筋部の正中神経が圧迫や牽引されても生じるし，これらが関連因子となって手根管での障害を増悪することもあるので，鑑別評価が重要である[4]．

b．ギヨン管（尺骨管）症候群

手関節尺側で内側近位は尺側手根屈筋と豆状骨，掌側は掌側手根靱帯，背側は屈筋支帯，遠位橈側は有鉤骨鉤で囲まれるギヨン（guyon）管の狭窄で，ここを通る尺骨神経の絞扼性神経障害が生じる[11]．長時間書字をしたり，背屈位で自転車のグリップをつかんでいたり，ペンチを使うなどの把握作業を繰り返したり，転倒して手の尺側をついたりすることで発症する[4]．

c．腱鞘炎と腱炎

病因としては，持続的にあるいは繰り返して過度に手の筋を使ったり，筋に過度な収縮力が加わったり（交通事故でハンドルを強く握った時など），腱や腱鞘に過度な力が加わったり，あるいは関節リウマチなどがあげられる[4]．使いすぎによる腱鞘炎の典型的な病状を以下に示す．

ⅰ）ドケルヴァン病

背側第1区画の腱鞘炎で比較的頻度が高く，特に運動選手の手根の腱鞘炎としては最も多い[3]．過度に母指を使用することで，長母指外転筋，短母指伸筋の腱鞘炎を起こす．

ⅱ）バネ指

手指屈筋の腱鞘炎で腱鞘が肥厚した結果生じる．腱鞘は腱の滑りをよくする内層（滑液層）からなる滑液鞘と外層をつくる線維鞘（線維層）からなる[9]．手指屈筋腱腱鞘の線維鞘輪状部（annular ligament）はMCP関節屈曲時に腱を強く拘束し，筋の収縮時に滑車の役目を果たすとともに腱が脱臼するのを防止している[3]．手を繰り返し握るような作業で手指屈筋腱は，腱鞘内で過度に滑走を繰り返すため，滑液鞘では過剰な潤滑機能が要求され，摩擦が増大してバネ指が発症する[3]．摩擦が増大すると，腱が腱鞘に入るところに限局して炎症が起こり腱は腫脹し（腱炎），さらに腱鞘の開口部で滑液鞘の炎症と肥厚を起こす[3]．バネ指が進行すると深指屈筋あるいは浅指屈筋腱いずれにも中手骨頭部に紡錘状の腫脹が生じる[3]．その結果，MCP関節からPIP関節にかけて痛みと圧痛があり，指の屈曲・伸展時に弾発（スナッピング）が起こる．

3）外　傷

打撲や転倒などによって過度の伸張力が関節に加わると靱帯損傷が生じる．骨折，亜脱臼や脱臼を合併することもある．ここでは保存療法が適用となる外傷について述べる．

a．手関節捻挫

手関節のどの靱帯も損傷しうるが，特に背側では月状有頭靱帯，掌側では橈骨手根靱帯が損傷する頻度が高い[3]．

b．母指MCP関節の尺側側副靱帯損傷

スキーヤーが転倒してポールを持ったまま手をついた時に損傷しやすいので「スキーヤーの母指（skier's thumb）」ともいわれる[3]．それ以外でも野球選手がヘッドスライディングする際に，腕を伸展して手の母指側でベースにタッチする時，サッカーのゴールキーパーがボールを弾いた時，ホッケー選手が乱闘時に相手のジャージに母指を引っかけた時などでも損傷する[3]．この損傷は，軽度の靱帯損傷から靱帯の裂離やMCP関節脱臼を起こすこともある[3]．靱帯の完全断裂では外科的修復が必要となる．

c．三角線維軟骨複合体損傷

三角線維軟骨複合体（TFCC：triangular fibrocartilage complex）は，三角線維軟骨（triangular fibrocartilage；disc proper），三角靱帯〔triangular ligament；（橈尺靱帯）（radioulnar ligament）〕，尺骨月状骨間靱帯，尺骨三角骨間靱帯からなる線維軟骨-靱帯複合体で，手関節尺側の支持に関与している[12,13]．TFCC損傷は，外傷および加齢変化に伴い発症する[12]．臨床症状は手関節尺側部痛，前腕回内・回外可動域制限，遠位橈尺関節不安定性などがある[12]．外傷性のTFCC損傷で受傷後1カ月以内に受診した場合は，3～4週間の上腕ギプスあるいはシーネによる固定が行われる[13]．なお，外傷性で遠位橈尺関節の不安定性が高い症例や尺骨突き上げ症候群では手術療法が適用となる[13]．

3．機能障害と評価

手根や手に症状が出ている場合，局所の障害のほかに，この部分を支配しているC6～8神経の影響や近位部の障害による関連痛も考慮する．下部頸椎の頸椎症や椎間板変性，あるいは肩の腱炎や関節炎により関連痛が出ることもあるし，胸郭出口での神経の絞扼，肘関節の障害でも症状が出る．病歴や主訴から，手根・手以外の障害が疑われる場合はスクリーニング検査を実施する．

1）病　歴

関節の変性は，年齢や職業との関連が重要となる．外傷など受傷機転がはっきりしている場合は，その時の状況を詳しく聞くことで損傷している組織を見出すのに有益な情報が得られる．受傷機転が明確でない場合，どのくらい症状が続いているのか，他部分の外傷や障害の経験があるかどうかも聞く必要がある．

2）観察と視察

全体的な身体組成，手の形態や身体各部の肢位，手を握ったり，ファスナーを開け閉めしたり，衣服を着脱する時の手や上肢の使い方を観察する．また，特徴的な手関節や手の変形に注意する．視察では次の項目を評価していく[3,5]．

①頭部・頸部・肩・肘など全身と手関節や手指のアライメントや変形．
②皮膚の色，傷，きめ・湿り気（触診でも確認する）．
③筋の発達状態や萎縮．
④関節の腫脹や肥大，局所の腫脹や浮腫．
⑤爪の状態：色，ひびや変形．

3）自動運動検査

可動域と運動の質，痛み，軋轢音などに注意して必要に応じて加圧する．なお，次の項目を検査していく．

①上下橈尺関節：回内・回外．
②手関節：背屈・掌屈，橈屈・尺屈．

③母指の CMC 関節：屈曲・伸展，外転・内転，対立．
④MCP 関節：屈曲・伸展，外転・内転．
⑤IP 関節：屈曲・伸展．

4）他動運動検査

自動運動でみた運動を他動的に行い，可動域，痛み，軋轢音，最終域感，抵抗感と痛みの関係を検査する．この時，多関節筋の影響を考慮し，筋・腱の短縮と関節包など関節構成体の短縮とを区別する．

5）等尺性抵抗運動検査

手外筋と手内筋を分離して関節の位置は中間位（緩みの肢位）で検査する．必ずしもすべての運動を検査する必要はないので，自動運動と他動運動から筋腱（収縮性組織）が損傷していると考えられる筋に対して注意して行う．

6）機能検査

①握力検査：握力計で測定する．
②各種握りの検査：引っかけ (hook)，把握 (fist)，筒握り (cylinder)，ボール握り (spherical)．
③ピンチ力検査：ピンチ計で測定する．
④各種つまみの検査：ペンつまみ（三指つまみ (three-fingered pinch)），指腹つまみ (tip pinch)，側方つまみ (lateral pinch)，鍵つまみ (key pinch)．

4．評価・治療手技の実際

1）橈骨手根関節 MOVIE

a．離　開（図 5-40a）

対 象 者：座位．前腕を治療台にのせ，手は治療台より出す．関節は基本的に最大緩みの肢位（軽度尺屈）．応用として他の肢位．

治 療 者：橈骨手根関節の橈側または尺側に向かって立つ．近位手は下橈尺関節遠位背側を，遠位手は近位手根骨を背側より保持する．

手　　技：近位手は下橈尺関節遠位を固定し，遠位手は近位手根骨を引いて橈骨から引き離す．

変　　法：関節の開始肢位を変える．
　　　　　①屈曲位：関節包後方を緊張させる（屈曲を増す）．
　　　　　②伸展位：関節包前方を緊張させる（伸展を増す）．
　　　　　③橈屈位：関節包尺側を緊張させる（橈屈を増す）．
　　　　　④尺屈位：関節包橈側を緊張させる（尺屈を増す）．

適　　用：橈骨手根関節の一般的な可動域制限がある場合に用いる．

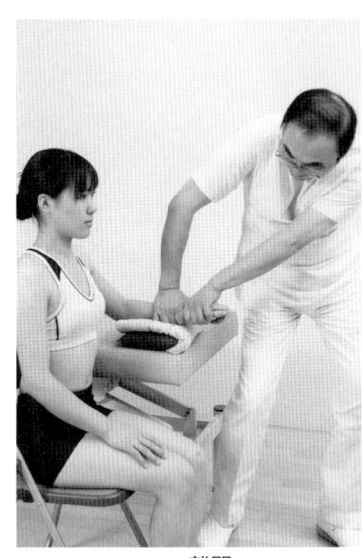

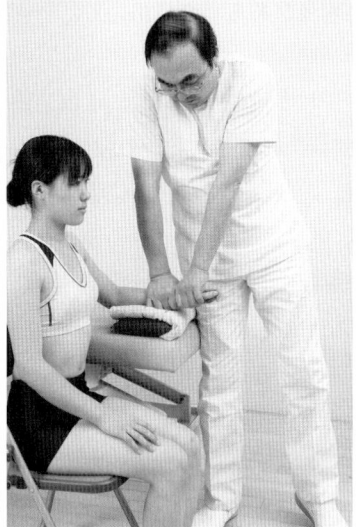

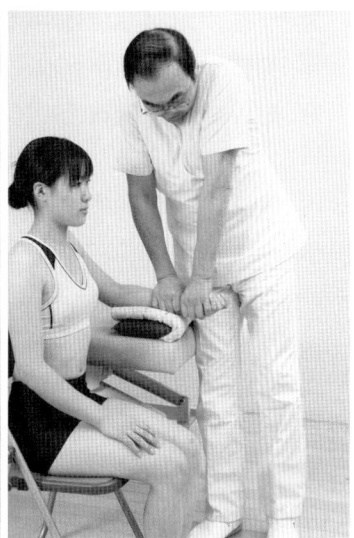

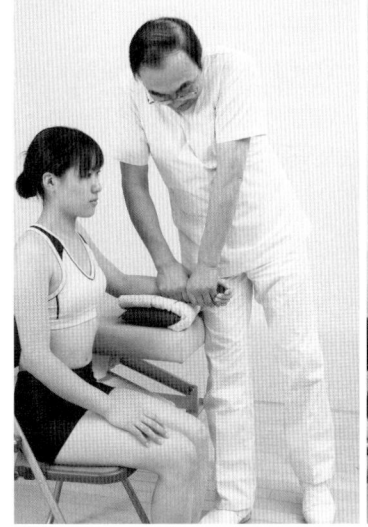

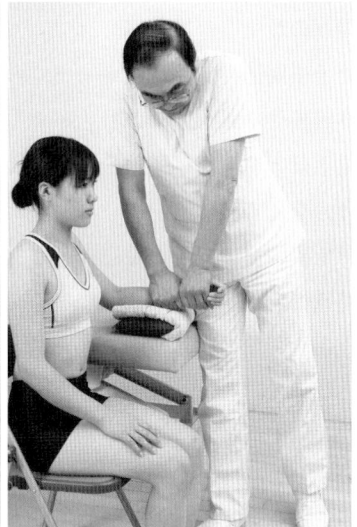

a．離開　　　　　　　　b．掌側への滑り　　　　　　c．背側への滑り

d．尺側への滑り　　　　　　e．橈側への滑り

図 5-40　橈骨手根関節

b．掌側への滑り（図5-40b）

対 象 者：座位．前腕腹側を下にして治療台にのせ，手は治療台から出す．関節は基本的に最大緩みの肢位（軽度尺屈）．応用として他の肢位．

治 療 者：手根の位置で尺側を向いて立つ．近位手は下橈尺関節遠位背側を，遠位手は近位手根骨を背側より保持する．

手　　技：近位手は下橈尺関節遠位を固定し，遠位手は治療者が傾きながら手根に掌側の力を加える．

変　　法：関節の開始肢位を変える．

　　　　　①伸展：関節包前方を緊張させる（伸展を増す）．

Ⅲ　手根と手

適　　用：橈骨手根関節の伸展制限がある場合に用いる．

c．背側への滑り（図 5-40c）

対 象 者：座位．前腕背側を下にして治療台にのせ，手は治療台から出す．関節は基本的に最大緩みの肢位（軽度尺屈）．応用として他の肢位．

治 療 者：橈骨手根関節の橈側に向かって立つ．近位手は下橈尺関節を，遠位手は近位手根骨を保持する．

手　　技：近位手は下橈尺関節を固定し，遠位手は背側への運動制限に対して，近位手根骨に背側への力を加える．

変　　法：橈尺関節の開始肢位を変える．
　　　　　①屈曲：関節包の背側を緊張させる（屈曲を増す）．

適　　用：橈骨手根関節の屈曲制限がある場合に用いる．

d．尺側への滑り（図 5-40d）

対 象 者：座位．前腕の尺側を下にして治療台にのせ，手は治療台から出す．関節は基本的に最大緩みの肢位（軽度尺屈）．応用として他の肢位．

治 療 者：橈骨手根関節の背側へ向かって立つ．近位手は下橈尺関節遠位を，遠位手は橈側より近位手根骨を保持する．

手　　技：近位手は下橈尺関節遠位を固定し，治療台に押し付ける．遠位手は近位手根骨に尺側への力を加える．

変　　法：橈骨手根関節の開始肢位を変える．
　　　　　①橈側偏位：関節包の尺側に緊張を加える（橈屈を増す）．

適　　用：橈骨手根関節の橈屈制限がある場合に用いる．

特記事項：橈屈制限は，しばしば舟状骨と大菱形骨の運動制限が原因となっていることがある．これらの関節包は，橈骨手根関節や手根中央関節が完全伸展や橈屈するために，背側へ滑らなければならない．

e．橈側への滑り（図 5-40e）

対 象 者：座位．前腕の尺側を下にして治療台にのせ，手は治療台から出す．関節は基本的に最大緩みの肢位（軽度尺屈）．応用として他の肢位．

治 療 者：橈骨手根関節の腹側へ向かって立つ．近位手は尺側より下橈尺関節遠位を，遠位手は尺側より近位手根骨を保持する．

手　　技：近位手は下橈尺関節遠位を固定し，治療台に押し付ける．遠位手は近位手根骨に橈側への力を加える．

変　　法：橈骨手根関節の開始肢位を変える．
　　　　　①尺骨偏位：関節包の橈側を緊張させる（尺屈を増す）．

適　　用：橈骨手根関節の尺屈制限がある場合に用いる．

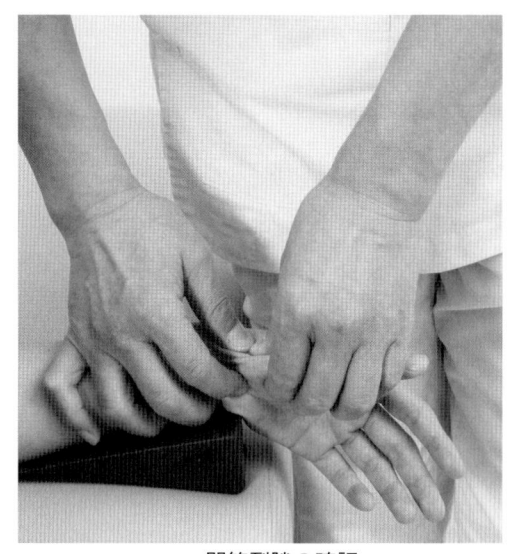

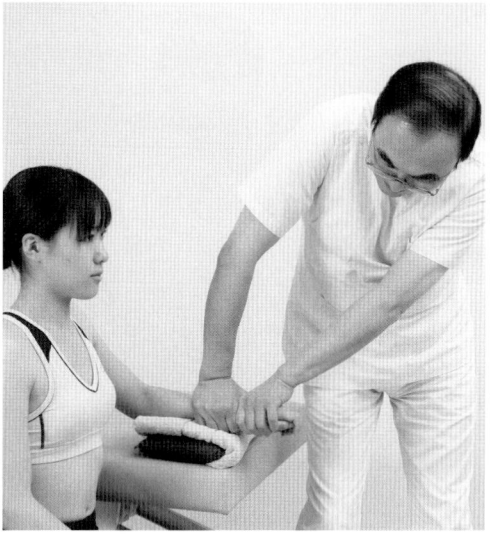

a．関節裂隙の確認　　　　　　　　　　　　　b．離開

図 5-41　手根中央関節の離開

2）手根中央関節

a．離　開（図5-41a，b）

対 象 者：座位．前腕を治療台にのせ，手は治療台から出す．関節は基本的に最大緩みの肢位（中間位）．応用として他の肢位．

治 療 者：手根中央関節の橈側あるいは尺側に向かって立つ．近位手は近位手根骨を，遠位手は遠位手根骨を背側より保持する．

手　　技：近位手は近位手根骨を固定する．遠位手は遠位手根骨を近位手根骨から離開するように引く．

変　　法：手根中央関節の開始肢位を変える．
　　　　　①屈曲：関節包後方を緊張させる（屈曲を増す）．
　　　　　②伸展：関節包前方を緊張させる（伸展を増す）．

適　　用：手根中央関節あるいは手骨の全体的な可動域制限がある場合に用いる．

特記事項：手根中央関節の位置の目安は，橈骨茎状突起と尺骨茎状突起を越えた遠位部を母指と示指でつかむと，近位手根骨を固定することができる（図5-41a）．

b．掌側への滑り（図5-42a）

対 象 者：座位．前腕を治療台にのせ，手を治療台から出す．関節は基本的に最大緩みの肢位（中間位）．応用として他の肢位．

治 療 者：手根中央関節の橈側または尺側に向かって立つ．近位手は近位手根骨を，遠位手は遠位手根骨の背側を保持する．

手　　技：近位手は近位手根骨を固定する．遠位手は腕を肘関節伸展位で傾けることによって遠位手根骨に掌側への滑りを与える．

変　　法：手根中央関節の開始肢位を変える．

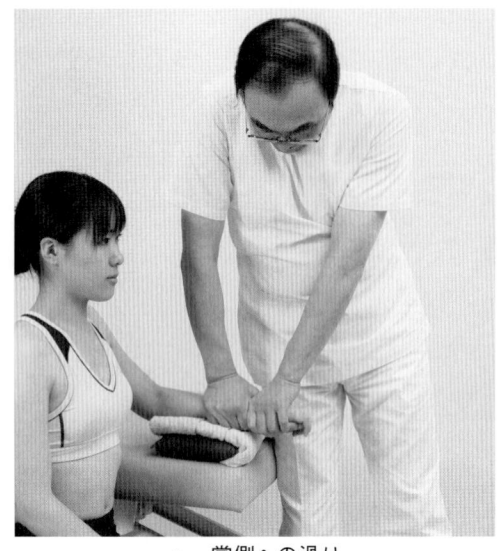

a．掌側への滑り 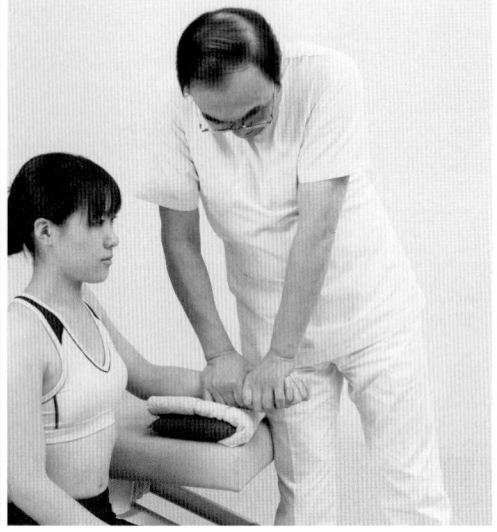　　　　　　　　　　　b．背側への滑り

図 5-42　手根中央関節の滑り

　　　　　①伸展：関節包前方を緊張させる（伸展を増す）．
適　　用：手根中央関節の伸展制限がある場合に用いる．
特記事項：手根中央関節は手根伸展するために非常に重要である．大菱形骨の舟状骨上での背側
　　　　　への滑りと，同時に起こる有頭骨の掌側への滑りは特に重要である．この場合，個々
　　　　　の手根骨のモビライゼーションが必要になる．

c．背側への滑り（図 5-42b）
対　象　者：座位．前腕を治療台にのせ，手は治療台から出す．関節は基本的に最大緩みの肢位
　　　　　　（中間位）．応用として他の肢位．
治　療　者：手根中央関節の橈側または尺側に向かって立つ．近位手は近位手根骨（腹側），遠位手
　　　　　　は遠位手根骨を腹側より保持する．
手　　　技：近位手は近位手根骨を固定する．遠位手は肘関節伸展位で腕を傾けることで，遠位手
　　　　　　根骨に背側への滑りを与える．
変　　　法：手根中央関節の開始位置を変える．
　　　　　　①屈曲：関節包後方を緊張させる（屈曲を増す）．
適　　用：手根中央関節の屈曲制限がある場合に用いる．

3）母指手根中手（CMC）関節
a．離　開（図 5-43a）
対　象　者：前腕と手を治療台にのせて休ませる．
治　療　者：近位手は母指と示指で大菱形骨を固定する．遠位手の母指と四指で母指中手骨を包み
　　　　　　込むように保持する．
手　　　技：遠位手は母指中手骨を長軸方向へ牽引して関節面を離開する．

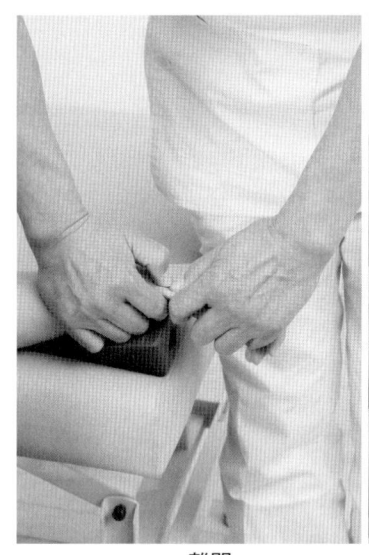

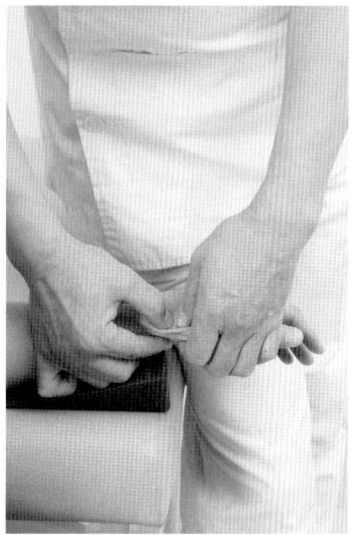

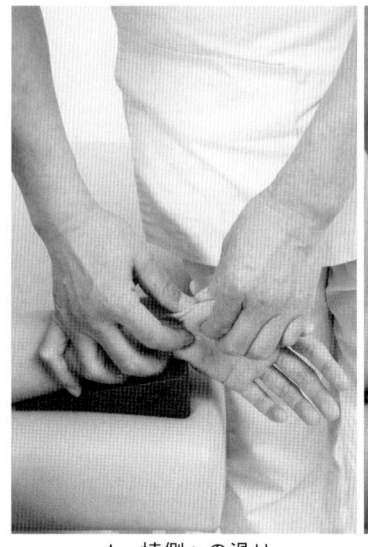

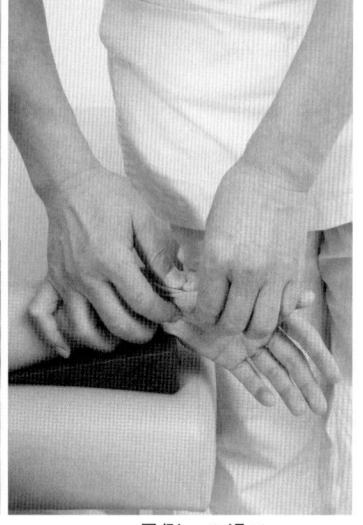

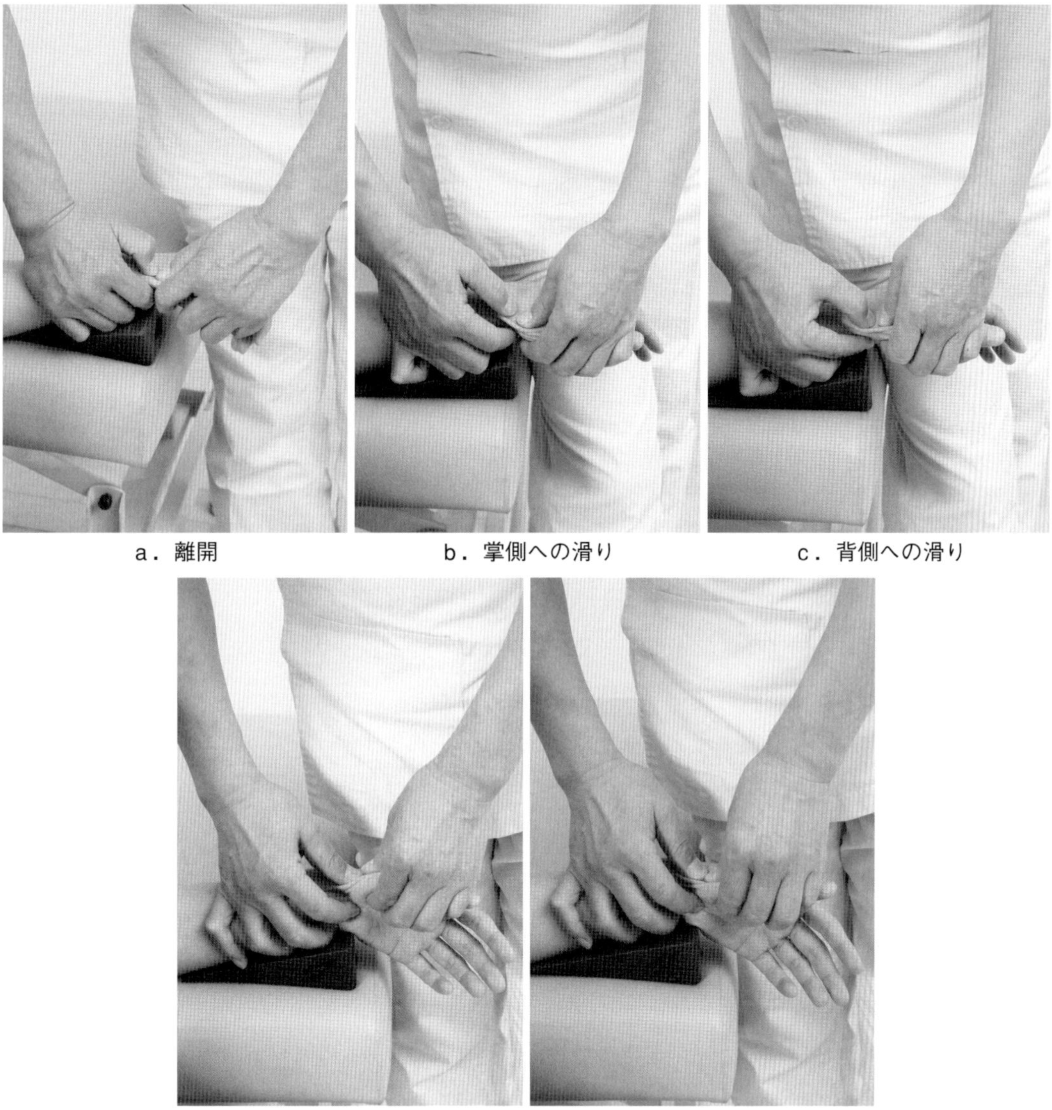

a．離開　　　　　　　　b．掌側への滑り　　　　　　c．背側への滑り

d．橈側への滑り　　　　　e．尺側への滑り

図 5-43　母指手根中手（CMC）関節

適　　用：母指 CMC 関節の評価と最初の治療，痛み，全体的な可動性制限がある場合に用いる．

b．掌側への滑り（図 5-43b）

対 象 者：前腕と手を治療台にのせて休ませる．

治 療 者：近位手の母指と示指で大菱形骨を直接固定するか，手指で遠位手根列を包み込むようにして母指と示指の水かきで固定する．遠位手の母指指腹を対象者の母指中手骨背側に当て，四指で掌側から包み込むように保持する．

手　　技：遠位手の母指指腹で対象者の母指中手骨に掌側への滑りを加える．

適　　用：母指 CMC 関節の内転可動域制限がある場合に用いる．

c．背側への滑り（図 5-43c）

対　象　者：前腕と手を治療台にのせて休ませる．

治　療　者：近位手の母指と示指で大菱形骨を直接固定するか，手指で遠位手根列を包み込むようにして母指と示指で固定する．遠位手の母指球を対象者の母指中手骨掌側に当て，四指で背側から包み込むように保持する．

手　　　技：遠位手の母指球で母指中手骨に背側への滑りを加える．

適　　　用：母指 CMC 関節の外転可動域制限がある場合に用いる．

d．橈側への滑り（図 5-43d）

対　象　者：前腕と手を治療台にのせて休ませる．

治　療　者：近位手の母指と示指で大菱形骨を直接固定するか，手指で遠位手根列を包み込むようにして母指と示指の水かきで固定する．遠位手の母指指腹を対象者の母指中手骨（母指球）に尺側から当て，四指で橈背側から包み込むように保持する．

手　　　技：遠位手の母指で母指中手骨橈側への滑りを加える．

適　　　用：母指 CMC 関節の伸展可動域制限がある場合に用いる．

e．尺側への滑り（図 5-43e）

対　象　者：前腕と手を治療台にのせて休ませる．

治　療　者：近位手の母指と示指で大菱形骨を固定する．遠位手の手掌基部を対象者の母指中手骨に橈側から当て，四指で尺掌側から包み込むように保持する．

手　　　技：遠位手の母指で母指中手骨尺側への滑りを加える．

適　　　用：母指 CMC 関節の屈曲可動域制限がある場合に用いる．

4）第 2〜5 指手根中手（CMC）関節

a．離　開

対　象　者：前腕を治療台にのせ，手を治療台あるいはウエッジの端から出す．

治　療　者：近位手の母指と示指で対象者の遠位手根骨を固定する．遠位手の母指指腹・母指球と四指で対象者の中手骨を保持する．

手　　　技：遠位手で対象者の中手骨を長軸方向に牽引して関節面を離開させる．

適　　　用：第 2〜5 指 CMC 関節の痛み，手掌の可動域制限がある場合に用いる．

b．掌側への滑り

対　象　者：前腕を治療台にのせ，手を治療台あるいはウエッジの端から出す．

治　療　者：近位手の母指と示指で対象者の遠位手根骨を固定する．遠位手の母指指腹を対象者の中手骨背側に，四指を掌側に当てて中手骨を保持する．

手　　　技：遠位手の母指で対象者の中手骨に掌側への滑りを加える．

適　　　用：第 2〜5 指 CMC 関節の関節の痛みの改善，手掌のアーチを増加させる場合に用いる．

c．背側への滑り

対　象　者：前腕を治療台にのせ，手を治療台あるいはウエッジの端から出す．

治　療　者：近位手の母指と示指で対象者の遠位手根骨を固定する．遠位手の母指指腹を対象者の

| a．離開 | b．掌側への滑り |
| c．背側への滑り | d．橈側・尺側への滑りの保持方法 |

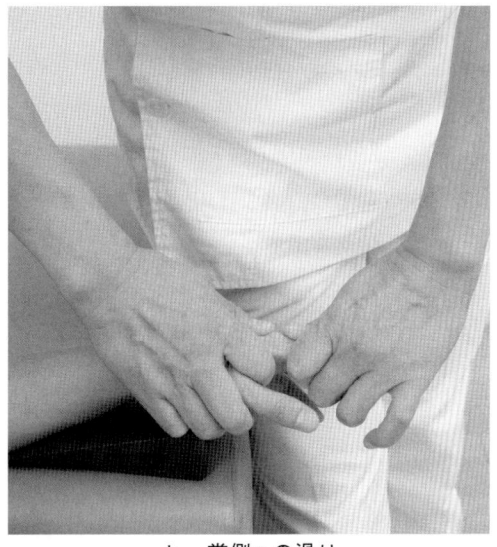

図 5-44　中手指節（MCP）関節

　　　　　中手骨掌側に，四指を背側に当てて中手骨を保持する．
手　　技：遠位手の母指で対象者の中手骨に掌側への滑りを加える．
適　　用：第2～5指CMC関節の痛みの改善，手掌のアーチを減少させて手を平らにする場合に用いる．

5）中手指節（MCP）関節

a．離　開（図 5-44a）

対 象 者：前腕を治療台にのせ，手を治療台あるいはウエッジの端から出し，MCP関節は軽度屈曲位にする．

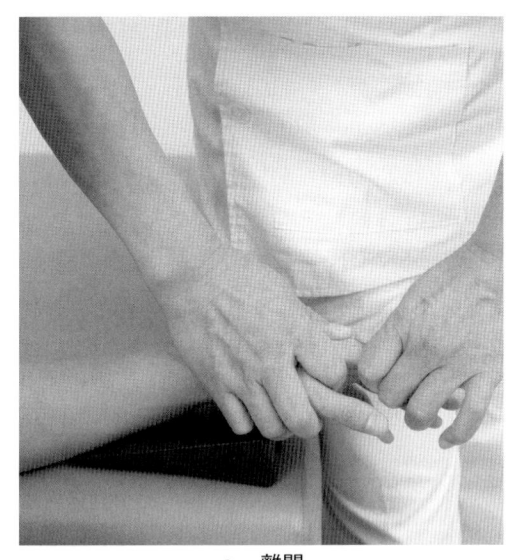

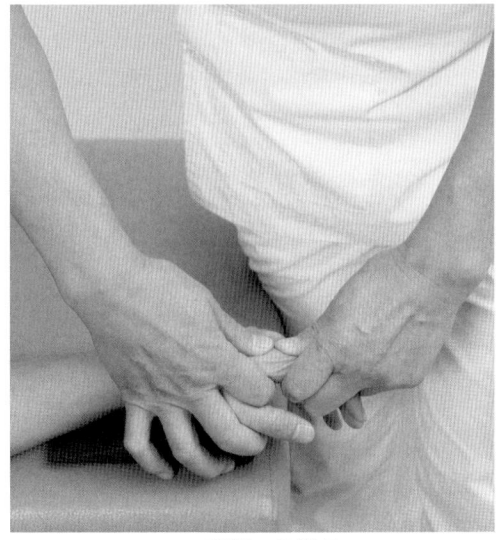

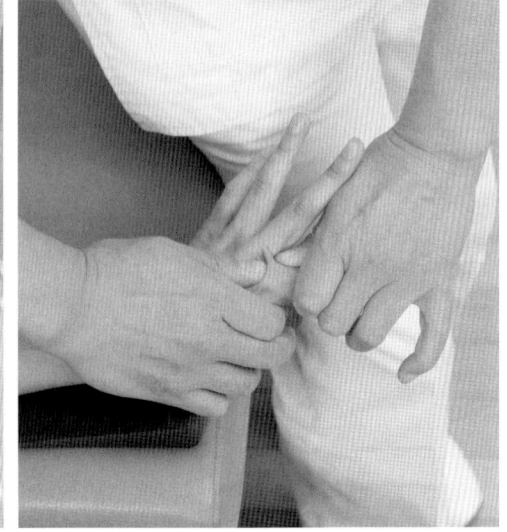

Ⅲ　手根と手

治　療　者：近位手の母指と四指で対象者の中手骨を固定する．遠位手の母指を背側に四指を掌側から包み込んで近位指節骨を保持する．
手　　　技：遠位手で対象者の近位指節骨を長軸方向に牽引して関節面を離開させる．
適　　　用：MCP 関節の痛み，関節全体の可動域制限がある場合に用いる．

b．掌側への滑り（図 5-44b）

対　象　者：前腕を治療台にのせ，手を治療台あるいはウエッジの端から出し，MCP 関節は軽度屈曲位にする．
治　療　者：近位手の母指と四指で対象者の中手骨を固定する．遠位手の母指を背側に四指を掌側から包み込んで近位指節骨を保持する．
手　　　技：遠位手で対象者の近位指節骨に掌側への滑りを加える．
適　　　用：MCP 関節の痛み，屈曲の可動域制限がある場合に用いる．

c．背側への滑り（図 5-44c）

対　象　者：前腕を治療台上にのせ，手を治療台あるいはウエッジの端から出し，MCP 関節は軽度屈曲位にする．
治　療　者：近位手の母指と四指で対象者の中手骨を固定する．遠位手の母指を背側に四指を掌側から包み込んで近位指節骨を保持する．
手　　　技：遠位手で近位指節骨に背側への滑りを加える．
適　　　用：MCP 関節の痛み，伸展の可動域制限がある場合に用いる．

d．橈側への滑り（図 5-44d）

対　象　者：前腕を治療台上にのせ，手を治療台あるいはウエッジ端から出し，MCP 関節は軽度屈曲位にする．
治　療　者：近位手の母指と四指で中手骨を固定する．遠位手の母指を橈側（尺側）に四指を反対側から包み込んで近位指節骨を保持する．
手　　　技：遠位手で近位指節骨に橈側への滑りを加える．
適　　　用：MCP 関節の痛み，橈屈の可動域制限がある場合に用いる．

e．尺側への滑り（図 5-44e）

対　象　者：前腕を治療台にのせ，手を治療台あるいはウエッジ端から出し，MCP 関節は軽度屈曲位にする．
治　療　者：近位手の母指と四指で中手骨を固定する．遠位手の母指を橈側（尺側）に四指を反対側から包み込んで近位指節骨を保持する．
手　　　技：遠位手で近位指節骨に尺側への滑りを加える．
適　　　用：MCP 関節の痛み，尺屈の可動域制限がある場合に用いる．

6）指節間（IP）関節

a．離　開（図 5-45）

対　象　者：前腕を治療台にのせ，手を治療台あるいはウエッジ端から出し，IP 関節は軽度屈曲位にする．

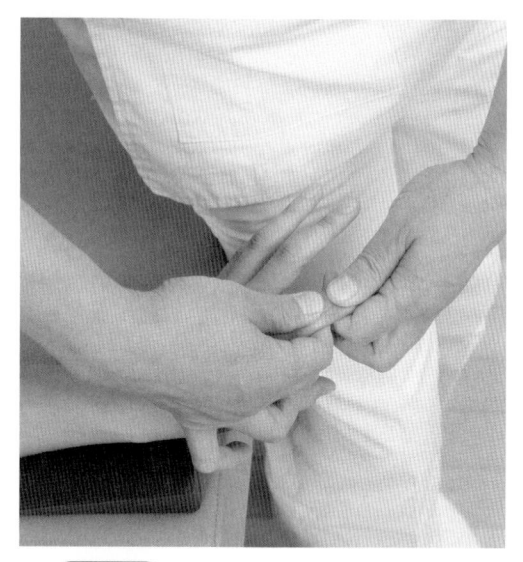

図 5-45　指節間（IP）関節の保持方法

治　療　者：近位手の母指と四指で対象者の近位指節骨を固定する．遠位手の母指と四指で対象者の遠位指節骨を保持する．
手　　　技：遠位手で対象者の遠位指節骨に長軸方向の牽引して関節面を離開させる．
適　　　用：IP 関節の痛み，関節全体の可動域制限がある場合に用いる．

b．掌側への滑り

対　象　者：前腕を治療台にのせ，手を治療台あるいはウエッジの端から出し，IP 関節は軽度屈曲位にする．
治　療　者：近位手の母指と四指で対象者の近位指節骨を固定する．遠位手の母指と四指で対象者の遠位指節骨を保持する．
手　　　技：遠位手で対象者の遠位指節骨に掌側への滑りを加える．
適　　　用：IP 関節の痛み，屈曲の可動域制限がある場合に用いる．

c．背側への滑り

対　象　者：前腕を治療台にのせ，手を治療台あるいはウエッジの端から出し，IP 関節は軽度屈曲位にする．
治　療　者：近位手の母指と四指で対象者の近位指節骨を固定する．遠位手の母指と四指で対象者の遠位指節骨を保持する．
手　　　技：遠位手で対象者の遠位指節骨に背側への滑りを加える．
適　　　用：IP 関節の痛み，伸展の可動域制限がある場合に用いる．

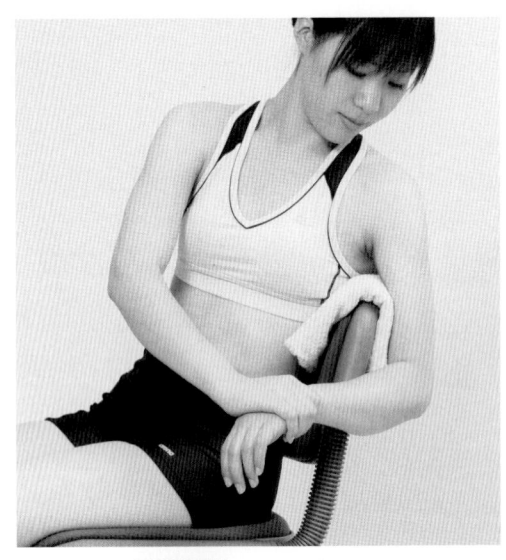

図 5-46　手関節の離開

5．自己治療

1）自己モビライゼーション

a．手関節の離開（図 5-46）

①対象者は背もたれのある椅子に座り，上腕を背もたれの後方に回して肘関節を 90°屈曲する．背もたれがない時は，上腕を内転させて体幹に押し付けて固定してもよい．

②他側手の母指と示指の水かき部分を橈骨・尺骨茎状突起のすぐ遠位で近位手根骨を保持し，離開力を加える（橈骨手根関節の離開）．

③他側手で手根骨を保持する位置を少し遠位に移動させると，遠位手根骨をつかんで手根中央関節の離開ができる．

b．手関節背屈・掌屈時痛の改善

①手根骨の位置異常が原因のことが多いため，位置異常を改善しながら自動運動を行う．

②手根骨列が尺側へ変位していることが多いので，他側手の母指と示指の水かき部分を手根骨尺側に当て橈側への滑りを出す．

③橈側への滑りを維持したまま手関節の背屈・掌屈運動を痛くない範囲で行う．正しい方向に位置異常が修正されていると痛みは生じない（図 5-47a，b）．

④痛みが残存するか改善しない場合は，滑らす方向を少しずつ変えて痛みが消失する正しい方向を見出す．まれに手根骨の橈側への位置異常があるので，橈側への滑りで痛みが改善しない場合は尺側への滑りにより変位を改善する．

⑤テーピングの併用：橈側（または尺側）への滑りにより位置異常が改善したら，同様の効果を維持するために手根骨にテープをらせん状に巻く[10]（図 5-48）．

c．手関節背屈時の背側痛の改善

①背屈最終可動域で手根骨が過度に背側へ滑っている場合が多いので，橈側への滑りを出す手技

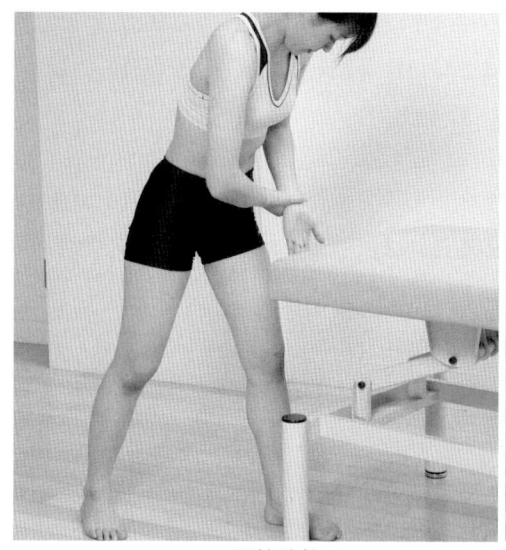

a．開始肢位　　　　　　　　　　　　　　b．最終肢位

図 5-47　手関節背屈の改善

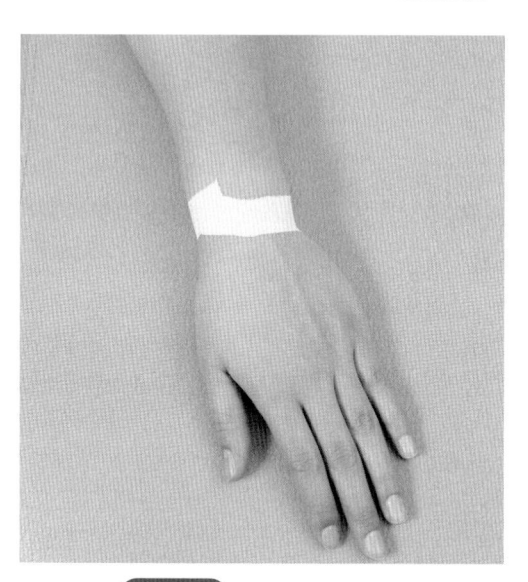

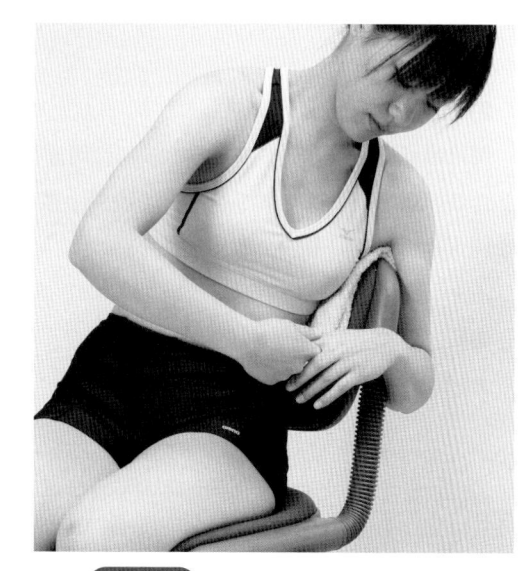

図 5-48　手関節のテープ　　　　　　図 5-49　MP 関節・IP 関節の離開

　　に加えて背側を保持している示指（または母指）で背側から圧迫を加える．
②背屈時痛が改善したら治療台端に四指を当て痛みが出ない範囲で加圧してさらに可動域を増す．
③次に治療台上に手掌を当て，荷重しながら行う．手根骨の位置異常が正しい方向に修正されていれば痛みが出ないはずである．

d．MCP 関節・IP 関節の離開（図 5-49）
①対象者は背もたれのある椅子に座り，上腕を背もたれの後方に回して肘関節を 90°屈曲し，前腕と手掌は体幹側方に押し付ける．背もたれがない時は，上腕を内転させて体幹に押し付けて

Ⅲ　手根と手　225

固定してもよい．
②他側手の母指と四指で軽度屈曲した基節骨（または中節骨，末節骨）骨底を保持し，骨の長軸方向へ牽引し関節面を離開する．

e．MCP関節・IP関節の滑り
①対象者は背もたれのある椅子に座り，上腕を背もたれの後方に回して肘関節を90°屈曲し，前腕と手掌は体幹側方に押し付ける．背もたれがない時は，上腕を内転させて体幹に押し付けて固定してもよい．
②他側手の母指と四指で軽度屈曲した基節骨（または中節骨，末節骨）骨底を保持し，グレードⅠの離開をしてから遠位の関節面を滑らす．

f．MCP関節・IP関節の滑りを加えた自動運動
①対象者は肘関節を90°屈曲し，上肢を体幹側方に押しつける．
②他側手の母指と中指・環指で近位骨を固定し，示指指腹で側方への滑りを加えて屈曲・伸展の自動運動を行う．
③痛みが消失しない時は滑らす方向をわずかに変えてみる．位置異常が正しく修正されていれば痛みがなく運動可能である．

2）自己ストレッチング

関節の可動域制限がある場合，最初に関節の正常な副運動（関節の遊び）を改善させ，次に短縮した筋のストレッチングを行う．この際，最初に保持-弛緩で筋スパズムを低下させ，次に持続的な伸張を適切な伸張感を感じる程度で行う．

●文　献●

1) Kaltenborn FM：Manual Mobilization of the Joints-Joint Examination and Basic Treatment, VolⅠ The Extremities 6th ed. Norlis, Norway, 2006
2) Edmond SL：Manipulation and Mobilization Extremity and Spinal Techniques. Mosby, St. Louis, 1993
3) Hertling D, et al：Management of Common Musculoskeletal Disorders, Physical Therapy Principles and Methods 4th ed. Lippincott Williams & Wilkins, Philadelphia, 2006
4) Kisner C：Therapeutic Exercise Foundations and Techniques 5th ed. FA Davis, Philadelphia, 2007
5) Magee DJ：Orhthopaedic Physical Assessment 4th ed. Saunders, Philadelphia, 2002
6) Noteboom T, et al：Tennis elbow：A review. *J Orthop Sports Phys Ther* **19**：357-366, 1994
7) Andrews JR, et al：Common elbow problems in the athlete. *J Orthop Sports Phys Ther* **17**：289-295, 1993
8) Andrews JR, et al：Physical examination of the thrower's elbow. *J Orthop Sports Phys Ther* **17**：296-304, 1993
9) Kahle VW, 他（著），越智淳三（訳）：解剖学アトラス．文光堂，1981
10) Mulligan BR, 藤縄 理, 他（監訳）：マリガンのマニュアルセラピー原著第5版．協同医書出版社，2007
11) 岡島誠一郎, 他：手関節部絞扼性神経障害の診断と治療．MB Orthopaedics **18**：34-40, 2005
12) 中村俊康：三角線維軟骨複合体損傷に対する手関節鏡視下手術．MB Orthopaedics **19**：98-107, 2006
13) 柴田節子, 他：TFCC損傷により生じる手関節痛の診断と治療．整・災外 **44**：133-143, 2001

第 6 章
下肢の評価と治療

I 股関節

1. 機能解剖

　股関節は寛骨臼の月状面と大腿骨頭からつくられる関節で，関節窩周辺には線維軟骨様組織からなる関節唇がついて関節窩を深くしている[1,2]．月状面と関節唇は大腿骨頭の 2/3 を覆っている[1,2]．骨性の寛骨臼は不完全なため，下方は寛骨臼横靱帯によって補完されており，これと切痕との間の間隙から脂肪組織や血管が入る[1〜3]．寛骨臼窩はクッション状の脂肪を含み，表層は滑膜で覆われており，ここから滑膜に覆われた大腿骨頭靱帯が出て大腿骨頭につく[1,2]．

　両側の股関節は骨盤と連結し，仙腸関節および腰仙連結（lumbosacral joints）を介して脊柱と連結し（図 6-1），これらが連携して機能している〔運動連鎖（kinematic chain）〕[4]．下肢が自由に運動する開放運動連鎖（open kinematic chain）では，股関節で大腿骨頭は寛骨臼に対して凸の法則による運動が起こる．すなわち，骨頭は骨運動とは逆の方向に滑る．一方，立位や歩行の立脚相のような閉鎖運動連鎖（closed kinematic chain）では，大腿骨頭に対して寛骨臼が凹の法則に従って運動する．すなわち，寛骨の運動と滑りの方向は同じになる．

　股関節と骨盤および腰椎の運動との関連も考慮する必要がある．骨盤が前傾（anterior tilt）する時，骨盤は股関節の前額水平軸上を前方に回旋し，上前腸骨棘（ASIS：anterior superior iliac spine）

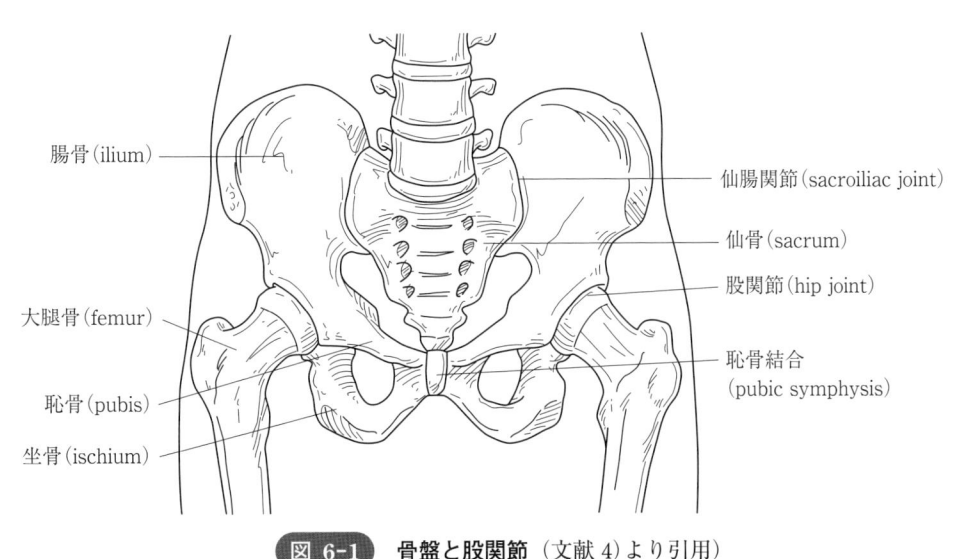

図 6-1　骨盤と股関節（文献 4）より引用）

図中ラベル（a．前方）:
- 下前腸骨棘（anterior inferior iliac spine）
- 腸骨大腿靱帯（iliofemoral ligament）
- 腰筋滑液包（psoas bursa）
- 大転子（greater trochanter）
- 恥骨大腿靱帯（pubofemoral ligament）

図中ラベル（b．後方）:
- 腸骨大腿靱帯（iliofemoral ligament）
- 坐骨大腿靱帯（ischiofemoral ligament）
- 大転子（greater trochanter）
- 小転子（lesser trochanter）

図 6-2 股関節の靱帯（文献 4）より引用

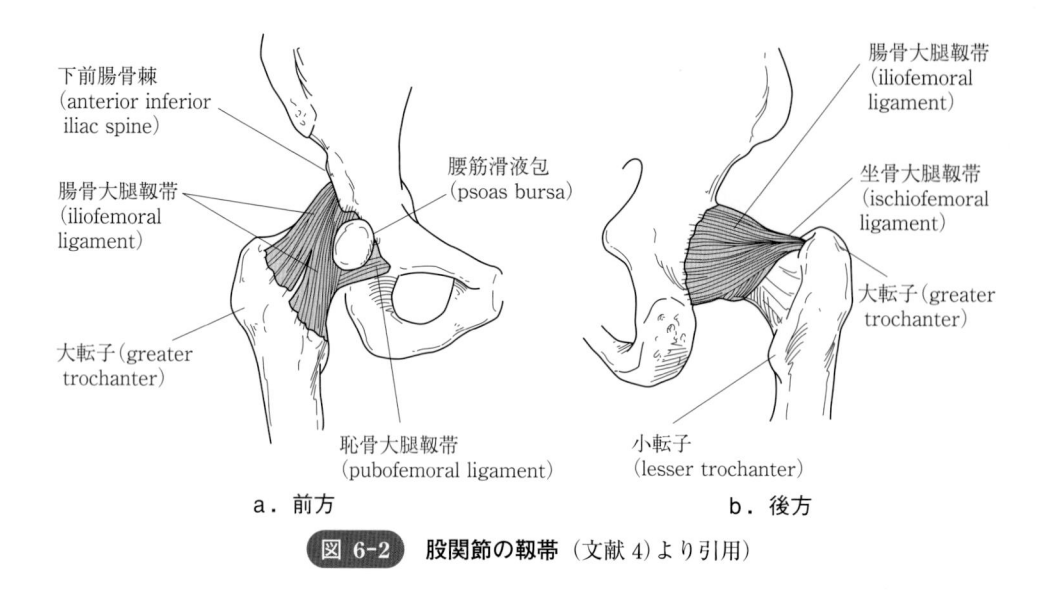

は前下方に変位して大腿前面に近づく．この時，股関節は屈曲し，腰椎では伸展が増強する．骨盤後傾（posterior tilt）では逆に骨盤が股関節の前額水平軸上を後方に回旋し，上後腸骨棘（PSIS：posterior superior iliac spine）は後下方に変位して大腿後面に近づく．そして，股関節は伸展し，腰椎は屈曲する．

1）関節の種類
- 滑膜性関節，卵形関節（球関節，臼状関節）．

2）関節面の形状と方向
- 寛骨臼：凹，尾・外・腹側を向く．
- 大腿骨頭：凸，頭・内・腹側を向く．

3）靱　帯
a．関節包外靱帯（図 6-2）
- 腸骨大腿靱帯（iliofemoral ligament），坐骨大腿靱帯（ischiofemoral ligament），恥骨大腿靱帯（pubofemoral ligament）．

b．関節包内靱帯
- 大腿骨頭靱帯（ligament of head of femur），寛骨臼横靱帯（transverse ligament），輪帯（orbicular zone）．

4）骨運動と構成運動
- 屈曲：骨頭—寛骨臼内を前上方に転がり，後下方へ滑走する．
- 伸展：骨頭—寛骨臼内を後下方に転がり，前上方へ滑走する．

- 外転：骨頭―寛骨臼内を上方に転がり，下方へ滑走する．
- 内転：骨頭―寛骨臼内を下方に転がり，上方へ滑走する．
- 外旋：骨頭―寛骨臼内を後方に転がり，前方へ滑走する．
- 内旋：骨頭―寛骨臼内を前方に転がり，後方へ滑走する．

5）緩みの肢位
- 30°屈曲，30°外転，軽度外旋．

6）締まりの肢位
- 完全伸展，内旋（さらに外転）[5]．

7）関節包パターンによる制限
- 屈曲＞外転＞内旋（ときには内旋が最も制限をきたす）．

2．病態生理

股関節で保存的治療が適用となる病態には，退行変性あるいは外傷後や先天奇形による関節症（OA：osteoarthrosis），固定後の可動域制限，関節捻挫，滑液包炎，腱炎や筋挫傷，神経絞扼などがある．また，評価・治療においては股関節や殿部に起こる関連痛にも考慮する．

1）可動域制限

a．関節症
股関節の関節症は，他の関節に比べて発症頻度が高い[4,6,7]．病因としては加齢，関節の外傷，関節へ繰り返し加わる異常な外力，肥満などがあげられる[4]．退行変性の結果，関節軟骨の破壊，関節包の線維化，軟骨下骨の硬化，非荷重部の骨棘形成が起こる[4,6,7]．その他，関節リウマチ（RA：rheumatoid arthritis），大腿骨頭壊死，先天性股関節亜脱臼などの変形，ペルテス病などによる二次性変形性股関節症があり，これらが大部分を占める[4,6~8]．

b．固定後の可動域制限
骨折治療や手術後の固定により，関節包や関節周囲の軟部組織に短縮が起こる[4]．

c．障害の特徴
痛みは，閉鎖神経の支配を受ける鼠径部や大腿前面から膝（L2，L3 神経根領域）への関連痛として出る場合，坐骨神経（L4～S3 神経根）に支配される殿部や大腿後面に坐骨神経痛様の痛みが出現することもある[4,6~8]．関節症の初期には鼠径部痛が出現し，夕方に症状は悪化する．進行すると朝の硬さ（morning stiffness）を感じるようになり，座位から立ち上がる時などに痛みと硬さを感じ，階段を数段昇降する時にも痛みが生じる．さらに進行するとしゃがんだり，靴下を履いたりするのが困難になり，歩行も痛みのため困難となり杖が必要となる[6,7]．

2）関節捻挫

股関節における関節捻挫は潜在性に発症したり，体重負荷時に捻転した時に発症したりすることがある[6]．このような損傷は，特別な治療をしなくても自然に回復し，後遺症として関節包が短縮するため可動性が低下して運動パターンを変化させ，関節症へと進行する[6]．

3）滑液包炎

股関節周囲には多くの滑液包が存在し炎症を起こすことがある．多くの場合，過激な運動や打撲などの局所の外傷による非感染性の炎症であるが，感染性の炎症を起こすこともある[6,7]．

a．大転子滑液包炎

大転子滑液包炎（trochanteric bursitis）は，潜在性に発症することが多いが，ときに特定の動作で股関節外側部に弾発を伴って急性に発症することもある[6]．弾発を伴う場合，大転子上を走行する腸脛靱帯との間で機械的に刺激されて起こる[6]．痛みは，階段を昇る時に大殿筋の強い収縮によって炎症を起こしている滑膜が刺激されたり，患側を下にした臥位をとった時に圧迫されたりすると悪化する[6]．痛みの性質は，どちらかといえば深部の疼くような痛みで，鋭い電撃痛ではない[6]．

b．腸恥滑液包炎

腸恥滑液包炎（iliopectineal bursitis）は，股関節の屈曲抵抗運動や他動的伸展で痛みが生じる．鼠径部痛を生じることが最も多く，L3，L4 神経領域に放散する[6]．

c．坐骨殿筋滑液包炎

坐骨殿筋滑液包炎（ischiogluteal bursitis）は坐骨結節と大殿筋の間に存在する滑液包の炎症で，座位で長時間仕事をする人に発症しやすい[6]．転倒して殿部をついたり，股関節屈曲位で殿部をぶつけたりするような直接的な外力でも発症する[6]．痛みは坐骨結節の直上で見出され，しばしばハムストリングスへ放散する[6]．

4）筋挫傷

筋挫傷（strain）は，筋腱・筋が付着する部分からなる収縮性組織の損傷で，その程度は軽度，中等度，完全断裂の重度に分類される．筋腱は多くの要因により過負荷が加わることによって損傷する．筋のインバランス，過度な伸張，強い抵抗に抗する激しい筋収縮，柔軟性の低下，下肢長差などが誘因になる．過用（overuse）による慢性筋挫傷（chronic strain）と過度な負荷（overstress）による急性筋挫傷に分けられる[6]．典型的な場合，痛みは筋腹，筋腱移行部や腱，筋の骨への付着部に限局している[6]．損傷した筋の等尺性収縮や他動的伸張により痛みを再現できる[6]．股関節周囲の典型的な筋挫傷には次のものがある．

a．ハムストリングス

ハムストリングスの筋挫傷（hamstring strain）は坐骨結節部や筋腹の近位 1/3 あるいは中 1/3 に多く，膝の部分ではまれである[6]．痛みは下肢伸展挙上（SLR：straight leg raising）や膝関節屈曲の抵抗運動で顕著に出現する[6]．膝関節屈曲の抵抗運動検査時に下腿を回旋することで，内側ハムストリングスの損傷か，外側の大腿二頭筋の損傷かを鑑別できる．原因としては柔軟性の低下，筋力の左右差，協調性低下，不良姿勢，疲労，不適切な大腿四頭筋とハムストリングスの筋力比（HQ

比）があげられる[6]．適切な HQ 比は 50〜80％，平均 60％である[6]．損傷の多くは遠心性収縮時に発症するため，治療プログラムでは遠心性収縮運動は重要である[6]．

　b．大腿四頭筋

　大腿四頭筋挫傷（quadriceps strain）は，特に大腿直筋が損傷しやすい．スプリントやキック，ジャンプなどで股関節屈曲，膝関節伸展の組み合わせ動作が危険因子となる[6]．起始や停止部付近の損傷はまれである[6]．

　c．内転筋

　内転筋挫傷（adductor strain）は，長内転筋，短内転筋，薄筋に発症しやすいが，特に長内転筋の発症頻度が高い[6]．恥骨から 5 cm 離れた筋腱移行部での発症頻度が高いが，恥骨の腱の停止部分や恥骨体に痛みが生じることもある[6]．スポーツですばやく方向を変える動作で発症しやすく，スプリント，ランジ，捻転時に痛みが起こりやすい[6]．機能検査では内転の抵抗運動や外転の他動運動で痛みが生じる．

　d．鼠径部筋挫傷と鼠径部痛

　鼠径部筋挫傷（groin strain）を起こす筋には，内転筋，腸腰筋，縫工筋，大腿直筋がある．股関節屈曲の抵抗運動で痛みを生じる場合，大腿直筋，腸腰筋，縫工筋の腱炎の可能性がある[6]．また，大腿骨前方滑り症候群（femoral anterior glide syndrome）でも股関節屈曲位で鼠径部痛（groin pain）が生じる．正常では，股関節屈曲時には大腿骨頭は後方へ滑るが，関節包の前方や周囲の軟部組織が前方へ伸張されていて関節包後方組織が短縮して硬くなっていると，後方への滑りが制限されて痛みが生じる[6]．鼠径部痛は腰椎，仙腸関節，股関節からの関連痛や鼠径ヘルニアでも生じるので[6]，これらとの鑑別が重要になる．

5）神経絞扼症状

　股関節や殿部における神経絞扼には，次のものがある．

　a．坐骨神経（L4〜S3）

　坐骨神経は仙骨神経叢（L4〜S3 神経根）から起こり，骨盤後部から大坐骨孔，梨状筋下孔を通って大殿筋と大腿二頭筋の下で内閉鎖筋，大腿方形筋および大内転筋の背面を膝関節のほうに向かう[1,4,7]．この神経が絞扼されると，知覚異常が下肢の外側および後側と足部に生じ，進行するとハムストリングス，大内転筋，下腿，足部のすべての筋力が低下する．

　b．閉鎖神経（L2〜4）

　腰神経叢（L1〜4 神経根）からの枝で，大腰筋内側縁から出て小骨盤の側壁を下降して閉鎖管（obturator canal）に達し，この管を通って下肢に出て前枝と後枝に分かれる[1,4,7]．絞扼により大腿内側の知覚異常と内転筋の筋力低下をきたす[4]．

　c．大腿神経（L2〜4）

　腰神経叢の L2〜4 から起こり，大腰筋と腸骨筋の間を下って鼠径靱帯の下の筋裂孔を通り，大腿動脈の外側に沿って大腿前面で恥骨窩に出る[3]．大腿骨近位や骨盤の骨折，先天性股関節脱臼の整復時，出産時の鉗子による圧迫や分娩により発症することがある[4]．

6）関連痛

股関節は L2〜S1 神経の支配を受けるが，主に L3 領域に痛みを感じる．したがって，股関節に障害があると大腿前面から膝に痛みを感じることがある[4,6,7]．また，L2〜S1 神経の支配を受けている他の組織，例えば腰部や仙腸関節の障害により股関節周囲に痛みを感じることもある[6]．

3．機能障害と評価

股関節の障害は，腰椎，仙腸関節や骨盤，下肢長差などとの関連で起こり，過去の外傷や先天性の異常，ペルテス病などの小児期に罹患した疾病などによる二次的な変性がある．したがって病歴に注意し，腰椎骨盤リズムや骨盤の位置など他の部位との関連に注意して評価する必要がある．

1）病　歴

股関節疾患の典型的な症状として初期には鼠径部痛があり，進行するに従って大腿前面や膝の痛みを訴えることがある[6]．大転子部から大腿外側に広がる痛みは，大転子滑液包炎を示唆する．殿部から大腿後面の痛みは，下部腰椎からの関連痛か坐骨神経症状を考慮する．したがって，疾病や外傷の既往に注意する．以下に重要な質問をあげる[8]．

- 年齢はいくつですか？
- 股関節周囲のケガや病気になったことはありますか？
- （ケガをした場合）どのようにしてケガをしましたか？
- 痛みや症状はどこに出ていますか？（部位や出方を詳しく聞く）
- 症状は改善していますか，悪化していますか，それとも同じですか？
- どのような活動で痛みが悪化したり，楽になったりしますか？
- 現在あるいは過去に頻繁に行った活動はありますか？

2）観察と視察

歩行や立位・座位姿勢，スクワットなどの動作や活動，姿勢に注意して以下の点を評価する．

a．立　位

骨盤の位置・傾斜，脊柱の弯曲，下肢長差の有無，筋の発達状態や短縮，皮膚の色つや，軟部組織の状態や腫脹に注意する．

- 前方：足部，内果・腓骨頭（頸）・大転子・腸骨稜の高さ，下肢のアライメント（前額面），膝蓋骨の位置，ASIS．
- 後方：足部，膝窩皺，殿皺，PSIS，内果・腓骨頭（頸）・大転子・腸骨稜の高さ，脊柱の前額面での弯曲．
- 側方：足部のアーチ・舟状骨結節の位置，下肢のアライメント（矢状面），ASIS と PSIS を結んだ線と水平線のなす角度（骨盤傾斜），脊柱の矢状面での弯曲，重心線に対する全身のアライメント．

b．歩　行

体重支持（立脚相）の左右差，脊柱・骨盤・股関節・膝関節・足部のアライメント，筋力低下や筋の短縮，バランス機能などに注意する．

　c．片脚立位

開眼，閉眼で行いバランス機能を評価し，立脚相での骨盤低下の有無（Trendelenburg徴候）に注意する．

3）自動運動検査

必要に応じて最終域で加圧する．繰り返し運動，持続的肢位，組み合わせ運動で症状が再現するかについてもみる．

　a．背臥位
- 屈曲，外旋，内旋，外転，内転．

　b．腹臥位
- 伸展，内旋，外旋．

4）他動運動検査

健側と患側を比較する．可動域（過可動性，低可動性），最終域感の種類，軋轢音と痛みの有無に注意する（図6-3〜4）．

　a．屈曲-伸展
　b．外転-内転
　c．外旋-内旋
　d．組み合わせ運動
- 屈曲・外転・外旋（FABERE）．
- 屈曲・内転・内旋・伸展（FADIRE）．
- 屈曲・内転・内旋・屈曲（FADIRF）．

5）等尺性抵抗運動検査

　a．背臥位
- 屈曲，外転，内転．
- 内旋（膝関節を屈曲したまま），外旋（膝関節を屈曲したまま），膝関節屈曲，膝関節伸展．

　b．腹臥位
- 伸展．

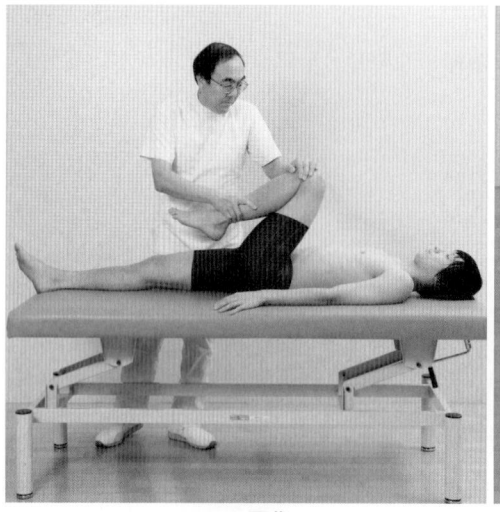

a．屈曲 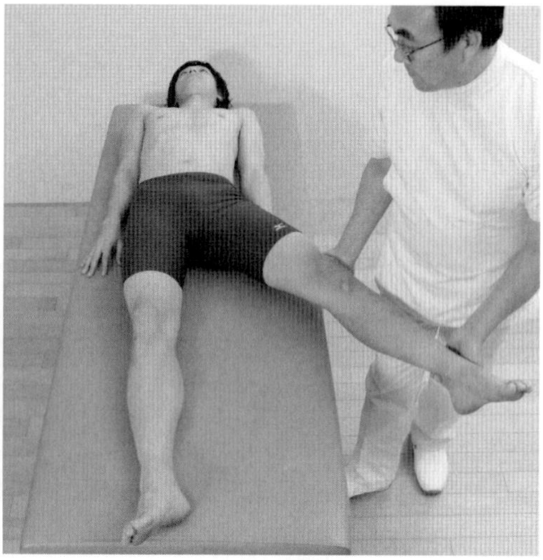　　　　　　　　　　b．外転

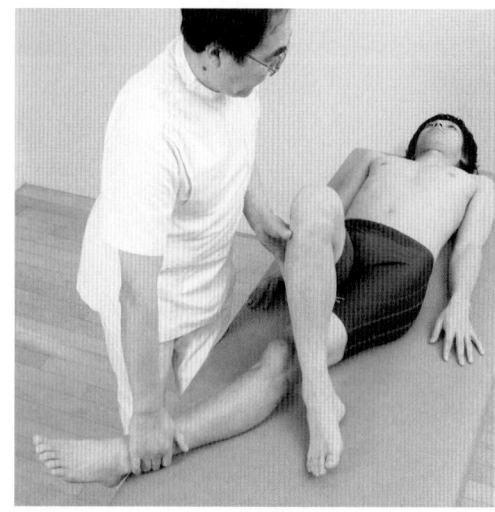

c．内転 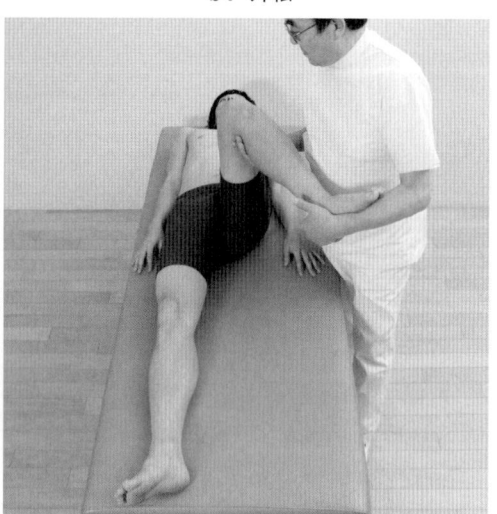　　　　　　　　　　d．内旋（膝関節を屈曲したまま）

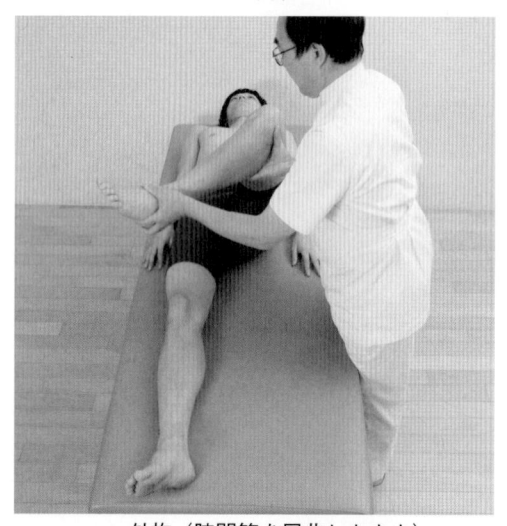

e．外旋（膝関節を屈曲したまま）

図 6-3 股関節の他動運動（背臥位）

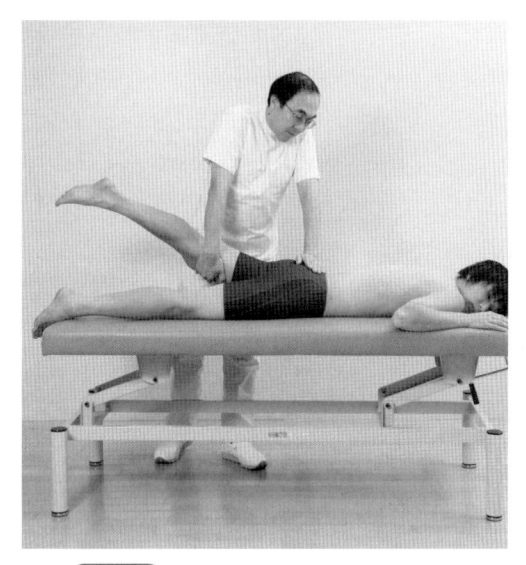

図 6-4　股関節の他動運動（腹臥位）

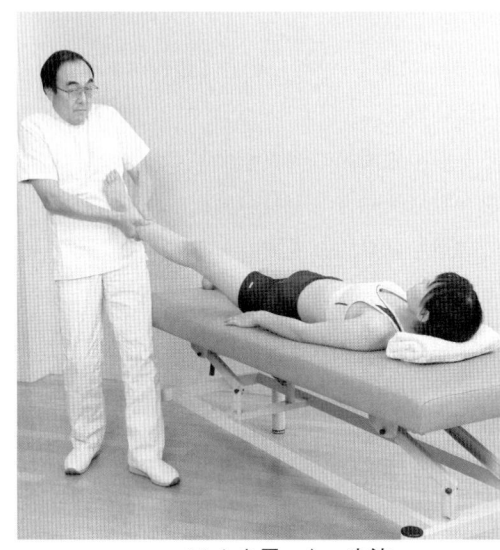

a．ベルトを用いない方法　　　　　　　　b．ベルトを用いた方法

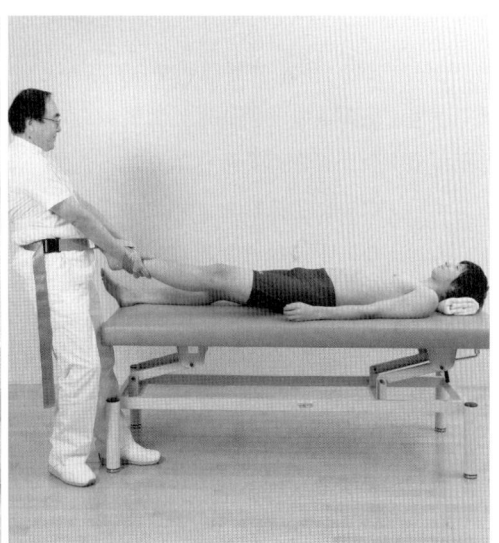

図 6-5　股関節の荷重面の離開

4．評価・治療手技の実際

1）股関節の荷重面の離開（longitudinal distraction）〔下方への牽引（longitudinal traction）〕（図 6-5）

対 象 者：背臥位．両側の腸骨をストラップで治療台に固定する．関節は最大緩みの肢位（30°屈曲・30°外転・軽度外旋）．

治 療 者：対象者の足部に向かって立つ．両手で下肢遠位端をつかむ．母指は腹側，手指は後面を保持する．

手　　技：両手で大腿骨頭と寛骨臼とを引き離す．この時，治療者は両肘関節を伸ばしたまま，体

Ⅰ　股関節　235

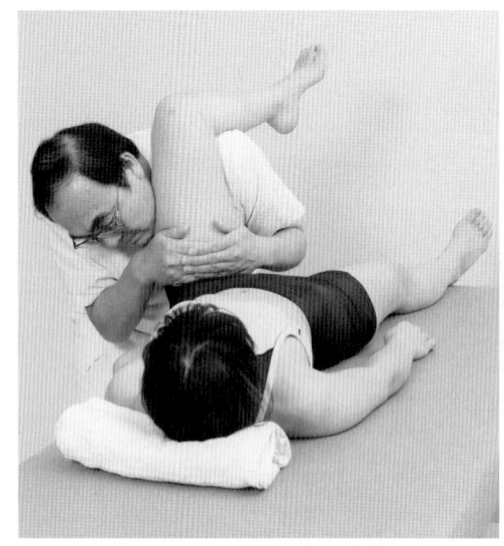

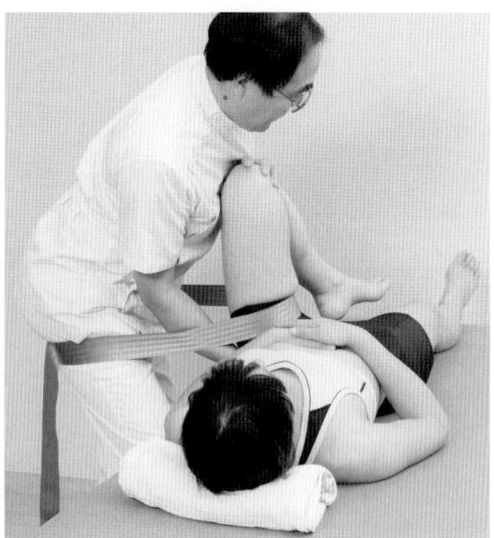

a．ベルトを用いない方法　　　　　b．ベルトを用いた方法

図 6-6　股関節治療面の離開

重を利用して対象者から遠ざかるように後ろに傾く．必要に応じて治療ベルトを用いる．
適　　用：股関節の一般的運動制限がある場合に用いる．
特記事項：股関節牽引を行うにあたっては，あらかじめ膝関節の検査を行っておかなければならない．すなわち，この手技は膝関節を介して長軸方向の力が加えられるからである．この手技は股関節の牽引を行ううえでは最も効果的な手技である．

2) 股関節治療面の離開 (lateral distraction) 〔外側へ滑り (lateral glide)〕（図 6-6）

対　象　者：背臥位．両側の腸骨をストラップで治療台に固定する．下肢を治療者の肩にのせて，股関節を 90°屈曲させる．30°外転・軽度外旋．
治　療　者：対象者のわきで治療台に向かって立つ．両手で大腿のできるだけ近位部を内側と外側より包み込む．
手　　技：両手で大腿骨頭と寛骨臼を引き離す．治療者は対象者の大腿後面を肩に保持して，傾けるようにして下前外側に引く．必要に応じて治療ベルトを用いる．この場合，治療面に対して正確に直角方向に力を加えると，ベルトの一部が大腿の軟部組織を圧迫して痛みが生じる．したがって，この手技では大腿骨長軸に対して直角方向へ力を加える．
適　　用：股関節の一般的運動制限がある場合には用いる．

3) 股関節の背側（後方）への滑り〔dorsal (posterior) glide〕（図 6-7）

対　象　者：背臥位．股関節を治療台の端にのせる．対象者は骨盤の安定性をよくするために，反対側の下肢を曲げ，両手で大腿を保持する．関節は最大緩みの肢位（30°屈曲・30°外転・軽度外旋）．

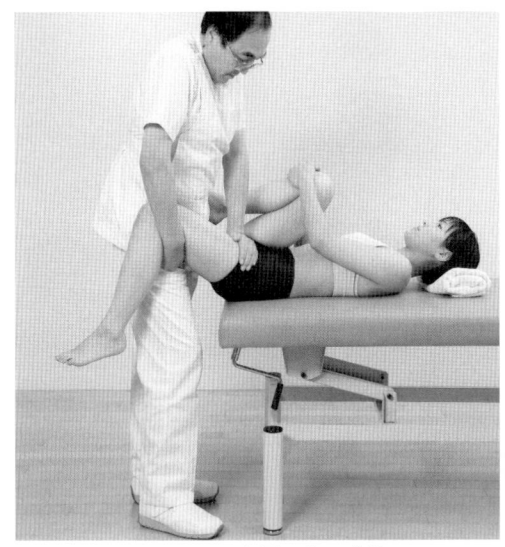

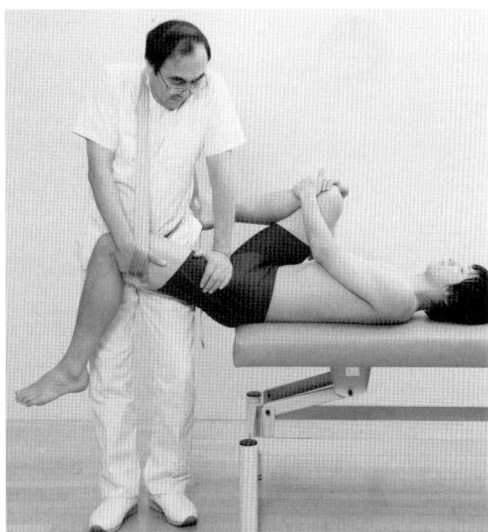

a．ベルトを用いない方法　　　　　　b．ベルトを用いた方法

図 6-7　股関節の背側（後方）への滑り

治 療 者：対象者の大腿内側に立つ．治療者の大腿の重さを支持するために，ベルトを対象者の大腿遠位に回し，治療者の肩にかけるとよい．遠位手は大腿遠位後面を外側より保持する．ベルトを用いる時はベルトと大腿の間に手を入れる．近位手は大腿近位前面にあてる．
手　　技：遠位手は下肢を保持し，運動を制御する．近位手は肘関節を伸展して保持し，両膝関節を屈曲することにより後方への力を加える．
適　　用：股関節の屈曲制限，内旋制限がある場合に用いる．

4）股関節の腹側（前方）への滑り（図6-8）

対 象 者：腹臥位．体幹を治療台にのせて休ませ，股関節を治療台から出す．反対側の足は床につく．関節は最大緩みの肢位（30°屈曲・30°外転・軽度外旋）．
治 療 者：対象者の大腿内側に立つ．対象者の下肢の重さを保持するためにベルトを用いるときは，ベルトを対象者の大腿遠位に回し，治療者の肩にかける．遠位手は対象者の下肢を下腿遠位端で保持する．近位手は大腿近位後面で殿部のすぐ下に当てる．
手　　技：遠位手は下肢を保持し，運動を制御する．近位手は肘関節を伸展位にしたまま両膝関節を曲げることにより，前方への力を加える．
適　　用：股関節の伸展制限，外旋制限がある場合に用いる．

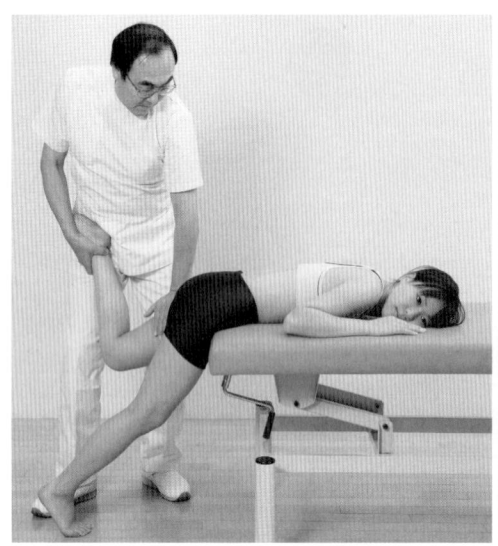

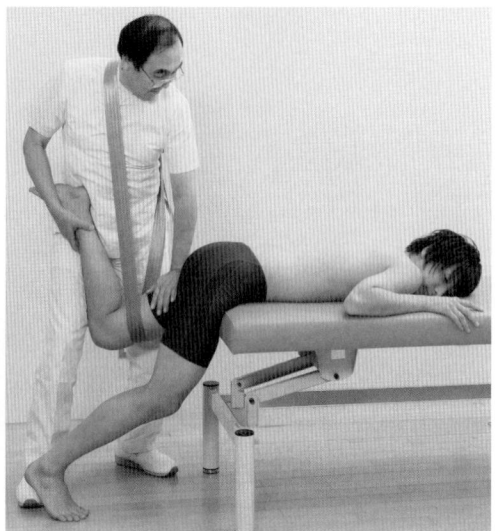

a．ベルトを用いない方法　　　　　　　　b．ベルトを用いた方法

図 6-8　股関節の腹側（前方）への滑り

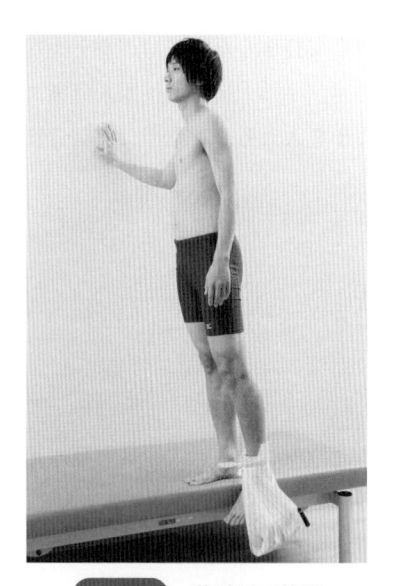

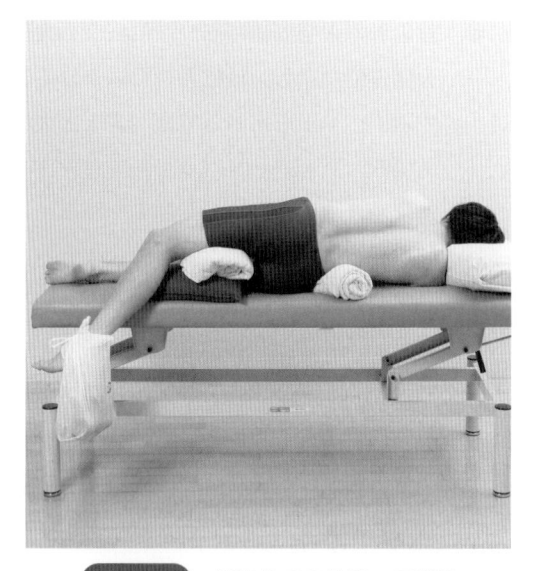

図 6-9　荷重面の離開　　　　　図 6-10　側臥位での外側への離開

5．自己治療

1）自己モビライゼーション

a．荷重面の離開

①治療側に重錘バンドを付けて反対側の膝を椅子にのせ離開する．
②治療側に重錘バンドを付けてふみ台などに上がり，反対側で立って離開する（図6-9）．
③家庭で行う時には，重錘バンドの代わりにビニール袋に水の入ったペットボトルなどを入れて下腿遠位に付けるように指導する．

b．側臥位での外側への離開（図6-10）
①治療側を上にした側臥位になり，大腿近位に硬いクッションやロールタオルを挟む．
②下腿遠位に重りを付けて下腿を台の端から出し，股関節伸展・内転位となるようにして外側への離開力を加える．

2）自己ストレッチング
自己モビライゼーションで股関節の遊びを出してから，股関節周囲のストレッチングを行う．

II　膝

1．機能解剖

膝関節（knee joint）は人体最大の関節で，関節体は大腿骨の内側顆・外側顆と脛骨の内側顆・外側顆であり，膝蓋骨もその構成に関与している（図6-11）[1,3]．大腿骨と脛骨の関節面はよく適合していないため，軟骨が比較的厚く覆い，関節半月（menisci）が挿入されてうまく適合している[1]．臨床的には膝蓋大腿関節（patellofemoral joint）と大腿脛骨関節（femorotibial joint）に分けられる[1]．
膝関節では屈曲・伸展，および屈曲位では下腿軸を中心とする回旋も行う[1]．伸展最終域に達する前の最後の10°で下腿は約5°外旋し[1]，完全伸展位からの屈曲では内旋する．

1）大腿脛骨関節
a．関節の種類
・滑膜性関節，卵形関節（顆状関節，蝶番関節）．

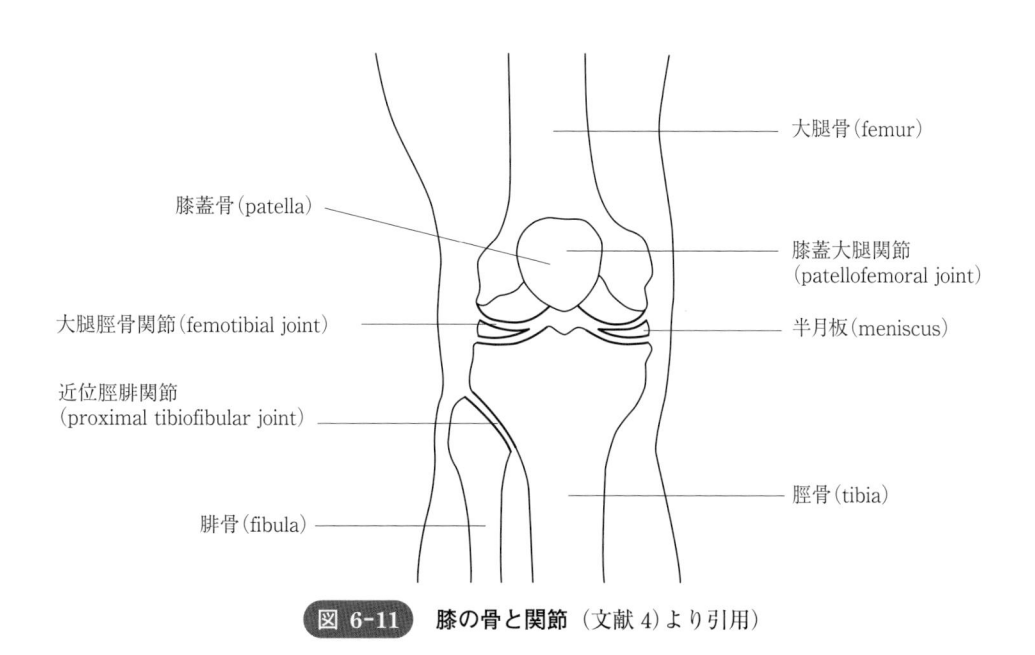

図 6-11　膝の骨と関節（文献4）より引用）

図中ラベル（a．膝蓋骨をとり膝関節屈曲した状態（前面））：
- 腸脛靱帯（iliotibial band）
- 外側半月板（lateral meniscus）
- 外側側副靱帯（lateral collateral ligament）
- 膝横靱帯（transverse ligament of meniscus）
- 膝蓋靱帯（patellar tendon）
- 後十字靱帯（posterior cruciate ligament）
- 前十字靱帯（anterior cruciate ligament）
- 内側半月板（medial meniscus）
- 深部線維（deep fibers）
- 浅部線維（superficial fibers）
- 内側側副靱帯（medial collateral ligament）
- 鵞足停止部〔半腱様筋（semitendinous muscle），縫工筋（sartorius muscle），薄筋（gracilis muscle）〕

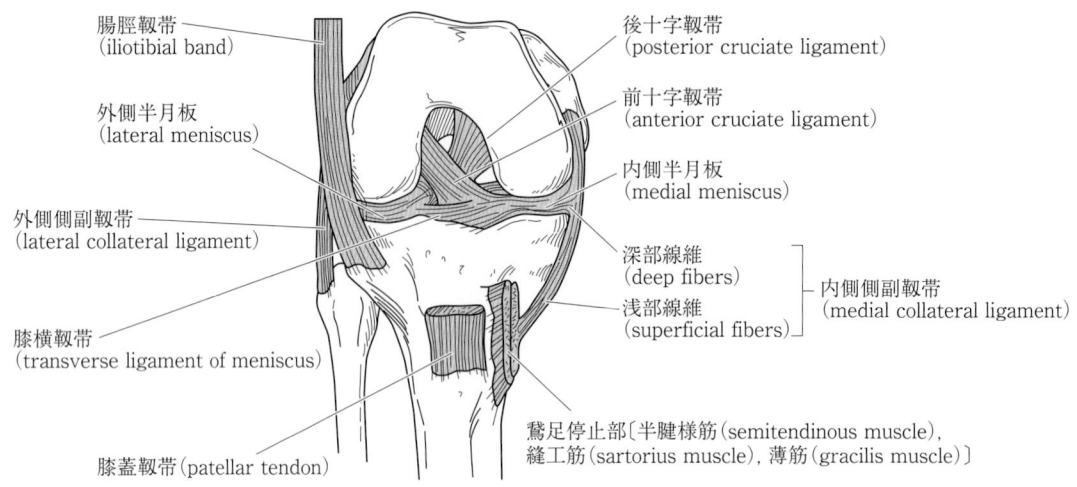

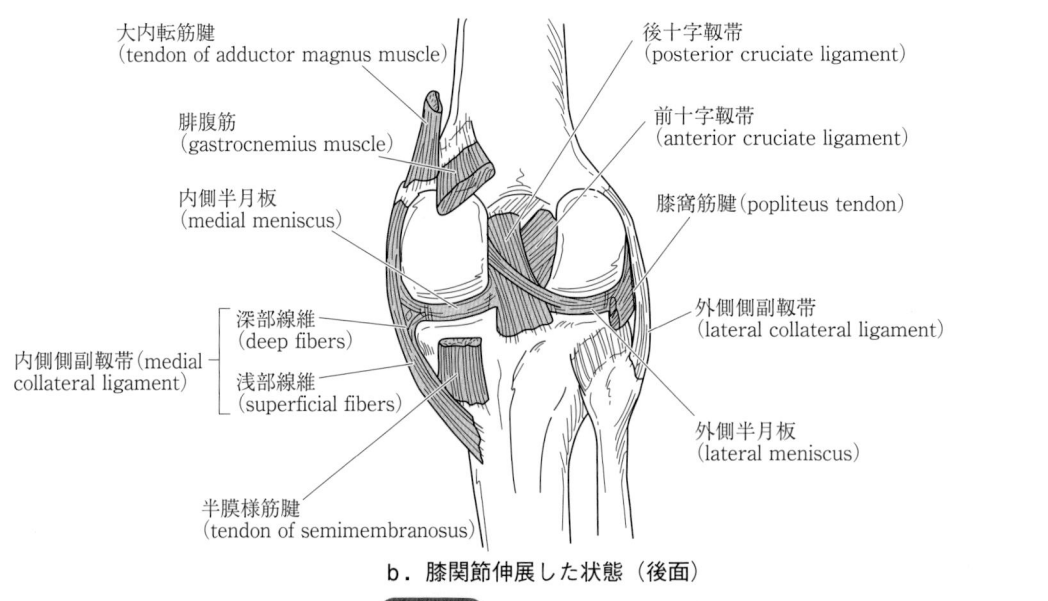

a．膝蓋骨をとり膝関節屈曲した状態（前面）

図中ラベル（b．膝関節伸展した状態（後面））：
- 大内転筋腱（tendon of adductor magnus muscle）
- 腓腹筋（gastrocnemius muscle）
- 内側半月板（medial meniscus）
- 内側側副靱帯（medial collateral ligament）
- 深部線維（deep fibers）
- 浅部線維（superficial fibers）
- 半膜様筋腱（tendon of semimembranosus）
- 後十字靱帯（posterior cruciate ligament）
- 前十字靱帯（anterior cruciate ligament）
- 膝窩筋腱（popliteus tendon）
- 外側側副靱帯（lateral collateral ligament）
- 外側半月板（lateral meniscus）

b．膝関節伸展した状態（後面）

図 6-12　膝の筋の付着と靱帯

- b．関節面の形状と方向
  - 大腿骨内側顆・外側顆：凸，尾側を向く．
  - 脛骨内側顆・外側顆：凹，頭側を向く．
- c．靱　帯（図6-12）
  - 外側膝蓋支帯（fibular patellar retinaculum），内側膝蓋支帯（tibial patellar retinaculum），内側側副靱帯（MCL：medial collateral ligament），外側側副靱帯（LCL：lateral collateral ligament），斜膝窩靱帯（oblique popliteal ligament），弓状膝窩靱帯（arcuate popliteal ligament），前十字靱帯（ACL：anterior cruciate ligament），後十字靱帯（PCL：posterior cruciate ligament）．
- d．骨運動と構成運動
  - 屈曲：脛骨—大腿骨上を最大伸展から最初の15～20°屈曲時に内旋し，後方に転がり後方へ

滑走する．
- 伸展：脛骨―大腿骨上を前方に転がり前方へ滑走し，伸展最終可動域 15〜20°で外旋する．

e．緩みの肢位
- 25°屈曲．

f．締まりの肢位
- 完全伸展，脛骨外旋．

g．関節包パターンによる制限
- 屈曲＞伸展．

2）膝蓋大腿関節

a．関節の種類
- 滑膜性関節，鞍関節．

b．関節面の形状と方向

ⅰ）水平面
- 大腿骨膝蓋面：凹，腹側を向く．
- 膝蓋骨関節面：凸，背側を向く．

ⅱ）矢状面
- 大腿骨膝蓋面：凸，腹側を向く．
- 膝蓋骨関節面：凹，背側を向く．

c．骨運動と構成運動
- 屈曲：膝蓋骨―大腿骨膝蓋面上を下方へ滑走する．
- 伸展：膝蓋骨―大腿骨膝蓋面上を上方へ滑走する．

d．緩みの肢位
- 完全伸展．

e．締まりの肢位
- 完全屈曲．

f．関節包パターンによる制限
- 屈曲＞伸展．

2．病態生理

保存的治療が適用になる膝関節の損傷や障害には，可動域制限をきたす変形性関節炎（OA：osteoarthritis），関節リウマチ（RA：rheumatoid arthritis），固定後の低可動性，膝蓋大腿関節機能異常，靱帯損傷，半月板損傷などがある．

1）可動域制限

膝関節の可動域制限は，OA，RA，外傷後の固定などにより生じる．

a．変形性関節炎

OA は退行変性であり，荷重関節に多発する．痛み，筋力低下，可動域制限により機能障害や能力障害をきたす．原因としては太りすぎ，関節の外傷，発達障害による変形，大腿四頭筋の筋力低下，異常な脛骨の回旋などが関連因子となり変形が進行する[4]．

b．関節リウマチ

RA の初期では手や足の変形が顕著であるが，進行するに従って膝も変形してくる[4]．

c．固定後の低可動性

骨折や手術後に固定すると，数週かそれ以上経過すると関節包，筋，軟部組織が拘縮し，運動が制限される．また，癒着によって膝蓋骨の尾側への滑りが制限されると，膝関節屈曲制限および膝蓋骨が大腿骨に圧迫されて痛みの原因となる[4]．膝関節伸展時では大腿四頭筋の収縮に伴って膝蓋骨が近位に滑らないと，自動伸展運動時の伸展ラグが起こる[4]．

2）膝蓋大腿関節機能異常

膝蓋大腿関節の病理学は，膝蓋軟骨軟化症（chondromalacia patellae）や膝蓋大腿痛症候群（patellofemoral pain syndrome）のように，非常に包括的な用語で表現されてきたため，鑑別診断が困難であった[4]．解剖学的構造や生体力学的変化による機能異常を基にしたより明確な分類は以下のようになる[4]．

a．膝蓋大腿不安定症

膝蓋大腿不安定症（patellofemoral instability）は，単独あるいは再発を繰り返す亜脱臼や脱臼を含んでいる．異常な Q 角，滑車の形成異常（溝が浅いか大腿骨外側顆が扁平），膝蓋骨高位（図 6-13c），外側支帯の緊張，内側安定筋である内側広筋斜頭の不全などが原因となる．通常，外側へは不安定となる．

b．アライメント異常や生体力学的機能異常による膝蓋大腿痛

大腿骨の外捻，膝蓋骨の外側捻転，外反膝，足部の過回内などによる機能的 Q 角異常が原因となる．また，外側支帯の緊張，内側広筋斜頭の弱化，膝蓋骨高位（アルタ），膝蓋骨低位（バジャ），滑車形成異常も関係する（図 6-13）．このような原因により膝蓋骨は異常な軌道を滑り，大腿四頭筋が収縮するタイミングも異常になる．

c．アライメント異常のない膝蓋大腿痛

次のような損傷が膝前面の痛みの原因となる．

- 軟部組織損傷：ヒダ症候群（plica syndrome），脂肪帯症候群（fat pad syndrome），膝蓋腱炎・四頭筋腱炎（tendinitis of the patellar or quadriceps tendons），腸脛靱帯摩擦症候群（iliotibial band friction syndrome），膝蓋前滑液包炎（prepatellar bursitis）．
- 内側・外側支帯の緊張，膝蓋骨圧迫症候群．
- 膝蓋骨・大腿骨滑車の離断性骨軟骨炎．
- 外傷性膝蓋軟骨軟化症．
- 膝蓋大腿骨関節炎．
- 骨端炎：Osgood-Schlatter 病，Sinding-Larsen-Johansson 症候群．

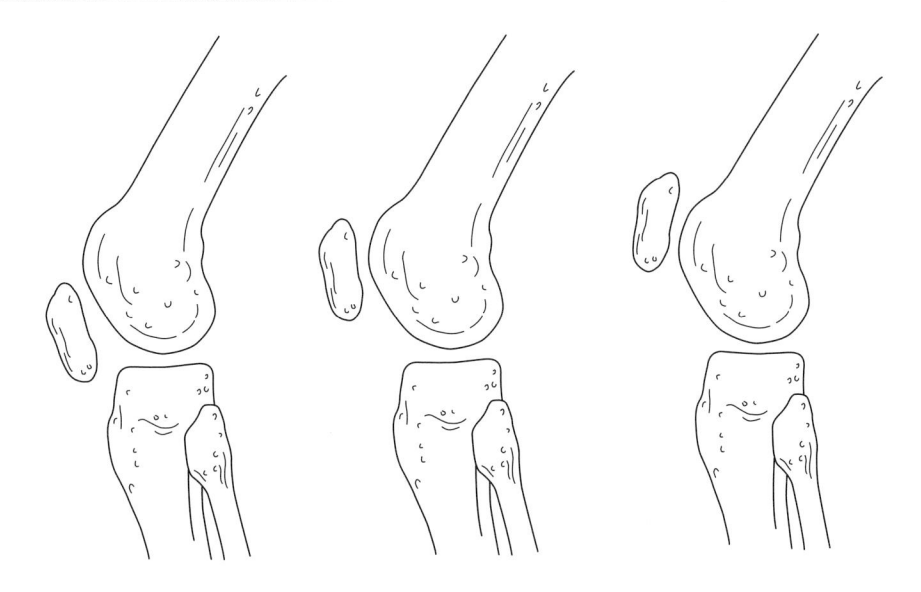

a. 膝蓋骨低位(patella baja)　　b. 膝蓋骨位置正常　　c. 膝蓋骨高位(patella alta)

図 6-13　膝蓋骨の位置（文献 9）より引用）

正常な膝蓋骨の位置は，膝関節 45°屈曲した時に機能的で減速力を発揮し，大腿骨前面に正しく接する（b）．低い位置にある状態を膝蓋骨低位（a），高い位置にある状態を膝蓋骨高位（c）といい，正常な力を発揮するには効率が悪い

・症候性二分裂膝蓋骨．
・外傷．

3）靱帯損傷

膝関節の靱帯損傷では，ACL 損傷が最も発生頻度が高い．また，同時にその他の靱帯も損傷することがある．

a．前十字靱帯

ACL 損傷には接触損傷と非接触損傷があり，接触損傷は膝関節の外側に外反力が加わって損傷することが多い．この場合，ACL 単独損傷だけでなく，内側側副靱帯と内側半月板を同時に損傷することもある（不幸の三徴 "unholy triad"）[4]．

b．後十字靱帯

通常，PCL は膝関節屈曲位で脛骨前面を強く打つことで損傷する．自動車のダッシュボードにぶつけたり，膝関節屈曲位で転倒して打ちつけたりした場合などで起こる[4]．

c．内側側副靱帯

MCL 損傷は，外反力が膝関節の内側裂隙に加わった時に発症する[4]．

d．外側側副靱帯

LCL 損傷は，内反力が膝関節に加わった時に発症する[4]．

4）半月板損傷

内側半月板損傷のほうが外側半月板損傷より発症頻度が高い[4]．グラウンドやコート上で足部が動かない状態で，大腿骨が内旋する時に損傷しやすい．しばしば，ACL 損傷に合併して起こる[4]．

3．機能障害と評価

1）病　歴

身体的問題の特徴や部位を聞くことは，最も適切な理学的検査を行ううえで重要になる．また，主観的な情報は障害の程度を決定したり，ベースラインを記録したりするうえでも重要である．最近発症した外傷に対する質問と慢性的な障害の場合の重要な質問を以下に示す[6]．

a．外傷時の質問

- どのようにしてケガをしましたか？　できるだけ正確に説明してください．ケガをした時は音がしましたか？
- 膝は腫れましたか？　腫れたのはケガをしてどのくらい経ってからですか？　どこが腫れましたか？
- ケガをした直後からどのくらい経ってから活動を続けることができましたか？　歩けましたか？　競技中にケガをした場合，移動するのに担架やその他の助けを必要としましたか？

b．慢性的障害の質問

- 膝に異音がしますか？　音がする場合，その症状は現在の障害の発症と関係がありますか？
- 膝がロックしたり，ゆがんだり，折れたりすることがありますか？　ある場合，何か特定の状況においてですか？　その原因となる特定の活動がありますか？
- 階段昇降する時は問題がありますか？
- 走れますか？　後ろに走ったり，すばやく止まったり，すばやく方向を変えた時に，なんらかの影響がありますか？

2）観察と視察

対象者が主観的評価で特定の機能障害について述べていたら，特定の活動をしてもらうことでより客観的な評価に結びつく．

a．歩　行

異常はないか．跳んだり，走ったり，急に方向を変えたり，突然止まったりできるか．

b．固有受容器

開眼・閉眼で片足立ちをしてもらい，固有受容器の機能をみる．

c．機能的動作

関節の過敏性（イリタビリティー）が低い場合，特定の運動や活動をしてもらって痛みが再現するかどうかをみる．スクワット，バランスリーチテスト，ランジの距離，片脚スクワット，片足跳び，階段・段差昇降，方向転換などで検査する．

d．姿勢評価

体形やアライメント（前方・側方）を，立位，座位，背臥位で評価する．

e．皮膚や軟部組織の状態

皮膚の色や質感，腫脹，熱感などに注意する．

3）自動運動検査

a．非荷重での膝関節屈曲-伸展

可動域，運動時の軋轢音の有無，可動域と痛みの出現，下腿の回旋などに注意する．

b．荷重位での一側下肢の屈曲-伸展

受傷直後ではなく，可能な時に一側下肢でハーフスクワットを実施する．完全伸展可能か，疲労するまで何回できるか，膝折れの傾向はないか，膝蓋大腿関節や大腿脛骨関節で軋轢音が出ないか，痛みが誘発されるかなどに注意して行う．

4）他動運動検査

自動運動と他動運動での症状を比較することで，非収縮性組織（関節）の損傷か，収縮性組織（関節外の筋・腱）の損傷かを評価する．

a．屈曲-伸展

可動域を検査し，制限がある場合は関節包パターンか，非関節包パターンかを鑑別する．痛みが再現されるかどうか，最終域感，軋轢音にも注意して行う．

b．組み合わせ運動

- 屈曲-内転：最も痛みを誘発しやすい．
- 過伸展：対象者を背臥位にして一側の手で膝関節を保持し，他側手で踵を持ち，下腿を過伸展する（通常は15°）．次に，膝関節外転あるいは内転と組み合わせる．

c．内旋-外旋（軸回旋）

対象者は座位になり，最初は膝関節90°屈曲位で行い，次に完全伸展の手前で行う．正常の最終域感は組織の伸張である．膝関節屈曲位で可動域が増大していれば回旋不安定性があり，可動域が減少していれば関節内のさまざまな障害が考えられる．

対象者を背臥位にして下腿を完全伸展の手前まで伸展させながら内旋・外旋を加える．外旋の過可動性がある場合は，MCL あるいは関節包の後内側の断裂の可能性がある．外旋時の痛みは環状靱帯か，MCL 損傷の可能性がある．外反ストレスを加えることで MCL は緊張するが環状靱帯は緊張しないので鑑別できる．

d．股関節との関係

- SLR，内転筋・外転筋の柔軟性検査，Ober テスト．

5）等尺性抵抗運動検査

膝関節周囲で傷害を受けやすい次の筋・腱を検査する．長脛靱帯の停止部，鵞足，大腿二頭筋停止部，大腿四頭筋（打撲による損傷が多い）に行う．

6）特殊検査

膝関節には多くの特殊検査がある．ここでは重要な検査項目のみをあげる．

a．半月板損傷の検査

McMurray テスト，Apley テスト，Steinmann 徴候などがある．

b．ヒダの検査

膝蓋内側滑膜ヒダテスト，ヒューストン滑膜ヒダテスト（Haeghston's pilica test）などがある．

c．膝蓋骨スタビリティー検査

Fairbank アプリヘンションテスト，他動的内・外側滑りテスト，他動的膝蓋骨傾斜テスト，他動的外側滑りテストがある．

d．膝蓋大腿関節機能異常の検査

膝蓋軟骨軟化症の McConnell テスト，膝蓋骨圧迫テスト（patellargrind test），膝蓋骨不安感テスト（patellar apprehension test）などがある．

e．靱帯損傷の検査

ACL 損傷の検査（Lachman テスト，前方引き出しテスト，N-テスト），PCL の検査（落ち込み徴候），MCL では外反ストレステスト（膝関節伸展位，30°屈曲位），LCL では内反ストレステストがある．

4．評価・治療手技の実際

1）膝蓋大腿関節 ▶MOVIE

a．膝蓋骨の尾側への滑り（図 6-11a）

対　象　者：背臥位．膝関節は伸展位にする（砂のうなどを用いて膝関節伸展制限のある角度で保持する）．

治　療　者：対象者の股関節の位置で尾側へ向かって立つ．内側手は手掌基部を膝蓋骨の頭側に置く．外側手は内側手を補強する．

手　　　技：治療者は肘関節を伸展したまま手を傾けることにより，内側手の手掌基部で膝蓋骨に尾側方向への力を加える．

適　　　用：膝関節屈曲制限がある場合に用いる．

特記事項：膝関節の屈曲制限は膝関節のモビリティーテストおよび側副靱帯の滑りと関連が強い．治療者は，加える力の方向により膝蓋骨が大腿骨に対して圧迫されないことを銘記しなければならない．

b．膝蓋骨の頭側への滑り（図 6-11b）

対　象　者：背臥位．膝関節は伸展位にする（膝関節の制限角度に応じて砂のうなどで保持する）．

治　療　者：対象者の足部の位置で頭側へ向かって立つ．内側手は手掌基部を膝蓋骨の尾側に置く．外側手は内側手を補強する．

手　　　技：内側手は，肘関節を伸展し，そのまま手を傾けることで手掌基部で膝蓋骨に頭側方向への力を加える．

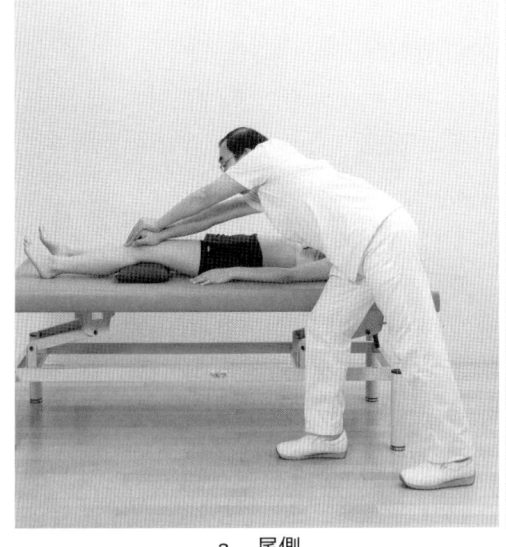

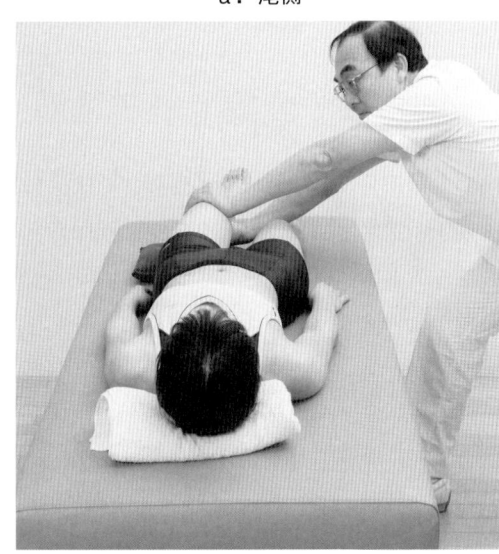

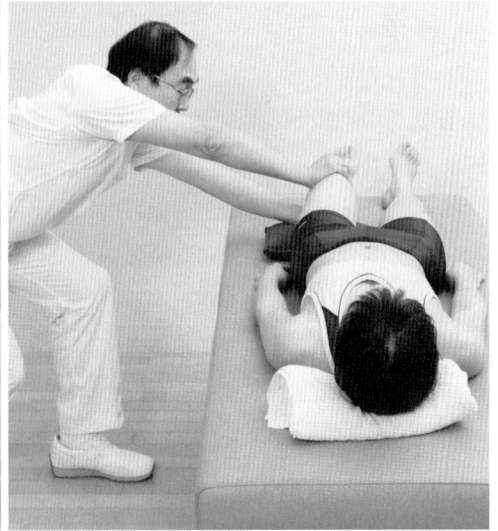

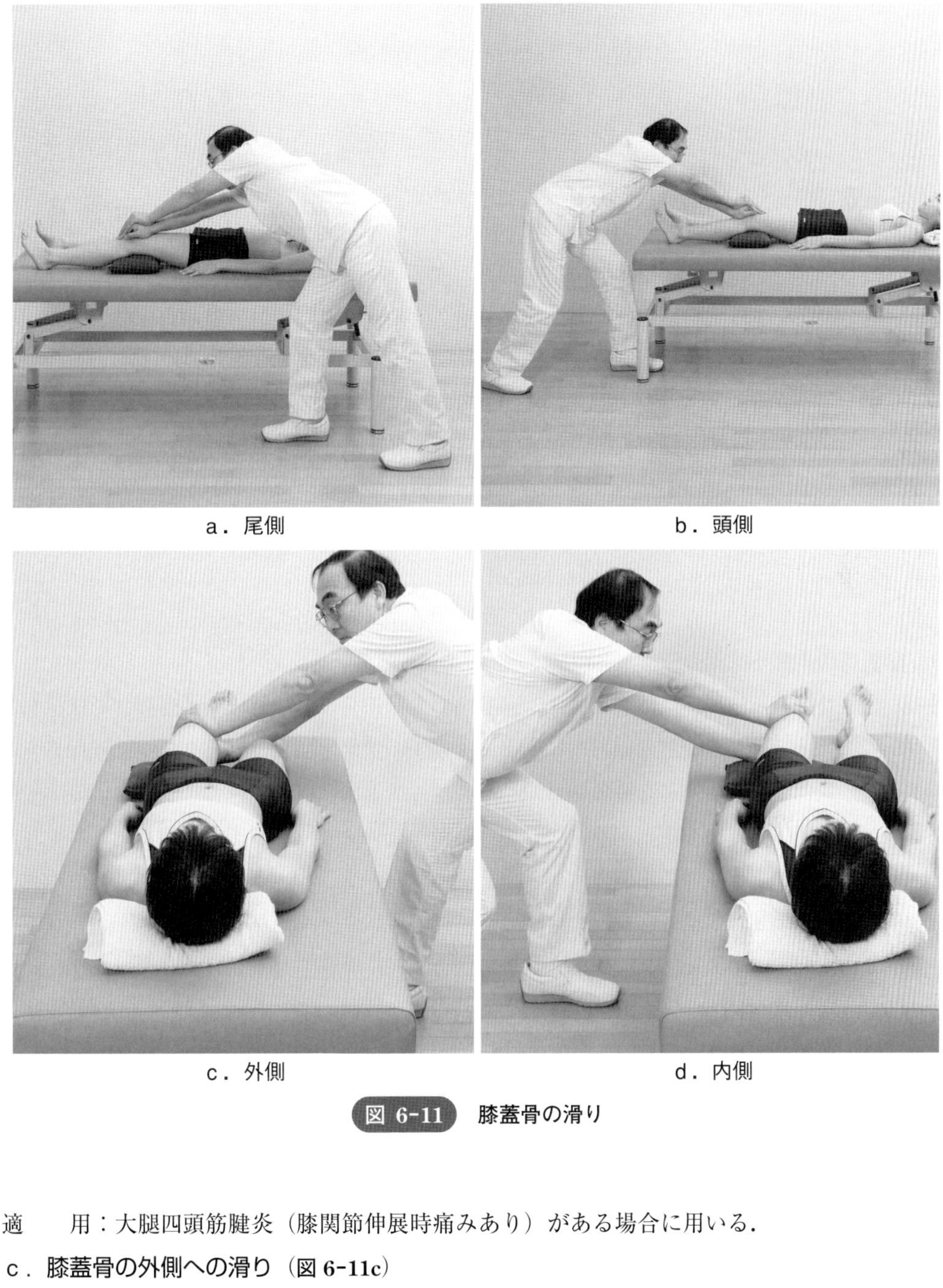

| a. 尾側 | b. 頭側 |
| c. 外側 | d. 内側 |

図 6-11　膝蓋骨の滑り

適　　用：大腿四頭筋腱炎（膝関節伸展時痛みあり）がある場合に用いる．

c．膝蓋骨の外側への滑り（図6-11c）

対 象 者：背臥位．膝関節は伸展位にする（膝関節の制限角度に応じて砂のうなどで保持する）．

治 療 者：対象者のわきで膝関節内側に向かって立つ．背側手は大腿骨遠位を背側より保持する．腹側手は手掌基部を膝蓋骨内側へ置く．

手　　技：背側手は大腿骨を固定する．腹側手は肘関節を伸展し，そのまま傾けることにより，手掌基部で膝蓋骨に外側方向への力を加える．

適　　用：膝関節屈曲制限がある場合に用いる．

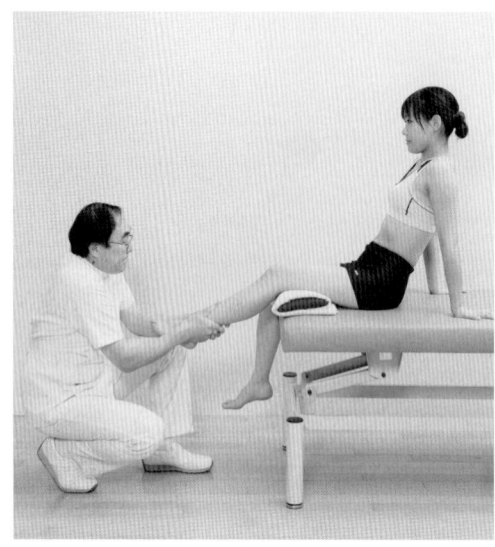

a．授動ベルトを用いない方法 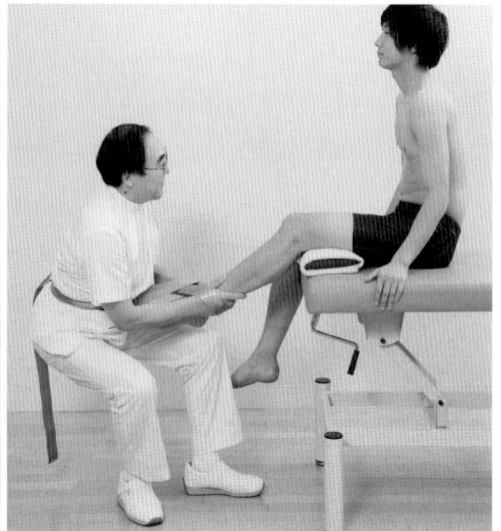　　　　　　b．授動ベルトを用いる方法

図 6-12 脛骨の離開

d．膝蓋骨の内側への滑り（図6-11d）

対 象 者：背臥位．膝関節は伸展位にする（膝関節の制限角度に応じて砂のうなどで保持する）．

治 療 者：対象者のわきで膝関節外側に向かって立つ．背側手は大腿遠位を背側より保持する．腹側手は手掌基部を膝蓋骨外側へ置く．

手　　技：背側手は大腿を固定する．腹側手は肘関節を伸展し，そのまま傾けることにより，手掌基部で膝蓋骨に内側方向への力を加える．

適　　用：膝関節屈曲制限がある場合に用いる．

2）大腿脛骨関節

a．脛骨の離開（図6-12）

対 象 者：座位．膝を治療台の端にのせる．関節は最大緩みの肢位（25°屈曲）が基本．応用として他の肢位．

治 療 者：座位または立位．対象者の膝に向かう．両手で下腿遠位を保持する（必要に応じてベルトで治療台に大腿遠位を固定する）．必要に応じて授動ベルトを対象者の下腿遠位に付け，両手をベルトと下腿の間に入れる．治療者は授動ベルトの輪の中に立つ．

手　　技：治療者は後方へ体を傾けるようにして，対象者の膝関節に長軸方向の離開力を加える．

変　　法：膝関節の開始肢位を変える．
　　　　　①伸展位―関節包後側を緊張させる（伸展を増す）．
　　　　　②屈曲位―関節包前側を緊張させる（屈曲を増す）．

適　　用：一般的な運動制限がある場合に用いる．

b．脛骨の前方への滑り①（図6-13a）

対 象 者：座位．関節は最大緩みの肢位（25°屈曲）が基本．応用として他の肢位．

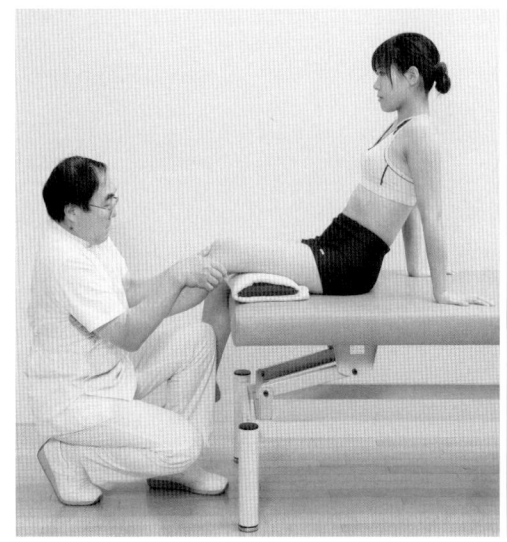

a．座位の方法　　　　　　　　　　　b．背臥位の方法

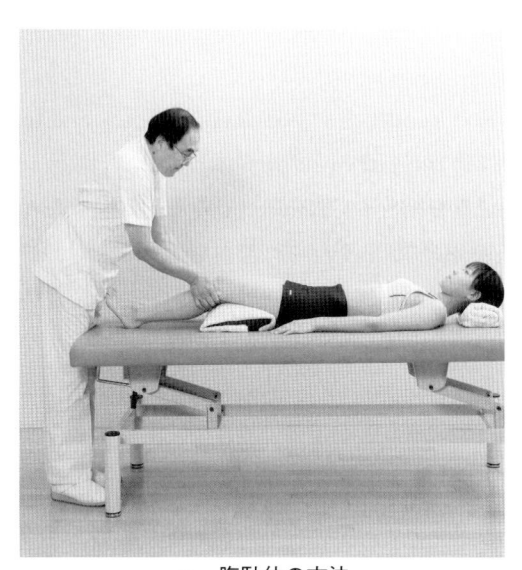

c．腹臥位の方法

図 6-13　脛骨の前方への滑り

治 療 者：対象者の足方にて下腿腹側に向ってしゃがむ．両手の手指で脛骨近位後面を保持する．
手　　技：両手で脛骨を前方へ引く（前方引き出しの要領で）．伸張モビライゼーションをする時は大腿遠位をストラップで固定する．
変　　法：膝関節の開始位置を変える．この際，ベルトや砂のうなどを用いて固定する．
　　　　　①伸展―関節包後側を緊張させる（伸展を増す）．
　　　　　②回旋―関節包後内側（外旋）と後外側（内旋）を緊張させる（伸展を増す）．
適　　用：膝関節伸展制限がある場合に用いる．

c．脛骨の前方への滑り②（図 6-13b）

対 象 者：腹臥位．関節は砂のうなどを用いて緩みの肢位にする．

Ⅱ　膝

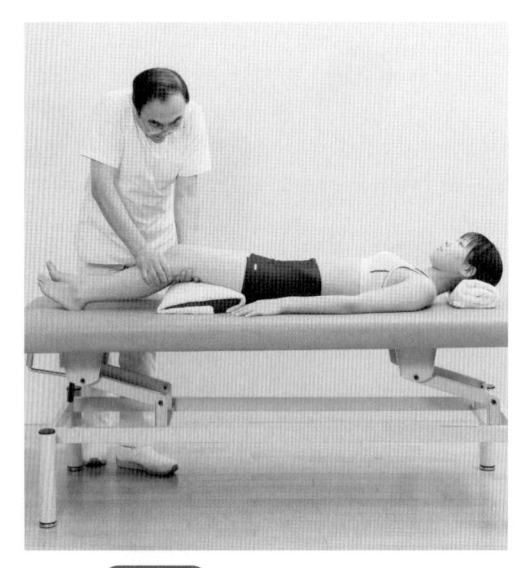

図 6-14　脛骨の後方への滑り

治　療　者：対象者のわきに立ち，近位手は大腿骨遠位を固定し，遠位手は下腿遠位を保持する．
手　　　技：遠位手で脛骨に前方への滑りを加える．
変　　　法：膝関節の開始位置を変える．この際，ベルトや砂のうなどを用いて固定する．
　　　　　　①伸展―関節包後側を緊張させる（伸展を増す）．
　　　　　　②回旋―関節包後内側（外旋）と後外側（内旋）を緊張させる（伸展を増す）．
適　　　用：膝関節伸展制限がある場合に用いる．

d．脛骨の前方への滑り③（図 6-13c）

対　象　者：背臥位．関節は砂のうなどを用いて緩みの肢位にする．
治　療　者：対象者の足方に立ち，両手の手指で下腿近位を後方から保持する．
手　　　技：両手で脛骨に前方への滑りを加える．伸張モビライゼーションを行う時は大腿遠位をベルトで固定する．
変　　　法：膝関節の開始位置を変える．この際，ベルトや砂のうなどを用いて固定する．
　　　　　　①伸展―関節包後側を緊張させる（伸展を増す）．
　　　　　　②回旋―関節包後内側（外旋）と後外側（内旋）を緊張させる（伸展を増す）．
適　　　用：膝関節伸展制限がある場合に用いる．

e．脛骨の後方への滑り（図 6-14）

対　象　者：背臥位．関節は最大緩みの肢位（25°屈曲）が基本．応用として他の肢位．
治　療　者：対象者のわきで膝の外側に向かって立つ．近位手は膝関節周囲後方を内側より包み込む．遠位手は脛骨前方の近位部を保持する．その際，示指と母指間の水かきの部分を脛骨粗面に置く．
手　　　技：近位手は大腿骨を固定し，遠位手は脛骨に後方への力を加える．
変　　　法：膝関節の開始位置を変える．

a．座位のベルトを用いない方法　　　b．座位のベルトを用いる方法　　　c．側臥位の方法

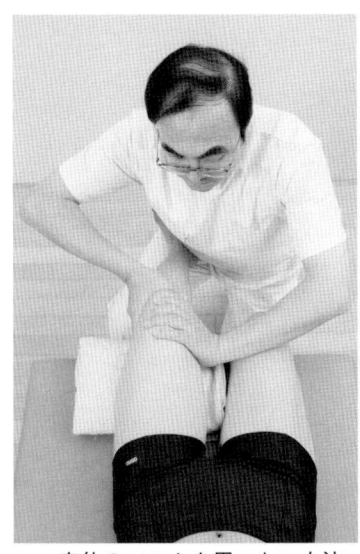

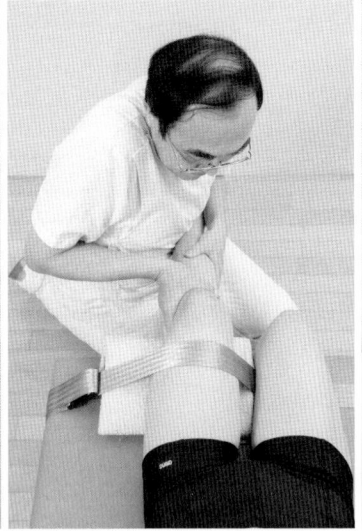

図 6-15　脛骨の内側への滑り

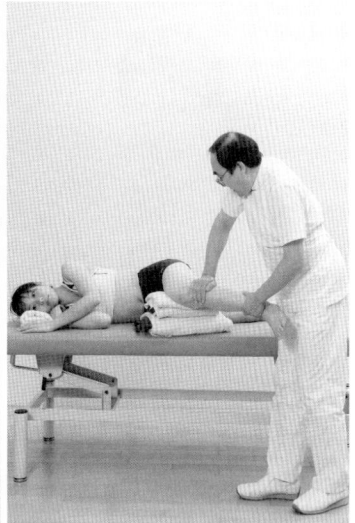

　　　　　　①屈曲―関節包前側を緊張させる（屈曲を増す）．
　　　　　　②回旋―関節包前外側（内旋）あるいは前内側（外旋）を緊張させる（屈曲を増す）．
適　　用：膝関節屈曲制限がある場合に用いる．

f．脛骨の内側への滑り①（図 6-15）

対 象 者：座位．関節は最大緩みの肢位（25°屈曲）が基本．応用として他の肢位．

治 療 者：対象者の膝に向かって立つ．外側手で外側関節裂隙のすぐ遠位を，内側手で大腿遠位内側を保持する（図 6-15a）．または，大腿遠位をベルトで固定し，外側手は外側関節裂隙のすぐ遠位，内側手で脛骨内側を保持する（図 6-15b）．

手　　技：内側手で大腿を固定し，外側手で脛骨に内側への力を加える．治療者の大腿で下腿遠位を保持して，下腿の内反・外反および内旋・外旋の範囲を制御する．大腿遠位をベルトで固定している時は，外側手で脛骨に内側への力を加え，内側手で下腿の位置を制御する．

変　　法：膝関節の開始位置を変える．
　　　　　　①屈曲―関節包前内側を緊張させる（屈曲を増す）．
　　　　　　②伸展―関節包後内側を緊張させる（伸展を増す）．
　　　　　　③外旋と伸展―関節包後外側を緊張させる（伸展を増すための最大緊張）．
　　　　　　④内旋と屈曲―関節包前外側を緊張させる．
適　　用：膝関節屈曲または伸展制限がある場合に用いる．

g．脛骨の内側への滑り②（図 6-15c）

対 象 者：側臥位で上側大腿の下に砂のうを入れる．関節は最大緩みの肢位（25°屈曲）が基本．応用として他の肢位．

治 療 者：対象者の膝に向かって立つ．近位手で外側関節裂隙のすぐ遠位，遠位手で大腿遠位を

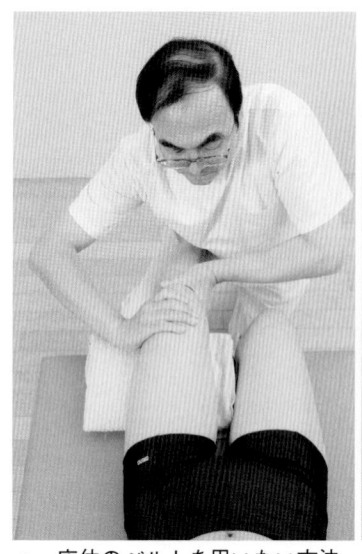

a．座位のベルトを用いない方法　　b．座位のベルトを用いる方法　　c．側臥位の方法

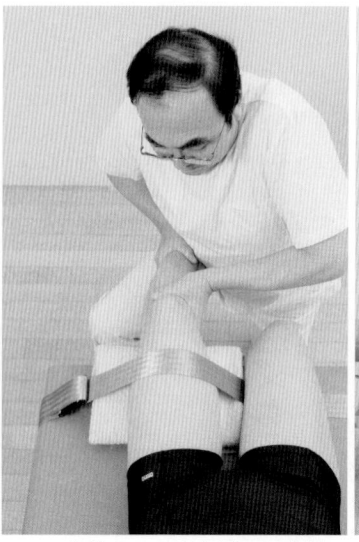

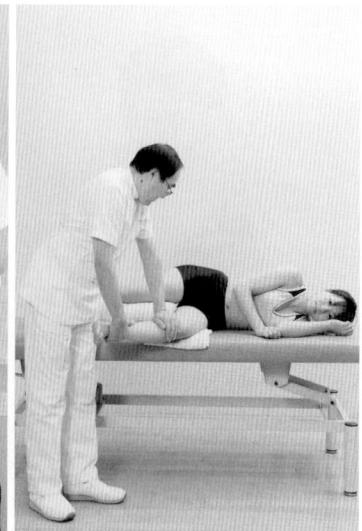

図 6-16　脛骨の外側への滑り

保持する（図 6-15c）．
手　　技：近位手で脛骨に内側への力を加え，遠位手で下腿の内反・外反および内旋・外旋の範囲を制御する．
適　　用：膝関節屈曲または伸展制限がある場合に用いる．

h．**脛骨の外側への滑り①**（図 6-16a, b）

対 象 者：座位．関節は最大緩みの肢位（25°屈曲）が基本．応用として他の肢位．
治 療 者：膝に向かって立つ．内側手で内側関節裂隙のすぐ遠位を，外側手で大腿遠位外側を保持する（図 6-16a）．または大腿遠位をベルトで固定し，内側手は内側関節裂隙のすぐ遠位を，外側手で脛骨外側を保持する（図 6-16b）．
手　　技：外側手で大腿を固定し，内側手で脛骨に外側への力を加える．治療者の大腿で下腿遠位を保持して，下腿の内反・外反および内旋・外旋の範囲を制御する．大腿遠位をベルトで固定している時は，内側手で脛骨に外側への力を加え，外側手で下腿の位置を制御する．
変　　法：膝関節の開始肢位を変える．
　　　　　①屈曲―関節包前外側を緊張させる（屈曲を増す）．
　　　　　②伸展―関節包後外側を緊張させる（伸展を増す）．
　　　　　③外旋と伸展―関節包後内側を緊張させる．
　　　　　④内旋と屈曲―関節包前内側を緊張させる．
適　　用：膝関節屈曲または伸展制限がある場合に用いる．

i．**脛骨の外側への滑り②**（図 6-16c）

対 象 者：側臥位．関節は最大緩みの肢位（25°屈曲）が基本．応用として他の肢位．
治 療 者：対象者の膝に向かって立つ．近位手で内側関節裂隙のすぐ遠位を，遠位手で下腿遠位

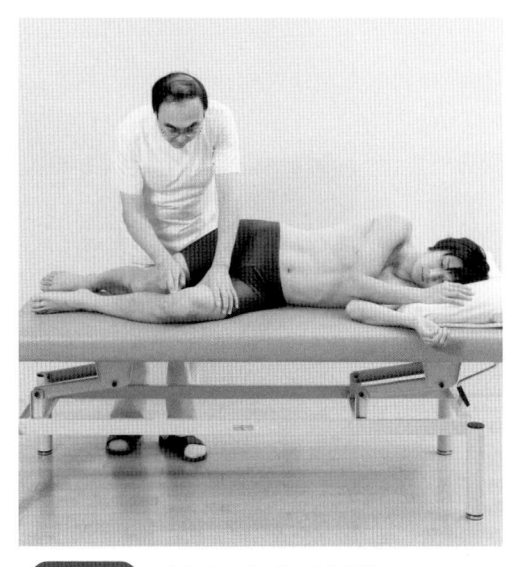

図 6-17 内側側副靱帯の横断的マッサージ

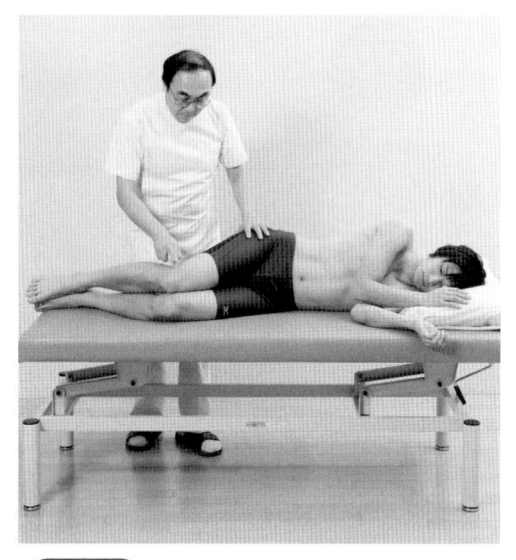

図 6-18 外側側副靱帯の横断的マッサージ

を保持する．

手　　技：近位手で脛骨外側に力を加え，遠位手で下腿の内反・外反および内旋・外旋の範囲を制御する．

適　　用：膝関節屈曲または伸展制限がある場合に用いる．

3）膝関節の横断的マッサージ

a．内側側副靱帯の横断的マッサージ（図 6-17）

対 象 者：側臥位．治療側を下にする．関節は最大緩みの肢位（25°屈曲）が基本．応用として他の肢位．

治 療 者：対象者のわきで膝に向かって立つ．近位手は大腿遠位内側部を保持し，遠位手は示指を中指で補強して MCL に置く．

手　　技：近位手は大腿骨を治療台上にて固定する．遠位手は横断的マッサージを MCL に約 2〜3 分間，前後方向に加える．

変　　法：膝関節の開始肢位を変える．屈曲位（屈曲を増す）または伸展位（伸展を増す）．

適　　用：膝関節屈曲制限あるいは伸展制限がある場合に用いる．

b．外側側副靱帯の横断的マッサージ（図 6-18）

対 象 者：側臥位．反対側を下にする．関節は最大緩みの肢位（25°屈曲）が基本．応用として他の肢位．

治 療 者：対象者のわきで膝関節に向かって立つ．近位手は大腿外側を保持し，遠位手は示指を中指で補強して LCL に置く．

手　　技：近位手は大腿骨を反対側下肢上にて固定．遠位手は横断的マッサージを LCL に約 2 分間，前後方向に加える．

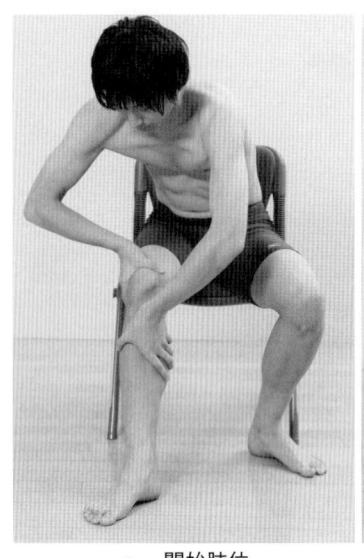

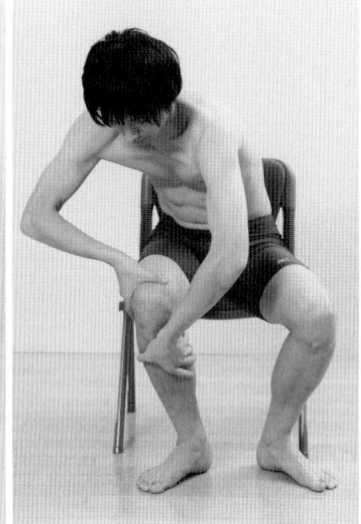

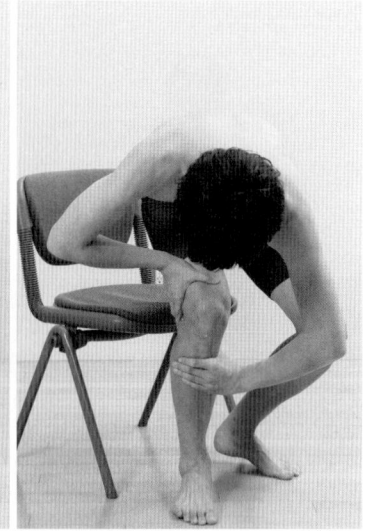

a．開始肢位　　　　　　　　　b．最終肢位

図 6-19　膝関節内反および下腿内旋の位置異常を修正した屈曲・伸展

図 6-20　膝関節内反および下腿内旋の位置異常を修正したハーフスクワット

変　　法：膝関節の開始肢位を変える．屈曲位（屈曲を増す）または伸展位（伸展を増す）．
適　　用：膝関節屈曲または伸展制限がある場合に用いる．

5．自己治療

1）膝関節内反および下腿内旋の位置異常を修正した屈曲・伸展（図 6-19）

①内側手で治療側の下腿を外旋させ，外側手で大腿遠位外側から膝関節に対して内方への滑りを加える．

②床上で足を滑らせるように膝関節を屈曲・伸展して痛みが消失するアライメントをみつけ，これを 6～10 回繰り返す．

2）膝関節内反および下腿内旋の位置異常を修正したハーフスクワット（図 6-20）

①前述の「1）膝関節内反および下腿内旋の位置異常を修正した屈曲・伸展」でアライメントが修正できたら，治療側の母指球に体重がかかるようにしてハーフスクワットを 6～10 回繰り返す．

②痛みが出る場合は，位置異常が修正されていないので，大腿骨内側への滑りの方向と下腿の外旋範囲を少しずつ変えて痛みが減少するアライメントを見出す．

3）膝関節外反および下腿外旋の位置異常を修正した屈曲・伸展（図 6-21）

①外側手で治療側の下腿を内旋させ，内側手で大腿遠位内側から膝関節に対して外方への滑りを加える．

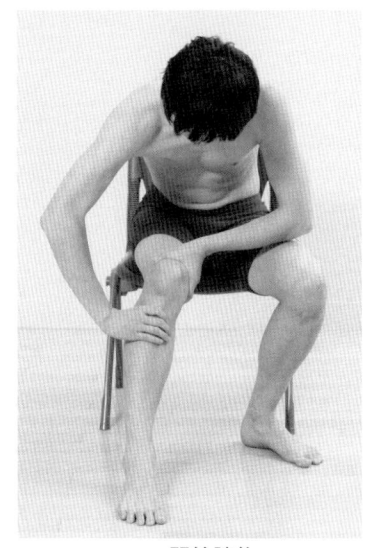

| a．開始肢位 | b．最終肢位 | |

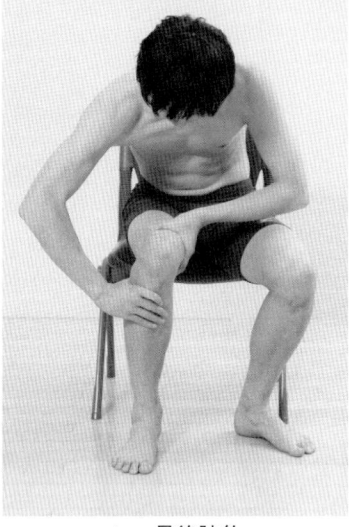

図 6-21 膝関節外反および下腿外旋の位置異常を修正した屈曲・伸展

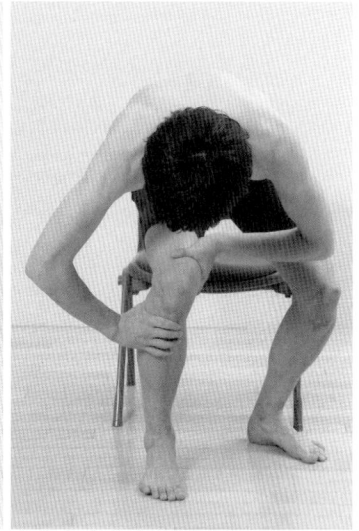

図 6-22 膝関節外反および下腿外旋の位置異常を修正したハーフスクワット

②床上で足を滑らせるように膝関節を屈曲・伸展して痛みが消失するアライメントをみつけ，これを 6〜10 回繰り返す．

4）膝関節外反および下腿外旋の位置異常を修正したハーフスクワット（図6-22）

①前述の「3）膝関節外反および下腿外旋の位置異常を修正した屈曲・伸展」でアライメントが修正できたら，治療側の母指球に体重がかかるようにしてハーフスクワットを6〜10回繰り返す．

②痛みが出る場合は，位置異常が修正されていないので，大腿骨外側への滑りの方向と下腿の内旋範囲を少しずつ変えて痛みが減少するアライメントを見出す．

III 下腿・足根・足部

1．機能解剖

　脛骨と腓骨の連結は近位の脛腓関節，遠位の脛腓靱帯結合，そして両下腿骨間は下腿骨間膜によって互いを固定しあう[1]．臨床的には，近位の脛腓関節を近位脛腓関節，遠位の脛腓靱帯結合を遠位脛腓関節ということがあるので，ここではこのように表記する＊．近位および遠位脛腓関節は，随意的な運動は起こらないが，距腿関節（talocrural joint）の背屈に伴い楔状をした距骨滑車が脛骨下

＊脛骨と腓骨の連結：わが国の解剖学書では，近位の滑膜性連結を脛腓関節，遠位の靱帯性結合を脛腓靱帯結合（関節）としている．しかし，Gray's Anatomy やその他の臨床的テキストではそれぞれ proximal tibiofibular joint（近位脛腓関節），distal tibiofibular joint（遠位脛腓関節）としているので，本稿ではこのように表記する．

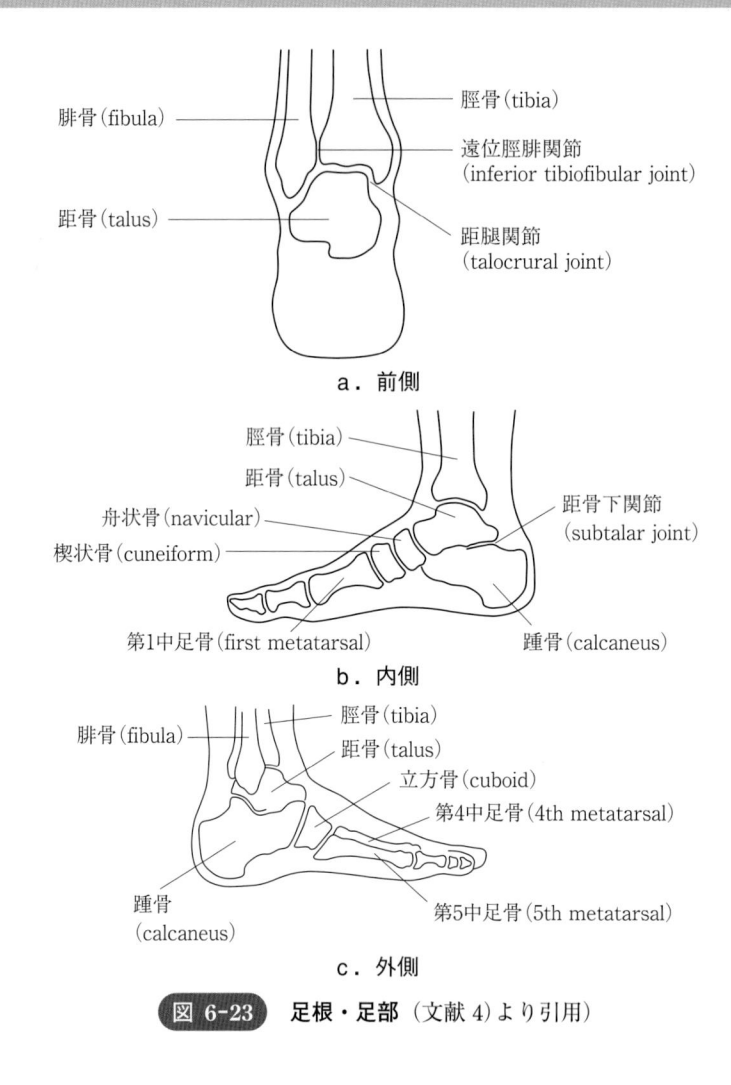

図 6-23 足根・足部（文献 4）より引用）

a．前側
腓骨（fibula）
脛骨（tibia）
遠位脛腓関節（inferior tibiofibular joint）
距骨（talus）
距腿関節（talocrural joint）

b．内側
脛骨（tibia）
距骨（talus）
舟状骨（navicular）
楔状骨（cuneiform）
第1中足骨（first metatarsal）
距骨下関節（subtalar joint）
踵骨（calcaneus）

c．外側
腓骨（fibula）
脛骨（tibia）
距骨（talus）
立方骨（cuboid）
第4中足骨（4th metatarsal）
踵骨（calcaneus）
第5中足骨（5th metatarsal）

端の内果と下関節面および腓骨下端の外果からなる二股のフォーク（果叉）の間に入り込むため[1]，遠位脛腓関節は離開するとともに後上方へ滑り，連動して近位脛腓関節でも滑り運動が起こる．

足は骨の構成から，足根（tarsus），中足（metatarsus）および足指（digiti pedis）に区別される．足根は7つの足根骨，すなわち距骨（talus），踵骨（calcaneus），舟状骨（navicular bone），立方骨（cuboid bone），3つの楔状骨（cuneiform bones），内側楔状骨，中間楔状骨，外側楔状骨から構成される．中足は5本の中足骨から，足指は指骨（phalanges）からなる．指骨は，第2〜5指には基節骨，中節骨，末節骨，第1指には基節骨と末節骨がある（図6-23）．

足部の骨は内側骨列と外側骨列に分けられる．内側骨列は距骨，舟状骨，3つの楔状骨，内側3本の中足骨とこれらに接する指骨で，外側骨列は踵骨，立方骨，外側2本の中足骨とこれらに続く指骨で構成される[1]．また，臨床的には距骨と踵骨を後足部（posterior unit），残りの足根骨を中足部（middle unit），中足骨と足の指骨を前足部（anterior unit）に分ける[1]．後足部と中足部の間を横足根関節（transverse tarsal joint）あるいはショパール関節（Chopart joint），中足部と前足部の間をリスフラン関節（Lisfranc joint）という[1,3]．

足の関節には，距腿関節，距骨下関節（subtalar joint），距踵舟関節（talocalcaneonavicular joint），踵立方関節（calcaneocuboid joint），楔舟関節（cuneonavicular joint），楔立方関節（cuneocuboid joint），足根中足関節（tarsometatarsal joints），中足骨底間にある中足間関節（intermetatarsal joints），中足指節関節（metatarsophalangeal joints），足の指節間関節（interphalangeal joints of toes）がある．

　距腿関節は，脛骨の内果関節面と下関節面および腓骨の外果関節面からなる下方に開く関節窩に，距骨上面ならびに内果・外果関節面からなる距骨滑車が入り込む蝶番関節である[2,3]．また，距骨の関節頭には前後に走る浅い溝状のくぼみがあるが，関節窩にはこれに対応する軽い隆起があり，形状的には鞍関節で運動方向を規制する[2]．運動は底屈と背屈であるが，距骨滑車は外側が内側より長く前方の幅が広い楔状をしているため，構成運動として底屈に伴い内転が，背屈に伴い外転が起こる．

　距骨下関節は，距骨体下面の後踵骨関節面と踵骨上面の後距骨関節面からなる[2]．形状は楕円関節，機能的には車軸関節で回内と回外を行い，最終位間の全可動域は130°になる[1〜3]．

　距踵舟関節は距骨，踵骨および舟状骨の間にできる顆状関節で，関節頭は距骨頭の舟状骨関節面，前および中踵骨関節面からなり，関節窩は前方では舟状骨の後関節面，内側では舟状骨線維軟骨，下面では踵骨の前および中関節面からなる[3]．

　踵立方関節は踵骨の立方骨関節面と立方骨の後端の関節面との間にできる鞍関節である[3]．

　楔舟関節は舟状骨の前面と内側，中間，外側楔状骨の後面との間に成立する複関節で，各楔状骨間の関節は楔間関節であり，関節包は軟骨縁に付着する[2,3]．

　楔立方関節は外側楔状骨の外側面と立方骨の内側面との間の関節である[3]．

　距踵舟関節，距骨下関節，踵立方関節の3関節は，足の先端を内転・外転し，足の内側縁および外側縁を上げる[3]．

　楔舟関節および楔立方関節の関節はともに共通の関節腔をもち，運動性は少ない[3]．

　足根中足関節は，第1足根中足関節が内側楔状骨および第1中足骨底の間に成立する鞍関節で関節包は独立する[3]．第2〜5足根中足関節はそれぞれ中間楔状骨および第2中足骨底と，外側楔状骨および第3中足骨底，立方骨および第4，第5中足骨底との間に成立し，関節包・関節腔は共通である[3]．

　中足間関節は第2〜5中足骨底の向き合った側面間にある関節で，関節腔は足根中足関節腔と通ずる[1,3]．

　中足指節関節は中足骨頭と指の基節骨底との間の球関節である[3]．

　足の指節間関節は各指節骨頭とこれに対する指節骨底との間の蝶番関節である[3]．

1）近位脛腓関節

a．関節の種類
　・滑膜性関節，卵形関節．

b．関節面の形状と方向
　・脛骨腓骨関節面：凸，外・背・尾側を向く．
　・腓骨頭関節面：凹，内・腹・頭側を向く．

c．靱　帯
　・前腓骨頭靱帯（anterior ligament of head of fibula），後腓骨頭靱帯（posterior ligament of head of fibula）．
  d．骨運動と構成運動
　ⅰ）膝関節屈曲・伸展に伴う構成運動
　　・屈曲：腓骨―下方へ滑走する．
　　・伸展：腓骨―上方へ滑走する．
　ⅱ）足関節背屈・底屈に伴う構成運動
　　・背屈：腓骨―上方へ滑走する．
　　・底屈：腓骨―下方へ滑走する．
　ⅲ）足の運動に伴う構成運動
　　・内返し：下方かつ軽度背側へ滑走する（外旋ともいう）．
　　・外返し：上方かつ軽度腹側へ滑走する（内旋ともいう）．
  e．緩みの肢位
報告なし[10]．ただし，膝関節の緩みの肢位は25°屈曲，距腿関節の緩みの肢位は10°底屈，外反・内反中間位と関連する[6]．
  f．締まりの肢位
報告なし[10]．ただし，距腿関節完全背屈と関連する[5]．

2）遠位脛腓関節
  a．関節の種類
　・靱帯結合．
  b．関節面の形状と方向
　・脛骨腓骨切痕：凹，外側を向く．
　・腓骨下端：凸，内側を向く．
  c．靱　帯（図6-24b, c）
　・前脛腓靱帯（anterior tibiofibular ligament），後脛腓靱帯（posterior tibiofibular ligament）．
  d．骨運動と構成運動
　・足根背屈―離開，上背側へ滑走する．
　・足根底屈―接近，下腹側へ滑走する．
  e．緩みの肢位
距腿関節10°底屈，5°内返し[10]，または外返し・内返しの中間位[6]．
  f．締まりの肢位
報告なし[6,10]．ただし，距腿関節完全背屈と関連すると考えられる．

a．内側

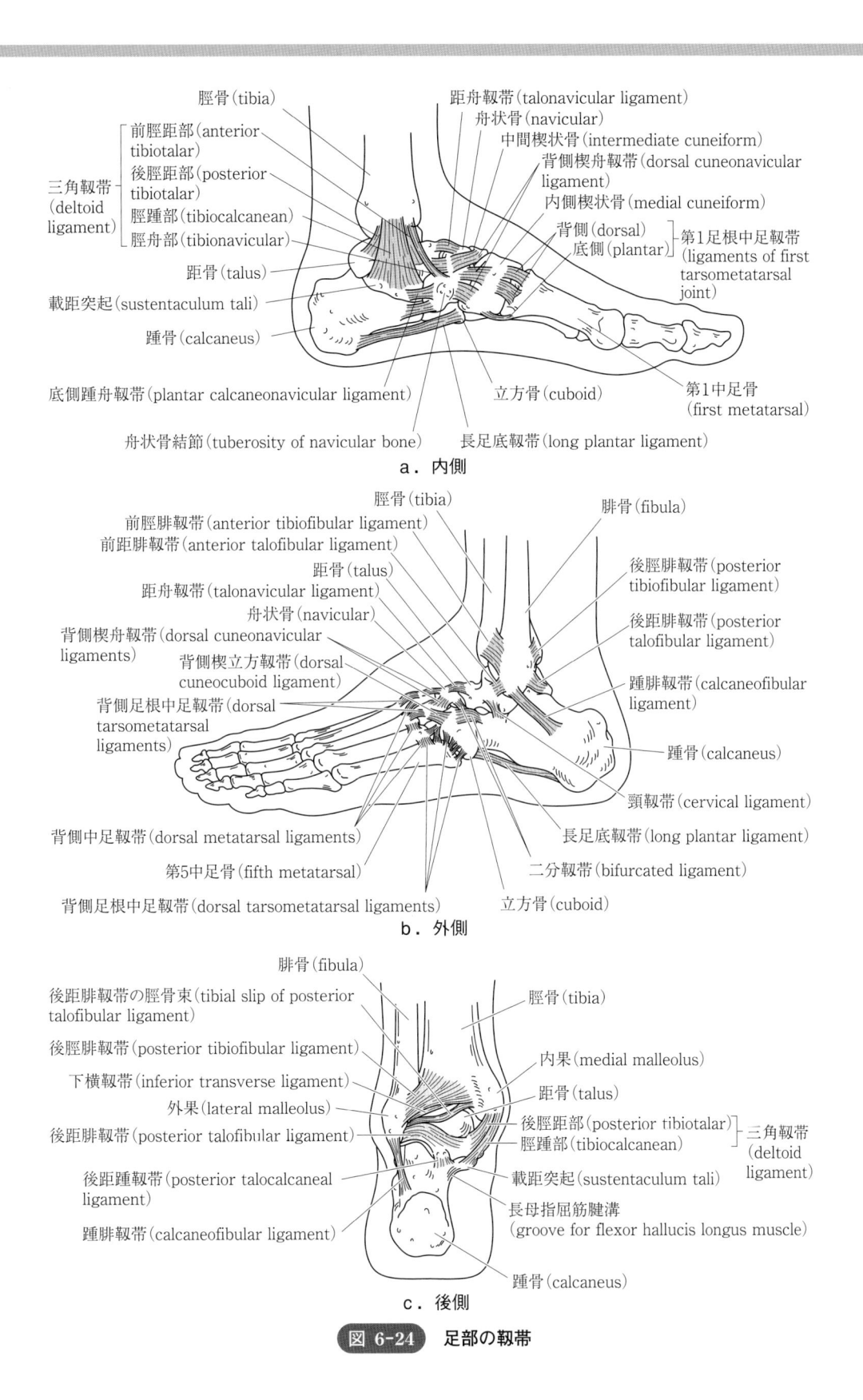

b．外側

c．後側

図 6-24 足部の靱帯

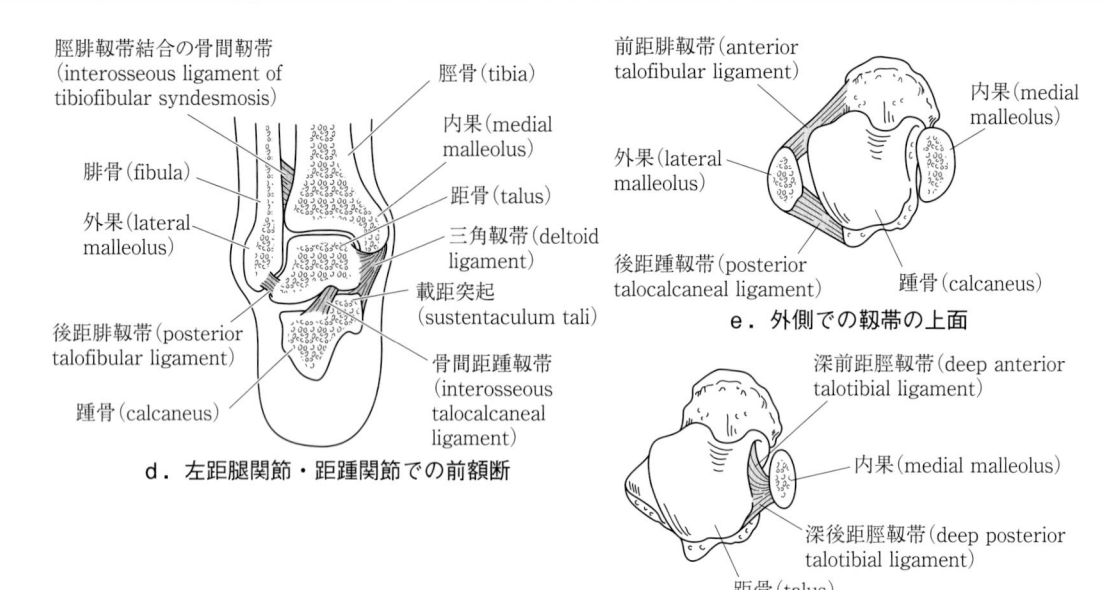

脛腓靱帯結合の骨間靱帯（interosseous ligament of tibiofibular syndesmosis）
脛骨（tibia）
内果（medial malleolus）
腓骨（fibula）
外果（lateral malleolus）
距骨（talus）
三角靱帯（deltoid ligament）
後距腓靱帯（posterior talofibular ligament）
載距突起（sustentaculum tali）
踵骨（calcaneus）
骨間距踵靱帯（interosseous talocalcaneal ligament）

d．左距腿関節・距踵関節での前額断

前距腓靱帯（anterior talofibular ligament）
内果（medial malleolus）
外果（lateral malleolus）
後距踵靱帯（posterior talocalcaneal ligament）
踵骨（calcaneus）

e．外側での靱帯の上面

深前距脛靱帯（deep anterior talotibial ligament）
内果（medial malleolus）
深後距脛靱帯（deep posterior talotibial ligament）
距骨（talus）

f．内側での深三角靱帯の上面

図 6-24　つづき

3）距腿関節

a．関節の種類
　・滑膜性関節，鞍関節．

b．関節面の形状と方向

ⅰ）背屈・底屈方向
　・脛骨遠位～内果関節面・腓骨外果関節面：凹，脛骨は尾・外側を，腓骨は内側を向く．
　・距骨滑車：凸，頭・内・外側を向く．

ⅱ）内転・外転方向
　・脛骨遠位～内果関節面・腓骨外果関節面：凸，脛骨は尾・外側を，腓骨は内側を向く．
　・距骨滑車：凹，頭・内・外側を向く．

c．靱　帯

ⅰ）内　側（図 6-24a）
・内側三角靱帯：脛舟部，脛踵部，前脛距部，後脛距部．

ⅱ）外　側（図 6-24b）
　・前距腓靱帯（anterior talofibular ligament），後距腓靱帯（posterior talofibular ligament），踵腓靱帯（calcaneofibular ligament）．

d．骨運動と構成運動
　・背屈：距骨―前方へ転がり後方へ滑走，足部外転（構成運動）．
　・底屈：距骨―後方へ転がり前方へ滑走，足部内転（構成運動）．

e．緩みの肢位
　・10°底屈，外返し・内返し中間位．

f．締まりの肢位
・完全背屈．

g．関節包パターンによる制限
・底屈＞背屈．

4）距骨下関節（距踵関節）

a．関節の種類
・滑膜性関節，卵形関節，楕円関節，車軸関節．

b．関節面の形状と方向
・距骨：前・中踵骨関節面は凸，後踵骨関節面は凹，尾・背・外側を向く．
・踵骨：前・中距骨関節面は凹，後距骨関節面は凸，頭・腹・内側を向く．

c．靱　帯（図 6-24c，d，e）
・骨間距踵靱帯（interosseous talocalcaneal ligament），外側距踵靱帯（lateral talocalcaneal ligament），内側距踵靱帯（medial talocalcaneal ligament），後距踵靱帯（posterior talocalcaneal ligament）．

d．骨運動と構成運動
・回内・外返し：踵骨―後関節面は外側に転がり内側へ滑走する．距踵舟関節の前・中関節面は外側に転がり外側へ滑走する．
・回外・内返し：踵骨―後関節面は内側に転がり外側へ滑走する．距踵舟関節の前・中関節面は内側に転がり内側へ滑走する．

e．緩みの肢位
・外返し・内返し最大可動域の中間位で 10°底屈[6,10]．

f．締まりの肢位
・最大内返し[6,10]．

g．関節包パターンによる制限
・内返し＞外返し．

5）距踵舟関節

a．関節の種類
・滑膜性関節，卵形関節，顆状関節．

b．関節面の形状と方向
・距骨：距骨頭の舟状骨関節面，前・中踵骨関節面は凸．
・舟状骨：後関節面（前方），線維軟骨（内側）は凹．
・踵骨：前・中関節面は凹．

c．靱　帯（図 6-24a，b）

i）背　側
・（背側）距舟靱帯〔（dorsal) talonavicular ligament〕，踵舟靱帯（calcaneonavicular ligament）．

ⅱ）底　側
- 底側踵舟靱帯（plantar calcaneonavicular ligament）．

d．骨運動と構成運動
- 凹凸の法則に従ったわずかな転がりと滑走をする．

e．緩みの肢位
- 回内・回外中間位，10°底屈．

f．締まりの肢位
- 完全回外．

g．関節包パターンによる制限
- 回外＞回内．

6）踵立方関節

a．関節の種類
- 滑膜性関節，鞍関節．

b．関節面の形状と方向

ⅰ）背屈・底屈方向
- 踵骨立方骨関節面：凹．
- 立方骨踵骨関節面：凸．

ⅱ）回内・回外方向
- 踵骨立方骨関節面：凸．
- 立方骨踵骨関節面：凹．

c．靱　帯（図6-24b）
- 背側踵立方靱帯（dorsal calcaneocuboid ligament），底側踵立方靱帯（長足底靱帯の内側部）（plantar calcaneocuboid ligament）．

d．骨運動と構成運動
- 背屈・底屈：凹凸の法則に従ったわずかな転がりと滑走をする．
- 回内・回外：凹凸の法則に従ったわずかな転がりと滑走をする．

e．緩みの肢位
- 回内・回外中間位，10°底屈．

f．締まりの肢位
- 完全回外．

g．関節包パターンによる制限
- 回外＞回内．

7）楔舟関節

a．関節の種類
- 滑膜性関節，卵形関節（平面関節に近い）．

b．関節面の形状と方向
- 舟状骨：凸．
- 内側・中間・外側楔状骨：凹．

c．靱　帯（図 6-24a，b）
- 背側楔間靱帯（dorsal intercuneiform ligaments），背側楔舟靱帯（dorsal cuneonavicular ligaments），底側楔間靱帯（plantar intercuneiform ligaments），底側楔舟靱帯（plantar cuneonavicular ligaments）．

d．骨運動と構成運動
- 凹凸の法則に従ったわずかな転がりと滑走をする．

e．緩みの肢位
- 報告なし．

f．締まりの肢位
- 報告なし．

g．関節包パターンによる制限
- 報告なし．

8）楔立方関節

a．関節の種類
- 滑膜性関節，卵形関節．

b．関節面の形状と方向
- 外側楔状骨外側面：凸．
- 立方骨内側面：凹．

c．靱　帯（図 6-24b）
- 背側楔立方靱帯（dorsal cuneocuboid ligament），底側楔立方靱帯（plantar cuneocuboid ligament），骨間楔間靱帯（interosseous intercuneiform ligaments），骨間楔立方靱帯（interosseous cuneocuboid ligament）．

d．骨運動と構成運動
- 凹凸の法則に従ったわずかな転がりと滑走をする．

e．緩みの肢位
- 報告なし．

f．締まりの肢位
- 報告なし．

g．関節包パターンによる制限
- 報告なし．

9）足根中足関節

a．関節の種類
- 滑膜性関節，卵形関節．

b．関節面の形状と方向
- 足根骨：凸，内側楔状骨・中間楔状骨は遠位内側を，外側楔状骨は遠位を，立方骨は遠位外側を向く．
- 中足骨：凹，第1・2中足骨は近位外側を，第3中足骨は近位を，第4・5中足骨は近位内側を向く．

c．靱　帯（図6-24b）
- 背側足根中足靱帯（dorsal tarsometatarsal ligaments），底側足根中足靱帯（plantar tarsometatarsal ligaments），骨間楔中足靱帯（interosseous cuneometatarsal ligaments）．

d．骨運動と構成運動
- 背屈：中足骨底が背側に転がり背側へ滑走をする．
- 底屈：中足骨底が底側に転がり底側へ滑走をする．

e．緩みの肢位
- 回外・回内の中間位．

f．締まりの肢位
- 最大回外位．

g．関節包パターンによる制限
- 報告なし．

10）中足間関節

a．関節の種類
- 滑膜性関節，卵形関節（平面関節）．

b．関節面の形状と方向
- 第2～4中足骨底外側縁：凸．
- 第1中足骨底外側縁，第3～5中足骨底内側縁：凹．

c．靱　帯（図6-24b）
- 背側中足靱帯（dorsal metatarsal ligaments），底側中足靱帯（plantar metatarsal ligaments），骨間中足靱帯（interosseous metatarsal ligaments）．

d．骨運動と構成運動
- 凹凸の法則に従った背屈・底屈への滑りをする．

e．緩みの肢位
- 報告なし．

f．締まりの肢位
- 報告なし．

g．関節包パターンによる制限
　・報告なし．

11）中足指節関節
a．関節の種類
　・滑膜性関節，卵形関節．
b．関節面の形状と方向
　・中足骨頭：凸，遠位を向く．
　・基節骨底：凹，近位を向く．
c．靱　帯
　・底側靱帯（plantar ligaments），側副靱帯（collateral ligaments）．
d．骨運動と構成運動
　・屈曲：基節骨底—中足骨上を底側に転がり底側へ滑走する．
　・伸展：基節骨底—中足骨上を背側に転がり背側へ滑走する．
　・内転：基節骨底—中足骨上を第3基節骨に向かって転がりながら滑走する．
　・外転：基節骨底—中足骨上を第3基節骨から離れる方向に転がりながら滑走する．
e．緩みの肢位
　・屈曲・伸展および外転・内転の中間位．
f．締まりの肢位
　・完全伸展．
g．関節包パターンによる制限
　・第1中足指節関節：伸展＞屈曲．
　・第2〜5中足指節関節：屈曲＞伸展．

12）足の指節間関節
a．関節の種類
　・滑膜性関節，卵形関節．
b．関節面の形状と方向
　・近位の指節骨頭：凸，遠位を向く．
　・遠位の指節骨底：凹，近位を向く．
c．靱　帯
　・内側側副靱帯（medial collateral ligaments），外側側副靱帯（lateral collateral ligaments）．
d．骨運動と構成運動
　・屈曲：遠位の指節骨底—近位の指節骨上を底側に転がり底側へ滑走する．
　・伸展：遠位の指節骨底—近位の指節骨上を背側に転がり背側へ滑走する．
e．緩みの肢位
　・軽度屈曲．

f．締まりの肢位
　・完全伸展．
g．関節包パターンによる制限
　・屈曲＞伸展．

2．病態生理

下腿・足部の障害で保存療法が適用になる可動域制限をきたす病態，典型的な過用症候群，足部の外傷について以下に述べる．

1）可動域制限

足根・足部に可動域制限をきたす原因には，RA，退行性関節疾患（DJD：degenerative joint disease），外傷・骨折・脱臼後の炎症と安静固定後の拘縮や軟部組織の癒着などがある[4]．

a．関節リウマチ

関節リウマチ（RA：rheumatoid arthritis）の初期には前足部に，そして進行すると後足部と足根に炎症が進行していく[4]．最初は足部や足根の関節は不安定性となり，外反母指や中足骨頭の亜脱臼などの痛みを伴う変形が進行する[4]．

b．変形性関節症

足関節足部では，股関節や膝関節に比べて一次性変形性関節症（OA：osteoarthrosis）の発生頻度は低い[4]．アライメント異常や繰り返される外傷，あるいは足関節捻挫や慢性的な関節不安定症，骨折などによって起こる炎症の後，関節の退行変性へと進行する[4]．

c．固定後の関節拘縮

骨折や手術後の固定により，関節包やその周囲の軟部組織が癒着を起こして関節の可動性が低下する[4]．

d．痛風

痛風では母指の中足指節関節に痛みが出現するため，立脚期が短くなり，けり出しがスムーズにできなくなる歩行障害をきたす[4]．

2）過用症候群

過用症候群の病態生理は，反復的な微細外傷によるストレスで起こる局所の炎症反応である[4,6]．内因としては下肢のアライメント異常，筋の不均衡や疲労がある．外因としては運動や身体的な日課の変更，誤ったトレーニング，地面や足部への機能的要求に対する不適切な靴の使用などがあり，これらの要因がいくつか組み合わさって生じることもある[4,6]．下腿や足部の過用症候群を以下にあげる．

a．シンスプリント

運動によって脛骨の近位2/3の前外側面または後内側面に沿って痛みが生じる前外側と後内側のシンスプリント（shin splint）がある[4,6]．

前外側シンスプリントは，前脛骨筋，長母指伸筋，長指伸筋などの脛骨前面筋群の使いすぎが最も一般的である[6]．腓腹筋・ヒラメ筋複合体の可動性低下と前脛骨筋の筋力低下や回内足が関係する[4,6]．また，背屈の自動運動と底屈位で筋が伸張される時に痛みが増強する[4]．

後内側シンスプリントは，腓腹筋・ヒラメ筋複合体の短縮と後脛骨筋の筋力低下や炎症，さらに足部回内が加わって発症する[4,6]．痛みは他動的な外返しを伴う背屈や自動的な回外で生じる[4]．

b．脛骨内側ストレス症候群

脛骨内側ストレス症候群（MTSS：medial tibial stress syndrome）は，脛骨骨膜炎で運動により誘発される痛みが脛骨の遠位後内側縁に限局する[6]．MTSSの正確な病態生理学は議論のあるところではあるが，後脛骨筋あるいは腓腹筋内側頭の起始に限局した骨膜炎をいい，後内側シンスプリントと区別する[6]．鑑別診断には後脛骨筋腱炎，前脛骨筋腱炎，慢性疲労性コンパートメント症候群，脛骨疲労骨折がある[6]．

c．後脛骨筋腱炎

後脛骨筋腱炎（posterior tibial tendinitis）は，距骨下関節の外反変形，走行地形の変更，柔軟性低下，靴の不適合，アライメント異常などが要因となる過用症候群である．後脛骨筋は長母指屈筋，長指屈筋とともに足の縦アーチのダイナミックスタビライザーとして，足部の静的スタビライザーである靱帯と協同して作用している．後脛骨筋腱はダイナミックスタビライザーとして，踵接地から立脚期に特に重要な役割を果たす．対象者は脛骨の内側縁に沿って不快感を訴え，触診では脛骨の中および遠位1/3に圧痛がある．筋力検査では底屈内返しで筋力低下と痛みが生じる[6]．

d．脛骨疲労骨折

運動選手の疲労骨折のうち95％が下肢に起こり，そのうちの約半分が脛骨と腓骨に発症する[6]．疲労骨折は骨の疲労により生じるが，それに先だって周辺の筋疲労が起こっている．活動量の増加や異なった活動により，骨の成長や再生に異常が起こり，微細骨折が繰り返され皮質骨が破損する[6]．検査では骨折部位に限局した圧痛があり，腫脹は認められない．同じ骨の離れた部位を叩打すると痛みが生じる．発症して2〜8週間は，通常のレントゲンでは所見がわからない[6]．

e．慢性疲労性コンパートメント症候群

慢性疲労性コンパートメント症候群（chronic exertional compartment syndrome）は，前方と後方の深部コンパートメントが最も発症しやすい．原因は運動中に骨と骨間膜間の筋の内圧が異常に上昇して筋や神経の虚血をきたすためである．症状としては運動中に痛みが徐々に強くなり，運動が続けられなくなる．鑑別診断としては，MTSS，疲労骨折，高齢者では末梢血管の疾患，膝窩動脈絞扼があげられる[6]．

f．アキレス腱炎

アキレス腱には無血管の部分があり，このところに微細損傷や断裂が起こりやすい．アキレス腱の踵骨停止部の上2〜6cmの部分が最も傷害を受けやすい．アキレス腱には腱鞘は存在しないが，腱周囲の疎性結合組織（paratenon）にも炎症が起こる．アキレス腱炎（Achilles tendinitis）の原因は遠心性収縮を強いられる過度な足背屈，柔軟性の低下した腓腹筋・ヒラメ筋複合体，過回内，柔軟性低下，アキレス腱の弱化，誤ったトレーニングなどがあげられる[6]．

g．足底筋膜炎

足底筋膜炎（plantar fasciitis）は，踵部の足底面に沿って足底筋膜が踵骨内側の結節に停止する部位で痛みが生じる．損傷部位を触診すると強い圧痛がある．距骨下関節の過回内は，腓腹筋・ヒラメ筋複合体の柔軟性がないとさらに増強され，足部への異常な力となり足底筋膜をより刺激する．逆に高いアーチも足底筋膜への強いストレスになり得る[4,6]．

3）外　傷

a．足関節捻挫

足関節捻挫（ankle sprain）は，最も頻度が高い足関節の外傷である．70〜80％は前距腓靱帯か踵腓靱帯，あるいは後距腓靱帯の損傷である[6]．内側の三角靱帯も損傷し得るが，内果の剥離骨折のほうがより頻度が高い[6]．

b．立方骨機能異常

立方骨機能異常（cuboid dysfunction）は亜脱臼，あるいは立方骨症候群（cuboid syndrome）ともいわれる[6]．原因として踵立方関節の機能異常や，長腓骨筋腱により立方骨が牽引されて足底側へ亜脱臼すると発生する可能性がある[6]．

c．中足骨痛

中足骨痛（metatarsalgia）は，中足骨頭あるいは中足指節関節の痛みである．原因として血管性，無血管性，神経原性，機械的原因の可能性がある[6]．最も一般的な原因は，異常な足の生体力学によって中足アーチに繰り返し力が加わることである[6]．

3．機能障害と評価

下腿と足根・足部は多くの関節から構成されている．下腿の近位および遠位脛腓関節の機能は，足関節と関連している．さらに，足根・足部の機能異常は膝関節，股関節，そして全身の姿勢や機能異常とも関連してくる．したがって，評価においては局所だけでなく全身の機能との関連も考慮しなければならない．

1）病　歴

一般的な質問項目に加えて下腿や足部で特徴的な情報を得るようにする．

a．発症の状況

足部の傷害が急性・外傷性の場合，損傷のメカニズムでは次の点に注意する．

底屈・内反損傷では，靱帯（前距腓靱帯や遠位脛腓靱帯など）や関節包前外側の損傷が多い[6,8]．一方，背屈・外旋（外転）損傷では，骨折の頻度がより高くなる[6]．ケガをした後，活動を続けられたかどうか，腫れの有無とその程度，痛みや異常感覚の部位を聞くことにより，重症度や損傷した組織，部位を判断する情報が得られる[8]．

より慢性的な障害や潜在性に発症した場合，仕事の内容，活動レベルの変化，履物，足元の状態（特に立ち仕事や日常的に運動をしている人の場合）などの情報は発症原因を知る根拠となる[6,8]．

痛みや組織の肥大，症状の経過（悪化しているか，よくなってきているか，ずっと変わらないか），活動と痛みの関係（活動後悪化するか，変わらないか）を聞くことで，障害の原因や程度を判断する[8]．

足部に痙攣が起こりやすい場合，筋疲労の蓄積と関係があるか，または椎間板ヘルニアなどによる神経絞扼症状との関係にも注意を払う[6]．さらに，痙攣と間欠性跛行との関連はどうかなどを聞く．間欠性跛行は，下肢の循環不全の場合と脊柱管狭窄のように神経系障害の場合がある[6]．

b．既往歴

過去の外傷やその治療，現在の症状との関係を聞く．同じ障害を繰り返しているか，他の部位の障害が現在の症状に関連していることもある．

c．ランニングやジョギングをしている人への重要な質問[8]

- どのくらいの期間走ってきたか？
- トレーニングをしている場所の地面の状況は？
- 練習の程度と時間や距離は？
- ウォーミングアップ，クーリングダウン，ストレッチングなどの内容は？
- 走る時の靴の種類，ソックスを使用するかどうかとその種類は？
- 競技に出ている場合，最近の競技はいつだったか，次に出る予定はいつか？

2）観察と視察

体形，特に肥満しているか，足部の変形，全身と下肢のアライメント，歩行パターンや機能的活動における体重移動時の様子などを左右差にも注意して観察する．体重をかけた時とかけない時の足部の状態，バランス機能，特に足部の固有感覚に注意する[6,8]．以下に，視察で重要な項目をあげる[6]．

a．皮膚と爪

皮膚の色，つや，湿り気，および爪の色と変形をみる．

b．軟部組織

腫脹（触診でも確認する），筋萎縮，全身の輪郭をみる．

c．体形とアライメント

足部のアライメントと変形，足部のアーチと回内・回外，踵骨の位置とアキレス腱との関係，立位と座位での足の位置や足部のアライメント，靴は中と外の状態，底の減り具合をみる．

3）自動運動検査

自動運動は，荷重位と非荷重位で行う[8]．運動をしてもらう前に安静時の症状を確認する．可動域を確認し，必要に応じて最終域で加圧する．痛みの出る運動は最後に行う．対象者の症状と関連する運動時の変異や症状の発現，異音などに注意し，次の運動を行ってもらい左右差をみる．関節包パターンの制限にも注意する[6,8]．

a．足関節・足部

背屈-底屈，内返し-外返しを注意してみる．

b．足　指

伸展-屈曲，外転-内転を注意してみる．

4）他動運動検査

非荷重で実施する．観察で非対称性や変形が確認された部位は，特に注意して行う．各関節の関節包パターンを確認する（p 41 の表 2-6 を参照）[8]．

a．足関節・足部

背屈-底屈（背屈は膝関節伸展位と屈曲位で行う），内返し-外返しを注意してみる．

b．足　指

伸展-屈曲，外転-内転を注意してみる．

5）等尺性抵抗運動検査

座位または背臥位で次の検査を実施する[8]．

a．膝関節

屈曲．

b．足関節・足部

背屈，底屈，回外，回内．

c．足　指

伸展，屈曲．

6）機能評価

痛みや症状の出現に注意して必要に応じて次のような評価を行う[6,8]．

a．スクワット

足関節背屈位（踵をつけたまま），足関節底屈位（踵を上げる），最終位から跳ねる．

b．片脚立位

開眼・閉眼，つま先立ち．

c．階段昇降

パターン，疼痛の有無．

d．歩　行

直線，つま先歩き．

e．走　行

直線，ターン，カッティング．

f．ジャンプ

通常のジャンプ，ジャンプからスクワットへ．

7）特殊検査

下腿・足関節・足部の主たる検査をあげる[8]．

a．距骨の位置検査

荷重位，非荷重位．

　b．下腿-踵のアライメント検査

下腿と踵骨の回内・回外，アキレス腱との関係に注意する．

　c．脛骨捻転検査

脛骨外捻・内捻を股関節の回旋および足部の位置（toe out, toe in）との関連も含めて検査する．

　d．足関節前方引き出し検査

背臥位で踵部を前方に引き出して前方不安定性をみる．

　e．距骨傾斜検査

側臥位で足部を内返しさせて足関節の不安定性をみる．

　f．下肢長検査

下肢長に影響する下腿長，アーチ高（舟状骨高）をみる．

　g．トンプソン検査（Thompson's test）

腹臥位で膝屈曲して腓腹をつかんで足関節の底屈するかどうかをみる．アキレス腱が断裂していると底屈しない．

4．評価・治療手技の実際

1）近位脛腓関節

　a．背内側および腹外側への滑り（図 6-25）

対 象 者：背臥位．治療側の股関節，膝関節は屈曲位にする．

治 療 者：対象者の下腿に向かって立つ．外側手の母指を腹側に，示指を背側に当て，腓骨頭を外側から保持する．内側手は脛骨を固定する．

手　　技：腹側への滑りの場合，外側手で腹側，やや外側へ引く．背側への滑りの場合，外側手で背側，やや内側へ押す．

適　　用：足関節，足部の運動に伴う腓骨の滑りの制限がある場合に用いる．

特記事項：上脛腓関節は足関節，足部の運動に伴い，次のような滑りを起こす[5]．

　　　　　①足部内返し時，腓骨頭は遠位かつ軽度背側へ滑る（外旋する）．
　　　　　②足部外返し時，腓骨頭は近位かつ軽度腹側へ滑る（内旋する）．
　　　　　③足関節背屈時，腓骨は軽度近位へ滑る．
　　　　　④足関節底屈時，腓骨は軽度遠位へ滑る．

　b．腓骨頭の腹外側への滑り（図 6-26）

対 象 者：四つ這い位または腹臥位．膝関節は屈曲位にする．

治 療 者：対象者のわきで反対側の膝に向かって立つ．近位手は母指が遠位を向くように，腓骨頭背側に手掌基部を置く．遠位手は近位手を補強する．

手　　技：治療者は腕を傾けて手掌基部で腹外側への力を加える．

適　　用：下肢外側の痛み，膝の痛み，外反筋の筋力低下がある場合に用いる．

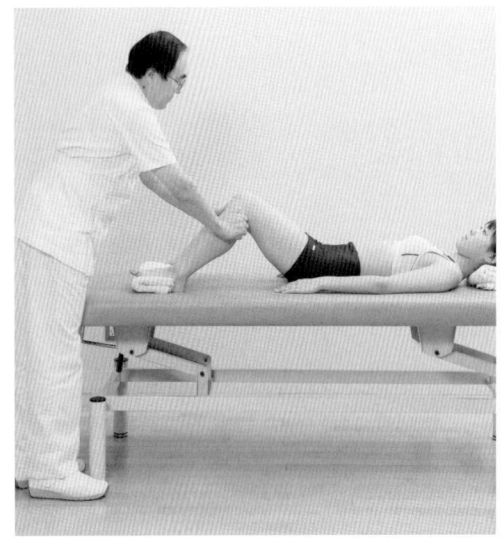

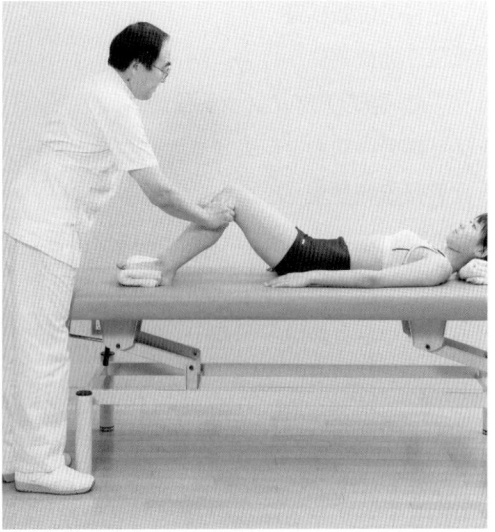

　　　　　a．背内側への滑り　　　　　　　　　　b．腹外側への滑り

図 6-25　近位脛腓関節の背内側-腹外側への滑り

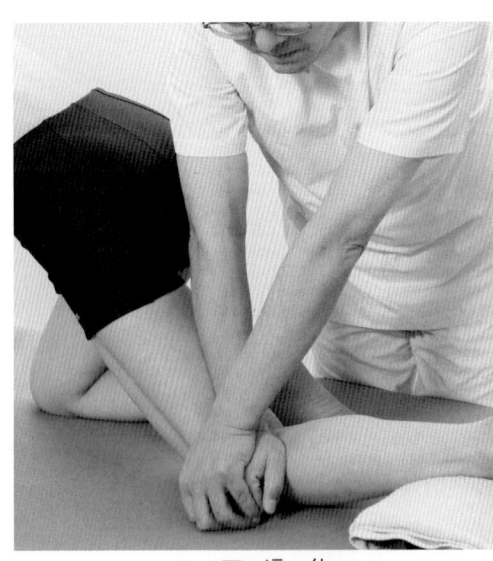

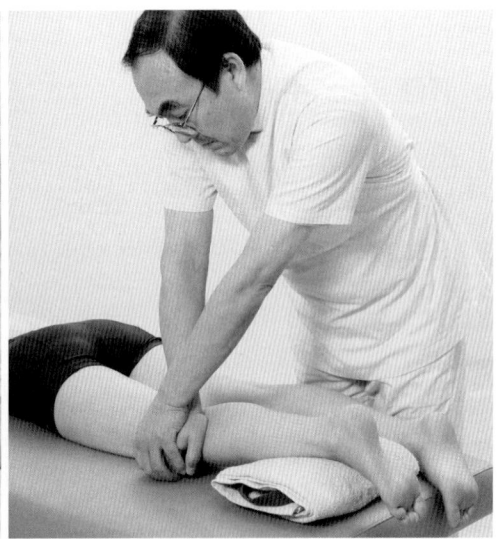

　　　　　a．四つ這い位　　　　　　　　　　　　b．腹臥位

図 6-26　腓骨頭の腹外側への滑り

特記事項：対象者によっては，近位脛腓関節は非常に授動性がある．足関節の内反捻挫後では，近位脛腓関節が検査されなければならない．なぜなら，以下の理由で腓骨頭が後方に引かれることがある．
　　①遠位脛腓関節は線維性結合であるため，内反捻挫で距骨が前方に偏位すると近位脛腓関節は後方に移動せざるを得ない．
　　②近位脛腓関節周囲の筋不均衡による（より多くの筋で腓骨頭は前方に比べて後方に引かれやすい）．

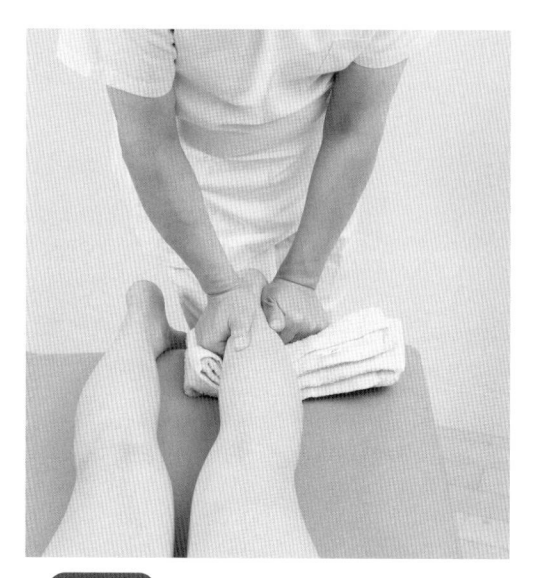

図 6-27　遠位脛腓関節の前下方への滑り 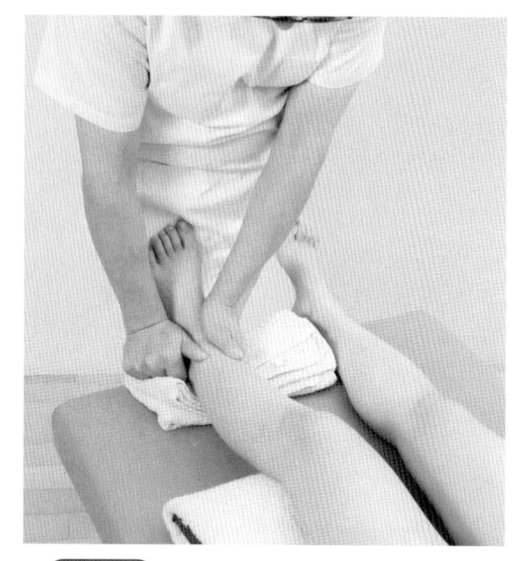　　　　　図 6-28　遠位脛腓関節の後上方への滑り

2）遠位脛腓関節
a．前下方への滑り（図 6-27）
対 象 者：腹臥位．距腿関節を 10°底屈（最大緩みの肢位）にする．
治 療 者：治療台の脚のところで対象者の足底に向かって立つ．内側手は内側より脛骨遠位前方を包み込むようにして保持する．外側手は母指が近位を向くようにして，母指球から手掌基部を腓骨遠位から外果後方に置く．
手　　技：内側手は脛骨を固定する．外側手は外果に前下方への力を加える．
適　　用：関節副運動検査で線維軟骨結合の弾力性制限がある場合に用いる．

b．後上方への滑り（図 6-28）
対 象 者：背臥位．距腿関節を 10°底屈（最大緩みの肢位）にする．
治 療 者：治療台の脚のところで対象者の足底に向かって立つ．内側手は脛骨遠位後側を内側より保持する．外側手は母指球から手掌基部を腓骨遠位から外果前方に置く．
手　　技：内側手は脛骨を固定する．外側手は後上方への力を加える．
適　　用：副運動検査で制限がある場合に用いる．

3）距腿関節
a．距骨の離開（図 6-29）
対 象 者：背臥位．足を治療台から出す．関節は最大緩みの肢位（10°底屈，回内・回外中間位）．
治 療 者：立位または座位．治療台の脚のところで対象者の足底に向かう．両手の一方は外側，他方は内側で足を保持する．手指は距骨頸に小指・小指球を当てるようにして足背から内果・外果下端へ置き，両側の母指は足指へ向けて足底に置く．
手　　技：治療者の両手と肩の位置が対象者の下肢と一直線になるようにする．治療者は対象者

Ⅲ　下腿・足根・足部

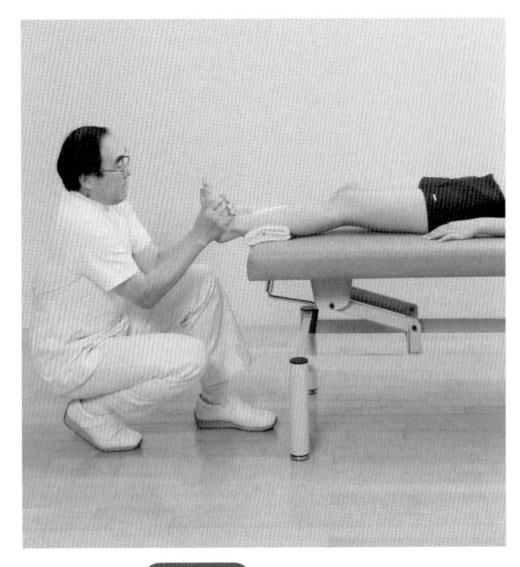

図 6-29 距骨の離開

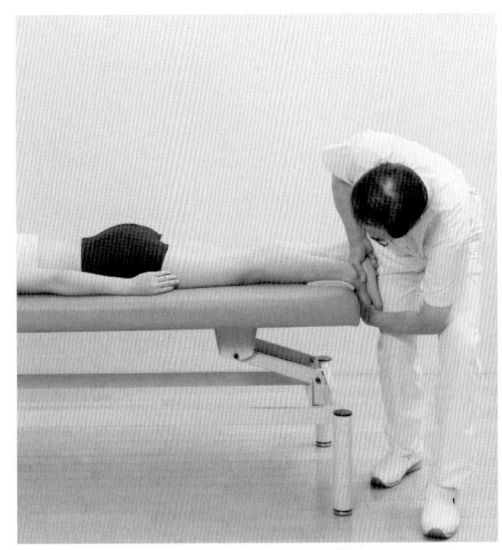

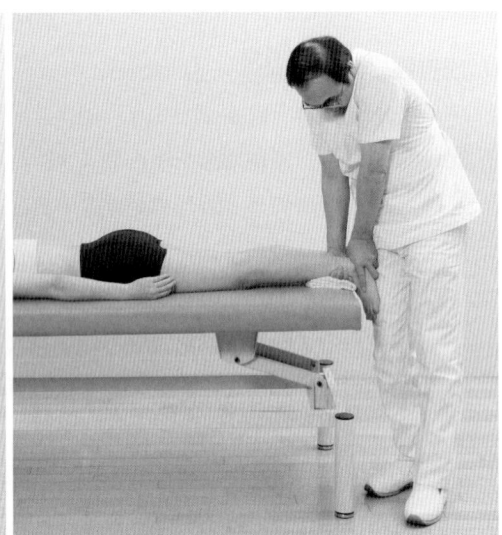

a．前方から距骨を保持　　　　　　　　b．変法：前方から下腿を固定

図 6-30 距骨の前方への滑り

から遠ざかるように傾くことで，離開力を加える．

適　　用：距腿関節の一般的運動制限がある場合に用いる．

b．**距骨の前方への滑り**（図6-30）

対　象　者：腹臥位．足を治療台から出す．関節は最大緩みの肢位（10°底屈，回内・回外中間位）．

治　療　者：治療台の脚の位置で対象者の足底に向かって立つ．腹側手は足背より距骨を保持する（同時に足根骨を保持しながら少し牽引する）．背側手は母指と示指の水かき部分を距骨と踵骨の後方に置く（母指を外側，手指を内側）．

手　　技：腹側手は足関節の位置を制御する．背側手は距骨に前方への力を加える．治療台で対

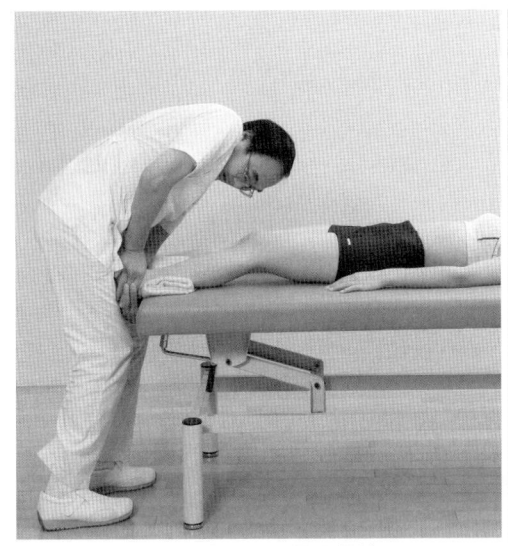

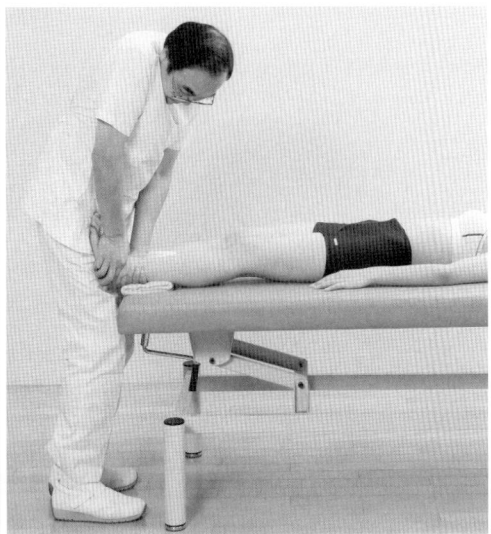

　　　　　a．後方から距骨を保持　　　　　　　b．変法：後方から下腿を固定

図 6-31　距骨の後方への滑り

　　　　　　　象者の下肢を固定する．
適　　用：距腿関節底屈制限がある場合に用いる．
変　　法：腹側手で下腿遠位を前方から固定する．この時，治療者は大腿で足関節を10°底屈，
　　　　　回内・回外中間位に保持する．

c．距骨の後方への滑り（図6-31）
対 象 者：背臥位．足を治療台から出し，脛骨遠位の下に砂のうを置く．関節は最大緩みの肢位
　　　　　（10°底屈，回内・回外中間位）．
治 療 者：治療台の脚の位置で対象者の足底に向かって立つ．腹側手は母指と示指の水かき部分
　　　　　を足背で距骨上に置く．背側手は距骨と踵骨の後方を包み込む．
手　　技：腹側手は距骨に後方への滑りを加える．背側手は底屈の範囲を制御する．
適　　用：距腿関節背屈制限がある場合に用いる．
変　　法：背側手で下腿を後方より固定する．この時，治療者は大腿で対象者の足関節を10°底
　　　　　屈，回内・回外中間位に保持する．

4）距骨下関節（距踵関節）

a．踵骨の離開（図6-32）
対 象 者：腹臥位．関節は最大緩みの肢位が基本（回内・回外中間位）．
治 療 者：治療台のわきで対象者の下肢外側に向かって立つ．外側手の背側は治療台上に置き，
　　　　　足関節前方から母指と示指の水かき部分で距骨頸を保持する．内側手は踵骨の後上方
　　　　　を手掌で包み込むようにして，肘関節を伸展する（前腕は対象者の下腿と平行になる
　　　　　ようにする）．
手　　技：外側手は距骨を固定し，内側手は踵骨を距骨から引き離すように力を加える（力は下

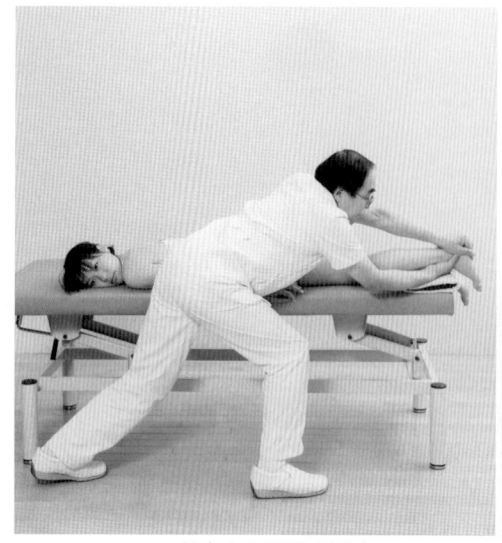

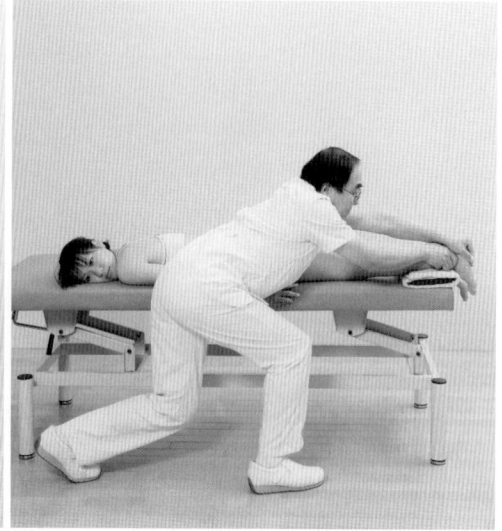

a．前方から距骨を固定　　　　　　　b．変法：後方から距骨を固定

図 6-32　踵骨の離開

腿の軸と一致させる）．
- 適　　用：距骨下関節の一般的な運動制限がある場合に用いる．
- 変　　法：外側手は足関節後方に置き，母指と示指の水かきで距骨頸を保持して距骨を固定する．

b．踵骨の脛側（内側）への滑り（図 6-33）
- 対 象 者：腹臥位または側臥位で脛側を下にする．関節は最大緩みの肢位が基本（回内・回外中間位）．
- 治 療 者：対象者の足の位置で踵に向かって立つ．近位手は下腿遠位を保持し，距骨を固定する．遠位手の母指球を踵骨腓側に当て踵骨を手掌で保持する．
- 手　　技：治療者は上肢を伸展し体を傾けるようにして，遠位手で踵骨を脛側へ滑らせる．
- 適　　用：距踵関節前部の遊びを評価する．踵骨回内（足部外返し）の運動制限がある場合に用いる．

c．踵骨の腓側（外側）への滑り（図 6-34）
- 対 象 者：腹臥位または側臥位で腓側を下にする．関節は最大緩みの肢位が基本（回内・回外中間位）．
- 治 療 者：治療者の足の位置で踵に向かって立つ．近位手は下腿遠位を保持し，距骨を固定する．遠位手は踵骨脛側遠位に当て踵骨を手掌で保持する．
- 手　　技：治療者は上肢を伸展し体を傾けるようにして，遠位手で踵骨を腓側へ滑らせる．
- 適　　用：踵骨回外（足部内返し）の運動制限がある場合に用いる．

d．回外のモビライゼーション（図 6-35）
- 対 象 者：腹臥位．足を治療台から出す．関節は制限のある位置にする．
- 治 療 者：治療台上の足の位置で，対象者の足底に向かって立つ．内側手は下腿後方から母指と示指の水かきを距骨頸に当てる（手指は外側，母指は内側）．外側手は踵骨を保持する

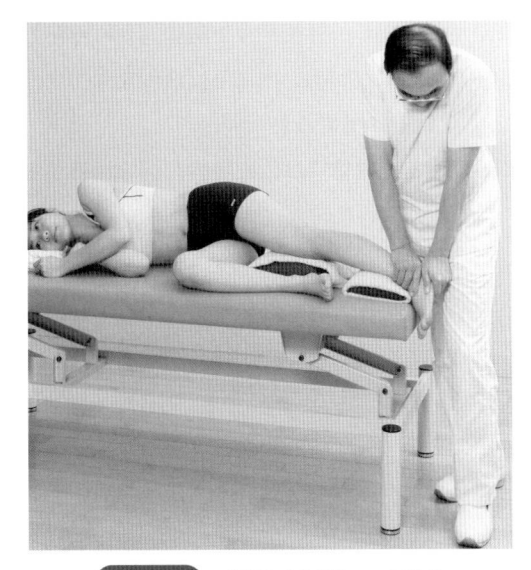

| 図 6-33 | 脛側（内側）への滑り |

| 図 6-34 | 腓側（外側）への滑り |

| 図 6-35 | 回外のモビライゼーション |

| 図 6-36 | 回内のモビライゼーション |

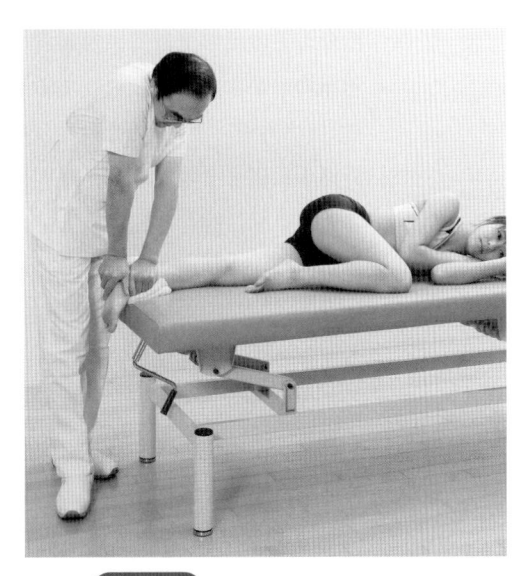

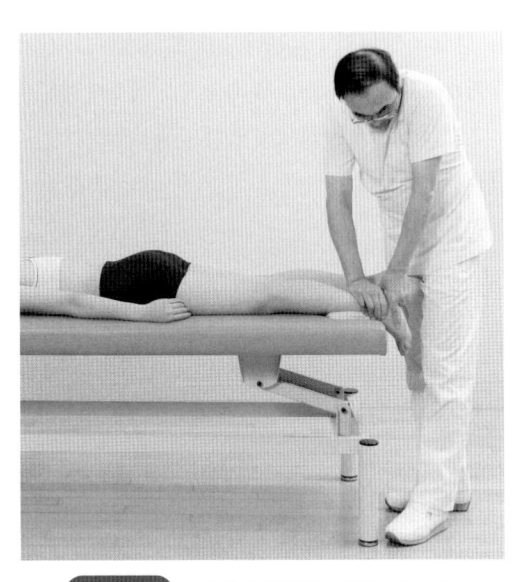

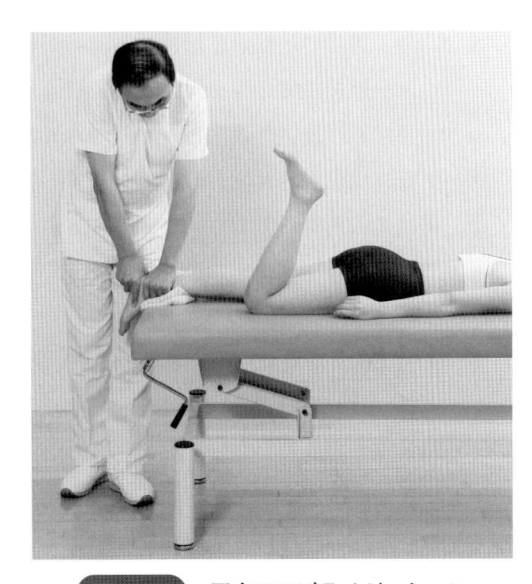

　　　　　　（母指は内側，手指は外側に広げてできるだけ前方に当てる）．
手　　技：内側手は距骨を軽度外転，背屈させて固定する．外側手は治療者の前腕を回外させる
　　　　　ことにより，踵骨に回外力を加える．
適　　用：踵距関節回外制限がある場合に用いる．
特記事項：この運動は 3 平面にて行われる．手技が適切に行われた場合，足部には内返し，内転，
　　　　　底屈が起こるはずである．この手技は「回旋および滑り」が起こるようになされなけ
　　　　　ればならず，それによって亜脱臼しないように行わなければならない．

e．回内のモビライゼーション（図 6-36）
対 象 者：腹臥位．足を治療台から出す．関節は制限のある位置にする．

治 療 者：治療台上の足の位置で，対象者の足底に向かって立つ．外側手は下腿後方から母指と示指の水かきを距骨頸に当てる（手指は内側，母指は外側）．内側手は踵骨を保持する（母指は外側，手指は内側に広げてできるだけ前方に当てる）．

手　　技：外側手は距骨を軽度内転，底屈位にして固定する．内側手は治療者の前腕を回外することにより，踵骨に回内力を加える

適　　用：踵距関節回内制限がある場合に用いる．

特記事項：図 6-36 で治療者は足の外側に立っているが，これは手の位置がみえやすいようにするためで，実際は足底に向って立つ．

5）足 部

足部の滑りは，基本的には背側の滑りと底側の滑りがある．近位関節面は凸で，遠位関節面は凹になっている．したがって，原則として同じ手技を用いる．

a．背側への滑り

対 象 者：腹臥位．膝関節を屈曲位にする．

治 療 者：内側の足根骨を治療する時は外側に立ち，外側の足根骨を治療する時には内側に立つ．近位手で足底を保持し近位骨を示指で背側から固定するか，ウエッジを当てて固定する．遠位手は母指と示指の水かき部分，または母指球を遠位骨底側に当てる．

手　　技：遠位手で背側への滑りを出す．

ⅰ）舟状骨の背側への滑り①（図 6-37a）

対 象 者：腹臥位で膝を 90°屈曲する．

治 療 者：足の外側に立ち，近位手の母指と示指で距骨を固定し，遠位手の母指と示指の水かき部分を舟状骨底側に当てる．

手　　技：遠位手で背側への滑りを出す．

ⅱ）舟状骨の背側への滑り②（図 6-37b）

対 象 者：腹臥位で膝を軽度屈曲する．

治 療 者：足の外側に立ち，近位手の母指と示指で距骨を固定し，遠位手の母指と示指の水かき部分を舟状骨底側に当てる．

手　　技：遠位手で背側への滑りを出す．

ⅲ）立方骨の背側への滑り①（図 6-37c）

対 象 者：腹臥位で膝を 90°屈曲する．

治 療 者：足の内側に向かって立ち，近位手で足底を保持し踵骨を示指で背側から固定する．遠位手の母指と示指の水かき部分か母指球を立方骨底側に当てる．

手　　技：遠位手で背側への滑りを出す．

ⅳ）立方骨の背側への滑り②（図 6-37d）

対 象 者：腹臥位で膝を軽度屈曲する．

治 療 者：足の内側に向かって立ち，近位手で足底を保持し踵骨を示指で背側から固定する．遠位手の母指と示指の水かき部分か母指球を立方骨底側に当てる．

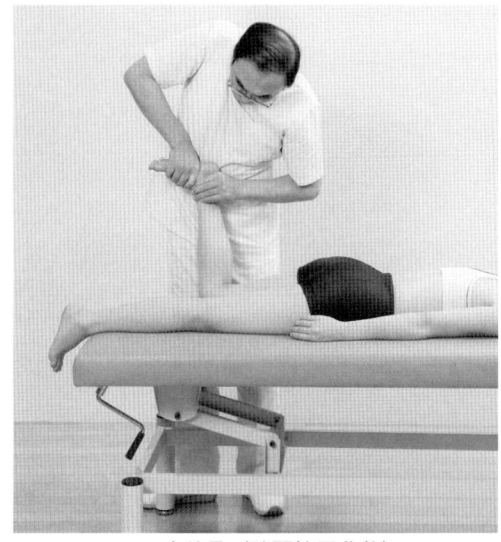

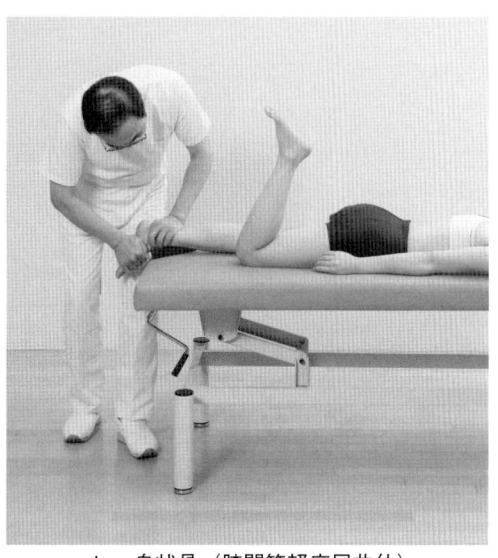

　　　　a．舟状骨（膝関節屈曲位）　　　　　　　　b．舟状骨（膝関節軽度屈曲位）

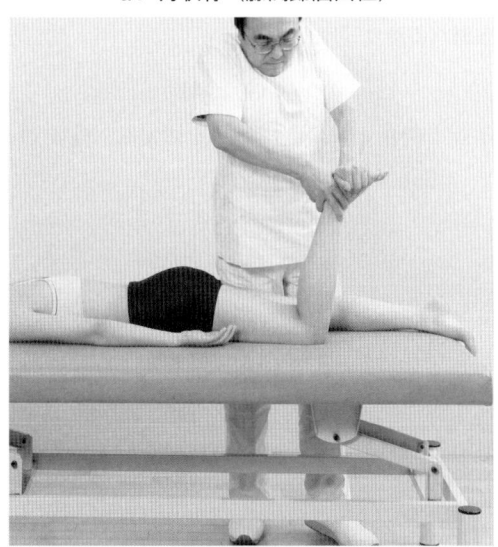

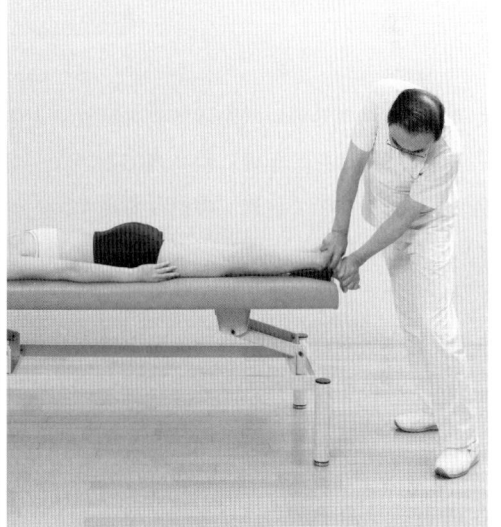

　　　　c．立方骨（膝関節屈曲位）　　　　　　　　d．立方骨（膝関節軽度屈曲位）

　　　　　　　　　　　　　図 6-37　背側への滑り

手　　　技：遠位手で背側への滑りを出す．

b．底側への滑り

対 象 者：背臥位または長座位で股関節・膝関節は軽度屈曲位．

治 療 者：内側の足根骨を治療する時は外側に立ち，外側の足根骨を治療する時には内側に立つ．
　　　　　近位手で足背を保持し近位骨を示指で底側から固定する．遠位手は母指球を遠位骨背
　　　　　側に当てる．

手　　　技：遠位手で底側への滑りを出す．

ⅰ）舟状骨の底側への滑り（図 6-38a）

対 象 者：背臥位で股関節・膝関節は軽度屈曲する．

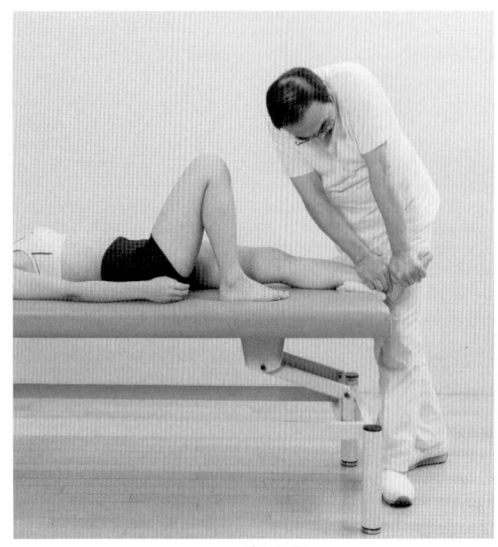

　　　　　　　　a．舟状骨 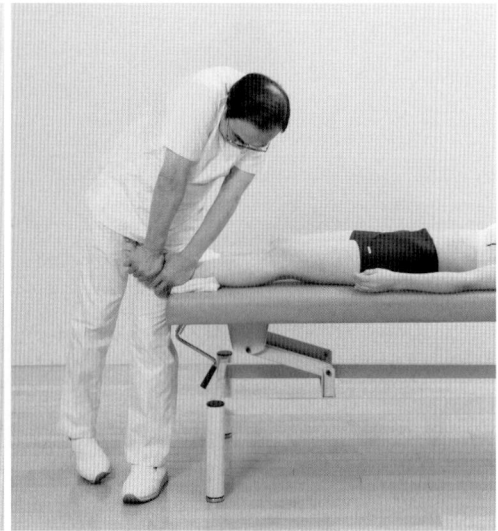　　　　　　　　　　　　b．立方骨

　　　　　　　　　図 6-38　底側への滑り

治　療　者：足の外側に向かって立ち，近位手の示指と母指と水かきで距骨を固定し，遠位手の母
　　　　　　指球を舟状骨背側に当てる．
手　　　技：遠位手で底側への滑りを出す．
ⅱ）立方骨の底側への滑り（図 6-38b）
対　象　者：背臥位で股関節・膝関節は軽度屈曲する．
治　療　者：足の内側に向かって立ち，近位手で足背を保持し踵骨を示指で底側から固定する．遠
　　　　　　位手の母指球を立方骨背側に当てる．
手　　　技：遠位手で底側への滑りを出す．

6）中足指節関節

a．離　開
対　象　者：背臥位．中足指関節は軽度屈曲位にする．
治　療　者：近位手の母指と四指で中足骨を固定する（図 6-39a）．遠位手の母指を近位指節骨背側
　　　　　　に当て，四指で底側から包み込んで保持する（図 6-39b）．
手　　　技：遠位手で近位指節骨に長軸方向への牽引力を加えて関節面を離開させる．
適　　　用：中足指関節の痛み，全体の可動域制限がある場合に用いる．

b．背側への滑り
対　象　者：背臥位．中足指関節は軽度屈曲位にする．
治　療　者：近位手の母指と四指で中足骨を固定する（図 6-39a）．遠位手の母指を近位指節骨背側
　　　　　　に当て，四指を底側から包み込んで保持する（図 6-39b）．
手　　　技：遠位手の四指で近位指節骨に背側への滑りを出す．
適　　　用：中足指関節の痛み，伸展の可動域制限がある場合に用いる．

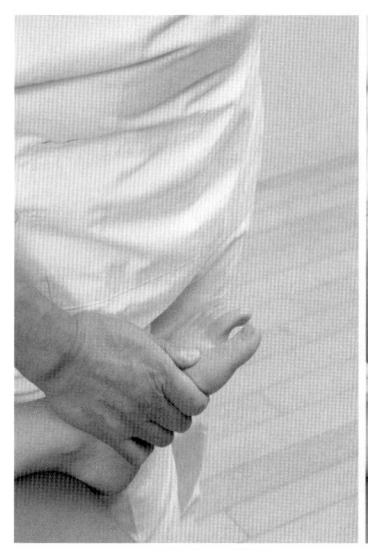

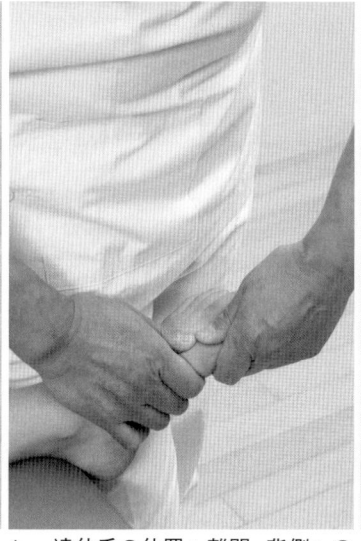

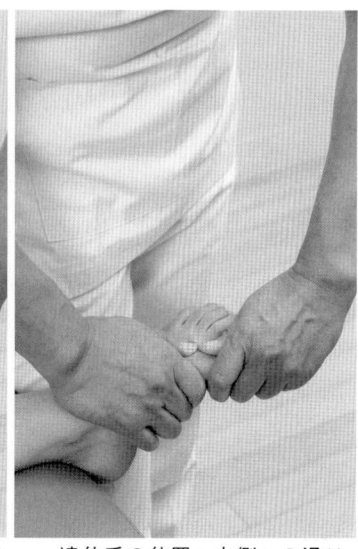

a．近位手の位置　　　b．遠位手の位置：離開, 背側への　c．遠位手の位置：内側への滑り,
　　　　　　　　　　　　　　滑り, 底側への滑り　　　　　　　底側への滑り

図 6-39 中足指節関節（母指）

c．底側への滑り

対 象 者：背臥位．中足指関節は軽度屈曲位にする．

治 療 者：近位手の母指と四指で中足骨を固定する（図 6-39a）．遠位手の母指を近位指節骨背側
　　　　　に当て，四指を底側から包み込んで保持する（図 6-39b）．

手　　技：遠位手で近位指節骨に底側への滑り力を加える．

適　　用：中足指関節の痛み，屈曲の可動域制限がある場合に用いる．

d．内側への滑り

対 象 者：背臥位．中足指関節は軽度屈曲位にする．

治 療 者：近位手の母指と四指で中足骨を固定する（図 6-39a）．遠位手の母指を近位指節骨内側
　　　　　（または外側）に当て，四指を反対側から包み込んで保持する（図 6-39c）．

手　　技：遠位手で近位指節骨に内側への滑り力を加える．

適　　用：中足指関節の痛み，内側の可動域制限がある場合に用いる．

e．外側への滑り

対 象 者：背臥位．中足指関節は軽度屈曲位にする．

治 療 者：近位手の母指と四指で中足骨を固定する（図 6-39a）．遠位手の母指を近位指節骨外側
　　　　　（または内側）に四指を反対側から包み込んで保持する（図 6-39c）．

手　　技：遠位手で近位指節骨に外側への滑り力を加える．

適　　用：中足指関節の痛み，外側の可動域制限がある場合に用いる．

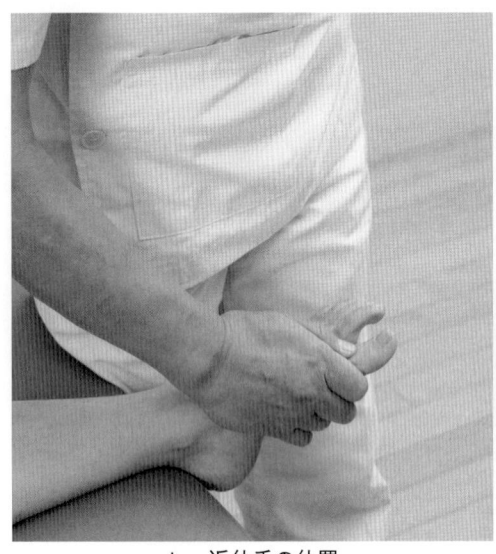

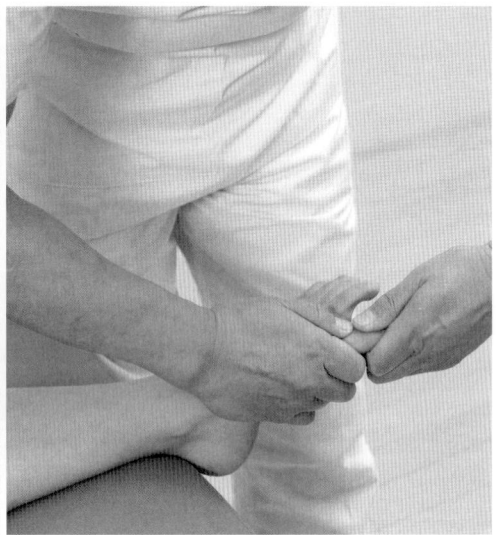

b．近位手の位置　　　　　　　　　　　　b．遠位手の位置

図 6-40　指節間関節（母指）

7）指節間関節

a．離　開

対　象　者：背臥位．指節間関節は軽度屈曲位にする．

治　療　者：近位手の母指と四指で近位の指節骨を固定する（**図6-40a**）．遠位手の母指と四指で遠位の指節骨を保持する（**図6-40b**）．

手　　　技：遠位手で遠位の指節骨に長軸方向への牽引力を加えて関節面を離開させる．

適　　　用：指節間関節の痛み，全体の可動域制限がある場合に用いる．

b．背側への滑り

対　象　者：背臥位．指節間関節は軽度屈曲位にする．

治　療　者：近位手の母指と四指で近位の指節骨を固定する（**図6-40a**）．遠位手の母指と四指で遠位の指節骨を保持する（**図6-40b**）．

手　　　技：遠位手で遠位の指節骨に背側への滑りを加える．

適　　　用：指節間関節の痛み，伸展の可動域制限がある場合に用いる．

c．底側への滑り

対　象　者：背臥位．指節間関節は軽度屈曲位にする．

治　療　者：近位手の母指と四指で近位の指節骨を固定する（**図6-40a**）．遠位手の母指と四指で遠位の指節骨を保持する（**図6-40b**）．

手　　　技：遠位手で遠位の指節骨に底側への滑りを加える．

適　　　用：指節間関節の痛み，屈曲の可動域制限がある場合に用いる．

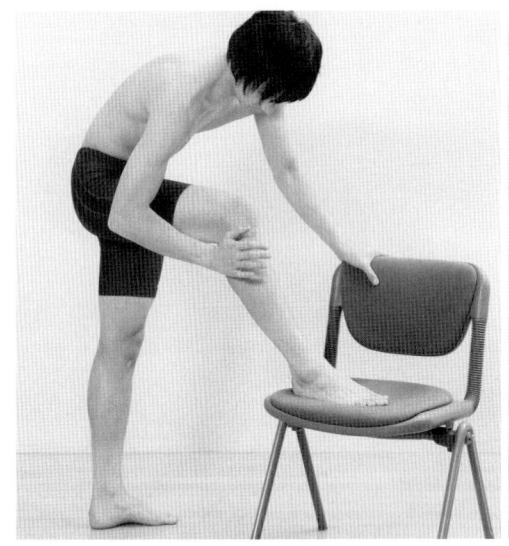

a．開始肢位　　　　　　　　　　　b．最終肢位

図 6-41 下腿近位外側の痛み

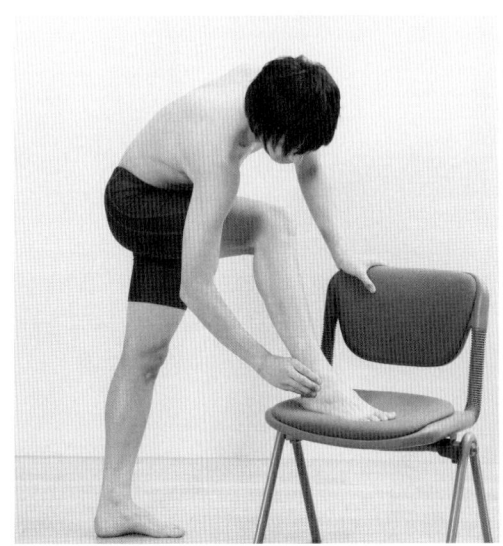

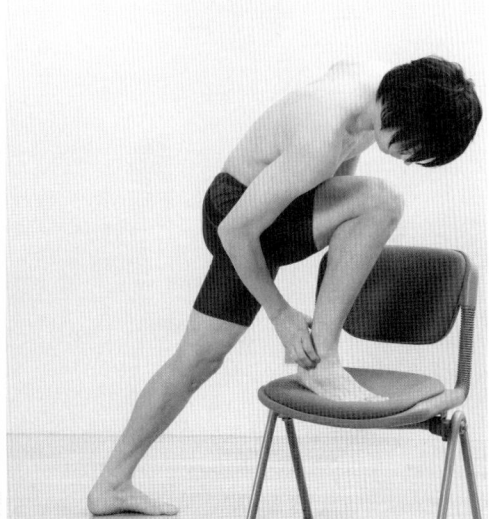

a．開始肢位　　　　　　　　　　　b．最終肢位

図 6-42 足関節背屈時の外果下端の痛み

5．自己治療

1）自己モビライゼーション

a．下腿近位外側の痛み（図 6-41）

　荷重して膝関節を屈曲 - 伸展した時に下腿外側に痛みが出る場合，近位脛腓関節の位置異常が原因となっている場合がある[11]．

　①足部を椅子にのせ，膝関節・股関節を屈曲させる．

a．開始肢位　　　　　　　　　　　b．最終肢位

図 6-43 足関節背屈制限

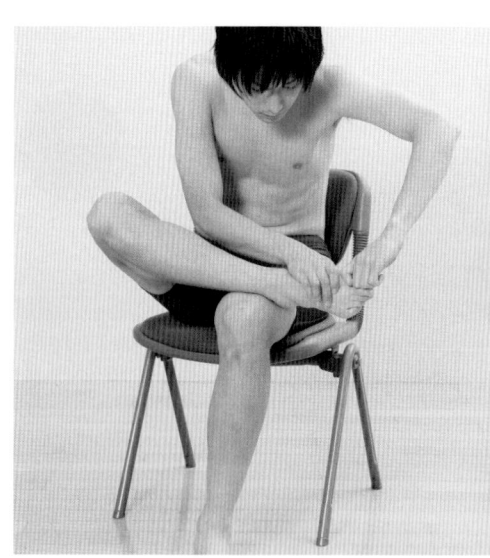

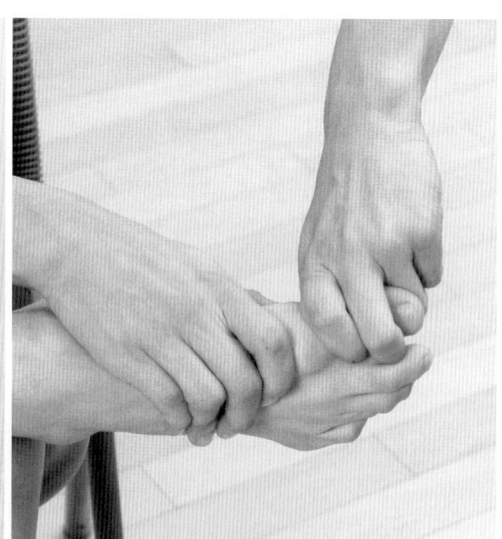

a．治療肢位　　　　　　　　　　　b．用手接触

図 6-44 足指の可動域制限

②治療側手の母指球で腓骨頭を脛骨上で前外方へ滑らせながら膝関節を屈曲していく．

b．足関節背屈時の外果下端の痛み（図 6-42）

背屈時に遠位脛腓関節の位置異常により外果の後外側への滑りが制限されていることがある．

①足部を椅子にのせ，膝関節・股関節を屈曲させる．

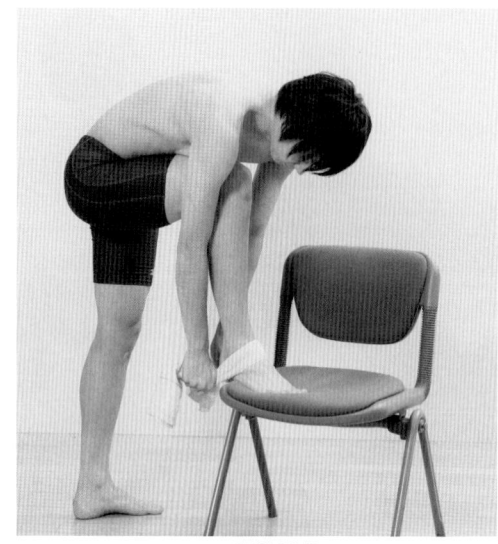

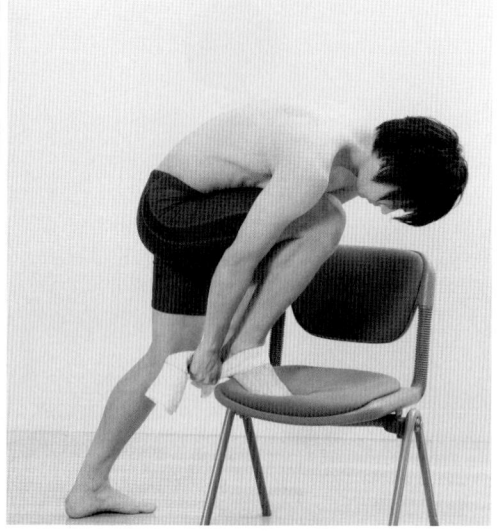

②治療側手の母指と四指で腓骨遠位と外果を把持し，後外側に滑りを出しながら重心を前方に移動して足関節を背屈していく．

| a．中間位 | b．底屈位 | c．背屈位 |

図 6-45 中足指節関節および指節間関節の位置異常による運動痛

c．足関節背屈制限（図 6-43）

　遠位脛腓関節の位置異常と距骨の背側への滑りが制限されていることがある．したがって「b. 足関節背屈時の外果下端の痛み」の運動を行った後，タオルを用いて距骨の後方への滑りを出しながら背屈する．

①足部を椅子にのせ，膝関節・股関節を屈曲させる．
②距骨前方から内果の下端，外果の下端に細く畳んだタオルを回して，後方に引いて滑りを出しながら重心を前方に移動して足関節を背屈していく．

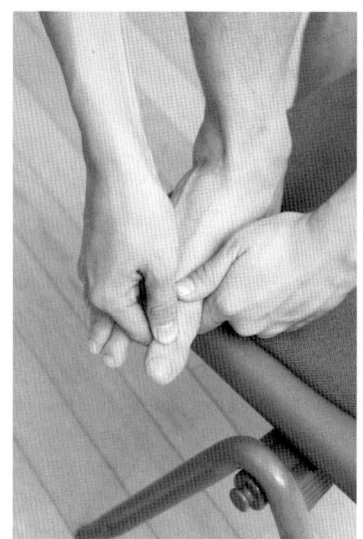

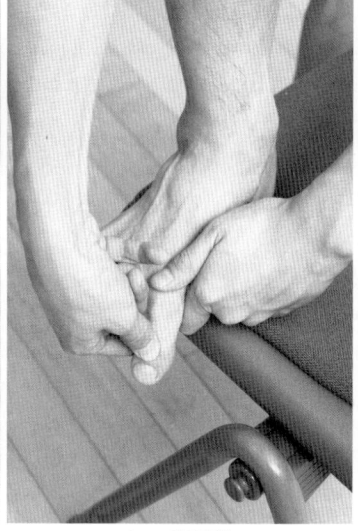

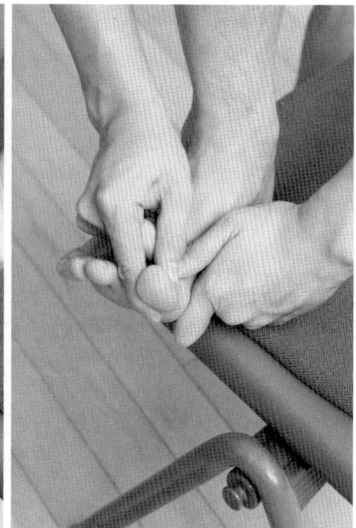

d．足指の可動域制限（図 6-44）

①指節骨を母指と四指で保持し離開力を加える．
②軽く離開力を加えながら伸張する．

e．中足指節関節および指節間関節の位置異常による運動痛（図 6-45）

①母指と中指・環指で近位骨を固定し，示指指腹で側方への滑りを加えて屈曲・伸展の自動運動を行う．
②痛みが消失しない時は，滑らす方向をわずかに変えてみる．位置異常が正しく修正されていれば痛みがなく運動可能である．

2）自己ストレッチング

自己モビライゼーションで関節の遊びを出してから，関節周囲筋のストレッチングを行う．

●文　献●
1) Kahle VW, 他（著），越智淳三（訳）：解剖学アトラス．文光堂, 1981
2) 森　於菟, 他：分担 解剖学 第 1 巻 第 11 版. 金原出版, 1982

3) 金子丑之助．日本人体解剖学 上巻 改訂第 19 版．南山堂，2005
4) Kisner C, et al：Therapeutic Exercise Foundations and Techniques 5th ed. FA Davis, Philadelphia, 2007
5) Kaltenborn FM：Manual Mobilization of the Joints-Joint Examination and Basic Treatment, Vol I The Extremities 6th ed. Norlis, Norway, 2006
6) Hertling D, et al：Management of Common Musculoskeletal Disorders, Physical Therapy Principles and Methods 4th ed. Lippincott Williams & Wilkins, Philadelphia, 2006
7) Kisner C, et al：Therapeutic Exercise Foundations and Techniques 4th ed. FA Davis, Philadelphia, 2002
8) 二瓶隆一，他：整形外科学テキスト 改訂第 2 版．南江堂，2006
9) Magee DJ：Orthopedic Physical Assessment 4th ed, Saunders, Philadelphia, 2002
10) Edmond SL：Manipulation and Mobilization Extremity and Spinal Techniques. Mosby, St. Louis, 1993
11) Mulligan BR（著），藤縄 理，他（監訳・訳）：マリガンのマニュアルセラピー 原著第 5 版．協同医書出版社，2007

和文索引

あ

アーレンテスト 170
アウト・フレアー...............137
亜急性期 15, 18, 21
アキレス腱炎......................267
アキレス腱反射 39
亜脱臼..................................98
圧迫 7, 9, 18, 45
圧迫骨折............100, 125, 130
アドソンテスト 170
アライメント 23
アルタ 242
安静固定後の関節炎 161
安静肢位 72
安定化運動 151
安定期 17, 18
安定性低下 126

い

維持的治療..........................79
痛み 10, 11, 12, 13, 21
一次性インピンジメント.....161
一次的原因..........................79
イリタビリティー..............244
インバランス.....................122
インピンジメント..............124
インピンジメント症候群...161
イン・フレアー..................138

う

運動機能検査......................105
運動検査 40
運動神経系..........................12
運動併用モビライゼーション
....71
運動連鎖..........................227

え

腋窩神経検査...............60, 61
遠位脛腓関節...........258, 273
遠位手根関節....................204

お

横足根関節........................256
横断軸..................................96
横断的摩擦マッサージ
.............................2, 74, 179
横断的マッサージ............253
横突起................64, 108, 141
凹凸の法則....................7, 10
凹の法則 7, 10
オーバーヘッドスロー 191
おじぎ運動........90, 95, 137, 145
オステオパシー 4
オステオパス 4
オッシレーション................3

か

加圧 26, 27, 33, 131, 166
外因性拘縮..........................14
回外制限 202
回外のモビライゼーション
......................................276
外傷.............................1, 130
外傷性関節炎...................161

外傷性膝蓋骨軟骨軟化症........242
回旋の法則...........................92
外側環軸関節........................87
外側上顆炎........................191
外側上顆の痛み 200
外側前上腕皮神経................59
外側側副靱帯..............243, 253
外側へ滑り.......................236
外側への張り出し................99
外側への離開....................239
回内制限............................202
回内のモビライゼーション
......................................277
外胚葉型..............................23
外反伸展過負荷検査...........195
外反ストレス検査..............195
回復期..................................21
開放運動連鎖....................227
踵歩き..................................34
過可動性..............................98
過緊張..................................23
角運動...............................8, 9
下肢....................................227
下肢伸展挙上 ...38, 47, 130, 138
下肢長................................134
下肢長検査........................271
下肢痛............98, 122, 124, 130
荷重面の離開...........235, 238
肩 98, 157
片足跳び............................244
下腿....................................255
下腿-踵のアライメント検査
......................................271
肩関節..................................25
肩関節周囲炎....................161
肩痛............................23, 101
肩疼痛症候群............160, 162
滑液包炎............................230
滑膜ひだ..............................98

可動域制限............125, 190, 266
下橈尺関節............186, 190, 199
過度な負荷......................230
過敏性..........................244
下部頸椎...91, 92, 106, 109, 111
下部頸椎関節突起................109
下部頸椎椎間関節.................87
下方への牽引....................235
下方変位........................99
過用............................230
過用症候群................191, 266
感覚検査........................45
間欠性跛行................99, 100
寛骨の後傾..........144, 145, 155
寛骨の前傾..........143, 144, 154
観察...............22, 130, 164, 194,
　　　　　　　213, 232, 244, 269
環軸関節...............87, 92, 101
関節運動........................65
関節運動学.......................6
関節炎..................98, 125, 160
関節可動域..................14, 41
関節機能異常................2, 6, 14
関節拘縮..............14, 124, 266
関節強直........................14
関節症..............98, 160, 229
関節柱..........................64
関節捻挫............124, 125, 230
関節の遊び....................7, 67
関節半月........................239
関節副運動検査.................7, 44
関節ブロック....................98
関節包内運動.....................7
関節包パターン
　　　　　　.......41, 42, 142, 163
関節モビライゼーション......2, 3
関節モビリティー検査.............7
関節リウマチ
　　　　　　.......160, 210, 241, 266

関節ロック....................125
環椎後頭関節...........83, 92, 101
関連因子..............1, 14, 79, 130
関連症状..................21, 130
関連痛...........10, 98, 127, 161,
　　　　　　　　162, 164, 232
緩和的療法......................78

き
機械的ストレス..................41
機能異常...................1, 10
機能検査.................25, 214
機能的運動....................166
機能的診断......................77
機能的マッサージ....2, 3, 74, 75
脚長差...................23, 131
弓状テスト......................35
急性期..............15, 18, 21
急性椎間関節閉鎖................98
胸郭出口........................163
胸郭出口症候群
　　　　　　.......99, 100, 104, 170
胸鎖関節.......157, 158, 174, 175
矯正的療法......................79
胸椎..................23, 31, 91
胸椎横突起....................112
胸椎棘突起....................112
胸椎椎間関節....................88
胸腰椎..................23, 34, 39
棘下筋........................181
棘上筋........................179
棘上筋テスト..................169
棘突起....................64, 141
距骨下関節.........257, 261, 275
距骨傾斜検査..................271
距骨の位置検査..................271
距踵関節................261, 275
距踵舟関節............257, 261

距腿関節........255, 257, 260, 273
ギヨン管症候群................212
筋・筋膜...............63, 99, 122
筋・筋膜性症状................102
筋・筋膜性疼痛................132
筋・筋膜性疼痛症候群....14, 63
筋・筋膜性トリガーポイント
　　　　　　.......12, 14, 15, 16, 17
筋・筋膜リリース...............74
近位脛腓関節.............257, 271
近位手根関節..................204
筋硬結........................133
筋挫傷........................230
筋持久力......................122
筋スパズム............12, 99, 128
筋性拘縮........................14
筋性防御......................163
筋節..........................164
緊張状態................12, 23
筋皮神経......................193
筋皮神経検査..............58, 60
筋不全..................12, 13

く
クアドラントテスト............169
組み合わせ運動........91, 92, 166

け
頸屈曲テスト....................35
脛骨内側ストレス症候群......267
脛骨捻転検査..................271
脛骨疲労骨折..................267
頸椎....................23, 26
頸椎関節突起..................108
頸椎棘突起....................108
頸椎症........................103
頸椎捻挫......................103

頸椎枕 115, 148	後弯 23	膝窩圧迫テスト 35
頸背部痛 101	股関節 36, 227, 235	膝蓋腱炎 242
脛腓靭帯結合 255	骨関節炎 160	膝蓋腱反射 35
頸部痛 23, 98	骨性強直 14	膝蓋骨 242, 246, 247
血管の機能異常 14	骨性指標 24, 64	膝蓋骨圧迫症候群 242
結合織マッサージ 3	骨節 164	膝蓋骨スタビリティー検査
楔舟関節 257, 262	骨粗鬆症 125	 246
楔立方関節 257, 263	骨端炎 242	膝蓋前滑液包炎 242
腱炎 211	骨軟骨症 192	膝蓋大腿関節
肩甲下筋 181	骨盤傾斜 23	.... 239, 241, 242, 246
肩甲胸郭関節	こぶし牽引 117	膝蓋大腿骨関節炎 242
...................157, 177, 178, 179	ゴルファー肘 191	膝蓋大腿痛 242
肩甲骨周囲筋 184	転がり 7, 9	膝蓋大腿痛症候群 242
肩甲上神経 163		膝蓋大腿不安定症 242
肩甲上神経検査 61		膝蓋軟骨軟化症 242
肩甲上腕関節	**さ**	膝関節 36, 39, 239
......................29, 157, 170, 182	坐骨神経 231	自動運動検査 40, 165, 195,
肩甲帯 157	坐骨殿筋滑液包炎 230	213, 233, 245, 269
肩甲帯周囲肢痛 101	三角線維軟骨複合体 213	四頭筋腱炎 242
肩甲帯痛 98	三角線維軟骨複合体損傷 213	自動モビライゼーション 3
肩鎖関節 157, 160, 176		脂肪帯症候群 242
		尺骨管症候群 212
		尺骨手根関節 204
こ	**し**	尺骨神経 57, 59, 193
後傾 90, 96, 228	軸回旋 7, 9	尺側側副靭帯損傷 212
後傾位ロック 144	自己ストレッチング	斜方軸 96
後脛骨筋腱炎 267	.... 203, 226, 239, 285	習慣性肢位 13
後十字靭帯 243	自己治療 115, 148, 182, 200,	収縮性組織 40
構成運動 7	224, 238, 254, 283	舟状骨 278, 279
後足部 256	自己モビライゼーション	自由神経終末 127
硬直 12, 161	.... 120, 182, 185, 200, 201,	手関節捻挫 212
鉤椎関節 101	202, 224, 238, 283	手根 30, 204
後頭下 90	視察 164, 194, 213,	手根管症候群 211
後頭下筋群 111	232, 244, 269	手根中央関節
後頭骨 109	指手根中手関節 220	.... 204, 207, 217, 218
後捻 96	視診 25, 77	手根中手関節 208
後方-前方運動 108, 141	姿勢 22, 115, 148, 182, 183	上後腸骨棘 97, 135, 228
後方テニス肘 192	指節間関節 204, 210, 222,	上肢神経ダイナミック検査 1
絞扼症状 130	257, 265, 282	.... 54, 55
	持続的椎間関節自然滑走法 ... 71	

上肢神経ダイナミック検査 2a 56
上肢神経ダイナミック検査 2b 57, 58
上肢神経ダイナミック検査 3 ....57, 59
上肢痛 101
上前腸骨棘 97, 227
上橈尺関節 ...186, 189, 198, 199
上部 1/4 スクリーニング検査 105
上部胸椎 106, 114, 119
上部頸椎 90, 92, 105
上部四半分 24
踵立方関節 257, 262
上腕骨頭 171, 172, 173
上腕三頭筋腱炎 192
上腕二頭筋 179
上腕二頭筋腱炎 191
触診 62, 105
ショパール関節 256
自律神経系 12
侵害受容器 127
神経学的検査 45
神経筋骨格系の機能異常 1
神経絞扼 231
神経根 122, 130
神経根症状 99, 102, 123, 124
神経根性疼痛 130
神経障害 193
神経ダイナミック検査 45, 47, 76, 99
神経ダイナミックテスト 100
神経内分泌系 12
神経免疫系 12
シンスプリント 266
靭帯性固定 142
靭帯損傷 243, 246
振動運動 67

振動法 3, 5, 67
深部腱反射 45, 46
深部マッサージ 74, 75, 111

す

髄核 83
髄節筋 28
スキーヤーの母指 212
スクリーニング検査 24
スクワット 244, 270
ストレッチング 74, 121
スピードテスト 170
スプリングテスト 31, 141
滑り 7, 9, 45
すべり症 23, 64
スラスト 3, 67
スランプ検査 50, 51

せ

生体モデル 11
正中環軸関節 87
正中神経 54, 55, 56, 193
生理学的運動 7
脊髄圧迫症状 102
脊柱 83
脊柱管狭窄症 100
脊椎分節生理学的他動運動 138
線維性強直 14
線維輪 83
前額水平軸 7
前額面 7
前傾 89, 96, 227
前傾位ロック 145
全頸椎 106
仙骨 39, 95
仙骨のおじぎ運動 145, 146

仙骨の反おじぎ運動 146, 147
前十字靭帯 243
前足部 256
仙腸関節 89, 95, 97, 99, 131, 134, 143
仙腸関節のテスト 36
仙腸関節の離開 147
前捻 96
前方への滑り 174
前弯 23, 126
前腕 186
前腕スプリント 193

そ

足関節前方引き出し検査 271
足関節捻挫 268
側屈の法則 92
足根 37, 255
足根中足関節 257, 264
足根背屈テスト 35
足底筋膜炎 268
足部 255, 278
側方移動 131
側方変位 123, 132
側弯 23
鼠径部筋挫傷 231
鼠径部痛 231

た

第 1 肋骨 114
大腿脛骨関節 239, 248
大腿骨前方滑り症候群 231
大腿神経 231
大腿神経伸張検査 38
大転子滑液包炎 230
他動運動検査 40, 80, 167, 195, 214, 233, 245, 270

他動的頸屈曲 49
他動的頸部屈曲 48
他動的頸部伸展 48
他動的頸部側屈 49
弾発三頭筋腱 192

ち

恥骨結合 90, 95, 99, 131
恥骨結合の離開 147
チネル検査 195
中手間関節 204
中手指節関節
　.....................30, 204, 209, 221
中枢神経障害 45
中足 257
中足間関節 257, 264
中足骨痛 268
中足指節関節 257, 265, 280
中足部 256
中胚葉型 23
腸脛靭帯摩擦症候群 242
腸骨 95
腸骨後方捻転 99
腸骨前方捻転 99
長座位スランプ検査 52, 53
長座位テスト 36, 134
腸恥滑液包炎 230
蝶番振り子運動 7

つ

対運動 91
椎間関節 64, 83, 85,
　　　　　　　　　98, 101, 122
椎間関節ロック 103
椎間板 83, 84, 98, 122
椎間板性疼痛 99, 102, 124
椎間板脱出 98

椎間板突出 98, 123
椎間板分離脱出 98
椎間板ヘルニア
　.................99, 123, 131, 132
椎間板膨隆 98, 123
椎骨 83, 84
椎骨間の他動的運動 41
椎骨動脈不全症 100
椎骨脳底動脈不全 99, 164
使いすぎ症候群 211
つまみの検査 214

て

テニス肘 191
殿部 39
殿部痛 98

と

橈骨手根関節
　.................204, 205, 214, 215
橈骨神経 57, 58, 163, 193
等尺性抵抗運動 7
等尺性抵抗運動検査
　.................41, 167, 168, 195,
　　　　　214, 233, 245, 270
疼痛 10, 21, 130
疼痛症候群 125
疼痛性肢位 13
頭部 105
頭部・頸部の複合運動 92
頭部前方位 23
頭部前方姿勢 104
頭部痛 23
動脈硬化 100
特発性凍結肩 161
ドケルヴァン病 211, 212
凸の法則 7, 10

トリガーポイント 99, 133
ドロップアームテスト 169
トンプソン検査 271

な

内因性拘縮 14
内側上顆炎 191
内側側副靭帯 243, 253
内側テニス肘 191
内側への張り出し 99
内胚葉型 23
内反ストレス検査 195
軟部組織性拘縮 14
軟部組織モビライゼーション
　..............................2, 3, 74

に

握りの検査 214
二次性インピンジメント 161

は

背部痛 23
バジャ 242
パトリックテスト 136
バネ指 211, 212
ハムストリングス 152
バランスリーチテスト 244
反おじぎ運動 ...90, 95, 137, 144
半月板損傷の検査 246
半月様ひだ 98
反射検査 45
反射性交感神経性ジストロ
　フィー 164

ひ

- 皮下組織 62
- 非関節包パターン 41
- 膝 239
- 肘 29, 186
- 肘関節屈曲時の痛み 200
- 非収縮性組織 40
- ヒダ症候群 242
- ヒダの検査 246
- 皮膚 62
- 皮膚節 164
- 病態生理 160, 190, 210, 229, 241, 266
- 病的反射 45, 47
- 病歴 21, 130, 163, 194, 213, 232, 244, 268

ふ

- 副運動 7, 67
- 腹臥位膝屈曲 52
- 複合関節 186
- 伏在神経ダイナミック検査 ... 54
- 腹側への滑り 237
- 不幸の三徴 243
- 腹筋運動 152

へ

- 閉鎖運動連鎖 227
- 閉鎖神経 231
- 片脚立位 270
- 変形性関節炎 241
- 変形性関節症 211, 266
- 変形性脊椎症 100

ほ

- 放散痛 10
- 母指 30
- 母指手根中手関節 208, 218, 219

ま

- マッサージ 3, 67, 74
- 末梢神経 130
- 末梢神経障害 45
- 末梢神経損傷 163
- マニピュレーション 2, 67
- 慢性期 15, 18, 21
- 慢性筋挫傷 230
- 慢性疲労性コンパートメント症候群 267

む

- むち打ち症 103

め

- メタ認知 77

も

- モビライゼーション 1, 67

や

- ヤーガソンテスト 170

ゆ

- 有痛弧 41, 43, 165, 166
- 癒着性関節炎 161
- 緩みの肢位 8, 41

よ

- 腰神経後枝 126
- 腰神経後枝症候群 126
- 腰仙連結 227
- 腰椎 23, 32, 91, 138
- 腰椎骨盤リズム 131
- 腰椎椎間関節 89
- 腰椎ロール 148
- 腰痛 23, 98, 124
- 腰背部痛 122
- 抑制的牽引 109

ら

- ライトテスト 170
- ランジ 244

り

- 離開 7, 9, 44, 170, 171, 174
- リスフラン関節 256
- 離断性骨軟骨炎 192, 242
- 立方骨 278, 280
- 立方骨機能異常 268
- リトルリーグ肘 192

る

- ルーステスト 170
- ルシュカの関節 91, 101

ろ

- ロッキングテスト 169

わ

- 弯曲 83
- 腕尺関節 186, 196

腕神経叢 163
腕橈関節 186, 187, 197, 198

欧文索引

A

accessory movement 67
Achilles tendinitis 267
ACj 157
acromioclavicular joint 157
active movements 7, 165
active relaxation 2
acute facet block 98
adhesive capsulitis 161
Adson's test 170
Allen test 170
angular movement 8
ankylosis 14
anterior superior iliac spine
 .... 97, 227
anterior tilt 89, 227
anterior unit 256
arcuate swing 7
arthritis 160
arthrokinematics 6
arthrosis 160
articular pillars 64
ASIS 97, 137, 227
atlantoaxial joint 87
Australian approach 5
axillary nerve test 60

B

backward torsion 99
Barr 5
bicipital tendinitis 191
body mechanics 72
bone-setters 3
bone-setting 3
bony landmark 64
Bowstring test 35
Bragard test 35
Butler, David 6

C

calcaneocuboid joint 257
capsular pattern 41, 163
cardinal swing 7
chiropractor 4
chondromalacia patellae 242
Chopart joint 256
chronic exertional compart-
 ment syndrome 267
chronic strain 230
clinical reasoning 1, 76
closed kinematic chain 227
CMC 関節 218, 219, 220
Codoman's test 169
combined motion 91
component motion 7
compression 7, 9, 18
contracture 13
contributing factors 14
corrective procedure 79
counternutation 90
coupled motion 91
cuneocuboid joint 257
cuneonavicular joint 257
Cyriax, Edgar 5
Cyriax, James 5

D

deep massage 74
deQuervain 病 211
dermatomes 164
distraction 7, 9
dorsal (posterior) glide 236
drop-arm test 169

E

ectomorph 23
elevation 18
Elvey, Robert 6
Elvey's test 54
empty can 169
end feel 131
endomorph 23
Evjenth, Olaf 5
extrusion 98

F

FABERE 検査 136
FADIRE 検査 136
FADIRF 検査 136
fat pad syndrome 242
femoral anterior glide syn-
 drome 231
femoral nerve stretch test 38
femorotibial joint 239
fibrous ankylosis 14
Finkelstein テスト 59
fixation 72
forward torsion 99
full can 169
functional massage 2, 74
functional movement 166

G

Galen C 2
GHj..157
glenohumeral joint 157
glide..8
Goldthwait 5
Graham...................................3
Grieve, Gregory......................5
groin pain 231
groin strain 231
guyon.....................................212

H

Higgs, Joy 6
Hippocrates............................2
HRj..186
HUj..186
humeroradial joint 186
humeroulnar joint 186
hypermobile 98
hypermobility.........................41
hypomobile............................98
hypomobility.....................2, 41

I

ice 18
idiopathic frozen shoulder
....161
IFOMT......................................5
iliopectineal bursitis..............230
iliotibial band friction syndrome
....242
impingement 98
inferior radioulnar joint 186
in flare...........................99, 138
input mechanism..................11
intermetatarsal joints 257

International Federation of Orthopaedic Manipulative Therapists 5
interphalangeal joints of toes
....257
ischiogluteal bursitis...........230
isometric resisted movement test 167

J

Jobe test................................169
joint blockage.......................98
joint dysfunction 2, 6
joint mobility tests 7
joint play 7, 67

K

Kaltenborn...................5, 6, 71
Kernig test 35
key muscle 28
kinematic chain 227

L

lateral antebrachial cutaneous nerve 59
lateral distraction 236
lateral epicondylitis..............191
lateral glide 236
lateral shift 123, 132
Lisfranc joint 256
locking test 169
longitudinal distraction........235
longitudinal traction............235
long sitting test 36, 134
loose-packed position............8
lower quarter 24

lumbar dorsal ramus syndrome..............................126
lumbosacral joints 227

M

Maitland 5, 70
manipulation.........................67
manipulative therapy...............1
manual physical therapy.........1
manual therapy 1
Marlin......................................5
massage................................67
McKenzie, Robin 5
medial epicondylitis 191
medial tennis elbow 191
medial tibial stress syndrome
....267
menisci 239
meniscoid.............................98
Mennel, James 5
Mennel, John..........................5
Merrell, William......................3
mesomorph 23
metatarsophalangeal joints
....257
midcarpal joint.....................204
middle unit...........................256
Mixter 5
mobilisation of nervous system
....2
mobilization 1, 67
mobilization with movementsv
....71
mobilizing hand....................72
morning stiffness 229
MTSS....................................267
Mulligan 5, 71
muscle deficiency 12

muscle guarding 163
muscle spasm 12
musculocutaneous nerve test
....58
MWMS 71
myofascial pain syndrome
....................................14, 63
myotomes...........................164

N

neurodynamic test 47
neuromusculoskeletal dysfunction 1
non-capsular pattern............41
non-functional 92
Nordic system 6
nutation................................90

O

OA.......................................241
oblique axis 96
occipitoatlantal joint 83
open kinematic chain..........227
oscilation 67
oscillations..............................3
oscillatory movements 67
Osgood-Schlatter 病 242
osseus ankylosis 14
osteoarthritis 160, 241
osteochondritis dissecans ..192
osteochondrosis..................192
osteokinematics 6
othteopaths 4
out flare..........................99, 137
output mechanism 11
over pressure.........26, 131, 166
overstress 230

overuse...............................230
overuse syndrome 191

P

PA................................108, 141
painful arc.....................41, 165
painful shoulder syndrome
....160
palliative modalities...............79
Palmer, Bartlett Joshua 4
Palmer, Daniel David 4
Pare, Ambroise.......................2
Paris, Stanley..........................5
passive intervertebral motion
....................................41, 80
passive movements 7, 167
passive neck extension.........49
passive neck flexion........48, 49
passive physiological intervartebral movements............138
passive stretch 2
patellofemoral instability 242
patellofemoral joint..............239
patellofemoral pain syndrome
....242
periarthritis..........................161
physical therapy 1
physiological movement.........7
physiotherapy.........................1
PIVM 41, 80
PKB.......................................52
plica syndrome...................242
PNE.......................................48
PNF................................48, 49
poplitealcompression test.....35
posterior superior iliac spine
................................97, 228
posterior tendon injuries 192

posterior tennis elbow.........192
posterior tibial tendinitis......267
posterior tilt....................90, 228
posterior unit 256
postimmobilization arthritis
....161
PPIVM 138
preparatory modalities 79
prepatellar bursitis...............242
PRICE 18
primary impingement 161
processing............................11
prolapse...............................98
prone knee bend...................52
protection 18
protrusion 98
PSIS 97, 135, 228
pubic symphysis 90
Putti 5

Q

quadrant test 169

R

RA 241
radicular pain 10
radiocarpal joint..................204
range of motion....................24
referred pain 10, 98
reflex sympathetic dystrophy
....164
resisted isometric movements
....7
resting position.....................72
rheumatoid arthritis 160, 241
Richardson, Carolyn 6
ROM......................................24

S

sacroiliac joint 89
saphenous neurodynamic test 54
scapulothoracic joint 157
SCj 157
sclerotomes 164
screening examination 24
secondary impingement 161
sequestration 98
shin splint 266
shoulder girdle 157
side bending rules 92
SIJ 89
Sinding-Larsen-Johansson 症候群 242
skier's thumb 212
slide 7, 9
slip 99
SLR 35, 47, 130
slump test 50
slump test in long sitting.......52
SNAGS 71
snapping triceps tendon 192
soft tissue mobilization......2, 74
Speed's test.........................170
spin 7, 9
spring test.............................31
sternoclavicular joint 157
stiff shoulder 161
Still, Andrew Taylor.................4
Stoddard, Alan 5
straight-arm test 170
straight leg raising.........35, 130
subtalar joint 257
superior radioulnar joint 186
supportive treatment 79
suprascapular nerve test.......61
sustained natural apophyseal glide 71
Sutherland 5
symptom................................6

T

talocalcaneonavicular joint 257
talocrural joint 255
tarsometatarsal joints 257
tendinitis of the patellar or quadriceps tendons.........242
tennis elbow 191
tension 12
TFCC 213
TFCC 損傷 213
TFM 74, 179
The World Confederation of Physical Therapists 5
Thompson's test..................271
Thomsen's sign.....................35
thrust.....................................67
thrust technique 3
tinel test 195
translation 131
transverse axis 96
transverse friction massage 2, 74, 179
transverse tarsal joint 256
traumatic arthritis................161
treating plane 8
triangular fibrocartilage complex 213
trigger finger 211
trigger points 12
trochanteric bursitis.............230

U

ulnocarpal joint....................204
ULNT1.....................................54
ULNT2a...................................56
ULNT2b 57
ULNT3.....................................57
unholy triad.........................243
upper limb neurodynamic test 1 54
upper limb neurodynamic test 2a 56
upper limb neurodynamic test 2b 57
upper limb neurodynamic test 3 57
upper quarter 24

V

valgus extension overload test 195

W

weakness...............................12
Wright test 170

Y

Yergason's test 170

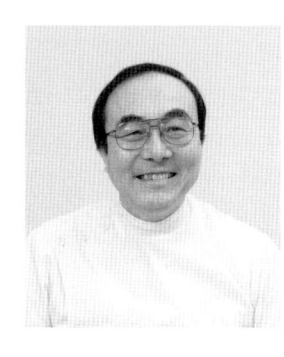

【著者略歴】

藤縄　理（ふじなわ　おさむ）

昭和 51 年 3 月	武蔵工業大学工学部機械工学科卒業
昭和 55 年 3 月	国立犀潟療養所附属リハビリテーション学院理学療法学科卒業
同年　　 4 月	国立小千谷療養所
昭和 56 年 3 月	国立犀潟療養所
昭和 61 年 8 月	米国ペンシルバニア州ピッツバーグ大学大学院修士課程（スポーツ理学療法，整形理学療法専攻）修了（MS；Master of Science in Physical Therapy）
昭和 61 年11月	国立療養所犀潟病院附属リハビリテーション学院理学療法学科教官（犀潟病院併任）
平成 11 年 4 月	埼玉県立大学保健医療福祉学部理学療法学科助教授
平成 17 年 4 月	埼玉県立大学保健医療福祉学部理学療法学科教授
平成 19 年 3 月	新潟大学大学院医歯学総合研究科生体機能調節医学専攻機能再建医学修了（医学博士）
平成 21 年 4 月	埼玉県立大学大学院保健医療福祉学研究科保健福祉学専攻リハビリテーション学専修教授併任
平成 30 年 4 月	福井医療大学保健医療学部リハビリテーション学科理学療法学専攻教授
令和 3 年 4 月	福井医療大学大学院保健医療学研究科保健医療学専攻運動器リハビリテーションコース教授併任現在に至る
専門領域：	徒手的理学療法，スポーツ理学療法，骨粗鬆症と転倒予防のための運動療法，理学療法教育など
現職委員：	日本骨代謝学会骨粗鬆症 QOL 委員会委員，日本徒手理学療法学会代表理事
所属学会：	日本理学療法士協会，日本骨代謝学会，日本骨粗鬆症学会，日本体力医学会，理学療法科学学会，日本運動療法学会など

徒手的理学療法—Manual Physical Therapy
（としゅてきりがくりょうほう）

発　行	2009 年 9 月 25 日　第 1 版第 1 刷 2022 年 2 月 20 日　第 1 版第 5 刷Ⓒ
著　者	藤縄　理
発行者	青山　智
発行所	株式会社 三輪書店 〒113-0033 東京都文京区本郷 6-17-9　本郷綱ビル ☎ 03-3816-7796　FAX 03-3816-7756 http://www.miwapubl.com
印刷所	三報社印刷株式会社
装　丁	関原直子
撮　影	酒井和彦
DVD 制作	株式会社ガジエッティア

本書の内容の無断複写・複製・転載は，著作権・出版権の侵害となることがありますのでご注意ください．

ISBN 978-4-89590-339-4 C 3047

JCOPY　〈出版者著作権管理機構　委託出版物〉

本書の無断複製は著作権法上での例外を除き禁じられています．複製される場合は，そのつど事前に，出版者著作権管理機構（電話 03-5244-5088，FAX 03-5244-5089，e-mail: info@jcopy.or.jp）の許諾を得てください．